調査報告
チェルノブイリ被害の全貌

調査報告
チェルノブイリ被害の全貌

Chernobyl: Consequences of the Catastrophe for People and the Environment

アレクセイ・V・ヤブロコフ
ヴァシリー・B・ネステレンコ
アレクセイ・V・ネステレンコ
ナタリヤ・E・プレオブラジェンスカヤ

星川 淳〈監訳〉
チェルノブイリ被害実態レポート翻訳チーム〈訳〉

CHERNOBYL
Consequences of the Catastrophe for People and the Environment
by Alexey V. Yablokov, Vassily B. Nesterenko,
Alexey V. Nesterenko, and Natalya E. Preobrazhenskaya

Copyright © 2009, 2011 by Alexey V. Yablokov, Vassily B. Nesterenko,
Alexey V. Nesterenko, and Natalya E. Preobrazhenskaya

First published 2009 by the New York Academy of Sciences, New York.
Revised and updated edition published 2011 by Universarium, Kiev.
This Japanese edition published 2013
by Iwanami Shoten, Publishers, Tokyo
by arrangement with the author

日本語版序：いま，本書が翻訳出版されることの意味

崎山比早子

　私が本邦訳の原書である *Chernobyl: Consequences of the Catastrophe for People and the Environment* を知ったのは，福島第1原発事故が起きてから約2ヵ月後の2011年5月であった。その前月には，核戦争防止国際医師会議のドイツ支部からも『チェルノブイリ事故の健康影響――核惨事から25年』(*Health Effects of Chernobyl: 25 Years after the Reactor Catastrophe*) が出版された。福島の事故による放射能汚染が拡がり，政府は「ただちに健康に影響はない」と鎮静に努めたが，それとは裏腹に一般の不安が高まっていた時期であった。偶然とはいえ，放射線による真の健康影響を知りたいと思っていた人々にとってはありがたいタイミングだったと思う。これらの報告書には，これまで断片的にしか知られていなかった，放射線が生物に与える影響が系統的に多くのデータと共に記載されている。特に衝撃的だったのは，被曝者に多種多様ながん以外の疾患が多発していること，放射線障害の特徴は老化に似ていること，子どもの健康に与える深刻な影響等であった。「汚染地に住む子どものうち健康な子どもは20%以下である」という報告は，いまだに信じがたい思いもある一方，あり得ることだろうとも思える。

　チェルノブイリ事故による健康被害について日本の放射線専門家や文部科学省が認めているのは，急性障害で死亡した運転員，消防士等の31人と，小児甲状腺がんのみであり，学校でもそう教えられている。本報告書に引用されている論文の多くが，英語圏で広く読まれている専門誌に掲載されていなかったことも，健康被害の実態が世界に知られなかった一因であるのだろう。ヤブロコフ氏らが以下の「序論」で述べているように，ここで引用された多くの論文において，放射線の線量が正確にはわかっていない。放射線の影響を考える場合，線量が正確でないというのは大きな欠陥であり，論文が受理されない理由ともなる。しかし，それだけをとって論文の中身を全て捨ててしまうのも一方的すぎるだろう。

　そもそも，チェルノブイリ事故での被曝者には小児甲状腺がんのみが発症するということには科学的根拠が弱い。広島・長崎の原爆被ばく者，核施設の労働者等々に白血病や肺がんをはじめとする各種のがんが発症していることは周知の事実である。また，原爆被ばく者においては，心臓血管系の疾患等非がん性疾患が線量に比例して増加すると報告されている。被曝の原因が何であれ，被曝線量が同じであれば同様な影響が出ると当然考えるべきであろう。なぜチェルノブイリの被曝者には小児甲状腺がんしか発症しないのか，それを説明する方が難しい。非がん性疾患に関しても，この報告書にあるような種々の疾病の発症については事実であり，もし放射線が何らかの形で影響しているとしたらどのようなメカニズムが考えられるのかという側面からデータを見直し，研究してゆく必要があるのではないか。

　原爆被ばく者やチェルノブイリ事故処理者の中で顕著な増加が認められているものに，心臓血管系の疾病がある。他方で放射線研究とは関連のない研究者が，心臓血管系疾病の病因についての研究論文を発表している。それによると，血管系の疾患を引き起こす病因の1つとして血管の老化，特に血管内皮細胞の老化があるという。内皮細胞の老化により動脈硬化が引き起こされ，それが誘因となって心筋梗塞や脳梗塞に至るとしている。血管内皮細胞の老化は加齢，喫煙，糖尿病，高血圧など様々な要因に

よって引き起こされるが，放射線もその一因である．放射線によって生じる活性酸素類，いわゆるフリーラジカルがDNAを損傷し，細胞内の種々の分子を傷つけ老化を促進させるのである．近年の細胞分子生物学のめざましい進歩によって，細胞内の情報伝達や代謝などが実にわずかなエネルギーを使って驚くほど巧妙に営まれていることが明らかになった．これに比較して放射線のもつエネルギーは膨大であり，それが作用すれば正常な分子の反応は簡単に破壊されてしまうだろう．そうした場合，細胞はどう反応し，それが健康にどう影響するのか．このような視点に立った研究がこれから重要になるに違いない．

本報告書に報告されている健康影響は，疫学調査が主体となっている．発がんに関して「放射線に安全量は無い」という考え方が世界的な同意を得るようになったのは，疫学研究に加えて発がんのメカニズムに関する基礎研究の積み重ねがあったからだ．放射線によって種々の非がん性疾患がなぜ起きるのかを解明するような基礎研究の裏付けも必要とされている．

福島第1原発事故より2年が経過したいま，早くも人々は当初のあの大きな衝撃を忘れ去っているかのように見える．一方，住む家や生業を失い，避難生活を強いられている方は17万人以上とも言われており，不安な生活を強いられている．その上，原発の事故現場は依然として不安定であり，大きな余震が来た時に燃料冷却プールは倒壊しないのか，傷だらけの原子炉への冷却水注入に支障は生じないのか，溜まる一方の高濃度汚染水をどう処理するのか，累積する原発作業者の被曝をどうするのか等々，解決困難な問題は山積しているが，安心材料は1つとしてないといって良い．それにもかかわらず，政府は原発の再稼働に向けて準備をしている．

このような時期にチェルノブイリ事故による健康被害の実態が世に紹介され，被曝のリスクを軽視すれば25年後にどうなるのか，学ぶべきデータが示されたことの意味は大きい．

まえがき

　チェルノブイリの大惨事が突如発生してこの世界を一変させてから25年以上がすぎた。壊れた原子炉から排出された放射性物質が生きとし生けるものすべての上に降り注ぎ，わずか数日のあいだに，大気も水も，花も木も森も川も，そして海も，人間にとって脅威の源と化した。北半球全域で放射能が生活圏のほとんどを覆い尽くし，すべての生き物にとって潜在的な危害の発生源となった。
　当然のことながら，事故直後，一般市民は非常に激しい反応を示し，原子力工学に対する不信をあらわにした。多くの国が原子力発電所の新規建設中止を決定した。チェルノブイリ事故による被害を緩和するのに巨額の費用が必要となったため，原子力発電はすぐに「高くつくもの」になった。こうした反応は，多くの国の政府，国際機関，原子力技術を担当する公的機関にとって都合が悪く，そのため，チェルノブイリ大惨事で直接傷害を負った人びとの問題，また慢性的な放射線被曝が汚染地域の住民の健康に及ぼした影響にどう取り組むかをめぐって，ねじれた二極化が生じた。
　立場が両極端に分かれてしまったために，低線量被曝が引き起こす放射線学・放射線生物学的現象について，客観的かつ包括的な研究を系統立てて行い，それによって起こりうる悪影響を予測し，その悪影響から可能なかぎり住民を守るための適切な対策をとる代わりに，原子力推進派は実際の放射性物質の放出量や放射線量，被害を受けた人びとの罹病率に関するデータを統制し始めた。
　放射線に関連する疾患が明らかに増加して隠しきれなくなると，国を挙げて怖がった結果こうなったと説明して片づけようとした。と同時に，現代の放射線生物学の概念のいくつかが突如変更された。たとえば，電離放射線と細胞分子構造のあいだのおもな相互作用の性質に関する基礎的な知見に反し，放射線の影響について「しきい値のない直線的効果モデル*」を否定するキャンペーンが始まった。また，人間以外のいくつかの生物組織で観察された低線量放射線の影響によるホルミシス効果**にもとづいて，チェルノブイリ程度の線量は実は人間にも他のすべての生き物にも有益だと主張し始める科学者も出てきた。
　この二極化は，チェルノブイリのメルトダウン［炉心溶融］から20年を迎えた2006年に頂点に達した。このころには，何百万人もの人びとの健康状態が悪化し，生活の質も低下していた。2006年4月，ウクライナのキエフで，2つの国際会議があまり離れていない会場で開催された。一方の主催者は原子力推進派，もう一方の主催者は，チェルノブイリ大惨事の被害者が現実にどのような健康状態にあるかに危機感をつのらせる多くの国際組織だった。前者の会議は，そのおそろしく楽観的な立場に当事者であるウクライナが異を唱え，今日まで公式な成果文書の作成にいたっていない。後者の会議は，広大な地域の放射能汚染が住民の健康に明らかに悪影響を及ぼしているという点で全会一致し，ヨーロッパ諸国では，この先何年にもわたって放射線による疾患のリスクは増大したまま減少することはないと予測した。
　私はずっと考えてきたのだが，今こそ，一方にはテクノクラシー***の信奉者，もう一方にはチェルノブイリの放射性降下物に被曝した人びとに対する悪影響のリスクを判定する客観的かつ科学的手法の支持者，という対立に終止符を打つときがきている。リスクが小さくないと信じる根拠には強い説得力

がある。

　1986年以降の10年間に関してソビエト連邦とウクライナの政府委員会が作成した事故当時の文書が機密解除され，その中に急性放射線症で入院した多くの人びとのデータが含まれていた。その数は，最近の公式文書に引用されたものより2桁多かった。放射線被曝によって病気になった人を数えるのにこれほどの違いがあることを，どう解釈すればいいのだろうか。医師の診断がみな誤診だったと考えるのは根拠がない。鼻咽頭の疾患が広がっていたことは，メルトダウン直後の10日間にすでに多くの人が知っていた。どれほどの量あるいは線量のホットパーティクル［放射性微粒子］が鼻咽頭の上皮に付着して，この症候群を引き起こしたかはわからない。おそらく一般に認められている数字よりも高かったのだろう。

　チェルノブイリの大惨事による被曝線量*2を年間通算で推計するには，地表および樹木の葉に降下した放射性物質による被曝を考慮することが決定的に重要である。こうした放射性降下物に含まれた半減期*3の短い放射性核種が，多種多様な食物を汚染した。これらの［短寿命］核種のうち，いくつかの放射能値は，1987年になってもなお，セシウム137［Cs-137］やストロンチウム90［Sr-90］による汚染を上回っていた。したがって，セシウム137の線量尺度のみにもとづいて被曝線量を算出する決定では，実際の累積実効線量*2を明らかに過小評価することにつながる。内部被曝線量は，さまざまな地域で牛乳とジャガイモに取り込まれた放射能にもとづいて規定された。ウクライナ領内のポレーシエ地帯［湿地帯］では，摂取される食物のかなりの割合をキノコ類など林産物が占めているが，その放射能は考慮されなかった。

　外部放射線被曝と内部放射線被曝とでは，［生物の身体に及ぶ］細胞遺伝学的な影響の面から見た生物学的な効率が異なり，内部被曝のほうが大きな損傷を与えるが，これもまた無視された事実の1つだ。このように，特に原子炉事故直後の1年に関し，被曝線量が適切に推計されていないと考えることには根拠がある。この結論は，大惨事後20年間における罹病率［凡例を参照］の増加に関するデータによっても裏づけられる。何よりもまず，子どもの悪性甲状腺疾患に関して非常に具体的なデータがあり，これについては，病気の主因として「放射能恐怖症*7」説を支持する陣営でさえ否定していない。時が経つにつれて，潜伏期間の長い腫瘍性疾患*8，とりわけ乳がんや肺がんが増加した。

　また，年とともに非がん性疾患が増加して，チェルノブイリ大惨事によって放射能汚染された地域の子どもの罹病率全体が高まり，「健康といえる子ども」の割合が減り続けている。たとえばウクライナのキエフでは，メルトダウン前は90％の子どもが健康とみなされていたが，現在その数字は20％である。ウクライナ領内にあるポレーシエのいくつかの地域には，もはや健康な子どもは存在せず，事実上すべての年齢層で罹病率が上がっている。疾病の発生頻度は，チェルノブイリの事故以来，数倍になっている。心臓発作や虚血性疾患が増え，心血管系疾患が増加していることは明らかだ。これに伴って平均余命が短くなっている。子どもと成人の両方で中枢神経系の疾患が懸念材料である。眼の病気，特に白内障の発生数が急増している。強い懸念材料として，妊娠の合併症と，いわゆる「リクビダートル［事故処理作業員］」の子ども，および放射性核種高汚染地帯からの避難者の子どもの健康状態が挙げられる。

　こうした説得力のあるデータがありながら，原子力エネルギー擁護派の一部はもっともらしさを装い，放射線が住民に及ぼした明らかな悪影響を否定している。実際に，医学や生物学に関する研究への資金提供をほぼ全面的に拒否したり，「チェルノブイリ問題」を担当していた政府組織を解体したりすることさえある。また原子力ロビーの圧力の下，官僚が学術専門要員をチェルノブイリに由来する問題の研究からはずして異動させた例もある。

生物学および医学の急速な進歩は，慢性的な核放射線被曝によって引き起こされる多くの疾患をいかに防ぐかを見出すうえで希望の源である。ウクライナ，ベラルーシ，ロシアの科学者と医師がチェルノブイリの大惨事後に獲得した経験を踏まえたならば，そうした研究ははるかに急速に進むはずだ。今日われわれに開かれている機会を逃すことは大きな過ちだろう。われわれは，偏りのない客観性が勝利をおさめ，その結果としてチェルノブイリ大惨事が人と生物多様性に及ぼした影響を見きわめようとする努力に全面的な支持が寄せられ，さらにはわれわれが今後，技術の進歩と，広く道義を重んずる態度とを身につけていく際，そうした客観性がよるべとなる——そんな日をめざさなければならない。その日が来ることを待ち望み，信じなければならない。

　本書はおそらく，チェルノブイリが人びとの健康と環境に及ぼした悪影響に関するデータを，もっとも多く広く包括的に集めたものである。本書の報告には，そうした悪影響は減少するどころか増大しており，将来にわたって増え続けることが示されている。本書の主たる結論は，「チェルノブイリを忘れる」ことは不可能であり，また誤りだということである。この先幾世代にもわたって，人びとの健康も自然の健全性も悪影響を受け続けることになるだろう。

ディミトロ・M・グロジンスキー教授(生物学博士)
(ウクライナ国立科学アカデミー一般生物学部長，
ウクライナ国立放射線被曝防護委員会委員長)

---

*LNTモデル。がんや白血病などは放射線量に比例して発生するとする考えにもとづく。たとえ被曝してもこれ以下ならばがんや白血病にはならないという境界の線量(しきい値)がある，とする考えに対抗するもの。1977年にICRP(国際放射線防護委員会)が，人間の健康を守るために放射線を管理するにはもっとも合理的なモデルとして採用した。

**低線量の被曝にしきい値があり，大量に受ければ健康に害があっても，ごく微量であればかえって健康に良いとする「ホルミシス説」が主張する効果。科学的根拠はないとされている。

***技術官僚(テクノクラート)が強力な影響をもつ，あるいは支配する体制のこと。科学者を独占的に支配した官僚集団をテクノクラートという。

はじめに

　本書執筆の第1の目的は，チェルノブイリ大惨事の影響を観察し，記録によって証拠づけた研究者の研究成果を，簡潔かつ系統立った形で提示することにある。われわれから見ると，こうした分析の必要性は，2005年9月に国際原子力機関(IAEA)と世界保健機関(WHO)がチェルノブイリ・フォーラム報告として，『チェルノブイリの遺産——健康，環境，社会経済への影響，およびベラルーシ，ロシア連邦，ウクライナ各国政府への勧告』(*The Chernobyl Legacy: Health, Environment and Socio-Economic Impact and Recommendation to the Governments of Belarus, the Russian Federation and Ukraine*, 2nd Rev. Ed., IAEA, Vienna, 2006, 50 pp.(http://www.iaea.org/Publications/Booklets/Chernobyl/chernobyl.pdf))を発表し広く宣伝して以来，とりわけ高まった。なぜならこの報告は，事故の影響に関して十分に詳細な事実を欠いていたからである[*11]。

　IAEAとWHOによるチェルノブイリ・フォーラム報告をきっかけとして，チェルノブイリ大惨事から20年を迎える前に，グリーンピース・インターナショナルの主導で，おもにベラルーシ，ウクライナ，ロシアの多くの専門家がそれぞれ，チェルノブイリの影響に関する最新のデータや出版物を提出した(下記リスト参照)。グリーンピース・インターナショナルはこれとは別に，数百ものチェルノブイリ関係出版物と論文も収集した。こうした資料はアレクセイ・ヤブロコフが長年にわたって集めてきたチェルノブイリ文献に加えられた(A・ヤブロコフ著『チェルノブイリの影響は取るに足らないという神話[未邦訳]』(*Myth of the Insignificance of the Consequences of the Chernobyl Catastrophe*, Center for Russian Environmental Policy, Moscow, 2001, 112 pp.(http://www.seu.ru/programs/atomsafe/books/mif_3.pdf))。

　チェルノブイリ大惨事から20年を迎える直前の2006年4月18日，A・ヤブロコフ，I・ラブンスカ，I・ブロコフ共同編集で『チェルノブイリ大惨事——人の健康への影響[未邦訳]』(*The Chernobyl Catastrophe: Consequences on Human Health*, Greenpeace, Amsterdam, 2006, 137 pp.(http://www.greenpeace.org/international/Global/international/planet-2/report/2006/4/chernobylhealthreport.pdf))が出版された。この書籍には紙幅の関係で，前述の資料のすべては収めることができなかった。それゆえ，もとの資料の一部は，I・ブロコフ，T・サドウニチク，I・ラブンスカ，I・ヴォルコフ共同編集で『チェルノブイリ大惨事の被害者における健康上の影響——学術論文集[未邦訳]』(*The Health Effects of the Human Victims of the Chernobyl Catastrophe: Collection of Scientific Articles*, Greenpeace, Amsterdam, 2007, 235 pp.(http://www.greenpeace.to/publications.asp#2007))として出版された。2006年には，チェルノブイリ大惨事から20年を迎えるのを記念して，ウクライナ，ロシア，ベラルーシ，ドイツ，スイス，米国などの国々で数々の会議が開催され，メルトダウン[炉心溶融]事故の影響に関する新資料を含む多くの報告が出版された。そのいくつかを下記に挙げる。

- *The Other Report on Chernobyl* (*TORCH*), I. Fairlie and D. Sumner, 2006, Berlin, 90 pp.
- *Chernobyl Accident's Consequences: An Estimation and the Forecast of Additional General Mortality and Malignant Diseases*, Center of Independent Ecological Assessment, Russian Academy of Science, and

- *Chernobyl: 20 Years On. Health Effects of the Chernobyl Accident*, C. C. Busby and A. V. Yablokov (Eds.), 2006, European Committee on Radiation Risk, Green Audit, Aberystwyth, 250 pp.
- *Chernobyl. 20 Years After. Myth and Truth*, A. Yablokov, R. Brau, and U. Watermann (Eds.), 2006, Agenda Verlag, Munster, 217 pp.
- *Health Effects of Chernobyl: 20 Years after the Reactor Catastrophe*, S. Pflugbeil *et al.*, 2006, German IPPNW, Berlin, 76 pp.
- *Twenty Years after the Chernobyl Accident: Future Outlook*, Contributed Papers to International Conference. April 24–26, 2006. Kiev, Ukraine, vol. 1–3, HOLTEH Kiev (http://www.tesec-int.org/GInf-Engl.pdf).
- *Twenty Years of Chernobyl Catastrophe: Ecological and Sociological Lessons*, Materials of the International Scientific and Practical Conference. June 5, 2006, Moscow, 305 pp.(http://www.ecopolicy.ru/upload/File/conferencebook_2006.pdf).
- *National Belarussian Report*［ベラルーシ公式報告書］(*2006*). *Twenty Years after the Chernobyl Catastrophe: Consequences in Belarus and Overcoming the Obstacles*, Shevchyuk, V. E. & Gurachevsky, V. L. (Eds.), Belarus Publishers, Minsk, 112 pp.
- *National Ukrainian Report*［ウクライナ公式報告書］(*2006*). *Twenty Years of Chernobyl Catastrophe: Future Outlook*. Kiev (http://chernobyl.undp.org/english/docs/ukr_report_2006.pdf).
- *National Russian Report*［ロシア公式報告書］(*2006*). *Twenty Years of Chernobyl Catastrophe: Results and Perspective on Efforts to Overcome Its Consequences in Russia, 1986–2006*, Shoigu, S. K. & Bol'shov, L. A. (Eds.), Ministry of Emergencies, Moscow, 92 pp.

　チェルノブイリ大惨事の影響に関する学術文献は，現在，スラブ系言語で書かれたものを中心に3万点以上の出版物がある。数百万もの文書／資料が，さまざまなインターネット情報空間に叙述，回想，地図，写真などの形で存在している。たとえばGoogleでは1,450万点，YANDEXでは187万点，RAMBLERでは125万点が検索できる。チェルノブイリに特化したインターネットポータルも多数あり，特に「チェルノブイリの子どもたち」とチェルノブイリ事故処理作業員(いわゆる「リクビダートル」)の団体のものが多い。ベラルーシとロシアの研究機関が数多く参加して，学術文献要約集『チェルノブイリ・ダイジェスト［未邦訳］』(*Chernobyl Digest*)がミンスク(ベラルーシ)で出版され，1990年までの数千に及ぶ文献が注釈つきで収録されている。一方，IAEA/WHOのチェルノブイリ・フォーラム報告(2005年)は，WHOとIAEAによって，チェルノブイリ事故の影響に関する「もっとも包括的かつ客観的な報告」と喧伝されたが，取り上げられているのは英語文献を中心にわずか350点にすぎない。

　本書で取り上げた文献のリストは約1,000本にのぼり，スラブ系言語で書かれたものを中心に5,000以上の印刷物やインターネット上の出版物の内容を反映している。とはいえ，チェルノブイリ大惨事の影響を扱った論文のうち本書で取り上げなかったものがあることを著者一同あらかじめお詫びしておきたい。すべての論文を網羅することは物理的に不可能だ。

　本書の各部の著者は以下のとおりである。
- 第1部　チェルノブイリの汚染――概観(ヴァシリー・B・ネステレンコ，アレクセイ・V・ヤブロコフ)

- 第2部　チェルノブイリ大惨事による人びとの健康への影響（アレクセイ・V・ヤブロコフ，ナタリヤ・E・プレオブラジェンスカヤ）
- 第3部　チェルノブイリ大惨事が環境に及ぼした影響（アレクセイ・V・ヤブロコフ，ヴァシリー・B・ネステレンコ，アレクセイ・V・ネステレンコ，ナタリヤ・E・プレオブラジェンスカヤ）
- 第4部　チェルノブイリ大惨事後の放射線防護（アレクセイ・V・ネステレンコ，ヴァシリー・B・ネステレンコ，アレクセイ・V・ヤブロコフ）

最終的な原稿は著者全員で調整し，著者全員が観点を共有している。いくつか編集上重要な点を，あらかじめおことわりしておく。

1. 個々の事実は，「原子放射線の影響に関する国連科学委員会（UNSCEAR）」によって長く認められてきた形式——段落ごとに番号をふった箇条書きの形式——で書かれている。
2. 「チェルノブイリ大惨事に由来する汚染」「放射能汚染」「汚染地域」「チェルノブイリの汚染地域」などの語は，チェルノブイリ大惨事によって放射性核種が降り注いだ結果，引き起こされた放射能汚染を意味する。「この地域の疾患の分布……」といった場合は，ある特定の地域の住民における疾患の発生頻度を意味する。
3. 「大惨事」という言葉は，チェルノブイリ原子力発電所（ウクライナ）4号炉の爆発の結果，多量の放射性核種が大気中および地下水へ放出されたことを意味する。爆発は1986年4月26日に発生し，その後数日間，火災が続いた。
4. 放射能汚染に関する「弱い」「低い」「高い」「重度に」という表現は通常，各地域の放射能汚染について公式に指定された程度の違いを示す。「弱い」は1 Ci/km^2 [= 3万7,000 Bq/m^2]未満，「低い」は1〜5 Ci/km^2 [= 3万7,000〜18万5,000 Bq/m^2]，「高い」は5〜15 Ci/km^2 [= 18万5,000〜55万5,000 Bq/m^2]，「重度に」は15 Ci/km^2 [= 55万5,000 Bq/m^2]超。

    ［凡例を参照。ただし，本書中の汚染表現は，この分類に従っていないことも少なくない。「重度に」汚染された地域と，それより汚染程度の低い地域を比べた報告が多いからである。したがって「重度汚染」以外の汚染表現はしばしば，「相対的に汚染の低い」「比較的汚染されていない」といったものになる。］
5. 「クリーンな地域」という用語は汚染地域に指定されていない地域を指す。ただし，大惨事直後の数週間から数ヵ月間，ベラルーシ，ウクライナ，ヨーロッパ側ロシア，ヨーロッパおよび北半球の大半で，事実上すべての地域がチェルノブイリの放射性核種の降下物によって一定程度汚染された。
6. 汚染の程度（量）は元の論文の記述に従い，1 km^{2}あたりのキュリー値（Ci/km^2）または1 m^{2}あたりのベクレル値（Bq/m^2）で表している［凡例を参照］。

本書の構成は以下のとおりである。第1部では，チェルノブイリ事故に端を発し，おもに北半球に影響を及ぼした放射能汚染の程度と特性を推定する。第2部では，チェルノブイリ大惨事による住民の健康への影響を分析する。第3部では環境への影響を実証する。第4部では，ベラルーシ，ウクライナ，ロシアにおけるチェルノブイリ事故の影響をいかに最小化するか，その対策を論ずる。最後に全体を見渡しての結論と索引がある。

資料は膨大だが，本書に収めた情報ですべてが明らかになったわけではけっしてなく，新たな研究が

発表され続けている。しかし，人類はみずからの技術が引き起こしたこの史上最悪の災害［2009年当時］がもたらした影響に対処する必要があり，それゆえこうしたデータを提示することにした。

アレクセイ・V・ヤブロコフ（ロシア）
ヴァシリー・B・ネステレンコ（ベラルーシ）
アレクセイ・V・ネステレンコ（ベラルーシ）
ナタリヤ・E・プレオブラジェンスカヤ（ウクライナ）

• 今後の改訂版のためのコメントや提案は下記までお寄せいただきたい。

Alexey Vladimirovich Yablokov, Russian Academy of Sciences, Leninsky Prospect 33, Office 319, 119071 Moscow, Russia. Yablokov@ecopolicy.ru

　または

Alexey Vassil'evich Nesterenko, Institute of Radiation Safety (BELRAD), 2nd Marusinsky Street, 27, Belarus, Minsk, 220053. anester@mail.ru

　または

Janette D. Sherman-Nevinger, Environmental Institute, Western Michigan University, Kalamazoo, Michigan. Contact: P. O. Box 4605, Alexandria, VA 22303, USA. toxdoc.js@verizon.net

　または

Natalia Ephymovna Preobrazhenskaya, Safe Chernobyl Children Foundation, Pavlo Tychyna Prospect, 20f-112, Kiev, 02152, Ukraine. talapreob@yandex.ru

---

本書［英訳版］が完成に近づいた2008年8月23日，ヴァシリー・ネステレンコ教授が逝去された。教授はアンドレイ・サハロフと同様に偉大な人物であり，ソ連の移動式原子力発電所「パミール」の総設計技師やベラルーシ核センター所長としての，原子力界における輝かしい職業的キャリアを捨て，チェルノブイリの放射能の危険から人類を守る取り組みに生涯を捧げた。

アレクセイ・V・ヤブロコフ

序論

チェルノブイリについての厄介な真実

アレクセイ・V・ネステレンコ
(ベラルーシ放射線安全研究所(ベルラド研究所), ベラルーシ)

ヴァシリー・B・ネステレンコ
(同研究所, 故人)

アレクセイ・V・ヤブロコフ
(ロシア科学アカデミー)

　1986年4月26日に起きたチェルノブイリ原子力発電所4号炉の爆発は, 地球上の何百万, 何千万もの人びとにとって, 人生を二分するものになった。「事故前」と「事故後」である。チェルノブイリ大惨事では「リクビダートル」, すなわち現場で放射能漏出を食い止めようとした事故処理作業員が危険を顧みず未曾有の技術的危機に徒手空拳で立ち向かった一方, われわれの見るかぎり, 公職者は卑怯な臆病ぶりを露呈し, 何の落ち度もない住民が想像を絶する害を被る恐れがあることを警告しなかった。チェルノブイリは人間の苦しみと同義になり, われわれの生きる世界に新しい言葉をつけ加えた。チェルノブイリのリクビダートル, チェルノブイリの子どもたち, チェルノブイリ・エイズ[5.4を参照], チェルノブイリの放射能汚染, チェルノブイリ・ハート[5.1.2を参照], チェルノブイリ・ダスト[1.4.2および5.5を参照], そしてチェルノブイリの首飾り(甲状腺疾患)[甲状腺外科手術後の傷跡のこと。甲状腺手術については第6章を参照]などである。

　この25年間で, 原子力には核兵器より大きな危険が潜んでいることが明らかになった。チェルノブイリのたった1つの原子炉からの放射性物質の放出は, 広島と長崎に投下された爆弾による放射能汚染を数百倍も上回った。どこの国の市民もだれ1人として, 自分を放射能汚染から守れるという確証を得られなかった。1つの原子炉だけでも地球の半分を汚染できるのだ。チェルノブイリ由来の放射性降下物は北半球全体を覆った。

　いまだにわからないことがある。どれほど多くの放射性核種が世界に拡散したのか。「石棺」すなわち原子炉を覆うドームの中に, 依然としてどれぐらいの放射能が残留しているのか——だれもはっきりとはわからないが, 大気中に放出された放射性核種の量を5,000万Ci[= 1,850 PBq]だと主張する者もいれば, 100億Ci[= 37万PBq]とする者もいる(第1章を参照)。最終的に何人のリクビダートルが事故処理にあたったのかすらわからない。旧ソ連国防省から出された1989年6月9日付けの命令が, 秘密厳守を命じたからだ(第2章を参照)。

　2005年4月, 大惨事から20年を迎えるのに先立って, 第3回チェルノブイリ・フォーラム会合がウィーンで開催された。フォーラムに参加した専門家は, 国際原子力機関(IAEA), 原子放射線の影響に関する国連科学委員会(UNSCEAR), 世界保健機関(WHO)の代表と, 国連, 世界銀行, およびベラルーシ, ロシア, ウクライナ各国政府機関からの派遣者などだった。フォーラムの成果として, 3巻からなる報告書が2005年9月に提出された(IAEA, 2005; UNDP[国連開発計画], 2002; WHO, 2006; 最新の要約版はIAEA, 2006を参照)。

フォーラム報告書の医学に関する巻の基本的な結論によると，被害者は 9,000 人で，死亡ないし放射線誘発がんの発症だったが，自然発生するがんを考慮した場合，「死亡の正確な原因を特定するのは困難だ」とされている。約 4,000 人の子どもが甲状腺がんの手術を受けた。汚染地域ではリクビダートルと子どもたちに白内障の増加が見られた。汚染地域の住民のあいだに広がる貧困，被害者意識，運命論にもとづくあきらめのほうが放射能汚染より危険だと指摘する者もいる。一部が原子力産業と結びついたこうした専門家は，総体的に見て，人びとの健康に対する悪影響はそれまで考えられていたほど重大なものではないと結論した。

これに反する立場を表明したのが当時の国連事務総長，コフィ・アナンだった。

「チェルノブイリは，私たちみなが記憶から消し去りたいと思っている言葉です。しかしながら，700 万を超す同胞にとっては忘れたくても忘れられない。その人たちはあの出来事の結果，今も毎日苦しんでいます。……被害者の正確な数がわかることは決してありません。しかし，2016 年，あるいはそれよりも早い時期に 300 万の子どもが治療を必要としているということは，深刻な病気の恐れのある人がそれだけいるということです。……そうした人たちは子ども時代だけでなく将来の生活も損なわれるでしょう。若くして亡くなる人も多いでしょう」(AP[AP 通信], 2000)。

チェルノブイリ由来の放射性核種によって汚染された地域に住む人びとは 30 億人を下らない。汚染地域の広さは，ヨーロッパ 13 ヵ国の面積の 50% 以上とそれ以外の 8 ヵ国の面積の 30% に及ぶ(第 1 章を参照)。生物学的・統計学的法則にしたがえば，こうした地域では多くの世代にわたって悪影響が表れるだろう。

大惨事後まもなく，懸念を抱いた医師たちは汚染地域で疾患が著しく増えていることに気づき，支援を求めた。原子力産業と関わりのある専門家は，チェルノブイリの放射線に関して「統計的に確かな」証拠はないと権威的に宣言する一方で，公式文書では，大惨事に続く 10 年間に甲状腺がんの数が「予想外に」増えたことを認めている。ベラルーシ，ウクライナ，ヨーロッパ側ロシアの，チェルノブイリ事故によって汚染された地域では，1985 年以前は 80% の子どもが健康だった。しかし，今日では健康な子どもは 20% に満たない。重度汚染地域では，健康な子どもを 1 人でも見つけることは難しい(第 3 章を参照)。

汚染地域での疾病の発生が増えたことを，集団検診の実施や社会経済要因に帰すことは不合理だとわれわれは考える。唯一の変数は放射能負荷量だからだ。チェルノブイリに由来する放射線の悲惨な影響には悪性新生物[*8][がん](第 6 章を参照)と脳の損傷，とりわけ子宮内での発育期間中に被る脳の損傷がある。

なぜ専門家の評価にこれほどの食い違いがあるのか。

理由はいくつかある。1 つには，放射線による疾患に関して何らかの結論を出すには疾患の発生数と被曝線量の相関関係が必要だと，一部の専門家が考えているからである。これは不可能だとわれわれは考える。最初の数日間，まったく計測が行われなかったからだ。当初の放射線量は，数週間から数ヵ月たってやっと計測された値より 1,000 倍も高かった可能性がある。場所によって変わり，「ホットスポット[*1]」も形成する核種の沈着を算出すること，セシウム[Cs]，ヨウ素[I]，ストロンチウム[Sr]，プルトニウム[Pu]など全同位体の付加量を計測すること，あるいは特定の個人が食物と飲み水から取り込んだ放射性核種の種類と総量を計測することは，いずれも不可能だ。

第 2 の理由は，一部の専門家が，結論を出すには，広島・長崎の被ばく者の場合と同様，放射線の影響は放射線の総量にもとづいて算出するしかないと考えていることである。日本では原子爆弾投下直後の 4 年間，調査研究が禁止されていた。この間に，もっとも弱った者のうち 10 万人以上が死亡した。

序論　チェルノブイリについての厄介な真実

チェルノブイリ事故後にも同じような死者が出た。しかし，旧ソ連当局は医師が疾患を放射線と関連づけることを公式に禁止し[*7]，日本で行われたのと同様，当初の3年間はすべてのデータが機密指定された（第2章を参照）。

民族的・社会的・経済的には同一の特質をもちながら，放射線被曝の強度だけが異なるさまざまな地域について独立した調査を行い，人びとの健康状態を比較している科学者たちがいる。時間軸に沿った集団間の比較（縦断研究［長期的調査］）は科学的に有効であり，こうした比較によれば，健康状態の差はまぎれもなくチェルノブイリの放射性降下物に帰される（第2章を参照）。

本書は，チェルノブイリ大惨事による影響の真の規模を明らかにし，記録しようとするものである。

凡　　例

- 本書は 2009 年に『ニューヨーク科学アカデミー紀要』第 1181 号（*Annals of the New York Academy of Science*, Volume 1181）として出版された *Chernobyl: Consequences of the Catastrophe for People and the Environment*（英語版）の全訳である。

　この英語版は，2007 年にロシア語で発表された報告 ЧЕРНОБЫЛЬ: ПОСЛЕДСТВИЯ КАТАСТРОФЫ ДЛЯ ЧЕЛОВЕКА И ПРИРОДЫ をベースとし，新たな文献資料を加えて編み直されたものだが，2011 年にはさらにロシア語で第 3 版（キエフ版）が出版されている。本書においては，キエフ版で加筆修正されたデータも，著者の指示により適宜追加して訳出した。また，同じく著者の指示により英語版から削除した箇所もある。

　したがって，厳密な意味における本書の底本は存在しない。しかし，ロシア語テキストから英語への翻訳時における誤訳・誤植等を著者との相談のうえで訂正し，キエフ版での加筆箇所も含めた原文テキストが下記ウェブサイトで参照いただける。
http://www.iwanami.co.jp/moreinfo/0238780/

- 記号類の使用については，以下のとおり。
  「　」原書における引用符 " "
  （　）原書のまま（ただし，訳者の判断で追加・削除した箇所も一部存在する）
  『　』書名
  ［　］訳者による補足
- 注記を要する用語については「＊1」「＊2」……の形式で注番号を示し，巻末に「主要用語解説」として注本文を収めた。なお，本書における注記に加え，さらに踏み込んだ説明が必要と判断した相当数の用語について，前掲のウェブサイトに解説を掲載している。本書理解の一助に，ぜひ参照されたい。
- 参照文献の指示については，「Yablokov, 1987」と著者名・刊行年を順に示す原文の表記に従った。それに対応する文献リストは，英語版における誤記・誤植等を著者との相談のうえで訂正し，前掲ウェブサイトに掲載した。
- 放射性核種などの元素名は，原則として和名で表記し，各章の初出時には「セシウム 134［Cs-134］」のように［　］内に元素記号を補った。ただし，図表内では元素記号のみを示した箇所もある。それらについては和名と元素記号を併記した「元素記号および和名一覧」（本書 xx 頁）を参照されたい。
- 放射能による汚染濃度を表す単位として，原文では Ci/km^2（$1\ km^2$ あたりのキュリー値）と Bq/m^2（$1\ m^2$ あたりのベクレル値）が併用されている。訳出にあたり，原文で Ci/km^2 値のみが示されている場合には，日本でより一般的に使われている Bq/m^2 に適宜換算し，「$1\ Ci/km^2$［＝3 万 7,000 Bq/m^2］」のように［　］内に併記した（図表内では，換算後の Bq/m^2 値のみを示した箇所もある）。ただし，原文が Bq/m^2 値のみ示している場合，Ci/km^2 値に換算することはしていない。

　Bq, Ci 等の単位については「放射能の計量単位一覧」（本書 xix 頁）を参照のこと。

　また，汚染濃度については「主要用語解説」の（1）（本書 291 頁）を，汚染の程度の表現については「はじめに」（本書 xii 頁）を参照のこと。

- 本書においては，ウクライナとベラルーシの地名もロシア語読みで統一した。ウクライナ語およびベラルーシ語の発音にもとづくカナ表記は，「主要地名一覧」（本書 xx 頁）を参照のこと。
- 以下，訳出にあたってとりわけ注意を要した語について記す。
  1. 「罹病率」と「発生率」
  　　日本の医療現場では「（ある一定の期間に）その疾患と診断されている人の割合」を「有病率」と呼ぶのが通例だが，本書は英語版が morbidity を多用していたことから，その直訳である「罹病率」に統一した。また，「ある期間（本書では通常 1 年間）に初めてその疾患と診断された人の割合」は「発生率」に統一した。英語

版で prevalence が使用された場合は，どのような意味で使われているかを吟味のうえ，上記の定義に従って「罹病率」か「発生率」を充てた。

2. 「大惨事」

チェルノブイリ原発事故を表すのに英語版で多用されている catastrophe を「大惨事」と訳すことについては，翻訳チーム内でも「文学的(情緒的)すぎないか」「大げさな印象を与えないか」などの意見があった。しかし，「はじめに」で著者がこの catastrophe という言葉をあえて選択したと特記している点に鑑み，また本書の内容に照らしたうえで，「大惨事」は必ずしも誇大な表現ではないと判断した。

3. 「小児」と「子ども」

日本における「小児(15歳まで)」の定義と本書中の child/children の年齢幅が必ずしも一致しないため，15歳以下であることが確実な場合のみ「小児」とし，不確実な場合や16歳以上の未成年も含まれる場合は「子ども」とした。ほかにも「新生児」「乳児」など，日本の医療現場での定義や慣習に従って，あえて原文の直訳を避けた場合がある。

4. 「疾患」，「疾病」，「病気」

保険業では「疾患」と「疾病」を厳密に使い分けているようだが，本書ではその分類に沿わず，原則的に diseases を「疾患」と訳し，その他 illness, sickness, pathology などについては，「疾患」，「疾病」，「病気」，「病理的変化」などの訳語を充てた。

放射能の計量単位一覧

Bq(ベクレル)：放射性物質が放射線を出す能力(放射能)を表す単位。1 Bq は放射性核種が 1 秒間に 1 個崩壊[*3]する時の放射能の量(以前の dps に同じ)。
 nBq(ナノベクレル)：10 億分の 1 Bq
 μBq(マイクロベクレル)：100 万分の 1 Bq
 mBq(ミリベクレル)：1,000 分の 1 Bq
 GBq(ギガベクレル)：10 億 Bq
 TBq(テラベクレル)：1 兆 Bq
 PBq(ペタベクレル)：1,000 兆 Bq

Ci(キュリー)：放射性物質が放射線を出す能力(放射能)の古い単位(現在は Bq を用いる)。
 1 Ci = 370 億 Bq

Sv(シーベルト)：放射線による生物学的影響の大きさを表す単位。
 1 mSv(ミリシーベルト)：1,000 分の 1 Sv
 1 μSv(マイクロシーベルト)：100 万分の 1 Sv

rem(レム)：放射線による生物学的影響の大きさを表す古い単位(現在は Sv を用いる)。
 1 rem = 100 分の 1 Sv

Gy(グレイ)：放射線の吸収線量を表す単位。1 Gy は放射線が 1 kg の物質に 1 J(ジュール)のエネルギーを与える時の吸収線量。
 cGy(センチグレイ)：100 分の 1 Gy

rad(ラド)：放射線の吸収線量を表す古い単位(現在は Gy を用いる)。
 1 rad = 100 分の 1 Gy

R(レントゲン)：照射した放射線の量を表す単位。

元素記号および和名一覧

元素記号	和　名	元素記号	和　名
Ag	銀	Mo	モリブデン
Am	アメリシウム	Nb	ニオブ
Ba	バリウム	Nd	ネオジム
Be	ベリリウム	Np	ネプツニウム
C	炭素	Pu	プルトニウム
Cd	カドミウム	Rb	ルビジウム
Ce	セリウム	Ru	ルテニウム
Cl	塩素	Sb	アンチモン
Cm	キュリウム	Se	セレン
Co	コバルト	Sr	ストロンチウム
Cs	セシウム	Tc	テクネチウム
Fe	鉄	Te	テルル
I	ヨウ素	Xe	キセノン
K	カリウム	Zn	亜鉛
La	ランタン	Zr	ジルコニウム
Mn	マンガン		

主要地名一覧

	英語表記	ロシア語読み	ベラルーシ語読み	ウクライナ語読み	区分	備考
ロシア連邦						
	Belgorod	ベルゴロド			州	
	Bryansk	ブリャンスク			州	
	Kaluga	カルーガ			州	
	Karelian Republic	カレリア共和国				
	Klintsy	クリンツィ			地区*	ブリャンスク州
	Lipetsk	リペツク			州	
	Mordovia	モルドヴィア共和国				
	Nizhny Novgorod	ニジニ・ノヴゴロド			州	
	Novomoskovsk	ノヴォモスコフスク			市	トゥーラ州
	Orel	オリョール			州	
	Penza	ペンザ			州	
	Ryazan	リャザン			州	
	Smolensk	スモレンスク			州	
	Tambov	タンボフ			州	
	Tula	トゥーラ			州	
	Ulyanovsk	ウリヤノフスク			州	
	Vladimir	ウラジーミル			州	
	Voronezh	ヴォロネジ			州	
ベラルーシ						
	Bragin, Brahin	ブラーギン	ブラーヒン		地区	ゴメリ州
	Brest	ブレスト	ブレスト		州	

英語表記	ロシア語読み	ベラルーシ語読み	ウクライナ語読み	区　分	備　考
Buda-Koshelevo, Buda-Kashalyova	ブダ・コシェリョヴォ	ブダ・カシャリョヴァ		地区	ゴメリ州
Chechersk, Chachersk	チェチェルスク	チャチェルスク		地区	ゴメリ州
Cherikov, Cherykau	チェリコフ	チェルィカウ		地区	モギリョフ州
Gomel, Homyel	ゴメリ	ホメリ		州	
Grodno, Hrodna	グロドノ	フロドナ		州	
Kalinkovichi, Kalinkavichy	カリンコヴィチ	カリンカヴィチ		地区	ゴメリ州
Khoyniki	ホイニキ	ホイニキ		地区	ゴメリ州
Korma, Karma	コルマ	カルマ		地区	ゴメリ州
Kostyukovichi, Kastsyukovichy	コスチュコヴィチ	カスチュコヴィチ		地区	モギリョフ州
Krasnopole, Krasnapolle	クラスノポーリエ	クラスナポーレ		地区	モギリョフ州
Lelchitsy, Leltsytsy	レリチツィ	レリチツィ		地区	ゴメリ州
Loev, Loeu	ロエフ	ロエウ		地区	ゴメリ州
Luninets	ルニネツ	ルニネツ		地区	ブレスト州
Minsk	ミンスク	ミンスク		州，市	
Mogilev, Mahilyow	モギリョフ	マヒリョウ		州	
Mozyr, Mazyr	モズィリ	マズィル		地区	ゴメリ州
Narovlya, Naroulya	ナロヴリャ	ナロウリャ		地区	ゴメリ州
Polesie, Palessie, Polissia	ポレーシエ	パレーシェ	ポリーシャ		ポレーシエ国立放射能環境保護区
Slavgorod, Slawharad	スラヴゴロド	スラウハラド		地区	モギリョフ州
Sozh	ソジ川	ソジ川		川	
Stolin	ストーリン	ストーリン		地区	ブレスト州
Svetlogorsk, Svetlahorsk	スヴェトロゴルスク	シヴェトラホルスク		地区，市	ゴメリ州
Vetka	ヴェトカ	ヴェトカ		地区	ゴメリ州
Vitebsk, Vitsebsk	ヴィテブスク	ヴィツェブスク		州	
Yelsk	エリスク	エリスク		地区	ゴメリ州

ウクライナ

英語表記	ロシア語読み	ベラルーシ語読み	ウクライナ語読み	区　分	備　考
Cherkassy, Cerkasy	チェルカースィ		チェルカースィ	州，地区	
Chernigov, Chernihiv	チェルニゴフ		チェルニヒウ	州	
Chernobyl, Chornobyl	チェルノブイリ		チョルノブィリ	市	キエフ州
Ivankov, Ivankiv	イヴァンコフ		イヴァンキウ	地区	キエフ州
Khmelnitsky, Khmelnytskyi	フメリニツキー		フメリヌィツィクィー	州	
Kiev, Kyiv	キエフ		クィーウ	州，市	
Korosten	コロステニ		コロステニ	地区	ジトーミル州
Luginy, Lugyny	ルギヌィ		ルグィヌィ	地区	ジトーミル州
Narodichi, Narodychi	ナロジチ		ナロドィチ	地区	ジトーミル州
Nikolaev, Mykolaiv	ニコラエフ		ムィコライウ	州	
Polesskoye, Poliske	ポレスコエ		ポリスケ	地区，市	キエフ州
Poltava	ポルタヴァ		ポルタヴァ	州	
Pripyat, Prypyat	プリピャチ		プルィプヤチ	市	キエフ州
Rovno, Rivne	ロヴノ		リウネ	州	
Vinnitsa, Vinnytsia	ヴィンニッツァ		ヴィンヌィツィア	州	
Volyn	ヴォルィニ		ヴォルィニ	州	
Zhitomir, Zhitomyr	ジトーミル		ジトームィル	州	

＊「地区（rayon）」は「州（oblast）」を構成する1つ下の行政区画。

放射能汚染地図

　この地図は，放射能汚染測定室（代表・藤田祐幸）が作成した「チェルノブイリ原発事故による放射能汚染地図」にもとづいて作成した。

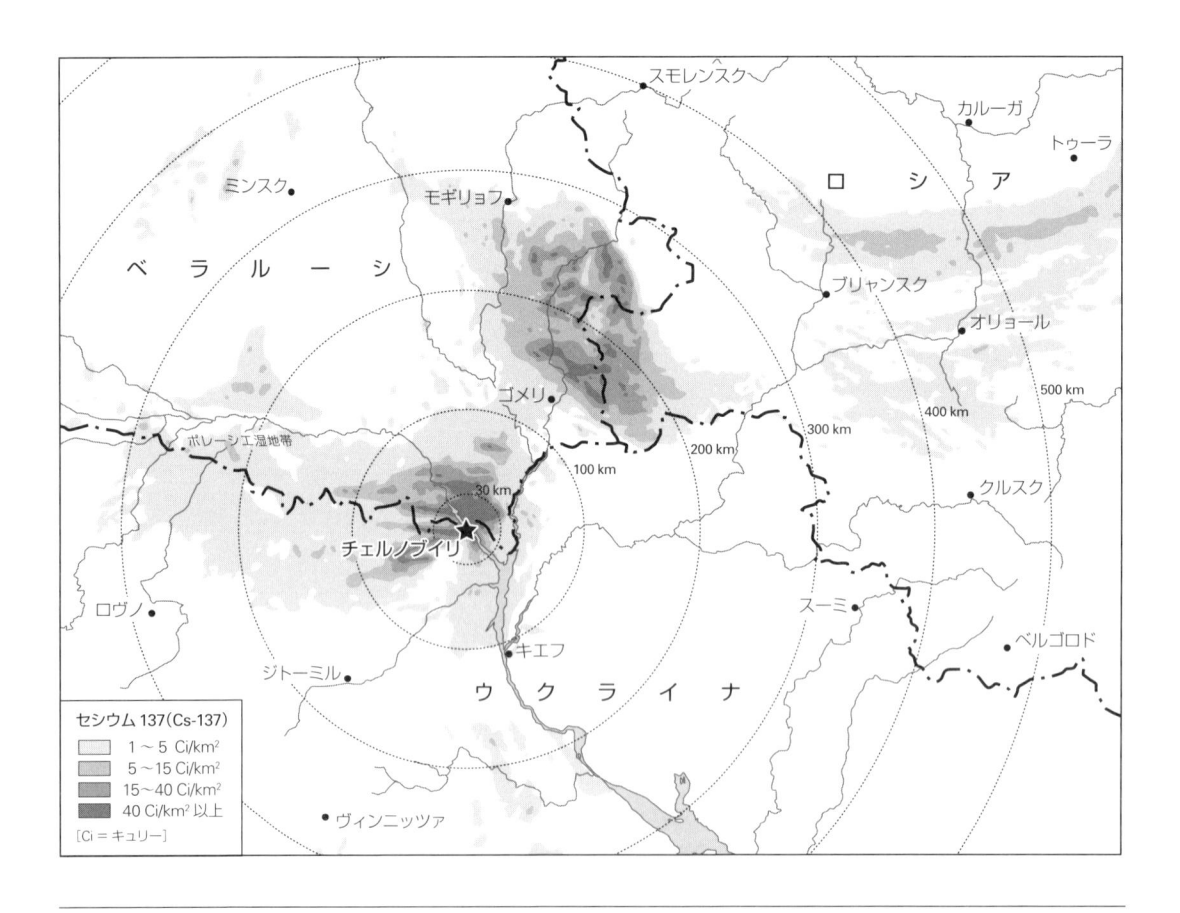

ベラルーシの汚染地域は，放射能汚染密度と年間被曝線量の基準に従い，次の4つに区分けされている。(1)移住義務（第1次移住）ゾーン：セシウムの土壌汚染密度は148万 Bq/m² 以上，年間推定被曝線量は 5 mSv 以上。(2)移住義務（第2次移住）ゾーン：55万5,000〜148万 Bq/m²，年間推定被曝線量は 5 mSv を超える可能性。(3)移住権利ゾーン：18万5,000〜55万5,000 Bq/m²，同 1 mSv を超える可能性。(4)定期的放射能管理ゾーン：3万7,000〜18万5,000 Bq/m²，同 1 mSv 以下。

目　次

日本語版序：いま，本書が翻訳出版されることの意味(崎山比早子) ················ v

まえがき(ディミトロ・M・グロジンスキー) ································ vii

はじめに(アレクセイ・V・ヤブロコフ，ヴァシリー・B・ネステレンコ，
　　　　アレクセイ・V・ネステレンコ，ナタリヤ・E・プレオブラジェンスカヤ) ········ x

序論　チェルノブイリについての厄介な真実(アレクセイ・V・ネステレンコ，
　　　ヴァシリー・B・ネステレンコ，アレクセイ・V・ヤブロコフ) ············ xiv

凡例／放射能の計量単位一覧／元素記号および和名一覧／主要地名一覧／放射能汚染地図

第1部　チェルノブイリの汚染——概観

第1章　時間軸と空間軸を通して見たチェルノブイリの汚染(アレクセイ・V・ヤブロコフ，
　　　　ヴァシリー・B・ネステレンコ) ···································· 3

第2部　チェルノブイリ大惨事による人びとの健康への影響

第2章　チェルノブイリ事故による住民の健康への影響——方法上の問題点
　　　　(アレクセイ・V・ヤブロコフ) ···································· 27

第3章　チェルノブイリ大惨事後の総罹病率と認定障害(アレクセイ・V・ヤブロコフ，
　　　　ナタリヤ・E・プレオブラジェンスカヤ) ···························· 35

第4章　チェルノブイリ大惨事の影響で加速する老化(アレクセイ・V・ヤブロコフ) ······ 47

第5章　チェルノブイリ大惨事後に見られたがん以外の各種疾患
　　　　(アレクセイ・V・ヤブロコフ) ···································· 49

第6章　チェルノブイリ大惨事後の腫瘍性疾患(アレクセイ・V・ヤブロコフ) ·········· 137

第7章　チェルノブイリ大惨事後の死亡率(アレクセイ・V・ヤブロコフ) ············ 163

第2部　結論 ·· 182

第 3 部　チェルノブイリ大惨事が環境に及ぼした影響

第 8 章　チェルノブイリ事故後の大気，水，土壌の汚染(アレクセイ・V・ヤブロコフ，
　　　　ヴァシリー・B・ネステレンコ，アレクセイ・V・ネステレンコ) ················ 187

第 9 章　チェルノブイリ由来の放射能による植物相への悪影響
　　　　(アレクセイ・V・ヤブロコフ，ナタリヤ・E・プレオブラジェンスカヤ) ········· 201

第 10 章　チェルノブイリ由来の放射能による動物相への悪影響
　　　　(アレクセイ・V・ヤブロコフ，ナタリヤ・E・プレオブラジェンスカヤ) ········· 217

第 11 章　チェルノブイリ由来の放射能による微生物相への悪影響
　　　　(アレクセイ・V・ヤブロコフ) ·· 237

第 3 部　結　論 ·· 240

第 4 部　チェルノブイリ大惨事後の放射線防護

第 12 章　チェルノブイリ原発事故による食物と人体の放射能汚染
　　　　(アレクセイ・V・ネステレンコ，ヴァシリー・B・ネステレンコ，アレクセイ・V・ヤブロコフ) ···· 245

第 13 章　チェルノブイリ事故に由来する放射性核種の体外排出
　　　　(ヴァシリー・B・ネステレンコ，アレクセイ・V・ネステレンコ) ················ 263

第 14 章　チェルノブイリの放射能汚染地域で生きるための放射線防護策
　　　　(アレクセイ・V・ネステレンコ，ヴァシリー・B・ネステレンコ) ················ 271

第 4 部　結　論 ·· 278

第 15 章　チェルノブイリ大惨事の 25 年後における住民の健康と環境への影響
　　　　(アレクセイ・V・ヤブロコフ，ヴァシリー・B・ネステレンコ，
　　　　アレクセイ・V・ネステレンコ) ·· 279

日本語版あとがき　チェルノブイリからフクシマへ(アレクセイ・V・ヤブロコフ，
　　　　アレクセイ・V・ネステレンコ，ナタリヤ・E・プレオブラジェンスカヤ) ········ 289

主要用語解説 ·· 291

後記・謝辞(星川 淳) ·· 297

第1部

チェルノブイリの汚染
──概観──

ヴァシリー・B・ネステレンコ
(ベラルーシ放射線安全研究所(ベルラド研究所)、ベラルーシ)

アレクセイ・V・ヤブロコフ
(ロシア科学アカデミー)

キーワード：チェルノブイリ、放射能汚染、鉛による汚染、北半球

第1章

時間軸と空間軸を通して見たチェルノブイリの汚染

アレクセイ・V・ヤブロコフ，ヴァシリー・B・ネステレンコ

チェルノブイリ原子力発電所でのメルトダウン［炉心溶融］による放射能汚染は，ヨーロッパの40%を超える地域（オーストリア，フィンランド，スウェーデン，ノルウェー，スイス，ルーマニア，英国，ドイツ，イタリア，フランス，ギリシャ，アイスランド，スロベニアなど）やアジアの広域（トルコ，グルジア，アラブ首長国連邦，中国など），またアフリカ北部や北米にも広がった。1986年4月から7月にかけて4,000 Bq/m²（0.11 Ci/km²）よりも高い値の放射能に汚染された地域には，4億近い人びとが住んでいた。現在も，ベラルーシ，ウクライナ，そしてヨーロッパ側ロシアで，500万人近くが危険なレベルの放射能汚染とともに暮らしている（うち子どもは100万人を超える）。チェルノブイリの放射性降下物は地球上のバックグラウンド放射線［環境放射線］を「たった2%」上昇させたにすぎないという主張は，影響を受けた多くの地域には事故当初，危険なほど高い値の放射線があったという事実を見えにくくする。たとえいま現在の放射線値が低くても，チェルノブイリ大惨事発生直後の数日間から数週間には高線量の放射線が存在したのだ。IAEA［国際原子力機関］およびWHO［世界保健機関］が（2005年のチェルノブイリ・フォーラムで），ベラルーシ，ウクライナ，ヨーロッパ側ロシアでの懸念のみに言及し，チェルノブイリ事故に由来する放射性核種全量の50%以上を被った他の国々への放射能汚染の影響を完全に無視した事実には，合理的な説明が見当たらない。

チェルノブイリ原発事故の影響を完全に理解するには，この大事故の規模の十分な評価が不可欠である。放射性物質を含む複数の雲は高度1,500 mから1万mにまで達し，地球全体に広がって，おもに北半球に放射性核種と放射能を帯びた塵の沈着を残した（図1.1）。

チェルノブイリ原子力発電所の4号炉が爆発したとき，どれほどの量の放射性核種が放出されたかについては何年も議論の的になってきたが，放出がいまも継続している事実に注意を払うことが非常に重要だ。気体状の放射性核種を計算から除いても放出量は何億Ciにも達しており，これは広島と長崎に投下された原爆の放射性降下物の何百倍もの量に相当する。

1.1. 放射能汚染

爆発の直後から今日にいたるまで，数多くの論文が放射能量を汚染の地表密度（濃度）[*1]，すなわち1 km²あたりのCi値（1 m²あたりのBq値）で報告している。こうして計算された放射能量は，後述するように，そこから集団および個人の被曝線量を計算する際の土台となるが，これでは放射

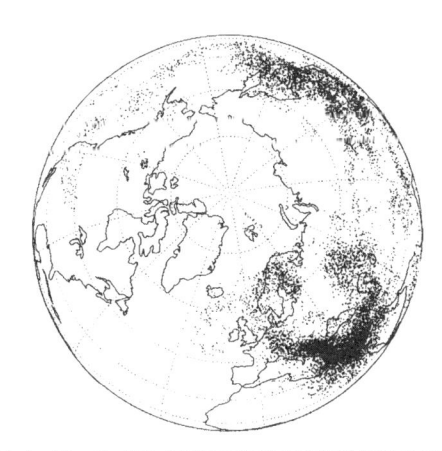

図1.1　チェルノブイリに由来する放射性核種の爆発後10日目における北半球での空間的分布。米国ローレンス・リバモア国立研究所によるモデル（Lange et al., 1992）。

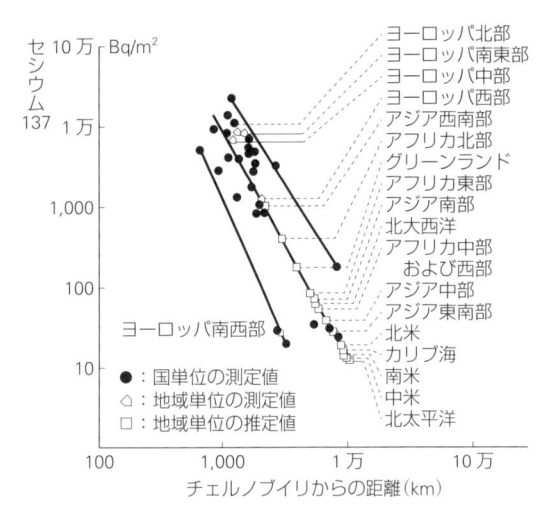

図 1.2 チェルノブイリに由来する放射性核種の地理的分布（UNSCEAR, 1988）。

能汚染の生態系や人体への影響という側面が考慮されず，また正確な被曝線量[*2]の計算値を提供するものでもないため，十全な方法とはいえない（第2章を参照）。

1.2. 汚染の地理的分布

原子力発電所での爆発直後からその後の1日1日について，壊れた原子炉から放出される核燃料の粒子やエアロゾル状［煙霧状］の粒子，また，放射性の気体を含む放射性降下物の分布量を求めるために，水文気象学のデータ（風向きや降雨など）を用いて放射性降下物の実態を再構成する試みが始まった（たとえば Izrael, 1990; Borzylov, 1991;

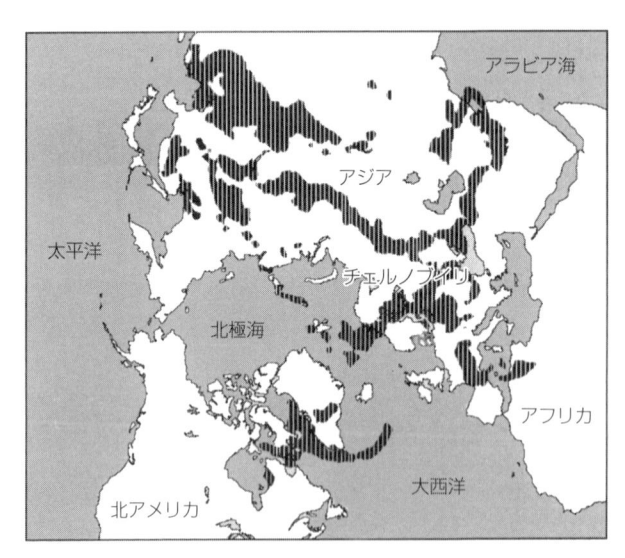

図 1.3 チェルノブイリに由来する放射性降下物の北半球における分布（Livermore National Laboratory data［ローレンス・リバモア国立研究所データ］．Yablokov et al., 2006 より重引）。

表 1.1 チェルノブイリに由来するセシウム 137 の地理的分布の推計値，割合（%）と濃度（PBq［1 PBq＝1,000 兆 Bq］）（Fairlie and Sumner, 2006, pp. 48-49）。

	UNSCEAR, 1988; Fairlie and Sumner, 2006, p. 48	Fairlie and Sumner, 2006: table 3.6	Goldman et al., 1987	UNSCEAR, 2000
ベラルーシ，ウクライナ，ヨーロッパ側ロシア	50 未満	41(29)	34(33)	47(40)
その他のヨーロッパ諸国	39	37(26)	34(33)	60(45)
アジア	8	21(15)	33(32)	不検出
アフリカ	6	不検出	不検出	不検出
南北アメリカ	0.6	不検出	不検出	不検出
	100	100(70)	100(98)	100(85)

UNSCEAR[原子放射線の影響に関する国連科学委員会], 2000; Fairlie and Sumner, 2006 などを参照）。チェルノブイリの放射性核種の地球全体から見た地理的分布は**図1.2**に示したとおりである。気体状あるいはエアロゾル状の放射性核種のほとんどが，ベラルーシ，ウクライナ，ヨーロッパ側ロシア以遠に降下したことは間違いない（**図1.3**，**表1.1**）。

1.2.1. ヨーロッパ

別の資料によれば，チェルノブイリ由来の放射性雲に含まれる気体状あるいはエアロゾル状の放射性核種のうち，ヨーロッパに降下したのは約 68% から 89% であり，その分布は著しく不均一だった（Fairlie and Sumner, 2006, table 3.6, cc. 48 & 49）。1986年4月26日から5月5日にかけてチェルノブイリ周辺の風向きは360度変化したので，さまざまな核種を含む放射性物質の放出の方向は日によって異なり，広大な地域を覆った（**図1.4**，**図1.5**，**図1.6**）。

図1.7は，いくつかあるチェルノブイリの主要な放射性雲の1つを再現したものである（**図1.4**の(2)に対応）。重要なのは，燃え続ける原子炉からの放射性核種の放出が5月中旬まで継続していた点を理解することだ。日々の放出で放射性物質を含む雲がいくつも形成され，それらの雲はそれぞれに特有の放射性核種の組成や地理的分布を示した。チェルノブイリ由来の放射性核種によるヨーロッパ全域の汚染についての正確な計測データを，われわれのだれももっていない。セシウム137[Cs-137]はヨーロッパのすべての国を例外なく汚染したが，計算によるデータ（$1\,km^2$ あたりの平均値）は，セシウム137とプルトニウム[Pu]についてしか発表されなかった（**表1.2**）。

表1.2のデータはセシウム137の分布のみを取り上げているが，このほかにも気体やエアロゾルや「ホットパーティクル[放射性微粒子]」の形で多くの放射性核種が大量に存在し，爆発に続く数週間から数ヵ月間，ヨーロッパ中に広く拡散した。それらの放射性核種には，セシウム134[Cs-134]，ヨウ素131[I-131]，ストロンチウム90[Sr-

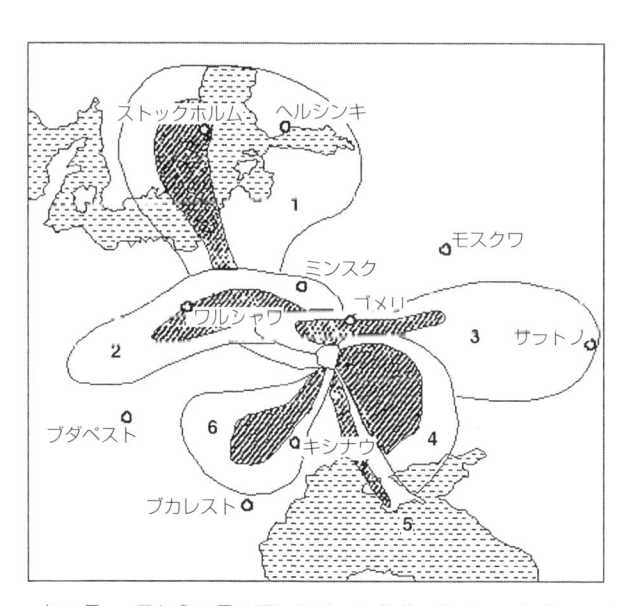

図1.4 1986年4月26日から5月4日にかけて6段階に分かれて広がった，チェルノブイリ由来の気体状あるいはエアロゾル状の放射性放出物群。(1) 4月26日0時（グリニッジ標準時）; (2) 4月27日0時; (3) 4月27日12時; (4) 4月29日0時; (5) 5月2日0時; (6) 5月4日12時（Borzylov, 1991）。色の濃い部分は放射性核種が降下したおもな地域を示す。

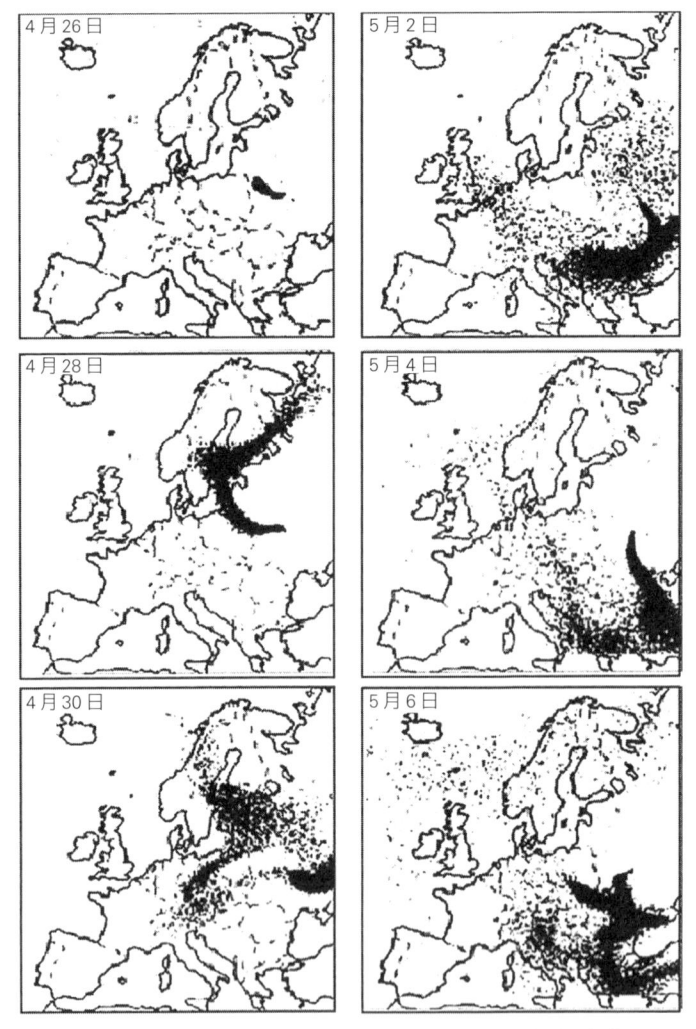

図 1.5 4月26日から5月6日にかけてヨーロッパに広がった放射性の気体とエアロゾルの分布の別図(National Belarussian Report[ベラルーシ公式報告書], 2006)。

90], テルル 132[Te-132], ヨウ素 132[I-132]などがある。たとえば 1986年5月, 英国のウェールズならびにイングランドのカンブリア地方の雨水には, 最大で 345 Bq/liter のヨウ素 132 と 150 Bq/liter のセシウム 134 が含まれていた(Busby, 1995)。1986年5月のイングランドにおけるチェルノブイリ由来の放射性核種の実効線量*2は, セシウム 134 とセシウム 137 は 27 mSv, ヨウ素 131 は 6 mSv, ストロンチウム 90 は 0.9 mSv だった(Smith et al., 2000)。

セシウム 134 とセシウム 137 の放射能分布[放射線量比]が, 放出量の割合(すなわち, それぞれ 48 PBq[4京8,000兆 Bq]と 85 PBq[8京5,000兆 Bq], あるいは, それぞれ 36% と 64%)に等しいとすれば, イングランドに降下したチェルノブイリの主要な放射性核種の比例配分は以下のとおりである(Dreicer et al., 1996; Fairlie and Sumner, 2006, table 3.8(i))。

	mSv	%
Cs-137	17.3	51.0
Cs-134	9.7	28.6
I-131	6.0	17.7
Sr-90	0.9	2.7

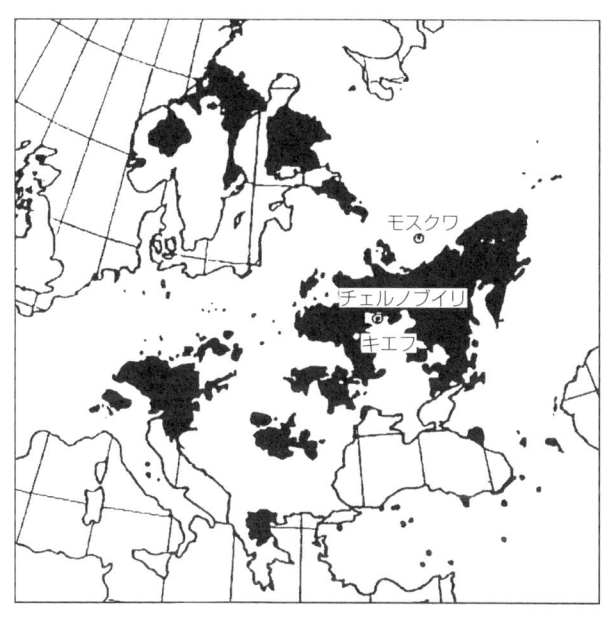

図 1.6　チェルノブイリ大惨事によってヨーロッパの主要な地域の何ヵ所かが 1 Ci/km²［＝ 3 万 7,000 Bq/m²］を上回るセシウム 137 に汚染された。トルコにおける調査は一部にとどまり，ブルガリア，ユーゴスラビア，ポルトガル，アイスランド，シチリア島［イタリア］はまったく調査されていない(Cort and Tsaturov, 1998)。

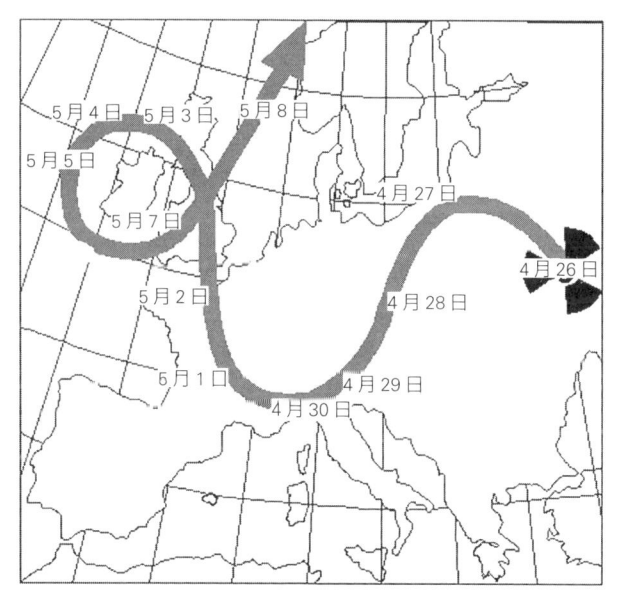

図 1.7　1986 年 4 月 27 日から 5 月初旬にかけてヨーロッパを移動した，あるチェルノブイリ由来の放射性雲の経路(Pakumeika and Matveenka, 1996)。

第 1 章　時間軸と空間軸を通して見たチェルノブイリの汚染

表 1.2 チェルノブイリ由来のセシウム 137 によるヨーロッパ各国の汚染(Cort and Tsaturov, 1998: table III. 1 ; Fairlie and Sumner, 2006: table 3. 4 and 3. 5)。

国　名	PBq(Ci)		割　合(%)	
	Cort and Tsaturov, 1998[c]	Fairlie and Sumner, 2006[d]	Cort and Tsaturov, 1998[c]	Fairlie and Sumner, 2006[d]
ロシア[a]	19　（52万）	29	29.7	31.96
ベラルーシ	15　（40万）	15	23.0	16.53
ウクライナ	12　（31万）	13	18.0	14.33
フィンランド	3.1　(8万3,000)	3.8	4.80	4.19
ユーゴスラビア	データなし	5.4	—	5.95
スウェーデン	2.9　(7万9,000)	3.5	4.60	3.86
ノルウェー	2.0　(5万3,000)	2.5	3.10	2.75
ブルガリア	データなし	2.7	—	2.98
オーストリア	1.6　(4万2,000)	1.8	2.40	1.98
ルーマニア	1.5　(4万1,000)	2.1	2.40	2.31
ドイツ	1.2　(3万2,000)	1.9	1.80	2.10
ギリシャ	0.69 (1万9,000)	0.95	1.10	1.05
イタリア	0.57 (1万5,000)[b]	0.93	0.90	1.02
英 国	0.53 (1万4,000)	0.88	0.83	0.97
ポーランド	0.40 (1万1,000)	1.2	0.63	1.32
チェコ	0.34 (9,300)	0.6	0.54	0.66
フランス	0.35 (9,400)	0.93	0.55	1.02
モルドバ	0.34 (9,200)	0.40	0.53	0.44
スロベニア	0.33 (8,900)	0.39	0.52	0.43
アルバニア	データなし	0.4	—	0.44
スイス	0.27 (7,300)	0.36	0.43	0.40
リトアニア	0.24 (6,500)	0.44	0.38	0.48
アイスランド	0.21 (5,600)	0.35	0.33	0.39
クロアチア	0.21 (5,800)	0.37	0.33	0.40
スロバキア	0.18 (4,700)	0.32	0.28	0.35
ハンガリー	0.15 (4,100)	0.35	0.24	0.39
トルコ[a]	0.10 (2,800)	0.16	0.16	0.18
ラトビア	0.055(1,500)	0.25	0.09	0.28
エストニア	0.051(1,400)	0.18	0.08	0.2
スペイン	0.031(830)	0.38	0.05	0.42
デンマーク	0.016(430)	0.09	0.02	0.10
ベルギー	0.01 (260)	0.05	0.02	0.06
オランダ	0.01 (260)	0.06	0.02	0.07
ルクセンブルク	0.003(80)	0.01	0.01 未満	0.01
ヨーロッパ全体	64　（170万）[c]	90.8[e]	100.0	100.0

a ヨーロッパ側ロシア。　b シチリア島を除く。　c ユーゴスラビア，ブルガリア，アルバニア，ポルトガル，アイスランドを除く。
d ポルトガルとアイスランドを除く。　e 1970 年代以前の核実験による残存セシウム 137 の 20 PBq[2 京 Bq]を含む。

また，イングランドに降下したチェルノブイリの放射性核種の比例配分と他のヨーロッパ諸国での比例配分も同様であるとすれば(70 PBq[7 京 Bq]のセシウム 137 が全放射性降下物の 51% を占める)，ヨーロッパの放射性降下物は全量でほぼ 137 PBq[13 京 7,000 兆 Bq]と推定できる。

	%	PBq
Cs-137	51.0	70[a]
Cs-134	28.6	39
I-131	17.7	24
合　計	100	33.9

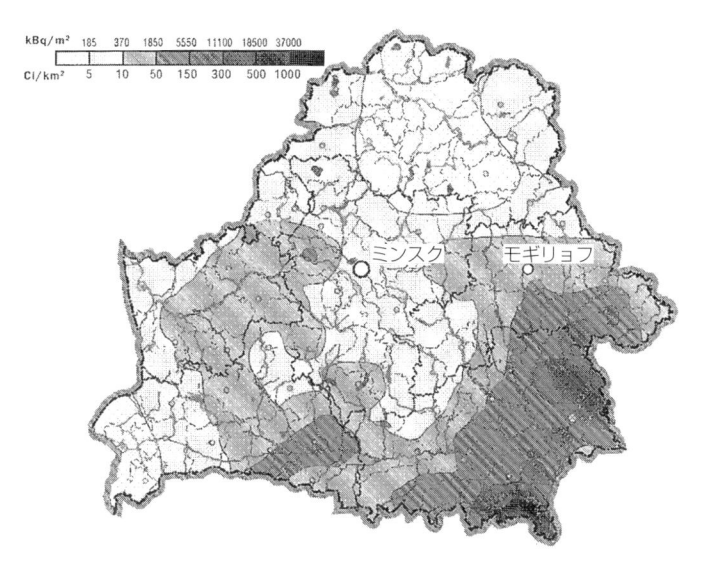

図 1.8 1986 年 5 月 10 日のベラルーシにおけるヨウ素 131 による汚染の再現図（National Belarussian Report, 2006）。

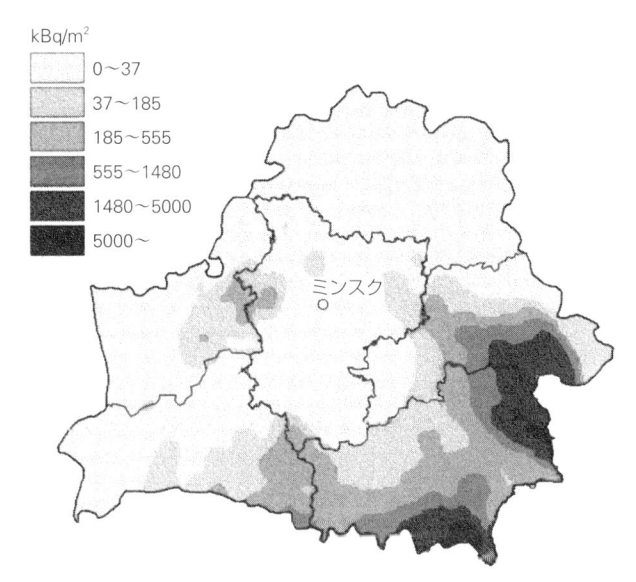

図 1.9 1986 年 4 月から 5 月にかけてのベラルーシにおけるテルル 132 とヨウ素 132 による汚染の再現図（Zhuravkov and Myronov, 2005）。

Sr-90	2.7	3.7
合　計	100	136.7

a：表 1.2 を参照。

チェルノブイリ大惨事から 25 年経ったいまも，ヨーロッパの多くの地域は汚染されたままだ。たとえば，英国保健省によると 2006 年にウェールズの 355 ヵ所，スコットランドの 11 ヵ所，イングランドの 9 ヵ所の農場で放牧されていた合計 20 万頭を上回るヒツジが，セシウム 137 によって危険なほどに汚染されていた（McSmith, 2006）。

1.2.1.1. ベラルーシ

ベラルーシは事実上，国土全体がチェルノブイ

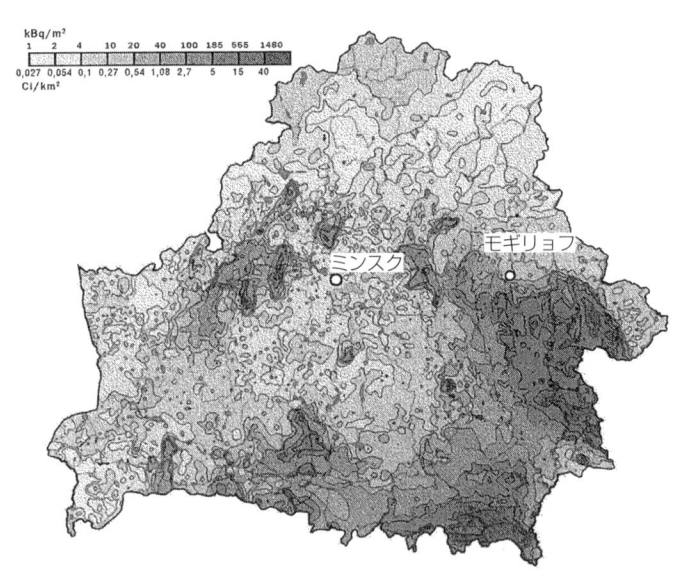

図 1.10 1986 年 5 月 10 日のベラルーシ国内におけるセシウム 137 による汚染の再現図（National Belarussian Report, 2006）。

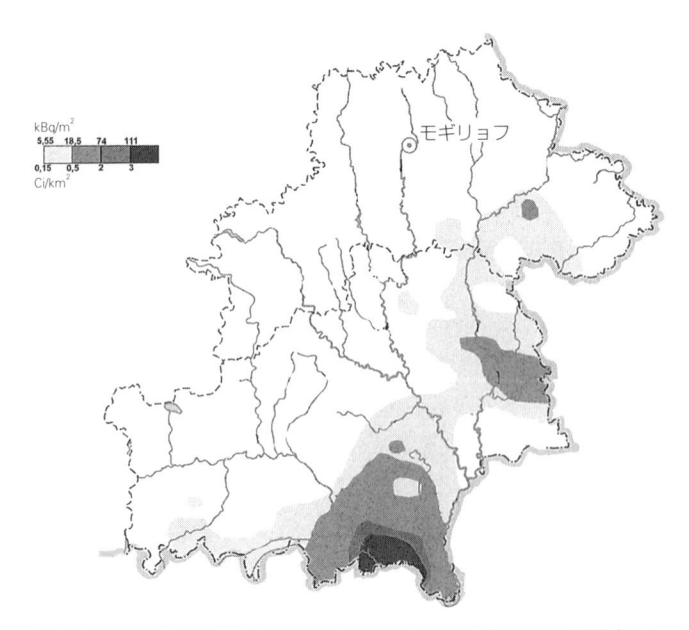

図 1.11 2005 年初頭のベラルーシにおけるストロンチウム 90 による汚染（National Belarussian Report, 2006）。

リ由来の放射性雲に覆われた。ヨウ素 131，ヨウ素 132，テルル 132 などの放射性同位体の降下物が国全体に降り注いだのである（**図 1.8～図 1.12**）。ヨウ素 131 による汚染の最大値である 600 Ci/km^2［＝2,220 万 Bq/m^2］は，1986 年 5 月にゴメリ州スヴェチロヴィチ村で計測された。

ベラルーシの国土の約 23%（4 万 7,000 km^2）が，1 Ci/km^2［＝3 万 7,000 Bq/m^2］を上回る値のセシウム 137 で汚染された（Nesterenko, 1996；Tsalko, 2005）。セシウム 137 による汚染の密度（濃度）は，4 万 1,100 km^2 の地域で，2004 年まで 3 万 7,000 Bq/m^2 を超えていた（**図 1.10**）。

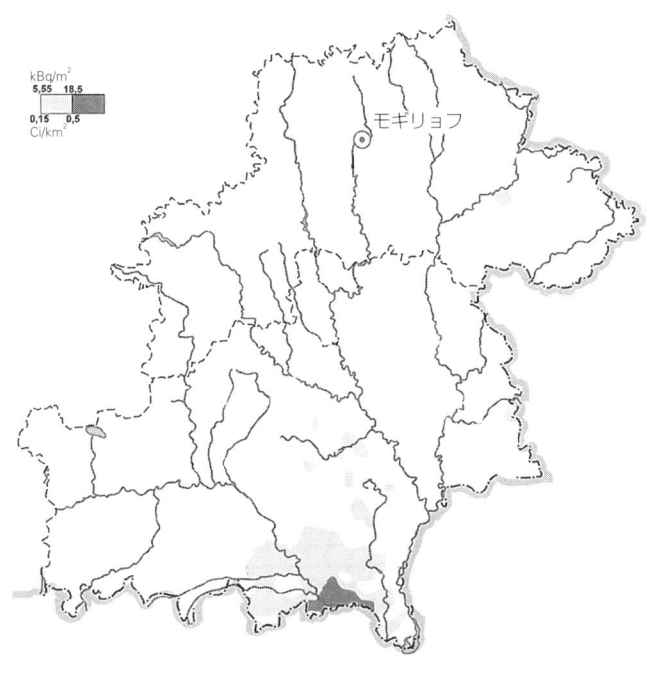

図 1.12 2005 年のベラルーシにおける超ウラン元素の放射性核種による汚染(National Belarussian Report, 2006)。

　セシウム 137 による汚染の最大値は，ゴメリ州ブラーギン地区ザレーシエ村における 475 Ci/km^2［= 1,757 万 5,000 Bq/m^2］と，同じくナロヴリャ地区ドヴリャディ村における 500 Ci/km^2［= 1,850 万 Bq/m^2］だった。放射能による土壌汚染の最大値はモギリョフ州チュジャヌィ村で 1993 年に観測された 540 万 2,000 Bq/m^2，すなわち 146 Ci/km^2 で，これは大惨事前の 3,500 倍にあたる(Il'yazov, 2002)。

　ストロンチウム 90 による汚染は，セシウム 137 の汚染よりも地域的偏りがさらに大きい。ベラルーシの面積の約 10% にあたる 2 万 1,100 km^2 に，5,550 Bq/m^2 を上回るストロンチウム 90 の土壌汚染がある(図 1.11)。プルトニウム 238［Pu-238］，プルトニウム 239［Pu-239］，プルトニウム 240［Pu-240］による，370 Bq/m^2 を上回る土壌汚染は 4,000 km^2，すなわち同国のほぼ 2% の地域に見られる(Konoplya *et al.*, 2006；図 1.12)。全体では，ベラルーシの農地の 22% にあたる 1 万 8,000 km^2 が重度に汚染されている。うち 2,640 km^2 は農業には使用できず，チェルノブイリ原発に近い広さ 1,300 km^2 のポレーシエ国立放射能環境保護区は，半減期*3 が長い放射性同位体による汚染のために，いかなる経済活動からも永久に除外されている。

1.2.1.2. ウクライナ

　国土の 4.8% で 1 Ci/km^2［= 3 万 7,000 Bq/m^2］を超えるセシウム 137 が検出されるなど，ウクライナの 4 分の 1 を上回る地域がチェルノブイリの放射性核種に汚染された(図 1.13)。

　西方向への拡散では，キエフ州，ジトーミル州，ロヴノ州北部，ヴォルィニ州北東部までが汚染された(いくつかのホットスポット*1 では地表の汚染密度(濃度)が最大 19 万 Bq/m^2 に達した)。南方向への拡散では，キエフ州，チェルカスィ州，キロヴォグラード州，ヴィンニッツァ州，オデッサ州，ニコラエフ州の一部が被害を受けた(セシウム 137 の汚染密度は最大 10 万 Bq/m^2)。南に拡散した放射性雲のルートは西にも枝分かれし，ヴィンニッツァ州，フメリニツキー州，テルノーポリ州，イヴァノ・フランコフスク州と，チェル

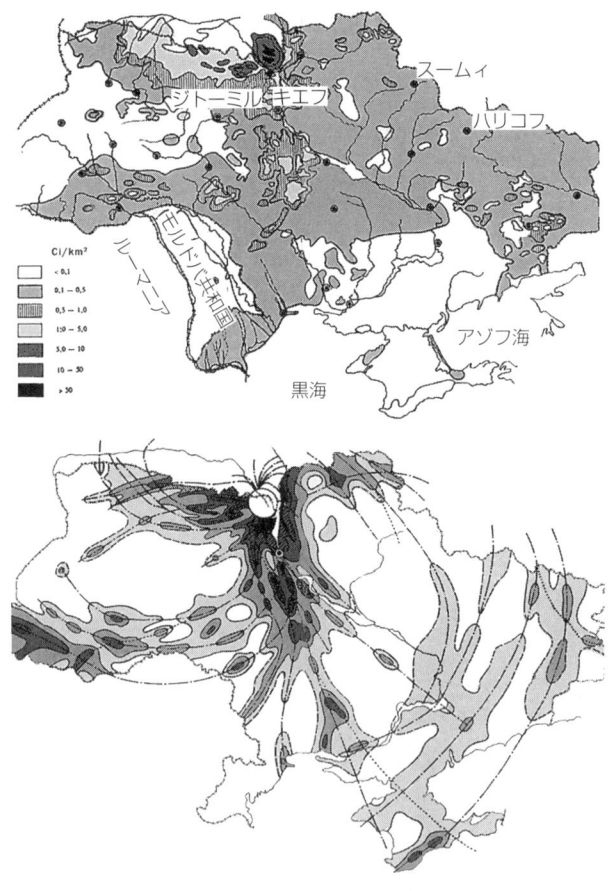

図 1.13 チェルノブイリ大惨事によるウクライナの汚染(セシウム 137(上)とプルトニウム(下)) (National Report of Ukraine [ウクライナ公式報告書], 2006)。

ノフツィ州の一部を汚染した(セシウム 137 の汚染密度は平均 1 万〜4 万 Bq/m²)。セシウム 137 による汚染値が 4 万 Bq/m² 未満の地域が,チェルニゴフ州西部と北東部,スームィ州北部,ドネツク州,ルガンスク州,ハリコフ州にある (Grodzinsky, 2000)。

1. 2. 1. 3. ヨーロッパ側ロシア

ヨーロッパ側ロシアでは,1992 年までに 19 州で汚染が認められた(**表 1.3**)。したがって,ロシアのアジア側にも相当な汚染があるとみなすべきである。

2006 年 1 月 1 日現在,1 Ci/km²[＝3 万 7,000 Bq/m²]以上の放射能汚染地域は,ベルゴロド州,ブリャンスク州,ヴォロネジ州,カルーガ州,クルスク州,レニングラード州,リペック州,オリョール州,ペンザ州,リャザン州,タンボフ州,トゥーラ州,ウリヤノフスク州とモルドヴィア共和国[ロシア連邦内の共和国]に広がっている(計 3 万 1,100 km²)。計算によると,ブリャンスク州から 40 Ci/km²[＝148 万 Bq/m²]以上の汚染地域がなくなるのは 2049 年であり,15 Ci/km²[＝55 万 5,000 Bq/m²]以上の汚染地域がなくなるのは 100 年後(2092 年)だ。そして,ブリャンスク州の汚染値が 1 Ci/km² 以下まで下がるのは 320 年後である。1 Ci/km² 以上の汚染は,2050 年以降もブリャンスク州以外に,カルーガ州,トゥーラ州,オリョール州にも残る(Izrael and Bogdevich, 2009)。

大惨事の 21 年後,放射性核種を人口密集地域

表 1.3　チェルノブイリ大惨事によるヨーロッパ側ロシアの放射能汚染（1 Ci/km² 以上）（Yaroshinskaya, 1996）。

州	汚染地域（km²）	人口
トゥーラ州	1万1,500	93万6,200
ブリャンスク州	1万1,700	47万6,500
オリョール州	8,400	34万6,700
リャザン州	5,400	19万9,600
クルスク州	1,400	14万
ペンザ州	3,900	13万600
カルーガ州	4,800	9万5,000
ベルゴロド州	1,600	7万7,800
リペツク州	1,600	7万1,000
ウリヤノフスク州	1,100	5万8,000
ヴォロネジ州	1,700	4万400
レニングラード州	1,200	1万9,600
モルドヴィア共和国	1,900	1万8,000
タンボフ州	500	1万6,200
タタールスタン共和国	200	7,000[a]
サラトフ州	200	5,200[a]
ニジニ・ノヴゴロド州	100	3,700[a]
チュバシ共和国	100	1,300[a]
スモレンスク州	100	1,100[a]
合計	5万6,000	264万4,800

a：各地方の平均人口密度にもとづく著者による推定値。

から離れた場所に降下させるために，［人工雨を引き起こす］沃化銀を散布した空軍パイロットたちの回想録が出版され，ロシア国内の放射性核種の降下にかかわる秘密の1つが明らかになった（Grej, 2007）。

1.2.1.4. その他のヨーロッパ諸国

チェルノブイリ由来のセシウム137によるヨーロッパ各国の汚染値を表1.2に示した。以下に解説を加える。

1. ブルガリア：1986年5月1日から5月10日にかけて，チェルノブイリ由来の主要な放射性核種がブルガリアに達した。降下のピークは2回あり，5月1日と5月9日だった（Pourchet et al., 1998）。
2. フィンランド：フィンランド南部を覆っていたチェルノブイリ由来の放射性物質を含む雲の濃度がピークに達したのは，1986年4月28日の午後3時10分から10時10分にかけてだっ

た。
3. フランス：SCPRI［フランス放射線防護中央局］は，放射性物質を含む雲がフランス上空を通過していたことを当初は否定した。事実はこれとは逆で，国内の相当な地域，特にアルプス地方が1986年4月29日から30日にかけて汚染された（図1.5）。
4. ドイツ：ドイツにおけるチェルノブイリ汚染の規模は，アフリカに輸送された粉ミルクから危険な値の放射能汚染が何度も検出され，西ドイツに送り返された事実に表れている（Brooke, 1988）。
5. ギリシャ：チェルノブイリに由来するいくつかの放射性核種の有意な降下があり，それには銀110m［Ag-110m］，セシウム137，アンチモン125［Sb-125］などが含まれていたとギリシャは報告した（Papastefanou et al., 1988a, b；図1.16参照）。

特異な汚染に注目することは重要だが（後述の1.4.1を参照），これは一方で，チェルノブイリ由来の汚染に関する入手可能なデータに不備がある証左ともいえる。たとえば，銀の放射性同位体による他の国々での汚染について比較可能なデータはどこにあるのだろう。だれも取りまとめないからデータがないのか，あるいは，この放射性の銀に汚染されたのはギリシャとイタリア，そしてスコットランドだけだったからなのか（Boccolini et al., 1988；Martin et al., 1988）。

6. イタリア：イタリアにはいくつかの放射性プルーム［放射性物質を含む雲］が到達し，チェルノブイリ由来の主要な放射性雲の1つが1986年5月5日にイタリア北部を通過した。イタリアに沈着したすべての放射性物質のうち97％程度が，4月30日から5月7日にかけて降下した（Spezzano and Giacomelli, 1990）。
7. ポーランド：おもな放射性核種としてテルル132を含んだ主要な放射性プルームが，1986年4月30日前後にポーランドを通過した。ルテニウム103［Ru-103］とルテニウム106［Ru-106］を主成分とする大量の「ホットパーティク

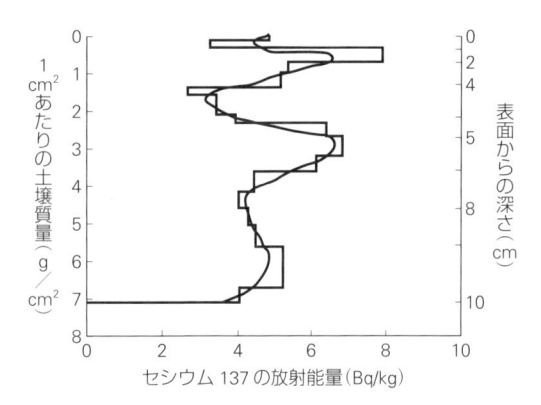

図 1.14 大布蘇湖（中国東北部）の堆積物中におけるセシウム 137 の放射能量。堆積物の深さ約 6 cm の層における放射能の最大値は大気圏内核実験によるものであり，深さ 1～2 cm での最大値はチェルノブイリ原発事故の放射性降下物に由来する（Xiang, 1998）。

ル」が検出された（Broda, 1987）。1987 年 6 月にポーランドからバングラデシュに出荷された 1,600 t の粉ミルクは，容認できないほど高い放射能値を示した（Mydans, 1987）。

8. スコットランド（英国）：主要な放射性プルームがスコットランドを通過したのは 1986 年 5 月 3 日午後 9 時から 11 時のあいだで，もっとも濃度が高かった核種はテルル 132，ヨウ素 132，ヨウ素 131 だった（Martin *et al.*, 1988）。
9. スウェーデン：空気中のセシウム 137 濃度がもっとも高くなったのは 1986 年 4 月 28 日だが，スウェーデンにおけるチェルノブイリ由来の放射性核種の 99% は，同年 5 月 8 日のたった 1 度の降雨のあいだに降下した。放射性物質の降下パターンは各地の気象条件に左右された。たとえば，セシウム 137 はノールランド南部の海岸に多く，北部および南部ではヨウ素 131 が，中部のウップランド地方ではテルル 132 が多かった（Kresten and Chyssler, 1989; Mattson and Vesanen, 1988; Mellander, 1987）。
10. 英国：公式の報告書は，チェルノブイリに由来する放射性降下物と，その降下物が英国に与えた放射線学的影響を著しく過小評価した。カンブリア州におけるセシウム 137 の沈着量は，農業漁業食糧省の当初の報告値より最大で 40 倍も多かった（RADNET［人為的放射性核種の生物圏への拡散に関する情報の収集・管理を目的とした米国の民間団体］, 2008; Sanderson and Scott, 1989）。
11. ユーゴスラビア：おもな放射性物質の降下は 1986 年 5 月 3 日から 5 日にかけて発生した（Juznic and Fedina, 1987）。

1.2.2. アジア

チェルノブイリ由来の放射性核種全量のうち最大 10% がアジアに降下し，その降下にはおおむね，大惨事発生直後の数日間に起きた最初のもっとも強力な放出のうちの数十 PBq［数京 Bq］が含まれていた。アジア側ロシアの広大な地域（シベリアと極東），中国の東部と中部（**図 1.14**），およびトルコのアジア側地域が著しく汚染された。チェルノブイリ由来の放射性降下物はアジア中部（Imamniyazova, 2001），ならびに日本でも記録されている（Imanaka, 1999; Figure 1.14）。

1. 外カフカス地方：グルジア西部は特に汚染がひどかった。セシウム 137 による土壌汚染の，1995 年から 2005 年にかけての平均値は 530 Bq/kg で，これはグルジア東部の 2 倍だった。セシウム 137 とストロンチウム 90 の合計放射能量は 1,500 Bq/kg に達した（Chankseliany, 2006; Chankseliany *et al.*, 2006）。
2. 日本：1986 年 5 月初旬および下旬に，チェルノブイリ由来の雲が日本の上空を 2 度通過した。最初の雲は高度約 1,500 m で，2 度目の雲は約 6,000 m だった（Higuchi *et al.*, 1988）。大気中のヨウ素 131 濃度が最大値（0.8 Bq/m³ 超）に達したのは 5 月 5 日である（Imanaka and Koide, 1986）。地表近くの大気中では，セシウム 137，ヨウ素 131，ルテニウム 103（密度（濃度）は順に 414 Bq/m², 1 万 8,792 Bq/m², 1,098 Bq/m²）など，全部で 20 種類以上の放射性核種が観測された。地表に近い大気中の放射性セシウムの密度は，日本の北西部でチェルノブイリ以前の 1,000 倍以上にまで上昇した（Aoyama *et*

al., 1986, 1987; Ooe et al., 1988)。チェルノブイリに由来する微量のセシウム 137 の降下が 1988 年末まで観測された。

カフカス地方，外カフカス地方，アジア南部，アジア中部，アジア西部(トルコ，イラン，イラク，アフガニスタンなど)，中国やペルシャ湾岸地域には，範囲は小さくとも危険なほど放射能に汚染された場所が存在する可能性が依然として高く，今日にいたるまでその懸念は続いている。

1.2.3. 北米

北米各地は，放射性核種の雲が 1 万 m 以上の高さにまで立ち昇った，もっとも強力な最初の爆発によって汚染された。チェルノブイリ由来の放射性核種全量の 1% 程度にあたる数 PBq[数千兆 Bq]近くが北米に降下した。

1. カナダ：チェルノブイリ由来の放射性プルームがカナダ東部一帯に 3 波にわたって届いた。プルームは，ベリリウム 7[Be-7]，鉄 59[Fe-59]，ニオブ 95[Nb-95]，ジルコニウム 95[Zr-95]，ルテニウム 103，ルテニウム 106，ヨウ素 131，ランタン 140[La-140]，セリウム 141[Ce-141]，セリウム 144[Ce-144]，マンガン 54[Mn-54]，コバルト 60[Co-60]，亜鉛 65[Zn-65]，バリウム 140[Ba-140]，セシウム 137 で構成されていた。5 月 6 日と 14 日の降下は北極圏経由で，25 日と 26 日は太平洋経由だった(Roy et al., 1988)。カナダ政府発行の『カナダにおける環境放射能 1986 年版』の報告によれば，チェルノブイリ由来のルテニウム 103，ルテニウム 106，セシウム 134，セシウム 137 が，6 月半ばまで一貫して観測された(RADNET, 2008)。
2. 米国：チェルノブイリ原発事故による放射性プルームは，対流圏の下層で北極圏を，対流圏中層で太平洋をそれぞれ越えた。チェルノブイリ由来の同位元素であるルテニウム 103，ルテニウム 106，バリウム 140，ランタン 140，ジルコニウム 95，モリブデン 95[Mo-95]，セリウム 141，セリウム 144，セシウム 134，セシ

表 1.4　1986 年 5 月中に放射性核種が米国各地で最高濃度を示した日付のデータ(RADNET, 2008)。

日　付	観測地	放射性核種
1986 年 5 月 5 日	ワシントン州フォークス	Ru-103, Cs-134
1986 年 5 月 5 日	ワシントン州スポケーン	核種合計
1986 年 5 月 7～8 日	メイン州オーガスタ	核種合計
1986 年 5 月 7～8 日	メイン州ポートランド	核種合計
1986 年 5 月 11 日	アイダホ州レックスバーグ	I-131(大気中)
1986 年 5 月 11 日	ニューヨーク州ニューヨーク	Cs-137
1986 年 5 月 15 日	ニュージャージー州チェスター	核種合計
1986 年 5 月 16 日	ワイオミング州シャイアン	核種合計

ウム 136[Cs-136]，セシウム 137，ヨウ素 131 が，アラスカ州をはじめオレゴン，アイダホ，ニュージャージー，ニューヨーク，フロリダ，ハワイその他の州で検出された(表 1.4)。

AP 通信社が 1986 年 5 月 15 日に公表した記事には，「オレゴン州当局が雨水を飲用水として使用している人に対し，しばらくのあいだ他の水源を利用するよう警告している」とあった。

1.2.4. 北極圏

チェルノブイリに由来する高濃度の汚染が北極圏で検出された。フランツ・ヨーゼフ諸島[ロシア連邦領]では，コケの一種であるスナゴケ[Racomitrium]に最大 630 Bq/kg(乾物重)のセシウム 137 が含まれ，うち 548 Bq/kg(87%)がチェルノブイリからの放射性降下物だった(Rissanen et al., 1999)。

1.2.5. アフリカ北部

アフリカ(おもにアフリカ北部)には，大惨事初日のもっとも大規模な最初の爆発の際の放射性核種が到達した。この地域には，チェルノブイリに由来する放射性核種全量の 5% 以上にあたる最

大 20 PBq [2 京 Bq] が降下した。
1. アルジェリア：大惨事の数日後に，大気サンプルのほとんどからヨウ素 131，セシウム 134，セシウム 137 が検出された（Baggoura et al., 1998）。
2. エジプト：ナイル川デルタの堆積物から，大惨事との高い関連性が認められるセシウム 137 対プルトニウム 239＋240 比の核種が計測され，チェルノブイリ原発事故による汚染が証明された（Benninger et al., 1998）。

1.2.6. 南半球

南半球においても，チェルノブイリ由来のセシウム 137 とセシウム 134 がレユニオン島（インド洋）とタヒチ島（太平洋）で検出された。南極大陸におけるセシウム 137 の最大濃度は，1987 年から 1988 年にかけて降った南極点付近の雪中で観測された（UNSCEAR, 2000）。

最後に，放出された放射性核種の地理的分布とその後の移動について述べる。ウクライナ国内から黒海へ排出されたチェルノブイリ由来の放射性核種は，セシウム 137 がおよそ 20 TBq [20 兆 Bq]，ストロンチウム 90 が 200 TBq [200 兆 Bq] と見積もられている（Dolin et al., 2008）。これにより，放射性核種はある場所に降下したあとも，おもに河川や地下水を通じて，また野生動物の移動（詳細は第 9 章を参照）や森林火災などによる大気中の二次的な移動によって，きわめて広い範囲に拡散する可能性が想起される。

1.3. チェルノブイリに由来する主要な放射性核種の放出量推定値

公式見解によれば，1986 年 5 月 6 日分として算出された放射性核種の総放出量は 5,000 万 Ci，すなわち 1,850 PBq [185 京 Bq] だったが，このころには短寿命の放射性核種の大部分はすでに崩壊[*3]していた（Izrael, 1990, 1996）。これはメルトダウンの際に燃料（すなわち 190.3 t）の 3％ から 4％ が原子炉から噴出したと見積もったもので，甚だしい過小評価だ。放出は 5 月 6 日以降も続き，原子炉の黒鉛の内張りが燃焼を止めるまで，その勢いが衰えるのに 10 日以上を要した。放射性物質の大気への放出は長引いた。UNSCEAR は，排出された放射性核種の放射能総量を，1,200〜1,700 PBq [120 京〜170 京 Bq] のヨウ素 131 と，37 PBq [3 京 7,000 兆 Bq] のセシウム 137 を含む，1,200 PBq×10 [1,200 京 Bq] と推計した（UNSCEAR, 2000）。

UNSCEAR の報告（1988, 2000）には，（ヨウ素 131 の放出と比較可能な）テルル 132（半減期 78 時間で放射性ヨウ素へと崩壊）の膨大な放出と，ジルコニウム 95（半減期 64 日）の放出のデータも含まれる。ヴコヴィッチの計算では，このほかに 50 万 Ci [＝1 京 8,500 兆 Bq] を超える銀 110（同 250 日）の放出もあったとされる（Vukovic, 1996）。

放出された放射性核種の量に関する論議は，集団被曝線量[*2]を推計するために重要だ。燃料のわずか 3％（5 t）が放出されたと仮定しても，チェルノブイリ大惨事によって地球は 20 kg のプルトニウムで汚染されたことになり，その量は 2 万 km² の地域を永遠に汚染するのに十分である。プルトニウム 239 の半減期が 2 万 4,000 年だからだ。燃料の 30％ から 40％ が放出されたと仮定した場合は 30 億 Ci [＝1 万 1,100 京 Bq] 程度が漏れたことになり（Gofman, 1994a; Medvedev, 1990; Sich, 1996; UNSCEAR, 2000; 他），あるいは 80％ から 90％（すなわち 70 億〜80 億 Ci [＝2 万 5,900〜2 万 9,600 京 Bq]）が放出されたとすると（Chernousenko, 1992; Kyselev et al., 1996; Medvedev, 1991 を参照），北半球の多様でいっそう広大な地域が永遠に汚染されるだろう。大惨事において放出された主要な放射性核種の推定値のいくつかを**表 1.5** に示す。

放出された放射性核種の従来の推定値はすべて概算であり，時が経つにつれてこれらの概算に明らかな増加が見られるだろう。大惨事の 20 年後

表 1.5 1986 年 4 月 26 日から 5 月 20 日にかけてチェルノブイリ原発 4 号炉から放出された主要な放射性核種の推定量（単位は 100 万 Ci）。

放射性核種 （半減期／全減期*3．時間・日・月・年）	国際原子力機関 [IAEA], 1995	Devell et al., 1995	Medvedev, 1991	Guntay et al., 1996
I-135（6.6 時間／2.75 日）			少量	
I-133（20.8 時間／8.7 日）	〜1.5		140〜150	
La-140（40.2 時間／16.7 日）			多量	
Np-239（2.36 日／23.6 日）	25.6			45.9
Mo-99（2.75 日／27.5 日）	4.6 超	4.5		5.67
Te-132（3.26 日／32.6 日）	〜37.1	31	多量	27.0
Xe-133（5.3 日／53 日）	175.7	180	170	175.5
I-131（8.04 日／2.7 ヵ月）	〜47.6	48	85 超[b]	32.4〜45.9
Ba-140（12.8 日／4.3 ヵ月）	6.5	6.4		4.59
Cs-136（12.98 日／4.3 ヵ月）		0.644[a]		
Ce-141（32.5 日／10.8 ヵ月）	5.3	5.3		5.40
Ru-103（39.4 日／1 年 1 ヵ月）	4.6 超	4.5		4.59
Sr-89（50.6 日／1.39 年）	〜3.1	3.1		2.19
Zr-95（64.0 日／1.75 年）	5.3	5.3		4.59
Cm-242（162.8 日／4.6 年）	〜0.024	0.024		0.025
Ce-144（284 日／7.8 年）	〜3.1	3.1		3.78
Ru-106（367 日／10 年）	1.97 超	2.0		0.81
Cs-134（2.06 年／20.6 年）	〜1.5	1.5	—	1.19〜1.30
Kr-85（10.7 年／107 年）	0.89	—	—	0.89
Pu-241（14.7 年／147 年）	〜0.16	0.16		0.078
Sr-90（28.5 年／285 年）	〜0.27	0.27		0.22
Cs-137（30.1 年／301 年）	〜2.3	12.3	[c]	1.89〜2.30
Pu-238（86.4 年／864 年）	0.001	0.001	—	0.0001
Pu-240（6,553 年／6 万 5,530 年）	0.001	0.001		0.001
Pu-239（2 万 4,100 年／24 万 1,000 年）	0.023	0.001		0.0001

a Cort and Tsaturov, 1998。 b Nesterenko, 1996――100 以上。 c Nesterenko, 1996――セシウム 136 とセシウム 137 の総放出量は最大 420 PBq[42 京 Bq]（114 万 Ci）。

でさえも，当初はまったく考慮されていなかった塩素 36［Cl-36］やテクネチウム 99［Tc-99］のような，それぞれ半減期が約 3 万年と 2 万 3,000 年以上の放射性核種の役割に関し，新しい見方が出てきている点もそれを示唆する（Fairlie and Sumner, 2006）。

1.4. 汚染の生態学的側面

自然環境面および住民の健康面から見ると，チェルノブイリ由来の汚染に関連するもっとも重要な 3 つの要素は，不規則かつ不均等な汚染沈着物，「ホットパーティクル」の影響，放射性核種の生物濃縮である（第 3 章も参照）。

1.4.1. 不規則かつ不均等な汚染

チェルノブイリに由来する放射性降下物の不規則かつ不均等な分布については，いまにいたるまでほとんど注目されていない。多くの汚染地図が基礎としている，セシウム 137 によるガンマ線［γ線］の航空機モニタリング調査では，飛行経路に沿って 200〜400 m（平均 250 m）ごとの放射能の平均値しか示されず，ごく小さくて局所的な，放射性の高い「ホットスポット」は見逃されたままである。ある地域の実際の汚染の特徴を**図 1.15**に示した。ご覧のとおり，距離が 10 m 離れるだけで放射性核種の密度（濃度）にはっきりと差が出

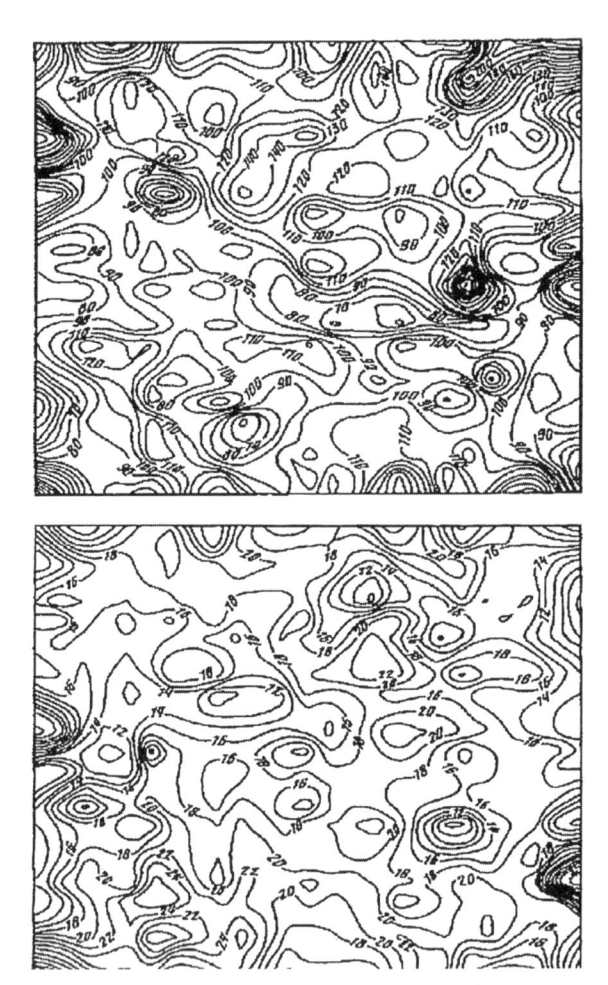

図 1.15 チェルノブイリの 30 キロメートルゾーン［強制退避区域］にある森林の地表におけるセシウム 137（上）とセリウム 144（下）の密度（濃度）のばらつき（Ci/km²）(Tscheglov, 1999)。

ることがある。また，セシウム 137 の汚染密度の分布が，セリウム 144 の汚染密度の分布と厳密には一致していないこともよくわかる。

「フランスの一地方，ヴォージュ県の保健所が，地元の猟師が撃ち殺したイノシシが「光っている」ことを発見した。超近代的な機器を装備した専門家が，よりいっそう不穏なメッセージを告げた。死んだイノシシがついさっきまで走り回っていたその山のほとんど全域が，1 万 2,000 Bq/m² から 2 万 4,000 Bq/m² の放射能値だというのだ。比較のため示すと，ヨーロッパの基準値は 600 Bq/m² である。昨年の秋，この森で放射能キノコが見つかったことを思い出した。アンズタケの傘と柄のセシウム 137

濃度は，基準値を約 40 倍も上回っていた（…）」(Chykin, 1997)。

セシウム 137 とストロンチウム 90 だけでなく，アルファ線［α 線］およびベータ線［β 線］を出す核種など，その他の放射性核種による汚染に関してもまだ不確かなことがある。アルファ線放出核種およびベータ線放出核種の速やか，かつ遠方までの検出が不可能であるため，スペクトル[*4]がさまざまに異なる放射能汚染について，地域ごとの詳細な地図を作成することができなかった。

典型的なチェルノブイリのホットスポットは差し渡しが数十 m から数百 m で，放射能値は周囲

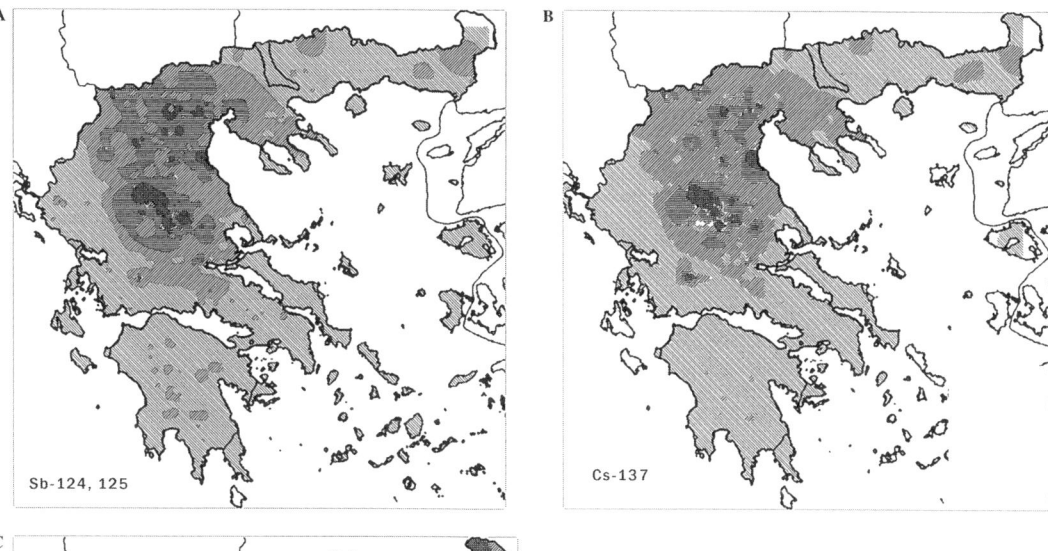

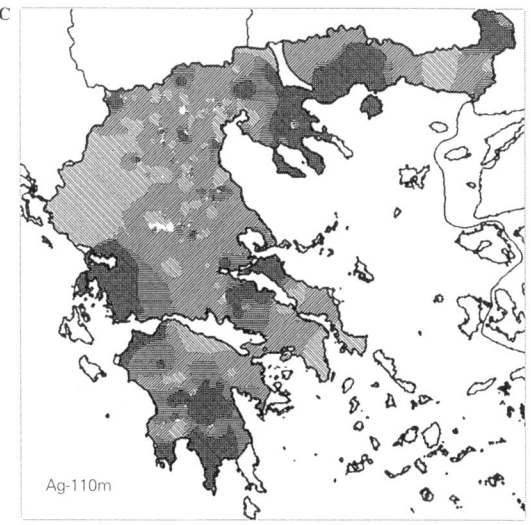

図 1.16 チェルノブイリ由来の放射性降下物地図。ギリシャ本土における，(A) アンチモン124 [Sb-124], 125，(B) セシウム 137，(C) 銀 110m の分布（国立アテネ工科大学 S. E. Simopoulos の許可を得て掲載: arcas.nuclear.ntua.gr/apache2-default/radmaps/page1.htm）。

の 10 倍も高い。セシウム 137 の汚染密度（濃度）は，たった 1 本の木が養分を取りこむ範囲内でさえ，いくつかの異なる数値を示すことがある（Krasnov *et al.*, 1997）。ポーランドでは，1986 年にはほとんどのホットスポットがルテニウム 106 によるものだったが，バリウム 140 やランタン 140 のホットスポットもわずかながら存在した（Rich, 1986）。

図 1.16 は，ギリシャ本土におけるアンチモン[Sb]，セシウム，銀[Ag]による不均等な放射能分布の大規模で際立った例である。

汚染が不規則かつ不均等だったために，それぞれの地域の各地点における当初の汚染度を正確に把握することは（いまとなっては永遠に）不可能だ。中期寿命と短寿命の放射性核種は大惨事後数年で崩壊しており，分布状況を正確に再現することができないからである。

1.4.2 「ホットパーティクル」の問題

チェルノブイリに由来する放射能汚染値の見積もりを根本的に複雑にしているのは、いわゆる「ホットパーティクル」、またの名を「チェルノブイリ・ダスト」と呼ばれるものの問題である。原子炉が爆発したとき、放射性の気体とエアロゾル［煙霧質］（ウランの核分裂によって生じたセシウム137、ストロンチウム90、プルトニウムなど）だけでなく、ウラン燃料とその他の放射性核種が溶け合ったパーティクル［粒子］を吐き出した。固形のホットパーティクルである。チェルノブイリ原発付近には、大きくて重いウランとプルトニウムのパーティクルが落下した。ハンガリー、ドイツ、フィンランド、ポーランド、ブルガリアその他ヨーロッパ諸地域では、平均サイズ約 $15\,\mu m$ のホットパーティクルが認められた。これらのホットパーティクルの放射能は、主としてジルコニウム95（半減期35.1日）、ランタン140（同 1.68日）、セリウム144（同 284日）と同定された（UNSCEAR, 2000）。ルテニウム103やルテニウム106（半減期はそれぞれ39.3日と368日）、バリウム140（同 12.7日）のようなベータ線放出核種を含むホットパーティクルもあった。ヨウ素131、テルル132、セシウム137、アンチモン126［Sb-126］（同 12.4日）などの揮発性元素のパーティクルは、数千 km 以上の範囲に拡散した。放射性核種が雨滴の中に濃縮された場合には「液体ホットパーティクル」が形成された。

「1986年秋に入居開始が予定されていたキエフの新しい集合住宅で「ホットパーティクル」が検出された。4月、5月にはそれらの建物にまだ屋根や窓がなかったため、大量の放射性ダストを吸収してしまったのだ。放射性ダストは、壁や天井用のコンクリート板、大工の作業部屋、床を覆ったビニールシートの下などから見つかった。これらの住宅には、おもにチェルノブイリ原子力発電所の職員が居住している。居住がまだ計画段階のうちに、私が開発した特殊な線量計技術で集合住宅の放射能チェックを実施した（当時、私は放射能の安全管理を担当するチェルノブイリ原発の副主任技師であり、地域の人びとが汚染されていないかを検知する責任を負っていた）。測定の結果、私は政府委員会に、これらの「汚れた」集合住宅への居住は承認しかねると助言する報告書を提出した。キエフ市の保健所は（…）集合住宅に放射能［汚染］があったことには同意したものの、それは借り主によって持ち込まれた泥によるものだと釈明する不誠実な書簡で回答してきた」（Karpan, 2007, 許可を得て掲載）。

各ホットパーティクルの放射能は 1万Bq に達した。このような放射性のパーティクルは、たとえその人が低汚染区域にいたとしても、（水や食物、呼吸を通じて）身体に取り込まれると高線量の放射線を生ずる。微細な粒子（直径 $1\,\mu m$ 以下）は容易に肺に侵入し、一方、大きめの粒子（直径 $20\sim40\,\mu m$）は主として上気道に集中する（Khruch et al., 1988; Ivanov et al., 1990; IAEA, 1994）。ホットパーティクルの形成と崩壊の特性、その性質および人間や他の生物の健康に及ぼす影響に関する研究は貧弱で、まったく不十分だ。

1.5 放射性核種の線量スペクトルにおける変化

チェルノブイリ事故による汚染が住民の健康や自然環境にどう影響するかを理解するには、放射性核種のスペクトルにおける根本的な変化を、大惨事後の数日間、数週間、数ヵ月間、数十年間について、注意深く検討する必要がある。事故当初の数日間から数週間、チェルノブイリに由来する降下物の放射能の最大値は主として半減期の短い放射性核種によるものであり、環境放射線量の1万倍以上もあった（Kryshev and Ryazantsev, 2000; 他多数）。現在の放射能汚染は、大惨事において放出された全放射能のほんの一部にすぎない。スウェーデンとフィンランドで観測されたデータのうちの最初の数日間と数週間におけるセシウム137と他の放射性核種の降下物の比率を踏まえると、外部被曝線の総量（図 1.17）を構成するさまざ

まな核種の相対値が再現できる。

爆発直後の数日間，セシウム137が外部放射線全量に占める割合は4%を超えることはなく，一方，ヨウ素131，ヨウ素133［I-133］，テルル129，テルル132その他数種の放射性核種の放射線量はその数百倍も高かった。爆発に続く数ヵ月間から1年間の主要な外部放射線は，セリウム141，セリウム144，ルテニウム103，ルテニウム106，ジルコニウム95，ニオブ95，セシウム136，ネプツニウム239［Np-239］等の放射性同位体によるものだった。1987年から現在までのチェルノブイリの主要な放射性核種は，セシウム137とストロンチウム90，一部の場所ではプルトニウムだが，将来はアメリシウム241［Am-241］になる。大惨事の20年後の時点では，セシウム137が人の総被曝線量の平均95%を占めていた。ストロンチウム90，プルトニウム，アメリシウムの同位元素の線量は全体の約5%である（Mishkovs'ka, 2001）。

放射能汚染の時間尺度は，歯のエナメル質の分析によって測定できる。この方法による分析が，核戦争防止国際医師会議ドイツ支部の専門家によって実施された。医師たちは6,000人の子どもの歯を検査し，チェルノブイリ大惨事後まもなく生まれた子どもの歯には，1983年に生まれた子どもとの比較でストロンチウム90が10倍もあることを見出した（Ecologist, 2000）。

アメリシウム241の問題。プルトニウム241［Pu-241］の自然崩壊によって形成される強力なアルファ放射体のアメリシウム241は，チェルノブイリ原発から1,000 kmまでの多くの地域において汚染値を上昇させる非常に重要な原因である。今日プルトニウムで汚染されている地域では一般的にアルファ放射線は低値であるが，将来プルトニウム241がアメリシウム241へと崩壊すると，その結果，数十年後には，あるいは数百年後でさえも再び危険になることが予想される（第9章も参照）。50年から70年後には，アメリシウムの放射線量が現在の6倍になり（Izrael and Bogdevich, 2009），［チェルノブイリ事故に由来する］プル

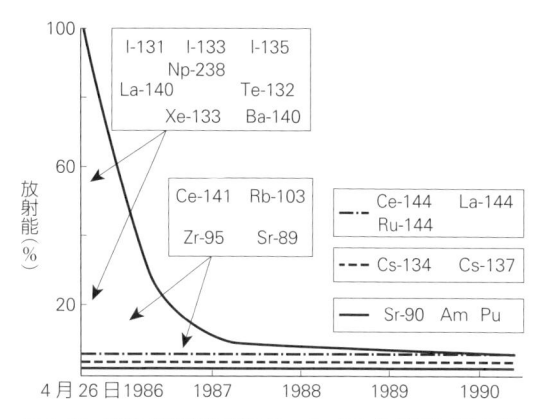

図1.17 時間の経過に伴うチェルノブイリ汚染の放射性同位体構成の変化．総放射能量を割合（%）で表したもの（Sokolov and Krivolutsky, 1998. Yablokov, 2002より重引）．

トニウム同位元素の総放射線量を超える。そのうえ，アメリシウム241はプルトニウムに比べて可溶性が高く，結果として生態系への移行も高まるという危険が加わる。

最後に，大惨事の際に放出された放射性核種には，塩素36（半減期約3万年）とテクネチウム99（同約2万3,000年）が含まれていたことを付け加えなければならない。放出量全体から見ればわずかな量だが，これらの放射性物質が生態系に長期にわたって存在することにより，大きな生物学的影響がもたらされることは避けられないだろう（Fairlie and Sumner, 2006）。

1.6 鉛による汚染

チェルノブイリ原発4号炉の消火活動で，ヘリコプターから原子炉に2,400 tの鉛［Pb］が投入された（Samushia et al., 2007; UNSCEAR, 2000）。別の資料によれば，その量は6,720 tだったともいわれている（Nesterenko, 1997a）。以後数日間，燃え続ける原子炉の中でその鉛の大部分が溶解し，沸騰し，気化して大気中に吐き出された。そのうえ鉛中毒はそれだけでも危険であり，たとえば子どもの精神遅滞の原因になる（Ziegel and Ziegel, 1993；他多数）。

1. 過去数年間に，ベラルーシの子どもと成人の

血中鉛濃度が目に見えて上昇した(Rolevich et al., 1996)。たとえば，ベラルーシのブレスト州で213人の子どもを検査したところ，血中鉛濃度の平均値は0.109±0.007 mg/literであり，約半数は0.188±0.003 mg/literだった。一方，世界保健機関(WHO)が定める子どもの基準値では，0.001 mg/literを超えてはならないとされている(Petrova et al., 1996)。

2. キエフ州ポレスコエ地区(ウクライナ)では，農業機械の操縦者が呼吸する空気中の鉛濃度が10倍以上にまで上昇し，最大許容濃度を超えた。鉛濃度の上昇は爆発からまもなくキエフで，土壌や大気中，成人と子どもの尿と毛髪に表れた(Bar'yakhtar, 1995)。

3. 放射能汚染に鉛汚染が加わり，生物への害が引き起こされる(Petin and Synsynys, 1998)。電離放射線は，細胞内のフリーラジカル*5の生化学的酸化を引き起こす。重金属(たとえば鉛のような)の影響下では，これらの化学変化は特に集中的に進行する。セシウム137と鉛の両方で汚染されたベラルーシの子どもたちのあいだで，萎縮性胃炎の発生率が上昇している(Gres' and Polyakova, 1997)。

1.7. チェルノブイリ原発事故の集団被曝線量評価

国際原子力機関(IAEA)とWHOは(2005年のチェルノブイリ・フォーラムで)ベラルーシ，ウクライナ，ヨーロッパ側ロシアにおける集団被曝線量*2を5万5,000人・Svと見積もった。他の，より理にかなった推計(Fairlie and Sumner, 2006を参照)によれば，この集団被曝線量は21万6,000人・Svから32万6,000人・Svである(あるいは，ベラルーシだけでも51万4,000人・SvにもなるとNational Belarussian Report, 2006は見積もる)。チェルノブイリ大惨事による全世界の集団被曝線量は60万人・Svから93万人・Sv(**表1.6**)と推定されている。しかし，集団被曝線量についてのこれらの数値はかなり過小評価されていることが，現在では明らかになっている。

1.8. 何人がチェルノブイリの放射能汚染に曝されたか，またこれから汚染に曝されるのか

チェルノブイリ大惨事の健康への影響に関する最初の公式予測は，約10年間にがんになる人が何人か増えるだけだろうというものだった。事故の数年後には，ベラルーシ，ウクライナ，ロシアの800万を下らない住民が悪影響を受けていることが明らかになった(**表1.7**)。

1 Ci/km^2[= 3万7,000 Bq/m^2]以上の(統計学上，疑いなく住民の健康に影響がある濃度の)汚染地域には100万人を超える子どもがいること，また避難者とリクビダートル[事故処理作業員]には45万人を超える子どもがいることを，われわれは理解しなければならない。チェルノブイリ由来の放射性核種が降下した地域に住む人びとの数を全世界について推定することは可能だ。ヨーロッパの約40%が4,000〜4万Bq/m^2(0.11〜1.08 Ci/km^2。**表1.2**を参照)のチェルノブイリ由来のセシウム137に曝されている。まさにこの汚染値(約0.1 Ci/km^2[=約4,000 Bq/m^2])が，あらかじめ

表1.6　チェルノブイリ大惨事による追加被曝の集団実効線量の総量(単位は人・Sv) (Fairlie and Sumner, 2006)。

	米国エネルギー省[a]	UNSCEAR[b]
ベラルーシ，ウクライナ，ヨーロッパ側ロシア	32万6,000	21万6,000
その他のヨーロッパ諸国	58万	31万8,000
ヨーロッパ以遠の諸地域	2万8,000	6万6,000
合計	93万	60万

a　Anspaugh et al., 1988。　b　Bennett, 1995, 1996。

表 1.7 ベラルーシ，ウクライナ，ヨーロッパ側ロシアにおけるチェルノブイリ大惨事の被害を受けた人口。

集 団	国 名	人 数 複数の情報源による	Cardis et al., 1996
避難者と移住者[b]	ベラルーシ	13万 5,000[a]	13万 5,000
	ウクライナ	16万 2,000[a]	—
	ロシア	5万 2,400[a]	—
セシウム 137 による汚染が 55万 5,000 Bq/m² 超 (15 Ci/km² 超) の地域の住民			27万
セシウム 137 による汚染が 3万 7,000 Bq/m² 超 (1 Ci/km² 超) の地域の住民	ベラルーシ	200万[a]	680万
	ウクライナ	350万[a]	
	ロシア	270万[a]	
リクビダートル	ベラルーシ	13万	20万 (1986～1987年に従事)
	ウクライナ	36万	—
	ロシア	25万	—
	その他の国々	9万以上[c]	
合 計		937万 9,400	740万 5,000

a 国連事務総長報告書 (2001)「チェルノブイリ大惨事の影響を研究し，低減し，最小化する国際的な努力の最適化を」(http://www.un.org/documents/ga/docs/56/a56447.pdf)。 b プリピャチ市とヤノフ駅[チェルノブイリの最寄り駅]からの避難者は 4万 9,614人，事故後 6日目から 11日目にかけて 30キロメートルゾーンから避難した人はウクライナで 4万 1,792人，ベラルーシで 2万 4,725人(総計 11万 6,231人)．1986年から 1987年にかけて，放射能の汚染密度(濃度)が 15 Ci/km² 超の地域から避難した人はウクライナで 7万 483人，ロシアで 7万 8,600人，ベラルーシで 11万 275人だった。チェルノブイリ事故による汚染のために家を離れることを余儀なくされた人の総数は約 35万 400人である。 c カザフスタン 3万 1,720人(Kaminsky, 2006)，アルメニア 3,000人超(Oganesyan et al., 2006)，ラトビア 6,500人超，リトアニア 7,000人超(Oldinger, 1993)。さらに，モルドバ，グルジア，イスラエル，ドイツ，米国，英国その他の国々。

存在する放射線量[環境放射線量]に追加されたときに意味をもつ最低の値であると考える必要がある(この根拠については Yablokov, 2002; ECRR[欧州放射線リスク委員会], 2003, 2010 を参照)。ヨーロッパの住民の約 35% がこの地域(放射性核種が降下した山間部の過疎地)に住んでいると仮定し，1980年代末のヨーロッパ全人口を考慮すると，ほぼ 5億 5,000万人が汚染に曝されていると計算することができる。約 1億 9,000万人のヨーロッパ人が明らかに汚染された地域に住んでおり，約 1,500万人はセシウム 137 による汚染が 4万 Bq/m² (1.08 Ci/km²) より高い地域に暮らしていると考えられる。

チェルノブイリ由来の放射性降下物は，全量の約 8% でアジアを，約 6% でアフリカを，約 0.6% で北米を汚染した。そこで前述の論理をヨーロッパ以遠の地域に当てはめると，チェルノブイリ由来のセシウム 137 で最大 4,000 Bq/m² に汚染された地域に住む人の総数は 2億人近くに達する可能性が見えてくる(表 1.8)。

確かに，表 1.8 に示した計算による数字の精度は限られている。チェルノブイリ原発事故による明らかな汚染のあるヨーロッパ以遠の地域に居住する人びとの実数は，1986年には 1億 5,000万を超えるが 2億 3,000万人以上にはならない。このような不確かさが生じる一因は，たとえばヨウ素 131，ヨウ素 133，テルル 132 ほか数種の半減期の短い核種で，結果的にセシウム 137 による放射能よりはるかに高値の放射能をもたらす核種が，計算に含まれていないことにある。これらの核種には，半減期がそれぞれ約 3万年と 2万 3,000年以上の塩素 36 とテクネチウム 99 などが含まれる(Fairlie and Sumner, 2006)。これらの同位体の放射線値は非常に低いが数千年は持続するだろう。また，この計算の前提は人口の同一分布にもとづいており，これは合理的な仮定ではない。1986年には合計約 4億人(ヨーロッパの約 2億 500万人とヨーロッパ以遠に住む 2億人)が，

第1章 時間軸と空間軸を通して見たチェルノブイリの汚染

表 1.8 1986 年にチェルノブイリの放射能汚染に曝されたヨーロッパ以遠の地域に住む人口の推計。

大　　陸	チェルノブイリ由来のセシウム 137 総降下量中の，以下の大陸に落ちた量の割合(%)	1980 年代末の総人口	放射性降下物が 1,000～4 万 Bq/m^2 の地域の人口
アジア	8	25 億	約 1 億 5,000 万
アフリカ	6	6 億	約 3,600 万
アメリカ	0.6	1 億 7,000 万	約 1,000 万
合　　計	14.6%	32 億 7,000 万	約 1 億 9,600 万

表 1.9 チェルノブイリ事故による放射能汚染の被害にあった人びとの集団被曝線量にもとづく被曝線量別人口(Fairlie, 2007)。

集　　団	人　数	個人被曝線量の平均値(mSv)
旧ソ連のリクビダートル[a]	24 万	100
避難者	11 万 6,000	33
旧ソ連内の重度汚染地域	27 万	50
旧ソ連内の比較的汚染されていない地域	500 万	10
ヨーロッパ(旧ソ連諸国を除く)	6 億	0.4 以上
ヨーロッパ以遠	40 億	0.025 以上

a　おそらく 1986～1987 年の作業従事者(A・ヤブロコフ)。

4,000 Bq/m^2(0.1 Ci/km^2)のレベルで放射能汚染に曝された。

チェルノブイリ由来の放射線に被曝した人口に関するこのほかの計算は，集団被曝線量の総量にもとづいている。そうした計算の一例(**表 1.9**)によると，追加被曝線量が 0.025 mSv を上回った人の数は 47 億人以上，0.4 mSv を上回った人の数は 6 億 500 万人以上にのぼるかもしれない。

1.9. 結　論

チェルノブイリ由来の放射性核種のほとんど(最大 57%)は旧ソ連邦の外側に降下し，世界の広大な地域，いや事実上，北半球全体に目に見える放射能汚染を引き起こした。

チェルノブイリに由来する放射性降下物は地球上の環境放射線を「たった 2%」上昇させたにすぎないという主張は，この汚染が広大な地域における自然の環境放射線を上回っただけでなく，1986 年には 6 億人もの男女や子どもたちが，チェルノブイリ由来の放射性核種によって 0.1 Ci/km^2 を超える危険なレベルに汚染された地域に住んでいたという事実を覆い隠すものである。

チェルノブイリの放射能汚染は状況に応じて変化し，かつ長期にわたる。その変化の概略は以下のようなものだ。第 1 に，放射性核種は自然崩壊する。つまり，大惨事に続く数日間あるいは数週間の放射能汚染値は，2,3 年後に記録したものより数千倍も高かった。第 2 に，放射性核種は生態系内で盛んに再分配される(詳細は第 3 章を参照)。第 3 に，汚染は予見可能な未来を超えて存在し続ける。セシウム 137 とストロンチウム 90 はゆうに 300 年，プルトニウムは 20 万年以上，アメリシウム 241 は数千年である。

チェルノブイリ大惨事以来の 25 年を振り返ると，ベラルーシ，ウクライナ，ロシアだけでなく，世界中の数千万の人びとが，これからの数十年を，慢性的に続く測定可能なレベルの放射能汚染の下で生きることは明らかである。たとえ一部の地域で外部被曝線量が低減したとしても，爆発当初の数日間から数週間の非常に深刻な汚染が今後数十年にわたって新たに加わり，また変化し続ける放射能の状態とあいまって，住民の健康と自然環境に悪影響を与えることは避けられないだろう。

第2部

チェルノブイリ大惨事による人びとの健康への影響

アレクセイ・V・ヤブロコフ
(ロシア科学アカデミー)

ナタリヤ・E・プレオブラジェンスカヤ
(チェルノブイリ大惨事からウクライナの子どもを救済する基金代表)

キーワード:チェルノブイリ,隠蔽体制,機密厳守,被曝,医療統計

第2章

チェルノブイリ事故による住民の健康への影響
――方法上の問題点――

アレクセイ・V・ヤブロコフ

　チェルノブイリ事故による影響の十分な評価を複雑かつ厄介なものにした問題の数々には，大惨事発生当初から3年半にわたって，ソ連邦政府が診療録の隠蔽ないし改ざんを行ったことや，ウクライナ，ベラルーシ，およびロシアに，信頼できる医療統計が存在しなかったことなどが挙げられる。放射性物質の放出を制御するために事故処理にあたった数十万人の作業員（チェルノブイリのリクビダートル［事故処理作業員］）に関する公式データの再現は，とりわけ困難だ。国際原子力機関（IAEA），世界保健機関（WHO），および原子放射線の影響に関する国連科学委員会（UNSCEAR）が要求する判定基準を用いた結果，チェルノブイリ由来の放射性降下物に被曝した人びとの死者数や，病患の範囲および程度が著しく過小評価された。被曝データは，そもそも存在しないか，もしくは非常に不十分であり，その一方で，被曝がもたらす多くの有害作用の兆候がますます明らかになってきた。影響を被った地域で科学者が集めた客観的情報――自然地理学的，人口統計学的，経済的条件が等しく，放射能汚染の程度とスペクトル*4のみが異なる複数の汚染地域における罹病率［凡例を参照］および死亡率の比較――によって，（たとえば安定型染色体異常のように）年齢や性別にかかわらず被曝と関連づけられる重大な異常や，その他の遺伝的・非遺伝的病理が判明した*6。

　チェルノブイリのメルトダウン［炉心溶融］が健康状態に及ぼす壊滅的な影響についての最初の公式予測は，事故後の数十年間にがんの症例数がほんのわずか増加すると述べただけだった。しかし同じ当局は，チェルノブイリ事故によって生じた甲状腺がん患者がすでに1,000人にのぼっていた4年後に，予測されるがん症例数を数百例にまで引き上げた（Il'in et al., 1990）。大惨事から20年後のチェルノブイリ・フォーラム（2006年）による公式見解では，関連死者数は約9,000人，また大惨事を原因とするなんらかの疾患をもつ人の数は20万人程度とされた。

　より正確な推定では，4億人近くがチェルノブイリ由来の放射性降下物に被曝し，被曝者およびその子孫は何世代にもわたって破滅的な影響に苦しむことが予測される。地球規模で見ると，人びとの健康に対する有害作用については，遠く将来まで継続する特別な調査が必要だろう。本書の検討は旧ソビエト連邦のヨーロッパ側諸国（おもにウクライナ，ベラルーシ，ヨーロッパ側ロシア）の国民の健康に関するもので，これについては膨大な数の科学論文が発表されているが，西側世界ではほとんど知られていない。

　本書の目的は，チェルノブイリの悲惨な影響について，利用可能なすべての事実の完全な分析を提示することではなく――すべてを分析するにはきちんとした学術論文が数多く必要だろう――むしろ知られている限りにおいて，その影響の規模と範囲を明らかにすることにある。

2.1. 大惨事の影響に関する客観的妥当性の高いデータ入手の困難

　データを収集する側の問題とデータそのものがもつ問題の両方の理由により，チェルノブイリ事故が人びとの健康に及ぼした影響の完全な実像を描くことはたいへん困難である。

データを収集する側の問題には以下のようなものがある。

1. メルトダウンに続く数日間のチェルノブイリにおける住民の健康に関するデータに対してソ連政府は機密厳守を課し，1989年5月23日に公表禁止が解かれるまで3年以上も隠蔽し続けた。この3年のあいだに，何人とも知れない人びとが急性白血病で亡くなった。隠蔽体制はソビエト連邦に限らず，フランスや英国をはじめ他の国々でも，米国においてさえあたりまえだった。爆発後，フランス放射線防護中央局(SCPRI)は放射性物質を含んだ雲がフランス上空を通過したことを否定し(CRII-RAD[クリラッド]，2002)，米国農務省は1987年と1988年に米国に輸入された食品からチェルノブイリ由来の放射性核種が危険なレベルで検出されていた件についての公表を怠った。これらの食品汚染に関し，初めて公式に発表されたのは8年後だった(RADNET, 2008, Sect. 6 and Sect. 9, part 4)。
2. ソ連政府による，大惨事後3年半にわたる医療統計の是正不能かつ意図的な改ざん。
3. 汚染地域からの避難者数十万人の健康データをはじめ，信頼に足る医療統計がソ連において不足し，また1991年のソ連崩壊後にはウクライナやベラルーシ，ロシアでも不足していること。
4. 国内および国際的な公的機関，ならびに原子力産業界の，大惨事の影響を小さく見せようというあからさまな欲求。

チェルノブイリ原発事故に関する公式登録簿には近年でも被害者が新たに記録され続けており，記録の完全さと正確さには疑いを投げかけざるをえない。死亡率および，がんの発生率[凡例を参照]に関するデータは多くの異なる情報源から収集され，標準的な国際指針を考慮せずにコード化されている(…)。そのためチェルノブイリ事故に関連する住民の健康データを公的な医療統計と比較するのは困難である(UNSCEAR, 2000, Item 242, p. 49)。

総数にして80万人を超えるリクビダートル(第1章を参照)の場合がその最たるものである。大惨事直後の数年間，リクビダートルが苦しめられている疾患を放射能に関連づけることは公式に禁じられていた。そのため1989年までに，かれらの罹病データは復元のしようがないほど偽造されてしまった。

リクビダートルの罹病データ改ざんに関する公式の要請例

1. 「(…)電離放射線に被曝したあと入院措置を受けたが，退院時に急性放射線障害の徴候もしくは症状がないと特定された個人に対しては，「自律神経循環器系失調症」*7という診断を下すこと」(ソ連保健省第一次官，O・シェーピンがウクライナ保健省に宛てた1986年5月21日付け書簡，#"02-6/83-6より(V. Boreiko, 1996, pp. 123-124より重引))。
2. 「緊急作業に携わった作業員のうち，急性放射線障害の徴候や症状を示さなかった者には「自律神経循環器系失調症」の診断を下し，放射線に関連するような健康状態の変化はないものとみなす(つまり放射線障害については実際上問題なしとする)。したがって，状況神経症を含む体性神経症状は診断から排除しなくてよい」(ソ連保健省第三局長，E・シュリジェンコの1987年1月4日付け電報，#"02 DSP"-1より(L. Kovalevskaya, 1995, p. 189より重引))。
3. 「(1)電離放射線に被曝してから時間が経過した後に表れる影響および因果関係として考慮する必要があるのは，吸収線量が50ラド[=500 mSv]を超えてから5年ないし10年後に見られる白血病である。(2)事故処理に従事し，ARS(急性放射線障害)の見られなかった個人に急性身体疾患および慢性疾患の表出が認められた場合には，電離放射線の影響を原因の1つとみなすべきではない。(3)チェルノブイリ原発で作業に従事し，別稿10番に記載されているARSを発症しなかった個人に対して病気証明を発行する際，その人物が事故処理に従事したことについて，また総被曝線量が放射線障害を引き起こす程度に達していない場合は被曝線量について言及しないこと」(第

十軍医委員会委員長，V・バクシュートフから陸軍軍人登録および徴募事務所に宛てた，1987年7月8日付けのソ連国防省中央軍医委員会の説明文，#205より(L. Kovalevskaya, 1995, p. 12より重引))。

ロシア，ウクライナ，ベラルーシにおける公式のリクビダートル登録のデータは，「リクビダートル」という社会的地位が著しく特別扱いされたため，信頼に足るものとはみなせない。「リクビダートル」と記述された個人が実際に直接被曝したかどうかわからず，また事故現場にごく短時間しかいなかった人がどのぐらい含まれているかもわからない。同時に，現場で作業にあたったが，公式登録に含まれていないリクビダートルが最近になって名乗り出ている。そのなかにチェルノブイリの事故処理に携わったが，従事を裏づける書類が欠けている軍人たちがいる(Mityunin, 2005)。たとえば，チェルノブイリの30キロメートルゾーン[強制退避区域]の事故処理作業に従事し，調査の対象となった6万人近くの軍人のうち，当時の「基準値」である25R(レントゲン)[＝250 mSv]を超えたとの注意書きが軍の身分証明書にあった人はただの1人もいなかった。同時に，ウクライナ軍の男性リクビダートル1,100人を対象とした検査では，その37％が臨床上および血液検査上，放射線障害の特徴を示し，これは25Rを超える被曝を意味する(Kharchenko et al., 2001)。大惨事の15年後に，ロシア人リクビダートルの30％にものぼる公的な証書に放射線量データが記載されていなかったことは偶然ではない(Zubovsky and Smirnova, 2000)。

「チェルノブイリの30キロメートルゾーンで十分な線量管理が実施できるようになったのは数ヵ月経ってから」というのはよく知られているところである(National Russian Report[ロシア公式報告書], 2001)。慣例的に用いられていたのは，いわゆる「集団線量測定」や「集団線量評価」だった。医薬情報担当官さえも，多くのロシア人リクビダートルが，ロシア公式登録簿に明記された標準値である25 cGy(センチグレイ)[＝250 mSv]の7倍もの線量を被曝した可能性を認めている(Il'in et al., 1995)。公式データにもとづくなら，上記の証拠から，従来いわれてきたリクビダートルの「公式」な被曝線量[*2]と疾病の相関は意味も信頼も失う。

大惨事の影響に関する真実のデータ隠蔽の2つの例

1. 「(4)事故の情報を機密扱いにすること(…)(8)治療の結果に関する情報を機密扱いにすること。(9)チェルノブイリ原発事故の後処理清掃作業に携わった個人について，放射能の影響の程度に関する情報を機密扱いにすること」(ソ連保健省第三局局長，E・シュリジェンコによる，チェルノブイリ原発における原子力事故の後処理作業活動をめぐる機密の強化に関する1986年6月27日付けの命令，#U-2617-Sより(L. Kovalevskaya, 1995, p. 188より重引))。

2. 「(2)事故に関連して，医療機関に蓄積された診療録に関するデータは「限定公開」扱いにすべきである。また，物や環境(食品を含む)の最大許容濃度[*1]を超える放射能汚染について，地域および地方自治体の衛生管理機関において総括されたデータは「機密扱い」とする」(ウクライナ保健相，A・ロマネンコによる機密強化に関する1986年5月18日付けの命令，#30-Sより(N. Barano'vska, 1996, p. 139より重引))。

個別のバイオドシメトリ法(染色体異常数および電子スピン共鳴(EPR)ドシメトリによる)によって得たデータの比較は，公式に記録された線量が過大評価もしくは過小評価されている可能性を示した(Elyseeva, 1991; Vinnykov et al., 2002; Maznik et al., 2003; Chumak, 2006; 他)。チェルノブイリ関連書では，1986年と1987年に作業に従事した数万人のチェルノブイリのリクビダートルが，110 mSvから130 mSvのレベルで被曝したことが広く認められている。平均値とは桁違いの線量の被曝をした可能性がある人(および集団)もいた。以上のように，厳密な方法論的観点から見ると，リクビダートルにおける病気と公式に記

録された被曝線量との相関を証明することが不可能なのは明らかだ。ウクライナにおける甲状腺被曝線量および線量証明書の公式データは何度も修正されている(Burlak et al., 2006)。

大惨事が住民の健康に与えた影響の真の規模を確証する難しさには，これまでに言及したデータ収集側の問題に加え，データそのものに関するおもな問題が少なくとも2つ寄与している。1つ目の障壁は，個人もしくは住民集団への本当の放射能の影響を判定するにあたって，それを困難にする以下の要因が存在することである。

- 大惨事に続く数日間，数週間，数ヵ月間に放出された放射性核種の線量を再現する難しさ。ヨウ素133[I-133]，ヨウ素135[I-135]，テルル132[Te-132]などの放射性同位体，および半減期*3の短い他の多くの放射性核種の当初の線量は，後にセシウム137[Cs-137]の線量が計測されたときより数百倍から数千倍高かった(詳細は第1章を参照)。不安定型および安定型染色体異常の割合は，計測された被曝量が正確だと仮定した場合に予測されるものよりずっと高く，最大1桁か2桁も違うことを多くの研究が明らかにした(Pflugbeil and Schmitz-Feuerhake, 2006)。
- 放射性核種はそれぞれ固有の物理的および化学的特性をもつために，個々の核種の「ホットパーティクル[放射性微粒子]」の影響を計算する難しさ。
- 「線量」は実際に測定されたものではなく，不確かな推定にもとづいた計算であることからくる，平均的個人および／もしくは集団における外部放射線被曝量ないし内部放射線被曝線量を決定する難しさ。これらの推定値には「平均的な」個人による標準食品群の平均的な摂取や，各放射性核種の外部被曝量の平均値が含まれた。たとえば，ベラルーシにおける甲状腺被曝のすべての公的な計算は，1986年5月から6月にかけて13万人に満たない人びと，すなわち全人口の1.3%のみに対して実施された約20万件の測定にもとづいていた。数百万人のベラルーシ人の内部被曝に対するすべての計算は，牛乳と野菜の摂取に関する，数千人を対象にした非公式の調査にもとづいてなされた(Borysevich and Poplyko, 2002)。そのようなデータをもとに，実際の被曝線量は再現できない。
- 放射性核種の不均一な分布(それぞれの核種の詳細については第1章を参照)の影響を判定する難しさと，その結果として，各個人の被曝線量がその地域の「平均的な」被曝線量より高くなったり低くなったりする可能性が高いこと。
- ある地域における複数の放射性核種のすべてを把握することの難しさ。セシウム137のみに汚染されたとみなされている地域はストロンチウム90[Sr-90]，プルトニウム[Pu]およびアメリシウム[Am]にも汚染されている可能性がある。たとえば，ストロンチウム90の汚染のみにより公式の放射線値が規定されたベラルーシのゴメリ，モギリョフおよびブレスト各州の6地区で得た206件の母乳サンプルからは，高濃度のセシウム137も検出された(Zubovich et al., 1998)。
- 土壌から食物連鎖にいたる放射性核種の移行や，それぞれの動物種および植物品種の汚染程度を把握する難しさ。異なる土壌の種類，季節および気候的条件のほかに，年ごとの違いについても同様の難しさがある(詳細は本書第3部を参照)。
- 放射能汚染地域から転出した個人の健康状態について判断する難しさ。ベラルーシのみの1986年から2000年までの期間における不完全な公式データについてだけでも，150万人近くの市民(人口の15%)が住まいを替えたという現実がある。1990年以降2000年までに，67万5,000人以上，すなわち国民の約7%がベラルーシをあとにした(National Belarussian Report[ベラルーシ公式報告書], 2006)。

個人および／もしくは集団に対して放射線がもたらす悪影響の実態を解明する上で立ちはだかる

データに関する2つ目の障壁は，情報が不十分であること，とりわけ以下に関する調査が不完全なことだ。
- 特定の生命体にそれぞれの放射性核種が及ぼす影響の特性，またそれらが環境中の他の要因と合わさってもたらす影響。
- 集団および個人の放射線に対する感受性のばらつき(Yablokov, 1998；他)。
- きわめて低い放射線量の影響(Petkau, 1980；Graeub, 1992；Burlakova, 1995；ECRR［欧州放射線リスク委員会］, 2003)。
- 体内に取り込まれた放射性核種の影響(Bandazhevsky et al., 1995, 2011；Bandazhevsky, 2000)。

こうした点から，国際原子力機関(IAEA)，世界保健機関(WHO)，原子放射線の影響に関する国連科学委員会(UNSCEAR)，および原子力産業に関係する類似の政府機関の要求が科学的虚偽であることが露呈する。これらの機関は，チェルノブイリ由来の放射能汚染の結果として健康被害と［被曝と］の関連を認めるには，「被曝線量とその影響」とのあいだに明らかな相関がなければならないと求める。不明確に定義づけられた個人もしくは集団の電離放射線被曝量を，それよりもはるかに正確に解明された健康への影響(罹病率や死亡率の上昇)と結びつけ，「統計学的に有意な相関」をチェルノブイリの有害な影響の明確な証拠として要求することは，方法論的に正しくない。算出された放射線量が，明らかに被曝によると見られる健康への影響との相関関係が認められない，ますます多くの症例が明らかになっている(IPHECA［チェルノブイリ事故の医学的影響に関する国際プロジェクト］, 1995；Vorob'iev and Shklovsky-Kodry, 1996；Adamovich et al., 1998；Drozd, 2002；Lyubchenko, 2001；Kornev et al., 2004；Igumnov et al., 2004；他)。放射線の影響の判定は，これまでに述べたさまざまな要因から困難だが，それらは放射線の影響が存在しないことを証明するものではなく，IAEA，WHO，およびUNSCEARの公式手段が，方法論的に不正確であることを明らかにしている。

2.2.「科学的プロトコル」

チェルノブイリ・フォーラム(2006年)でも見られたように，ロシア，ウクライナ，およびベラルーシにおいて収集された，チェルノブイリ大惨事が住民の健康に与えた影響に関する膨大なデータを考慮するにあたり，これらのデータは西側科学界の基準である「科学的プロトコル［手順］」を遵守せずに収集されたものだ，という反論がよくなされる。たいていの場合，得られたデータの統計処理が行われていないとか，重度に汚染された地域とそれより汚染度の低い地域に住む集団間や，異なる放射線量の地域の集団間で比較したパラメータに有意差や信頼区間が示されていない，などといわれてきた。しかし，影響が明らかになるのに十分な期間である過去二十数年間に情報が蓄積されるにつれて，多くの数値は真の「統計的有意」の範囲にあることがわかった。

本書の著者の1人は，生物学資料の統計処理に豊富な経験をもつ。『ほ乳類の変異性(Variability of Mammals)』(Yablokov, 1974)という総説書は，さまざまな生物学的パラメータおよび比較の数千に及ぶデータ計算を含む。『集団表体系型学入門(Introduction into Population Phenetics)』(Yablokov and Larina, 1985)，および『集団生物学(Population Biology)』(Yablokov, 1987)という他の総説書においても，生物学的特徴のさまざまな類型について信頼に値する統計的に有意な結論を得るために，方法論的アプローチが分析されている。生物学的／疫学的データの統計処理について，上記を含むさまざまな要素を総合すると，次の4つの立場を明確に述べることができる。

1. 「スチューデントのt検定」による有意差の検出は，非常に少ないサンプルの比較のために100年ほど前に考えだされたもので，多くのサンプルの比較には適していない。サンプルの大きさが集団全体にも匹敵する場合，平均値は十分に正確なパラメータとなる。チ

ェルノブイリに関する多くの疫学調査は数千人の患者データをもつ。そのような場合，平均値は比較したサンプル間における真の差異を高い信頼性をもって示す。
2. 何倍もの差異がある平均値においては，差異の信頼性を判断するにあたって「標準偏差」を計算する必要はない。たとえば，1987 年と 1997 年のリクビダートルの罹病率の平均値に 10 倍の差がある場合，なぜ形式的な「差異の有意性」を計算する必要があるだろうか。
3. なんらかの数値に影響を与える要因群の全貌がわからない以上，個別の要因の「影響力」を明確に規定する必要はない。原子力関連組織の科学者は，著者の 1 人（A・ヤブロコフ）を，スベトラーナ・アレクシェービッチの有名な証言録『チェルノブイリの祈り』を科学論文の中で引用したという理由で排斥した。アレクシェービッチ女史は，チェルノブイリのある村に住む，母乳を出す 70 歳の女性を診察した 1 人の医者について書いている。その後，正しい根拠にもとづいた科学論文により，年配女性の母乳分泌の原因であるプロラクチンホルモンの異常分泌と被曝とのあいだに関連があることが報告された。
4. 大きなデータ群における個々の特殊な特徴についての症例分析が平均値の算出になじまなければ，確率法を使う必要がある。近年のいくつかの疫学文献では「症例対照研究」がよく使われているが，過去に発表されたデータをもとに非常に珍しい症例一群の確率を算出することも可能だ。科学研究の方法は常に改良されていくと予想され，たとえば「信頼区間」や「症例対照」を使った今日の「科学的プロトコル」も完璧ではない。

歴史上の大惨事の影響を分析し，放射能に汚染された地域で何千人もの専門家が収集した膨大なデータベースを利用することは，一部のデータが西側の科学的プロトコルの形式を取るものでなくても正しいことであり，社会全体に対して正当化される。事後に他のデータを収集することが不可能だった以上，このデータベースを利用すべきである。これらのデータを集めた医師や科学者らは，第 1 に犠牲者を救済しようとしたのであり，第 2 には時間や資金が不足していたため，研究結果をいつも発表できたわけではなかった。ベラルーシ，ウクライナおよびロシアにおけるチェルノブイリの問題に関する医学／疫学会議の多くが，公式に「科学的かつ実践的な」会議と呼ばれていたことは象徴的だ。これらの会議で発表された学術論文や要旨は数十万人の患者の調査から得られたもので，ときには唯一の情報源だった。大惨事は世界中でたちまち無視されるようになったが，この情報は世界中で利用可能になるべきである。本書では，記者会見では発表されたものの学術論文としてはまったく発表されていない，いくつかの非常に重要なデータを引用している。

放射能汚染地域で献身的に働き，放射能に汚染された患者の放射性同位体が発する放射線に曝されることなどを含めて，追加被曝したことによる医療専門家たちの死亡率および罹病率は疑いの余地なく高い。これらの医師や科学者の多くは早死にし，チェルノブイリの医学的な研究成果がこれまで発表されなかったもう 1 つの理由にもなっている。

1986 年から 1999 年までに，ベラルーシ，ウクライナ，およびロシアで開かれた多くの科学的かつ実践的なチェルノブイリ会議において発表されたデータは，省庁の定期刊行物，雑誌，各種の論文集（『ズボルニク』）で簡略に報告されたが，それらを再び収集することは不可能である。「科学的プロトコル上の不適合」という批判を退け，これらのデータから価値ある客観的情報を引き出す方法を探さなくてはならない。ちなみに，UNSCEAR の公式刊行物では，学術誌の審査を経ていないデータや，ときには手稿まで引用されている。

2006 年 11 月，ドイツ連邦放射線防護庁［BfS］はニュルンベルクで，チェルノブイリの健康への影響に関する BfS ワークショップを開催した。

これは異なる方法を採る専門家たちにとって，オープンで徹底的な議論を交わし，大惨事による住民の健康への影響を分析するためのまれな機会となった。この会議において得られた1つの結論は，過去のチェルノブイリ資料についてとりわけ重要である。それは，西側の科学的プロトコルを欠くデータは，同一もしくは類似の資料を使った研究結果が異なっている場合にのみ疑うことが望ましいというものだ。科学的および社会倫理的見地から考えれば，厳密な科学的プロトコルなしに得られたデータについての検討を拒むことはできない。

2.3. チェルノブイリに由来する放射性核種の悪影響を否定するのは誤り

自然の電離放射線は常に地球上の生命の一要素だった。実際，放射線はいまも続く遺伝的突然変異のおもな発生源の1つであり，突然変異は自然淘汰をはじめあらゆる進化過程のもとになる。人間を含む地球上のすべての生命は，この自然のバックグラウンド放射線［環境放射線］が存在するなかで進化し，適応した。

「チェルノブイリの放射性降下物は地球全体の環境放射線量にわずか2%程度を追加するにすぎない」と推計した科学者もいる。この「わずか2%」は取るに足りないかのように見えるが，だまされてはいけない。北半球の多くの住民にとって，チェルノブイリ由来の放射線量は自然の環境放射線量と比較して何倍も高い場合があり，一方，ほかの人びとにとっては（そのほとんどは南半球で）ゼロに近い場合もある。チェルノブイリの放射線量を地球規模で平均することは，病院の全入院患者の体温を平均するようなものだ。

もう1つの論点は，世界には，チェルノブイリに由来する放射性降下物の平均値よりも自然の環境放射線が何倍も高い場所がたくさんあり，そのような場所でも人間は問題なく生活しているのだから，チェルノブイリの放射性降下物による影響などさほど大きくないというものである。この主張について詳しく議論しよう。ヒトには，ノネズミやイヌと似た程度の，放射線に対する感受性の個体差がある。ヒト全体の10%から12%は他の個人より低い固有の放射線感受性をもつ一方，約10%から14%はそれが他の人より高い（Yablokov, 1998, 2002）。ノネズミに対して実施した，ほ乳類の放射線感受性に関する実験は，放射線感受性がより低い集団が確立するには，およそ20世代の激しい自然淘汰が必要なことを示した（Il'enko and Krapivko, 1988）。実験用ノネズミの集団について当てはまることがチェルノブイリの放射能汚染地域のヒトにも当てはまるとすれば，400年（ヒトの20世代）後には，汚染地域の地元の人びとも放射線に対して今日より低い感受性を備えているかもしれない。しかし，放射線への抵抗力の低い個人は，自分たちの子孫が真っ先に集団から消されることに納得するだろうか。

1つの物理的なたとえで，ごくわずかな放射線量でも追加被曝することの重大さを説明できる。縁まで満たされたコップの水が溢れるには，ほんの数滴の水が加わるだけでよい。その同じ数滴は，縁まで水で満たされているのがコップではなく樽であっても同じように溢れ始めさせることができる。自然の環境放射線はコップと同じぐらい小さいかもしれないし，樽のように大きいかもしれない。容量にかかわらず，チェルノブイリ由来のわずかな追加の放射線が，人の健康と自然において損傷と不可逆的変化というオーバーフローをいつ起こすのかまったくわからない。

上記の推論全体から，チェルノブイリ事故による被曝は，たとえそれが世界の環境放射線における平均値のわずか2%だったとしても，無視できるものではないことは明らかだ。

2.4. チェルノブイリ大惨事による住民の健康に対する悪影響の特定

さまざまな放射性核種が体内と体外から放出す

る放射線により，放射線誘発性疾患が引き起こされたことは明らかである。そのような放射線の影響を特定するには，いくつかの方法がある。

- 自然環境，社会環境，経済的特徴は等しいが，放射能汚染の程度が異なる複数の地域において罹病率や死亡率，学生の学習能率などの事柄を比較する(Almond et al., 2007)。これはチェルノブイリ研究においてもっとも一般的な方法である。
- たとえば安定型染色体異常のような，年齢や性別の違いを反映しない健康上の指標を使い，被曝の前と後で同じ個人(もしくは，親，子，兄弟，姉妹など遺伝的に近い親族)の健康状態を比較する。
- 取り込んだ放射性核種の量が異なる複数の集団に対して，罹病率を中心に特徴を比較する。大惨事直後の数年は，住民の80%から90%の体内放射線量は，おもにセシウム137によるものだった。そのため，他の放射性核種に曝されなかった人びとについては，取り込んだセシウム137の線量が異なる人びとにおける疾患の比較により，その影響の客観的な結果が得られる。ベルラド研究所(ミンスク市)の研究で示されたように，この方法は大惨事後に生まれた子どもたちについて特に有効である(詳細は第4部を参照)。
- まれな疾患がまとまって現れている場所と時期を特定し，さまざまな放射性核種による汚染のある地域と照らし合わせる(たとえば，ロシアのブリャンスク州における特殊な白血病の研究(Osechinsky et al., 1998))。
- 特定の器官における病変と，それに起因する疾患および死亡率を，体内に取り込んだ放射性核種の量とともに記録する。たとえば，ベラルーシのゴメリ州における心疾患など(Bandazhevski, 2000; Bandazhevski et al., 2011)。

「証拠の不在」を強調し，集団の被曝線量[*2]と健康被害とのあいだに「統計的に有意な」相関がなければならないと主張する専門家がいるが，それは方法論として欠陥がある。当時，データ収集が精密に行われなかったため，集団の被曝線量と線量率を正確に計算することは事実上，不可能だからだ。もしわれわれが本当に，チェルノブイリ大惨事の健康に対する悪影響を方法論的に正しいやり方で理解し，推定したいと思うなら，汚染地域において，被曝線量は異なるがその他の点では同様の集団間や集団内における差異を比べることで明らかにできるだろう。

第3章

チェルノブイリ大惨事後の総罹病率と認定障害

アレクセイ・V・ヤブロコフ，ナタリヤ・E・プレオブラジェンスカヤ

チェルノブイリ原発事故由来の放射性核種によって重度に汚染された地域を，経済活動，人口構成，環境の点で似通った，相対的に放射能汚染度の低い地域と比較した場合，重度汚染地域において常に総罹病率［凡例を参照］の上昇が顕著である。ベラルーシ，ウクライナ，ヨーロッパ側ロシアの重度汚染地域では，病気を抱えるか，あるいは虚弱な新生児が多く見られるようになった。

電離放射線が健康に及ぼす影響にしきい値はない。チェルノブイリ原子力発電所4号炉の爆発で，大量の放射性核種がまき散らされた（詳細は第1章を参照）。自然のバックグラウンド放射線［環境放射線］にごく微量の放射線が追加されるだけで，被曝した人やその子孫の健康は遅かれ早かれ統計学的な（確率的な）影響を受ける。チェルノブイリ由来の放射線被曝による確率的影響として最初に表れたものの1つに，総罹病率の変化がある。

チェルノブイリ由来の放射性核種によって重度に汚染された地域を，同じような民族・慣習，経済活動，人口構成および自然環境下にある相対的に放射能汚染度の低い地域と比較すると，あらゆる事例において，汚染度の高い地域で子どもと成人の総罹病率の上昇，および認定障害者［チェルノブイリ事故に関連する疾病障害があると認定された人］の増加が認められる。本章で取り上げる罹病率のデータは，多くの同様の研究から得られた事例の一部にすぎない。

3.1. ベラルーシ

1. 重度汚染地域では子どもの総罹病率が目に見えて上昇した。これには，以前はめったに見られなかった病気の増加も含まれる（Nesterenko et al., 1993）。

2. ベラルーシ保健省のデータによれば，大惨事直前（1985年）には90％の子どもが「健康といえる状態」にあった。ところが2000年には，そのようにみなせる子どもは20％以下となり，もっとも汚染のひどいゴメリ州では，健康な子どもは10％以下になっていた（Nesterenko et al., 2004）。

3. ベラルーシにおける1986年以降1994年までの新生児罹病率の上昇は9.5％だった。最大の増加幅を示したのはもっともひどく汚染されたゴメリ州で（200％以上の増加）（Dzykovich et al., 1996），おもな原因は増え続ける未熟児の疾患にある。

4. 重度汚染地域では，身体の発達が阻害されている子どもが増加した（Sharapov, 2001）。

5. 大惨事当時に新生児から4歳児までの年齢で，$15〜40\,Ci/km^2$［=55万5,000〜148万Bq/m^2］に汚染された地域に住んでいた子どもには，$5〜15\,Ci/km^2$［=18万5,000〜55万5,000 Bq/m^2］に汚染された地域の子どもより有意に多くの病気が認められた（Kul'kova et al., 1996）。

6. 1993年には，ゴメリ州コルマ地区とチェチェルスク地区に住む子ども（大惨事当時0歳から4歳）のうち，健康な子どもはわずか9.5％だった。当時，この地域の土壌におけるセシウム137［Cs-137］の密度[*1]［汚染濃度］は

表 3.1　重度汚染地域と低汚染地域の子どもにおける放射能および重金属による汚染(Arinchin et al., 2002)。

	重度汚染地域　調査対象：男子73人，女子60人，平均10.6歳		低汚染地域　調査対象：男子101人，女子85人，平均9.5歳	
	第1回目の調査(a)	3年後(b)	第1回目の調査(c)	3年後(d)
年間実効被曝線量[*2](mSv)	0.77	0.81	0.02**	0.03***
Pb．尿中(mg/liter)	0.040	0.020*	0.017**	0.03*
Cd．尿中(mg/liter)	0.035	0.025	0.02**	0.015
Hg．尿中(mg/liter)	0.031	0.021*	0.022**	0.019

*b-a, d-c(p<0.05); **c-a(p<0.05); ***d-b(p<0.05)［p値は，ある統計で群間差が偶然生じる可能性を示す尺度］。

5 Ci/km^2［＝18万5,000 Bq/m^2］を超えており，この地域の子どもの約37％がいまも慢性疾患に苦しんでいる。重度汚染地域では，年間の疾患発生率が(16種の病気において1,000人あたり)102例から130例の割合で増加しており，低汚染地域よりかなり高い(Gutkovsky et al., 1995; Blet'ko et al., 1995)。

7.　重度に汚染されたブレスト州ルニネツ地区において，子ども1,000人あたりの疾病発生率［凡例を参照］が，大惨事後の8年間に3.5倍にも増加した。すなわち1986年から1988年は1,000人あたり166.6例，1989年から1991年は337.3例，1992年から1994年は610.7例である(Voronetsky, 1995)。

8.　ブレスト州ストーリン地区の，最大15 Ci/km^2［＝55万5,000 Bq/m^2］のセシウム137に汚染された環境において子宮内で被曝した子どもは，10年後の主要な病気の罹病率が有意に高くなった。病気の診断は6歳から7歳で明らかになった(Sychik and Stozharov, 1999)。

9.　ベラルーシ全体を見ると，未熟な新生児および妊娠週数に対して小さすぎる胎児の発生率が，大惨事後の10年間，放射能汚染のひどい地域で顕著に高かった(Tsimlyakova and Lavrent'eva, 1996)。

10.　厳重に管理された移住義務および移住ゾーン(15 Ci/km^2［＝55万5,000 Bq/m^2］以上)から避難していた母親のもとに生まれた新生児は，統計的に見て有意に胴が長く，その一方，頭はより小さく，胸囲がより短かった(Akulich and Gerasymovich, 1993)。

11.　ゴメリ州のヴェトカ地区，ナロヴリャ地区，ホイニキ地区，カリンコヴィチ地区およびモギリョフ州のクラスノポーリエ地区では，重度汚染地域における流産の事例と，低体重の新生児数が有意に増加した(Izhevsky and Meshkov, 1998)。

12.　表3.1は，1995年から2001年にかけて，重度汚染地域と低汚染地域において2つのグループの子どもを調査した結果である。子どもの健康状態は，主観的判断(自覚症状)と客観的判断(臨床診断)によって得た。子ども各人の観察は3年間続けられ，個々人の体内汚染は(ホールボディカウンター[人間の体内に取り込まれ，沈着した放射性物質の量を体外から測定する装置]を用いて測定した)放射性核種の線量と，鉛[Pb]，カドミウム[Cd]，水銀[Hg]などの重金属濃度の測定によって判定した。表3.1のデータを見ると，同一グループ内における放射能汚染値には3年間を通じて統計的な変化はないが，重金属濃度は対照群で鉛が増加しているほかはやや減少を示している。

13.　表3.2は，子どもの健康に関する自覚症状の一覧である。重度汚染地域の子どものほうが，さまざまな病気についてより頻繁に不調を訴えていることが明らかだ。重度汚染地域に住んでいる子ども群の訴えの数は，低汚染地域の子ども群よりも目に見えて多い。3年間の観察後，重度汚染地域でも低汚染地域でも不調の訴えは増加したが，調査した症状

表 3.2 表 3.1 の子どもの健康状態に関する不調の訴えの発生頻度(%)(Arinchin et al., 2002)。

	重度汚染地域		低汚染地域	
	第1回目の調査(a)	3年後(b)	第1回目の調査(c)	3年後(d)
健康状態に関する不調の訴え	72.2	78.9	45.7**	66.1*,***
虚弱	31.6	28.6	11.9**	24.7*
眩暈	12.8	17.3	4.9**	5.8***
頭痛	37.6	45.1	20.7**	25.9***
失神	0.8	2.3	0	0
鼻血	2.3	3.8	0.5	1.2
疲労	27.1	23.3	8.2**	17.2*
心臓不整脈	1.5	18.8*	0.5	0.8*,***
腹痛	51.9	64.7*	21.2**	44.3*,***
嘔吐	9.8	15.8	2.2**	12.6*
胸やけ	1.5	7.5*	1.6	5.8*
食欲不振	9.0	14.3	1.1**	10.3*
アレルギー	1.5	3.0	0.5	5.8*

*b−a, d−c(p<0.05); **c−a(p<0.05); ***d−b(p<0.05)。

表 3.3 表 3.1 および表 3.2 と同じ子どもの病気や症候群の発生頻度(%)(Arinchin et al., 2002)。

病気／症候群	重度汚染地域		低汚染地域	
	第1回目の調査(a)	3年後(b)	第1回目の調査(c)	3年後(d)
慢性胃炎	44.2	36.4	31.9	32.9
慢性十二指腸炎	6.2	4.7	1.5	1.4
慢性胃十二指腸炎	17.1	39.5*	11.6	28.7*
胆のう炎	43.4	34.1	17.4**	12.6***
血管失調症と心臓病	67.9	73.7	40.3**	52.2*,***
虚弱神経症	20.2	16.9	7.5**	11.3
慢性扁桃炎	11.1	9.2	13.6	17.2***
う歯[虫歯]	58.9	59.4	42.6**	37.3***
慢性歯周炎	6.8	2.4	0**	0.6

*b−a, d−c(p<0.05); **c−a(p<0.05); ***d−b(p<0.05)。

のほとんどについて，重度に汚染された地域のほうが訴えの数が多い。

表 3.3 のデータを見ると，1 回目の調査でも 2 回目の調査でも，重度汚染地域に住む子どもと低汚染地域の子どもには，ほとんどすべての疾患において明らかな差がある。

表 3.2 と表 3.3 は，重度汚染地域における子どもの健康状態がはっきりと悪化していることについて説得力のある実態を提示する。ここで引用した研究報告の執筆者たちは，こうした状況を「環境不順応症候群」と定義しているが，これもまたチェルノブイリがもたらした明白な影響の 1 つといえるかもしれない(Gres' and Arinchin, 2001)。

14. 1993 年から 1994 年にかけての公式統計によれば，セシウム 137 濃度が 15 Ci/km² [= 55 万 5,000 Bq/m²] を超える地域では，疾病発生率が有意に高かった(Kozhunov et al., 1996)。

15. ベラルーシの汚染地域における，チェルノブイリ大惨事に関連する第一次障害者[その年に初めて認定された疾病障害者]の数は，1993 年以降，特に 1997 年と 1998 年に目に見えて増加した(図 3.1)。

16. より汚染のひどいゴメリ州やモギリョフ州では，認定障害者が全国平均よりも目に見

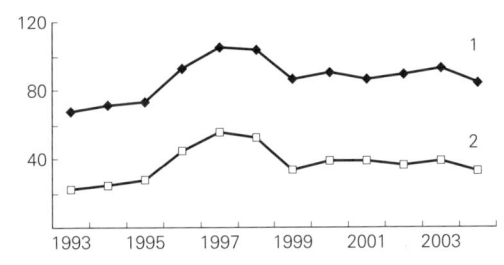

図 3.1 ベラルーシにおける第一次障害者数の推移（1 万人あたり）。(1)全障害者，(2)チェルノブイリ大惨事との関連性が公式に認められた障害者（Sosnovskaya, 2006）。

表 3.4 ウクライナの重度汚染地域における小児（0〜14歳）の疾病発生率と有病率（1,000 人あたり）（Grodzinsky, 1998; Moskalenko, 2003; Horishna, 2005）。

年	発 生 率	有 病 率
1987	455	787
1994	1,139	1,652
2001	データなし	2,285
2004	1,423（1384[a]）	データなし

a Stepanova, 2006 より重引。

えて多かった。認定障害者の総数はゴメリ州のほうが多かったが，モギリョフ州では一級［最重度］障害者と障害児が大半を占めていた（Kozhunov et al., 1996）。

17. 公式データ（『チェルノブイリ事故の医学的影響』（*Medical Consequence of the Chernobyl Accident*）2003 年）によれば，1986 年と 1987 年に事故処理に従事したベラルーシ人リクビダートル［事故処理作業員］の罹病率は，同様の年齢層の対照群より有意に高い。このリクビダートル群における罹病率の年間増加率は，ベラルーシの成人全体の最大 8 倍にものぼる（Antypova et al., 1997）。

18. 検査を受けた 53 人のリクビダートル（24〜41 歳）のうち，1990 年から 1991 年にかけて 11 人が，1993 年から 1998 年にかけて 26 人が認定障害者に登録され，2004 年には生存していた患者全員が障害者認定を受けた（Shyrokova et al., 2010）。

19. チェルノブイリ原発事故に由来する障害者として 1993 年に公式認定を受けた第一次障害者は 310 人だったが，2006 年には 556 人になった。第一次障害認定理由の内訳は，循環器系疾患が 54.6％，腫瘍[*8]が 20.8％，内分泌系疾患が 7.6％である（Cmychek et al., 2007）。

3.2. ウクライナ

1. 大惨事に続く 10 年間に，ウクライナにおける子どもの総罹病率は 6 倍にも増加し（ITAR-TASS［イタルタス通信］, 1998），その後やや減少したが，大惨事の 15 年後も 1986 年の 2.9 倍だった（**表 3.4**）。

2. ジトーミル州の汚染度の高い地域に住み続けている約 1 万 4,500 人の子ども（5〜16 歳）のうち，大惨事の 10 年後から 14 年後にかけての時点で「健康といえる」子どもは 10.9％ だった（Sorokman, 1999）。

3. 子どもの総罹病率を汚染地域と非汚染地域とで比べた場合，1988 年には有意な差は認められなかったが，同じ子どものグループを 1995 年に比較したところ，汚染地域で罹病率が有意に高く，汚染のひどい地域では特に高かった（Baida and Zhirnosecova, 1998; Law of Ukraine［チェルノブイリ関連法］, 2006）。

4. 2006 年から 2010 年にかけて，汚染度の高い地域の子どもとリクビダートルの子どもに，第一次発症率［疾患の発症］の上昇が認められた（1,000 人あたり 1,383 例から 1,450 例へ）。これはおもに呼吸器や皮膚・皮下組織の疾患，先天性発生異常の増加に伴うものである（Ukrainian Ministry of Public Health［ウクライナ保健省］, 2011）。

5. 2008 年から 2010 年には，消化器，神経系・内分泌系，血液・造血器の疾患の発生数が高止まりになった（ただし，発生数は 24 年間で 2 倍から 2.5 倍にまで増えている）（Ukrainian Ministry of Public Health, 2011）。

6. 子宮内で継続的に低線量被曝を受けた子ど

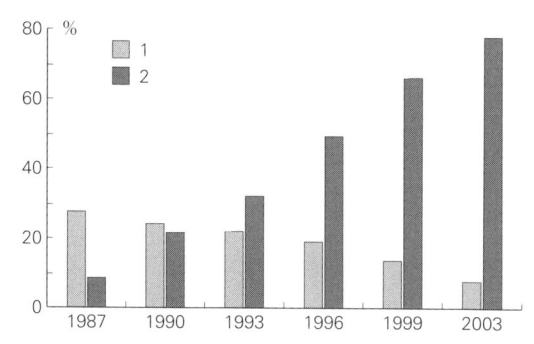

図 3.2 1987 年から 2003 年にかけての，(1) ウクライナの放射能汚染された地域における「健康といえる」子どもの数(割合)と，(2)「慢性的に病気」の子どもの数(割合)(%)(Stepanova, 2006a)。

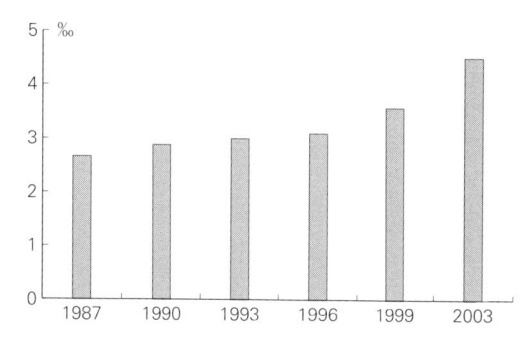

図 3.3 1987 年から 2003 年のウクライナにおける認定障害をもつ子どもの数(1,000 人あたり)(Stepanova, 2006a)。

もは出生時の体重が軽く，生後1年間により多くの病気にかかり，身体的な発達も順調でなかった(Stepanova and Davydenko, 1995; Zakrevsky et al., 1993; Zapesochny et al., 1995; Ushakov et al., 1997; Horishna, 2005)。

7. 重度汚染地域では，1997 年以降 2005 年までに「健康といえる」子どもの数が 3.2% から 0.5% へと 6 分の 1 以下に減少した(Horishna, 2005)。

8. 重度汚染地域において，調査当時 5 歳から 12 歳の子どもの成長に著しい遅滞が認められた(Arabskaya, 2001)。

9. 1999 年の放射能汚染地域には，ウクライナにおける病児数の平均値と比べて 4 倍もの病気の子どもがいた(Prysyazhnyuk et al., 2002a)。

10. 2005 年の年明け時点で，汚染地域において認定障害をもつ子どもの割合は，他の地域に住む一般集団中の子どもの平均と比べ 4 倍以上にのぼっていた(Omelyanets, 2006)。

11. 2004 年に，放射能汚染地域において認定障害をもつと公式登録された 252 人の子どものうち，160 人が先天性奇形によるもの，47 人ががんによるものだった(Law of Ukraine, 2006)。

12. 1987 年から 1989 年にかけて，重度汚染地域の子どもはホルモン異常および免疫の異常を示す，さまざまな臓器系の機能障害を病んでいることが普通だった。これらの機能障害は 1996 年までに，長期にわたって再発を繰り返す，難治性の慢性的な臨床経過を呈するようになっていた(Stepanova et al., 1998)。

13. 1986 年以降 2003 年までに，社会福祉と医療の両面で適切なプログラムが集中的に実施されたにもかかわらず，放射能汚染された地域に住む「健康といえる」子どもの数(割合)は 3.7 分の 1 に減少した(27.5% から 7.2% へ)。また，「慢性的な病気を抱える」子どもの割合は，1986 年から 1987 年にかけての 8.4% から 2003 年の 77.8% に上昇した(Stepanova, 2006a; 図 3.2)。同じ時期に，低汚染地域の健康な子どもの割合は 20 年間にわたり 30% だった(Burlak et al., 2006)。

14. ウクライナでは大惨事後 15 年目以降 18 年目までに，認定障害をもつ子どもの数がしだいに増加し，1987 年の 1,000 人あたり 2.8 人から 2004 年には 4.57 人になった(Stepanova, 2006a; 図 3.3)。

15. 避難した子どもたちの総罹病率は，1987 年から 1992 年にかけて 1.4 倍に増加した(1,000 人あたり 1,224 例から 1,665 例へ)。この期間に疾患有病率は 2 倍以上に上昇した(同 1,425 例から 3,046 例へ)。汚染地域では，大惨事の前から 1992 年までに総罹病率が 2.4 倍まで増加した。同時期，ウクライナ全土における子どもの罹病率も上昇している

表3.5 ウクライナの汚染地域における子どもの健康状況(健康状態グループ*ごとの%), 1986～1991年(Luk'yanova et al., 1995)。

健康状態別グループ	1986	1987	1988	1989	1990	1991
第1度(健康)	56.6	50.9	54.9	39.9	25.9	19.5
第2度	34.2	39.1	34.7	41.7	29.3	28.0
第3度	8.4	8.9	9.2	16.8	43.1	50.2
第4度	0.8	1.1	1.2	1.6	1.7	2.3

*第1度を「健康とみなせる状態」とし, 以下数字が大きくなるほど健康が損なわれた状態。

表3.6 チェルノブイリ大惨事と関連づけられた認定障害に至った第一次障害[その年に初めて認定された障害](単位は%), 1992～2005年(Ipatov et al., 2006)。

疾病	1992	2001	2005
腫瘍	8.3	43.0	53.3
神経系の疾患	40.9	4.5	4.5
循環器系の疾患	30.6	41.0	32.5

が, これほど著しい増加ではない(Luk'yanova et al., 1995)。この傾向は現在も継続しており, 1987年は1,000人あたり455.4例, 1990年は866.5例, 1995年は1,160.9例, 2000年は1,367.2例, 2004年は1,422.9例となっている(Stepanova, 2006a)。

16. 大惨事後, 汚染地域における「健康といえる」子どもの数(割合)は目立って減少し, 病気の子どもの数は有意に増加した(表3.5参照)。

17. 1988年から2005年にかけての年間統計によれば, 「ほぼ健康」とみなせるリクビダートルの子どもは対照群の数分の1だった(対照群が18.6～24.6%に対してリクビダートルの子ども群は2.6～9.2%)。さらに, これらリクビダートルの子どもたちは統計的有意に身長が高く巨人症の傾向が見られ, 肥満[病的肥満を含む]の悩みをもつケースも多かった(Kondrashova et al., 2006)。

18. 放射能汚染地域の子どもは身体が小さく体重も少ない(Kondrashova et al., 2006)。

19. 1988年から2002年にかけて, 成人の避難者のうちの「健康」な人の割合が68%から22%に下降し, 「慢性的に病気」の人の割合は32%から77%に上昇した(National Ukrainian Report[ウクライナ公式報告書], 2006)。

20. 30キロメートルゾーン[強制退避区域]から避難した子どもの総罹病率は, 1987年以降1992年までに2倍以上に増加し, キエフ州ポレスコエ地区では2.4倍に, ジトーミル州のナロジチ地区とコロステニ地区ではそれぞれ2.0倍と1.8倍に増加した(Smolar and Pryshko, 1995)。

21. 2009年の健康状態調査において, もっとも低値を示したのは1987年に生まれたリクビダートルの子どもで, 「健康」群に分類されたのは1.8%にすぎなかった(Ukrainian Ministry of Public Health, 2011)。

22. チェルノブイリ被災者公式登録簿の1988年から2010年にかけてのデータによると, 避難者のうち健康な人の割合は67.7%から21.5%に下降し, 慢性疾患を抱える人の割合は31.5%から78.5%に上昇した(Ukrainian Ministry of Public Health, 2011)。

23. 重度汚染地域における成人と十代の少年少女の罹病率は, 1987年の1,000人あたり137.2例から2004年の573.2例へと4倍に増えた(Horishna, 2005)。

24. 汚染地域において, 第一次障害[その年に初めて認定された疾病障害]の原因としてもっとも多かったのは, 1991年には循環器系障害(39.0%)と中枢神経系の疾患(32.3%)だった。2001年以降は腫瘍が最大の原因となっている(2005年は53.3%)。1992年から2005年にかけて, 腫瘍による障害はほぼ6

倍に増えた(**表3.6**)。

25. ウクライナの公式データによると，2005年初頭の時点で疾病障害がチェルノブイリ大惨事によると認定された人は14万8,199人である。うち3,326人が子どもだった(Ipatov *et al.*, 2006)。

26. 1988年から1997年にかけて，放射能濃度に関連する罹病率の増加が，重度汚染地域でいっそう顕著になった。15 Ci/km²[= 55万5,000 Bq/m²]超の地域では最大4.2倍に，5〜15 Ci/km²[= 18万5,000〜55万5,000 Bq/m²]の地域では2.3倍に，1〜5 Ci/km²[= 3万7,000〜18万5,000 Bq/m²]の地域では1.4倍に増えた(Prysyazhnyuk *et al.*, 2002a)。

27. 1988年から2004年にかけて，健康なリクビダートルの割合は67.6%から5.3%へと12.8分の1に減った。また，慢性的な病気を抱えている者の割合は12.8%から81.4%へと6.2倍に増えた(National Ukrainian Report, 2006; Law of Ukraine, 2006)。

28. 成人の避難者における非悪性疾患の有病率が，1988年から2002年にかけて4.8倍に増えた(1,000人あたり632例から3,037例へ)(**図3.4**)。1991年から1992年にかけて以降，これらの疾患の発生率および有病率は全国の平均を上回っている(National Ukrainian Report, 2006)。

29. 1988年から2002年にかけて，成人の避難者における認定障害が42倍に増加し，1,000人あたり4.6人から193人になった(National Ukrainian Report, 2006)。

30. 1988年から2003年にかけて，リクビダートルにおける認定障害者数は76倍に増加し，1,000人あたり2.7人から206人になった(Buzunov *et al.*, 2006)。

31. 1988年から1999年にかけて，汚染地域の住民における疾病発生率が2倍になった(1,000人あたり621例から1,276例へ，および同310例から746例へ)。これらのパラメータは1993年以降ずっとウクライナ平均

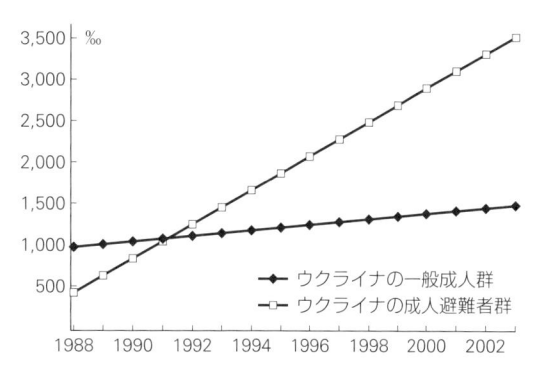

図3.4 ウクライナの成人避難者および一般集団における非悪性疾患の有病率，1988〜2003年(National Ukrainian Report, 2006)。

表3.7 ウクライナ国内においてチェルノブイリ事故の被害者を3群に分類した場合の「健康といえる」人の割合(%)，1987〜1994年(Grodzinsky, 1998)。

年	リクビダートル	避難者	被曝者の子ども
1987	82	59	86
1988	73	48	78
1989	66	38	72
1990	58	29	62
1991	43	25	53
1992	34	20	45
1993	25	16	38
1994	19	18	26

表3.8 ウクライナの放射能汚染地域における罹病率(1,000人あたり)(Grodzinsky, 1998; Law of Ukraine, 2006)。

年	成人と十代の少年少女
1987	421.0
1994	1,255.9
2004	2,007.0

を超えており(Prysyazhnyuk *et al.*, 2002a; National Ukrainian Report, 2006)，いまだに増え続けている(**表3.7**, **表3.8**参照)。

32. チェルニゴフ州の重度汚染地域では，相対的に汚染度の低い地域より総罹病率が有意に高い。また，州全体の総罹病率を見ると，大惨事後の10年間は大惨事前の10年間より有意に高い(Donets, 2005)。

33. ウクライナ人リクビダートルの総罹病率

表 3.9　ウクライナにおける第一次障害者率(1,000人あたり), 1987〜1994年(Grodzinsky, 1998)。

年	リクビダートル	避難者	ウクライナ全土
1987	9.6*	2.1	0.5
1994	23.2	9.5	0.9

*出典(Grodzinsky, 1998(http://www.rri.kyoto-u.ac.jp/NSRG/reports/kr21/kr21pdf/Grodzinsky.pdf, p. 24; table 13))では「1万人あたり9.6」とされているが,原著者に確認し,「1万人あたり96」の誤記と判断した。

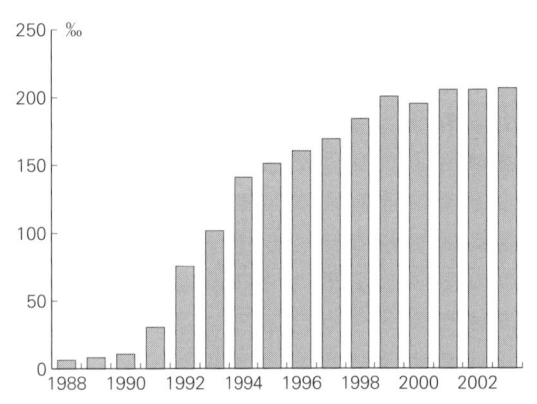

図 3.5　ウクライナ人リクビダートル(1986年と1987年に作業に従事)の非悪性疾患による認定障害者率(1,000人あたり), 1988〜2003年(National Ukrainian Report, 2006)。

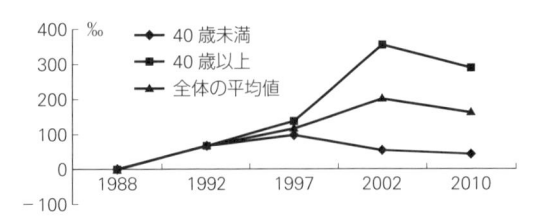

図 3.6　1986〜1987年に作業に従事したリクビダートルにおける大惨事当時の年齢による認定障害者数の変化(1,000人あたり), 1998〜2010年(Ukrainian Ministry of Public Health, 2011)。

は,大惨事後の10年間で3.5倍に上昇した(Serdyuk and Bobyleva, 1998)。

34.　大惨事発生後1年間における放射能汚染地域に特徴的な不調の訴えには,急速に進行する疲労(59.6%),頭痛(65.5%),血圧不安定(37.8%),特異な夢(37.6%),関節痛(30.2%)などがある(Buzunov et al., 1995)。

35.　1987年以来,「病気」に分類されるリクビダートルの割合は, 18%から27, 34, 42, 57, 66, 75, 81%へと一貫して上昇している(Grodzinsky, 1998, 表 3.7)。大惨事後の18年間に「病気」のリクビダートルの割合が94%を超えた。2003年にはキエフ市のリクビダートルのほぼ99.9%が,スームィ州では96.5%が,ドネック州では96%が公式に「病気」と認定された(Pedchenko, 2004; Lubensky, 2004)。

36.　1987年から1994年にかけて,リクビダートルと避難者における第一次障害者が何倍にも増加し,ウクライナ平均を大きく上回った(表 3.9)。

37.　ウクライナの放射能汚染地域において,疾病障害者に認定された消防士の割合が1988年には1,000人あたり2.8人だったのに対し, 1998年には13.7人に増加した。チェルノブイリ原子力発電所を含む強制退避区域内では15年間に800件以上の火災が発生し,建物2,500棟,森林・旧農業用地1万4,000 haが焼失した(Azarov and Babich, 2001)。

38.　公式データによると,大惨事が原因と認定されたウクライナの疾病障害者数は, 1991年には200人, 1997年には6万4,500人, 2009年には11万827人となっている(Ukrainian Ministry of Public Health, 2011)。

39.　リクビダートルの認定障害者数は1991年から急増し始め, 2003年までに10倍になった(図 3.5)。

40.　リクビダートルにおける認定障害者数がもっとも増加したのは2002年だった。2002年までに行政当局が記録上の死亡処理を進めた影響と,認定障害者として記録されていたリクビダートルの死亡により, 2003年から2010年にかけてその数は減少している(図 3.6)。

3.3.　ロシア

1.　ヨーロッパ側ロシアのチェルノブイリ地域

表 3.10　カルーガ州の汚染地域で初めて病気と診断された子どもの罹病率(1,000 人あたり),1981〜2000 年(Tsyb et al., 2006)。

地　　域	1981〜1985	1986〜1990	1991〜1995	1996〜2000
重度汚染地域 3 ヵ所の平均	128.2±3.3	198.6±10.8**	253.1±64.4**	130.1± 8.5
低汚染地域 3 ヵ所の平均	130.0±6.4*	171.6± 9.0*	176.3± 6.5*	108.9±16.8
州全体	81.5±6.3	100.4± 5.6	121.7± 3.2	177.1±10.0

*州平均と有意に異なる。**州平均および大惨事前の平均と有意に異なる。

における「住民の健康状態」の全般的指標(認定障害と罹病の総計)は,大惨事後の 10 年間で最大 3 倍にまで悪化した(Tsyb, 1996)。

2. 放射能汚染地域の子どもは「クリーン」な地域の子どもよりはるかに病気にかかりやすい。罹病率における最大の違いは,「症状,徴候,正確な病名がつけられない」と記述された病気の部類に表れている(Kulakov et al., 1997)。

3. ブリャンスク州南西部のセシウム 137 による汚染が 5 Ci/km²[＝18 万 5,000 Bq/m²]以上の各地区に住む子どもにおける,登録された全疾患の 1995 年から 1998 年にかけての年間有病率は,ロシア全国平均のみならず州平均の 1.5 倍から 3.3 倍に達した(Fetysov, 1999b; Kukyshev et al., 2001a)。同地区に住む子どもの罹病率は,2004 年になっても州平均の 2 倍だった(Sergeeva et al., 2005)。

4. 大惨事の 15 年後,カルーガ州の汚染地域に住む子どもの罹病率が目に見えて高かった(Ignatov et al., 2001)。

5. 1981 年から 2000 年までの期間を 5 年ごとに区切り,初めて病気と診断された子どもの年平均数を見ると,大惨事後の 10 年間は増加を示した(表 3.10)。

6. ブリャンスク州のうち汚染のひどいクリンツィ地区とノヴォズィプコフ地区では流産の発生率が相対的に高く,低体重の新生児数が多かった(Izhevsky and Meshkov, 1998)。

7. 放射能汚染地域では新生児の 43% 以上が低体重だった。そのため,同地域において病気の子どもが生まれるリスクは対照群[対照地域]の 2 倍になり,汚染地域が 66.4±4.3% であるのに対し対照群は 31.8±2.8% だった(Lyaginskaya et al., 2002)。

8. 1998 年から 1999 年にかけての全ブリャンスク州における子どもの認定障害を見ると,もっとも汚染された 3 地区で州平均の 2 倍になり,同地区が 1,000 人あたり 352 人に対し,州平均は 174 人,ロシアの平均は 161 人だった(Komogortseva, 2006)。

9. ブリャンスク州のセシウム 137 による汚染が 5 Ci/km² 以上の地区における 1995 年から 1998 年にかけての成人の総罹病率は,州全体より目に見えて高かった(Fetysov, 1999b; Kukyshev et al., 2001a)。

10. 大惨事当時に「30 歳未満」だったロシア人リクビダートル群(調査対象は 3,882 人)における総罹病率は,その後の 15 年間で 3 倍に増加した。また「31 歳から 40 歳」群における疾病発生率は,大惨事の 8 年後から 9 年後にかけて最大になった(Karamullin et al., 2004)。

11. リクビダートルの罹病率は,それ以外のロシアの一般集団を上回っている(Byryukov et al., 2001)。

12. ブリャンスク州のリクビダートルにおける総罹病率は 1995 年から 1998 年にかけて上昇傾向を示し,1,000 人あたり 1,506 例から 2,140 例になった(Fetysov, 1999b)。

13. ロシアのリクビダートルのほとんどは若い男性で,もとはみな健康だった。しかし,大惨事後 5 年以内に 30% が公式に「病気」と認定された。さらに,10 年後には「健康」

表 3.11　ロシア人リクビダートルの健康状態調査で公式に「病気」と認定された人の割合(Ivanov et al., 2004 ; Prybylova et al., 2004)。

大惨事後の経過年数	「病人」の割合(%)
0	0
5	30
10	90〜92
16	98〜99

表 3.12　ノヴォモスコフスク市ザレスヌィ地区に居住する，1986〜1988 年に従事したリクビダートル 100 家族と，大惨事後 15 年間同区に住んでいたリクビダートルでない 100 家族における包括的な経過観察の結果(Gerasimova, 2006)。

指　　　標	リクビダートルの家族	対照群
受診数	2.14	1.18
医療検査数	1.8	1.17
検診数	1.79	0.04
入院数	0.12	0.03
慢性疾患の平均数	6.2(配偶者 2.1)	1.1(1.6)

とみなせる人は 9% 以下になり，16 年後に「健康」だったのはわずか 2% だった(**表 3.11**)。

14. トムスク州に住む 83 人のリクビダートルを検査したところ，大惨事後の 14 年間に，全身の不調と，心臓循環器系，呼吸器系，消化器系，筋骨格系，泌尿器系など，加齢とともに表れる一般的な病気の有意な増加が認められた。検査対象の 4 分の 3 以上が慢性疾患に苦しみ，リクビダートル 1 人あたり平均 8 つの病気にかかっていた(Porovsky et al., 2006a, b)。

15. トムスク州に居住するリクビダートルが患う病気の数は，1993 年に比べ 17 倍以上に増加している(1993 年にはリクビダートル 1,000 人あたり 328.9 例だったが 2004 年には 5,329.7 例になった)。これは同州の住民全体の平均値(1,000 人あたり 1,200〜1,800 例)の 3 倍にあたる。疾患の内訳は，神経系が 11 倍，消化器系が 8 倍，内分泌系，筋骨格系，循環器系が 4 倍から 5 倍，精神障害と呼吸器系が 2 倍から 3 倍，州全体の平均値よりそれぞれ高い。また，近年では軽度の機能障害より慢性疾患が増えている。上位を占めるのは消化器系(19%)，筋骨格系(16〜18%)，循環器系(16〜17%)，呼吸器系(15〜18%)の病気である。同時に，神経系(13〜15%)や内分泌系(4〜5%)の障害も多く，精神障害(5〜7%)の割合も高い。悪性腫瘍も増加している(Krayushkina et al., 2006)。

16. トムスク州のリクビダートルにおける第一次障害者の認定数は，1993 年以降 2004 年まででは 1997 年がもっとも多かった(1 万人あたり 1,206.2 人に対し州平均は 56.4 人)(Krayushina et al., 2006)。リクビダートルの障害者認定率は，いずれの年も州平均を 5 倍から 10 倍も(1997 年には 21 倍も)上回っていた(2004 年にはトムスク州のリクビダートル 316 人のうち約 40% が認定障害者だった)。認定障害者となった理由の第 1 位は神経系と感覚器の疾患(28.2%)で，第 2 位は循環器系の疾患(24.1%)，第 3 位は精神障害(23.2%)である(Krayushkina et al., 2006)。

17. 1991 年以降 2005 年までにロストフ州で第一次障害者と認定されたリクビダートルは 6,104 人で(年平均 407 人)，おもに若い男性だ。第一次障害の認定理由は，全期間を通じて循環器系(70.2%)，消化器系(9.1%)，呼吸器系(7.5%)，内分泌系(5.9%)の疾患と悪性腫瘍(3.2%)であり，全国平均や地方平均との差は歴然としている(Abazieva, 2007)。

18. ノヴォモスコフスク市ザレスヌィ地区に居住する，1986 年から 1988 年に事故処理作業に従事したリクビダートルの 100 家族と，大惨事後 15 年間同区に住んでいたリクビダートルでない 100 家族を包括的に経過観察したデータを比較したところ，一連の指標において際立った差が見られた(**表 3.12**)。

表 3.12 のデータ分析では，ノヴォモスコフスク市(トゥーラ州)全体が，セシウム 137 によって 3 万 7,000〜18 万 5,000 Bq/m^2(1〜5 Ci/km^2)に汚染された地域であることを考

表 3.13 算定された被曝線量別に見たリクビダートルの認定障害者率(1,000 人あたり),1990〜1993 年 (Ryabzev, 1998)。

年	認定障害者率		
	0〜5 cGy[センチグレイ]	5〜20 cGy	20 cGy 超
1990	6.0	10.3	17.3
1991	12.5	21.4	31.1
1992	28.6	50.1	57.6
1993	43.5	74.0	87.4

慮する必要がある。

19. ロシア軍人登録のデータによると,40 歳から 50 歳のリクビダートルでは,循環器系,内分泌系,神経系,感覚器,消化器系,泌尿器系,筋骨格系,結合組織[皮下組織など器官の間隙を埋める組織]における病気の発生率がいずれも非常に高い(Karamullin et al., 2004)。

20. ロシアのリクビダートルにおける 1993 年から 1996 年にかけての総罹病率は,対照群の 1.5 倍だった(Kudryashov, 2001; Ivanov et al., 2004)。

21. リクビダートル 1 人ひとりが診断される疾患数は増え続けている。すなわち,リクビダートル各人は 1991 年までに平均 2.8 件の疾患を抱えていたが,1995 年には 3.5 件になり,1999 年には 5.0 件になった(Lyubchenko and Agal'tsov, 2001; Lyubchenko, 2001)。

22. リクビダートルにおける認定障害は大惨事の 2 年後から目立って増え始め,やがて劇的に増加した(表 3.13)。

23. 障害者に認定されるリクビダートルの割合が,1995 年には対照群の 3 倍になり(Russian Security Council[ロシア安全保障委員会], 2002),1998 年には 4 倍になった(Romamenkova, 1998)。大惨事から 15 年ほどで,ロシア人リクビダートルの 27% が,平均年齢 48 歳から 49 歳で認定障害者になった(National Russian Report[ロシア公式報告書], 2001)。2004 年までには,まだ労働年齢にある全リクビダートルのうち 64.7% にも及ぶ人びとが疾病障害者に認定された(Zubovsky and Tararukhyna, 2007)。

3.4. その他の国々

1. フィンランド:大惨事後すぐに未熟児の出生数が増加した(Harjulehto et al., 1989)。

2. 英国:チェルノブイリ由来の放射性降下物にもっともひどく汚染された地域の 1 つであるウェールズでは,1986 年から 1987 年にかけて異常に体重の少ない新生児が記録された(出生時の体重 1,500 g 以下)。ウェールズにおける低体重児の出生率と汚染値の関係を図 3.7 に示す。

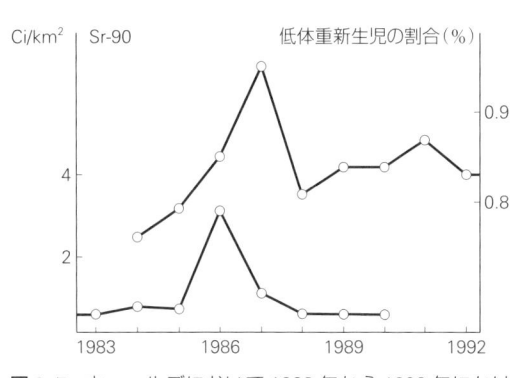

図 3.7 ウェールズにおいて 1983 年から 1992 年にかけて生まれた出生時の体重 1,500 g 以下の新生児の割合(上の線)と,土壌中のストロンチウム 90[Sr-90]の値(下の線)(Busby, 1995)。

3. ハンガリー:1986 年 5 月から 6 月にかけて生まれた新生児において,低体重の例が有意に多かった(Wals and Dolk, 1990)。

4. リトアニア[事故当時はソ連邦の一部]:(生存していた 1,808 人の)リクビダートルのうち,チェルノブイリでの事故処理作業時の年齢が 45 歳から 54 歳だった人はひときわ罹病率が高かった(Burokaite, 2002)。

5. スウェーデン:1986 年 7 月には出生時の体重の少ない新生児が有意に多かった(Ericson and Kallen, 1994)

＊　＊　＊　＊　＊

　チェルノブイリ由来の放射性降下物によって重度に汚染された地域では総罹病率が有意に上昇し，リクビダートルや被曝線量の多かった人びとの障害率が，被曝しなかった一般集団や対照群より高くなったことは明らかである。たしかに，チェルノブイリ大惨事の影響とこれらの数字とを直接結びつける証拠はない。しかし，問われるべきは次のことだ。放射能汚染の値が上昇したまさに同じ時期に病気と障害が増加した原因がチェルノブイリ事故にないとすれば，ほかの何によって説明できるだろう。

　IAEA［国際原子力機関］とWHO［世界保健機関］は，こうした罹病率の上昇について，社会的，経済的，心理的要因による部分もあると（2006年のチェルノブイリ・フォーラムで）示唆した。しかし，比較した集団が社会的・経済的状況，自然環境，年齢構成その他において等しく，違うのはチェルノブイリの放射能汚染に曝されたかどうかだけである以上，社会経済的要素はその理由にはなりえない。オッカムの剃刀，ミルの規範，ブラッドフォード・ヒルの基準といった科学的規範［いずれも因果関係解明のための指針や基準］に照らせば，われわれはチェルノブイリ大惨事による放射能汚染以外にこれほどの規模の病気の発生を説明する，いかなる理由も見出すことはできない。

第4章

チェルノブイリ大惨事の影響で加速する老化

アレクセイ・V・ヤブロコフ

老化の加速は，電離放射線による被曝がもたらす，よく知られた影響の1つである。この現象は，チェルノブイリ由来の放射性核種に汚染されたすべての人びとに，程度の差こそあれ，はっきりと見てとれる。

1. ベラルーシの，チェルノブイリに由来する放射性降下物によって重度に汚染された地域ではどこでも，そこに住む子どもは老人に特徴的な疾病群の徴候を示している（Nesterenko, 1996；他）。

2. ベラルーシの汚染地域の子どもは，消化管の上皮に，老化に特有の変化を生じている（Nesterenko, 1996；Bebeshko et al., 2006）。

3. ベラルーシにおいて，1991年以降1996年までに早発性の脱毛症と診断されて入院した69人の子ども（十代を含む）のうち，70%は重度汚染地域の出身だった（Morozevich et al., 1997）。

4. 放射能汚染地域の子どもの歯とあごの発達が，相対的に汚染度の低い地域の子どもに比べ実年齢に見合っていないのは，早期老化の特徴を示すものである（Arabskaya et al., 2006b）。

5. ウクライナの放射能汚染地域に住む人びとの生物学的な年齢は，実年齢より7歳から9歳上だった（Mezhzherin, 1996）。同様の現象はロシアでも見られた（Malygin et al., 1998）。

6. セシウム137［Cs-137］による汚染が55万5,000 Bq/m²を超える地域に住む，中年に分類される年齢群の男女は，ベラルーシの平均的一般人より8歳若い年齢で心臓発作による死を迎えた（Antypova and Babichevskaya, 2001）。

7. ウクライナの放射線で重度に汚染された地域の住民に，調節機能の異常その他，老化による眼の変化が表れた（Fedirko, 1999；Fedirko and Kadochnykova, 2007）。

8. 老化の早まりはリクビダートル［事故処理作業員］に見られる典型的な特徴であり，その多くは平均的な一般集団より10年から15年早く疾患を発症した。老化の特徴から算定されたリクビダートルの生物学的な年齢は，実年齢より5歳から15歳上である（Gadasyna, 1994；Romanenko et al., 1995；Tron'ko et al., 1995；Ushakov et al., 1997）。

9. リクビダートルの早期老化の特徴として以下のものがあげられる（Antypova et al., 1997a, b；Zhavoronkova et al., 2003；Kholodova and Zubovsky, 2002；Zubovsky and Malova, 2002；Vartanyan et al., 2002；Krasylenko and Eler Ayad, 2002；Kirke, 2002；Stepanenko, 2003；Kharchenko et al., 1998, 2004；Druzhynyna, 2004；Fedirko et al., 2004；Oradovskaya et al., 2006；Teplyakova et al., 2007；Fedirko and Kadoshnikova, 2006；Kholodova and Shirokova, 2008）。

   ・老人性の多重疾患や，老齢でも中高年でもない年齢層における身体の異常（リクビダートルは1人あたり10件以上の病気を診断されており，同年代の標準の数倍）。
   ・さまざまな臓器および組織における，老人

退行性ならびに栄養欠乏による変化(骨粗しょう症，胆のう炎，脂肪肝，肝硬変，関節や筋肉の疾患)。
- 脳内を含む血管における老化の早まり(その結果として40歳前後で始まる老人性の脳障害)。
- 早発性の水晶体硬化，網膜血管の障害，老人性白内障，早発性老眼，網膜血管のアテローム性動脈硬化症など眼の異常。
- 老人に特徴的な高次の精神機能障害。
- 30歳未満のリクビダートルにおける老人性2型糖尿病［遺伝的因子と生活習慣により発症する生活習慣病］の発症。
- 老人性の抗酸化機能の低下。
- 聴覚および前庭器官［内耳にある平衡をつかさどる器官］における老人性の障害。

10. リクビダートルの生物学的時間が加速しているのは，血圧の体内概日リズム［約24時間周期で変動する生理現象で動物ほかほとんどの生物が有する］が短縮していることで裏づけられる(Talalaeva, 2002)。

11. リクビダートルに見られる老化の早まりにおいては，生物学的老化の典型的特徴が表れる。その特徴とは，赤血球中の還元型グルタチオンの減少と酸化型グルタチオンの増加，たんぱく質中のカルボニル基比の上昇を伴う免疫系の機能低下である(Altukhova et al., 2007)。

12. 事実上すべてのリクビダートルに見られる老化の早まりを示す所見として，アテローム性動脈硬化をもたらす血管壁の変化がある。変化は腸管を含む上皮組織にも認められる(Tlepshukov et al., 1998)。

13. 5年間隔で検査したところ，生物学的変化および心肺の変化で示される老齢化の加速が(生理学的な変化については11年間で)，男性リクビダートルの81%と女性リクビダートルの77%に認められた(検査対象は306人)。45歳未満のリクビダートルは，より影響を受けやすかった。メルトダウン［炉心溶融］直後の4ヵ月間にチェルノブイリ大惨事の現場で働いたリクビダートルの生物学的な年齢は，それよりあとに従事した人びとの生物学的な年齢を上回る(Polyukhov et al., 2000)。

14. リクビダートルの臓器において加齢変化に加速が生じることを，放射線誘発性の早期老化症候群と呼ぼうという提案がある(Polyukhov et al., 2000; Bebeshko et al., 2006)。

* * * * *

チェルノブイリ大惨事由来の放射線による老化の影響はすでに数十万人に及ぶ。そして将来も，この問題は数百万の人びとに関わってくるだろう。

第5章

チェルノブイリ大惨事後に見られたがん以外の各種疾患

アレクセイ・V・ヤブロコフ

本章では，被曝した人びとに見られるがん以外のさまざまな疾患を取り上げ，そのスペクトル*4[疾患の種類や症状]とスケール[発症規模]について述べる。チェルノブイリ事故による被曝の結果引き起こされた悪影響が，調査対象としている全集団に認められた。脳の損傷がリクビダートル[事故処理作業員]や汚染地域の住民とその子どもたちなど，放射線に直接曝された人びとに見られた。若年性白内障，歯と口の異常，血液，リンパ，心臓，肺，消化器，泌尿器，骨および皮膚の疾患によって，人々は老若を問わず苦しめられ，健康を損なわれている。内分泌系の機能障害，とりわけ甲状腺疾患の広がりは予想をはるかに超え，甲状腺がんが1例あれば甲状腺の機能障害は約1,000例あるというほど，大惨事後に著しく増加している。遺伝的損傷と先天性異常が，特にリクビダートルの子どもや，放射性同位体によって高濃度に汚染された地域で生まれた子どもに認められる。免疫異常と，ウイルス，細菌，および寄生虫による疾患が，重度汚染地域に蔓延している。チェルノブイリ事故によって放出された放射線に被曝した人びとの総罹病率[凡例を参照]は，20年以上にわたり依然として高い。これらの数値の変化がもっぱら社会経済学的な要因によるとする説明は信憑性がない。本章では大惨事がもたらした健康に対する負の影響を数多く例示するが，それは何百万人という人びとに関わるものだ。

5.1. 血液・リンパ系の疾患

血液および循環器・リンパ系疾患は，子どもと成人とを問わず，チェルノブイリに由来する放射能汚染の結果もっとも広範に見られた影響の1つであり，リクビダートルとして事故処理作業に従事した人びとの罹病と死亡の主因の1つでもある。

5.1.1. 血液および造血器の疾患

5.1.1.1. ベラルーシ

1. 大惨事の9年後における血液および造血器の罹病率は，ベラルーシの国民全体と比べた場合，避難者において3.8倍，汚染地域の住民において2.4倍高く，避難者では10万人あたり279例，汚染地域の住民では175例，ベラルーシの国民全体では74例だった(Matsko, 1998)。

2. ベラルーシ人リクビダートルにおける1995年の血液および造血器疾患の罹病率は，対応する一般集団の4.4倍高くリクビダートルが10万人あたり304例に対し一般集団は69例だった(Matsko, 1998; Kudryashov, 2001)。

3. 1 Ci/km²[= 3万7,000 Bq/m²]以上のセシウム137[Cs-137]汚染地域に住む122万424例の新生児において，血液学的な異常の発生率[凡例を参照]が有意に高かった(Busuet et al., 2002)。

4. ブレスト州でもっとも汚染されたストーリン地区およびルニネツ地区における1996年の血液およびリンパ系疾患の発生率は，相対的に汚染度の低い地域の3倍から5倍も高かった(Gordeiko, 1998)。

5. モギリョフ州チェリコフ地区マイスキー村の子どもにおいて，1989年までこの地区のもっとも汚染された地域に住んでいた健康な子ども26人の末梢血[毛細血管を流れる血液]を検査したところ，リンパ球の核の中にある

表 5.1　大惨事後のベラルーシの子どもにおける造血器の機能低下を伴う症例数(Gapanovich et al., 2001)。

	1979〜1985	1986〜1992	1993〜1997
症例数	9.3	14.0	15.6
1万人あたりの症例数	0.60±0.09	0.71±0.1*	
	1.00	1.46*	1.73*

*p<0.05。

休止期染色質に数多くの変異が認められた(Kruchinsky et al., 2006)。

6. ベラルーシのセシウム137汚染地域の子ども350人において，血清補体価とC4値が有意に低値を示した。また，より汚染度の高い地域(15 Ci/km²[＝55万5,000 Bq/m²]超)ではC3値も有意に低かった(Zafranskaya et al., 1995)。

7. セシウム137による汚染が5〜15 Ci/km²[＝18万5,000〜55万5,000 Bq/m²]の地域に住む多発性硬化症の患者において，血液のミエリン毒性活性(MTA)の有意な低下とTリンパ球数の有意な減少が見られた(Fyllypovich, 2002)。

8. ゴメリ州のセシウム137による汚染が15〜40 Ci/km²[＝55万5,000〜148万Bq/m²]の地域に住む成人および十代の少年少女において，リンパ球の絶対数および相対数が有意に多く，好塩基球比が有意に高かった(Miksha and Danylov, 1997)。

9. 避難者および重度汚染地域に継続して住んでいる住民は，T細胞共通の表面抗原であるCD3陽性の白血球比が有意に低い(Baeva and Sokolenko, 1998)。

10. 大惨事の9年後，カリンコヴィチ地区に住む子どもの末梢血中リンパ球には，ミンスクの子どもの2倍もの頻度で核小体が見られた(Mikhalevich et al., 2000)。

11. 大惨事後の3年間に感染症を発症したヴィテプスク州およびゴメリ州の住民の白血球数が，同様の疾患にすでにかかっていた人びとと比較して有意に多かった(Matveenko et al., 1995)。

12. 大惨事に続く11年間に，前白血病状態(骨髄異形成症候群や再生不良性貧血)の症例数が有意に増加した(表 5.1)。

13. 1987年に生まれたリクビダートルの子どもたちにおいて，赤血球膜のアルブミン層に重大な構造的変化(赤血球の脆弱性の増大)が生じた(Arynchin et al., 1999)。

14. ベラルーシにおける鉄欠乏性貧血の増加と地域の放射能汚染度には相関が認められる(Dzykovich et al., 1994; Nesterenko, 1996)。モギリョフ州の汚染地域では，1986年から1988年にかけて白血球減少症や貧血症にかかる人が1985年比で7倍に増加した(Gofman, 1994a)。貧血はふつう栄養不良を原因とするが，白血球と赤血球をつくる骨髄への被曝の影響や，鉛による汚染も関係している。

15. 公式の医療統計データによると，被災後もゴメリ州に住み続けていた住民において，リンパ系および造血器疾患の発生率が2002年から2008年にかけて56.6%増加し(10万人あたり15.9例から24.9例へ)，うち白血病は90.3%(同7.2例から13.7例へ)，リンパ系および造血器の悪性腫瘍[*8]は26.7%(同18.7例から23.7例へ)それぞれ増加した。同じ期間に，全被災住民におけるリンパ系および造血器の悪性腫瘍の総罹病率は43.2%増えた(Sosnovskaya and Kotova, 2010)。

16. 1986年以降2000年まで毎年行われた検査において，1986年から1988年にかけて作業に従事した男性リクビダートルのうち83人に，末梢血中のリンパ球・単球・網状赤血球数の増加と血小板数の減少が認められた(Porovsky et al., 2006a)。

17. 1986年から1988年までの期間に作業に従事した男性リクビダートルのうち，37人の骨髄の造血幹細胞において，前骨髄球と骨髄球の平均数減少（基準値下限以下），好塩基性赤芽球数と多染性赤芽球数の減少（後者は基準値下限以下），正染性赤芽球の活発な増殖が認められた。白血球対赤血球比の平均値は標準値より高く，平均赤芽球細胞数は標準値の上限を超えていた（Porovsky et al., 2006b）。

18. 2002年から2008年にかけて，ゴメリ州に住むリクビダートルにおいてリンパ系および造血器の疾患による死亡率に120%の増加があった（1,000人あたり0.1例から0.22例に増加）（Sosnovskaya and Kotova, 2010）。

19. セシウム137に汚染されたモギリョフ州クラスノポーリエ地区，ゴメリ州コルマ地区，およびヴィテプスク州ウシャチ地区で，乳児（生後12ヵ月まで）の血漿中における過酸化脂質代謝の一次生成物が，1991年から1994年にかけて統計的に有意な減少を見せた。より汚染度の高い地域（最大40 Ci/km^2 [= 148万Bq/m^2]の汚染）では，乳児の血中ビタミンAおよびEの量が2分の1ないし2.7分の1に減少した（Voznenko et al., 1996）。

20. セシウム137による汚染が15〜40 Ci/km^{2}のチェチェルスク地区（ゴメリ州）と，1〜15 Ci/km^2 [= 3万7,000〜55万5,000 Bq/m^2]のムツェンスクおよびボルホフ両地区（オリョール州 [ロシア]）の子どもにおいて，脂肪が酸化して生成する物質 [過酸化物質]の量が2倍から6倍も多かった。生命に必須の生物学的抗酸化物質（BAO）の濃度は，相当する年齢の正常値の2分の1から3分の1だった。被曝した子どものBAO代謝速度は，同じ年齢の正常値より2倍から10倍速かった（Baleva et al., 2001a）。

21. 子宮内で被曝した男児は，被曝後10年以上にわたって血中の直接ビリルビンが減少し，間接ビリルビンは増加した。女児では直接および間接ビリルビンの両方が減少した（Sychik and Stozharov, 1999a, b）。

5.1.1.2. ウクライナ

1. 重度汚染地域の子どもは，相対的に汚染度の低い地域の子どもと比べて血中の酸化性フリーラジカル*5値が有意に高い。すなわち，1分あたりのインパルスで前者が1,278±80に対し，後者は445±36である（Horishna, 2005）。

2. リクビダートルの子どもと放射能汚染地域に住む子どもたちは，非汚染地域の子どもと比べ，血液と造血器疾患の罹病率が2倍から3倍高かった（Horishna, 2005）。

3. 汚染地域に住む人びとの血液および循環器系の疾患は，大惨事に続く12年間（1988〜1999年）に11倍ないし15倍に増加した（Prysyazhnyuk et al., 2002a）。

4. 1996年の汚染地域における造血器疾患の罹病率は，ウクライナの全国平均に比べて2.4倍高かった（全国平均が1万人あたり12.6例に対し汚染地域は30.2例）（Grodzinsky, 1998）。

5. 大惨事に続く10年間に，ジトーミル州の汚染地域に住む成人における血液および造血器疾患の症例数が50倍以上に増加し，0.2%から11.5%になった（Nagornaya, 1995）。

6. 大惨事後の10年間に，汚染地域に住む成人と十代の少年少女における血液および造血器の罹病率が2.4倍に増加し，1987年に1万人あたり12.7例だった罹病率が1996年には30.5例になった。一方，ウクライナの他の地域に住む人びとは大惨事以前の値にとどまっていた（Grodzinsky, 1998）。

7. 集中的なヨウ素汚染期（大惨事直後の数ヵ月間）には，汚染地域に住む調査対象とした子ども7,200人の92%以上に血液細胞の形態異常が認められ，32%には血球数の異常も見られた。これらの異常にはミトコンドリアの膨化や核膜の不整，核周囲の空隙拡大，

細胞表面の病理的変化，細胞質の濃度低下，水分量の増加などがある。水分量の増加は細胞膜の損傷を示す(Stepanova et al., 2006a, 2006b)。

8. 1987年から1988年にかけて，放射能値が5～15 Ci/km²［= 18万5,000～55万5,000 Bq/m²］の地域に住む子どもの78.3%に，血液細胞の質的変化が見られた(Stepanova and Davydenko, 1995)。

9. 放射能汚染地域で1986年以降1998年までに検査した1,926人の子どもにおいて，11.5%に貧血症が見られた(Bebeshko et al., 2000)。

10. ジトーミル州ナロジチ地区において，セシウム137による汚染度の異なる38集落の子ども1,251人を6年間(1993～1998年)観察したところ，そのデータから汚染度の高い地域ほど赤血球，血小板，白血球数とヘモグロビン量の有意な減少が認められた(Stepanova et al., 2008)。

11. 放射能汚染地域に居住し再発性呼吸器疾患にかかった子どもは，非汚染地域に住む同疾患の子どもに比べT細胞の割合がかなり低く(NK細胞は多く)なっていた。また，CD3陽性T細胞とCD4陽性T細胞の数は，セシウム137(セシウム134[Cs-134])とストロンチウム90[Sr-90]の総放射線量が1.0 mSv以上の地域の子どもにおいて，1.0 mSv未満の地域の子どもより少なかった(Chernyshov et al., 1997)。1994年から1996年にかけての調査によると，同じ子ども群のヘルパーT細胞数が，1991年の調査時より著しく減少していた(Vykhovanets et al., 2000)。

12. 大惨事に続く数年間，ジトーミル州の放射能汚染地域に住む子どものうち，36.3%の血液像が年齢標準から逸脱していたが，10年後にはこのような異常は観察されなかった(Sorokman, 1999)。

13. 15～40 Ci/km²［= 55万5,000～148万Bq/m²］の放射能汚染地域で貧血症が以前より増加している。汚染度の高い地域に住む子どもほど好酸球値が高く，オヴルチ地区では検査を受けた子どもの16.5%に，ナロジチ地区では19%に，ルギヌィ地区では25.3%に好酸球増加が認められた。汚染値が1～5 Ci/km²［= 3万7,000～18万5,000 Bq/m²］の地域ではヘモグロビン量が有意に多いのに対し，15 Ci/km²以上の汚染地域では少なく，後者では総白血球数の減少が認められる(Dubey, 2001)。

14. 末梢血における計測値の大部分と，セシウム137による内部被曝量は比例関係にない。内部被曝量4,500 Bq以上の場合は赤血球数が増加し，ヘモグロビン値とヘマトクリット値に上昇が認められた。同1,501～2,000 Bq，および6,001～1万Bqでは血小板数が有意に減少したのに対し，1,501～4,000 Bqおよび1万1～1万5,000 Bqでは好酸球と好塩基性赤芽球が減少した。内部被曝量と比例関係にあるのは桿状核球数で，内部被曝量501～1,500 Bqおよび4,501～5,000 Bqではリンパ球数が減少し，1万1～1万5,000 Bqでは単球数が減少した(Dubey, 2001)。

15. リクビダートルの子どもと汚染地域に住む子どもは，血液および造血器疾患の発生率が他の地域の子どもの2倍から3倍に達する(Horishna, 2005)。

16. 大惨事によって被曝した人のうち，骨髄異形成(巨核球検査での芽球数の増加や造血前駆細胞の増殖)を伴う急性期以外の骨髄線維症患者の骨髄において，血小板由来成長因子(二量体アイソフォームPDGF-BB)の増大が認められる(Babeshko et al., 2006)。

5.1.1.3. ロシア

1. 血液および造血器の疾患が，汚染地域に住む子どもたちの総罹病率を大幅に押し上げる原因になった(Kulakov et al., 1997)。

2. 血液および循環器系の異常を原因とする罹病率が，トゥーラ州の汚染地区に住む子どもにおいて大惨事前の2倍以上になるなど，

すべての汚染地区で上昇している（Sokolov, 2003）。

3. ブリャンスク州の汚染地域に住む子どもにおいて，1998年の血液，造血器および循環器系の年間総罹病率が州平均を有意に上回った（汚染地域が1,000人あたり19.6例に対し州平均は13.7例）（Fetysov, 1999a）。
4. 1986年以降1993年までに，リクビダートルにおける血液および造血器の罹病率が14.5倍に増えた（Baleva et al., 2001a）。
5. 大惨事後10年間にわたる調査で，ブリャンスク州の汚染地区に住む子どもに，リンパ球数の極端な減少が認められた（Luk'yanova and Lenskaya, 1996）。
6. セシウム137による高濃度の土壌汚染に加えてストロンチウム90による汚染もあるブリャンスク州の町村部において，ほぼ半数の子どもの血中ヘモグロビン値が150 g/literを超えていた（Lenskaya et al., 1995）。
7. 汚染地域に住む人びとは放射線に適応反応するリンパ球が少なく，放射線感受性の高いリンパ球をもつ人が増加した（Burlakova et al., 1998）。
8. 大惨事の20年後に放射能汚染地域（クルスク州ジェレズノゴルスク市）に住む若い男性（19歳の徴集兵75人）の脳波を調べたところ，正常な生体の電気活動のゆっくりとした波形より周波数の高い，速い波形が特徴的に認められた（Smoryakova, 2007）。
9. リクビダートル75人の20年間にわたる観察データによると，大惨事の5年後から10年後と，20年後に心血管系疾患の増加が認められたが，これはおもに高血圧症（86.3%）と虚血性心疾患（54.5%）によるものである。第2期（観察10年後）の発生率1位は高血圧症，2位は虚血性心疾患だった。高血圧症と虚血性心疾患は特に31〜40歳と41〜50歳の年齢群に多く見られた（Chaliapin, 2007）。
10. リクビダートルの末梢血中の白血球数，赤血球数，リンパ球数および血小板数に顕著な特異性が見られた（Tukov et al., 2000）。作業開始後最初の1ヵ月間で大型の顆粒球性リンパ球が60%から80%低下し，少なくとも1年間は低い値にとどまった（Antushevich and Legeza, 2002）。
11. オリョール州ムツェンスクおよびボルホフ両地区（ロシア），ならびにゴメリ州チェチェルスク地区（ベラルーシ）の汚染地域で，大惨事の5年後から7年後にかけて生まれた子どもたちは，血液たんぱく中のグルタチオン濃度およびリンパ球の細胞遺伝学的特性が著しく異なっていた（Ivanenko et al., 2004）。
12. クルスク州の放射能汚染地域に住む10歳から13歳の子どもと妊婦において，リンパ球の数と機能的活性，循環血中の免疫複合体の数に変化が認められた（Alymov et al., 2004）。
13. 汚染地域の子どもにおいて，異常なリンパ球の出現やリンパ球の異常な減少の頻度に有意な上昇が認められた（Sharapov, 2001; Vasyna et al., 2005）。重度汚染地域ではリンパ節を触知できる例が多く，リンパ節がより腫大していた。慢性の扁桃炎，口蓋扁桃およびアデノイド[咽頭扁桃]の肥大が，十代の少年少女を含む検査対象の子ども468人の45.4%に認められた（Bozhko, 2004）。
14. リクビダートルにおいて，以下に挙げる血液およびリンパ系のパラメータが対照群と有意に異なっていた。
    - 血漿の核磁気共鳴測定における平均緩和時間（NPMR）（Popova et al., 2002）。
    - 血球膜の受容体―ロイコトリエン反応（Karpova and Koretskaya, 2003）。
    - マロンジアルデヒド濃度として表される脂質過酸化反応（POL）副産物の量および膜の粘着度で表される脂質不飽和度（Baleva et al., 2001a）。
    - 血小板，赤血球および血清中における中間的分子の不均衡（Zagradskaya, 2002）。
    - リンパ球核内における顆粒状成分の凝集，

表 5.2 ロシア人リクビダートルにおけるリンパ球新生の活性度時系列変化(%)(karamullin et al., 2004)。

大惨事後の経過時間	リンパ球新生の活性度分類		
	ほぼ正常	過再生	低再生
0〜 5 年	32	55	13
5〜 9 年	38	0	62
10〜15 年	60	17	23
対照群	76	12	12

核周囲明庭の縮小と歯状突起の増加(Aculich, 2003)。
- 血小板における血管内凝集の増加(Tlepshukov et al., 1998)。
- 線溶活性の増大と血清フィブリノーゲン濃度の上昇(Tlepshukov et al., 1998)。

15. リクビダートルのリンパ球新生は，大惨事後 10 年間，活性化しないままだった(表 5.2)。

日本の若年原爆被ばく者は，2 世，3 世になっても対照群の 10 倍も造血器の疾患にかかりやすいことが知られている(Furitsu et al., 1992)。このことから，チェルノブイリ大惨事の場合も放射線被曝の結果として，数世代にわたり造血器の疾患を発症することが予測される。

5.1.2. 心血管系の疾患

心血管系の疾患が，チェルノブイリ由来の放出物によって放射能汚染された全地域に広く認められる。

5.1.2.1. ベラルーシ

1. 心血管系疾患がチェルノブイリ事故前に比べて事故後の 10 年間に全国で 3，4 倍に増加し，汚染度の高い地域ほど増加幅が大きかった(Manak et al., 1996; Nesterenko, 1996)。
2. 汚染値が 15〜40 Ci/km^2[= 55 万 5,000〜148 万 Bq/m^2]を超える地区では生後 4 日までの新生児において，心血管系の恒常性障害がより多く見られた(Voskresenskaya et al., 1996)。
3. 放射能汚染されたゴメリ州チェチェルスク地区において，新生児出血性疾患の発生率が大惨事以前の 2 倍以上になった(Kulakov et al., 1997)。
4. ゴメリ州の放射能汚染地域に住む 3 歳から 7 歳の小児を検査したところ，70% 以上に放射線の値と相関のある心血管系の病変が認められた(Bandazhevskaya, 1994)。
5. 汚染地域の住民と避難者における 1995 年の心血管系罹病率が，ベラルーシの全国平均の 3 倍だった(全国平均が 10 万人あたり 1,630 例に対し 4,860 例)(Matsko, 1998)。
6. セシウム 137 による土壌汚染が 5〜20 Ci/km^2[= 18 万 5,000〜74 万 Bq/m^2]の地域では，1 歳までの乳児の 70% 以上に心拍リズムの異常[不整脈]が見られた(Tsybul'skaya et al., 1992; Bandazhevsky, 1999)。心拍リズムと刺激伝導系の異常は，放射性核種の体内への取り込み量と相関があった(Bandazhevsky et al., 1995; Bandazhevsky, 1999)。汚染地域に住む虚血性心疾患の患者に心拍リズムの異常が有意に高率で発生し，その状態が継続した(Arynchyna and Mil'kmanovich, 1992)。
7. 汚染地域の子どもと成人に高血圧と低血圧の両方が認められた(Sykorensky and Bagel, 1992; Goncharik, 1992; Nedvetskaya and Lyalykov, 1994; Zabolotny et al., 2001; 他)。血圧の上昇は，汚染が 30 Ci/km^2[= 111 万 Bq/m^2]を超えるモギリョフ州の成人において有意に多く発生した(Podpalov, 1994)。子どもの高血圧にはセシウム 137 の取り込み量との相関が見られた(Bandazhevskaya, 2003; Kienya and Ermolitsky, 1997)。

8. 放射能汚染地域に住む4歳から16歳の子どもの脳血管は,健康な子どもよりもろくなっていた。調査対象とした汚染地区はゴメリ州のナロヴリャ,ブラーギン,エリスク,ホイニキ各地区,モギリョフ州のチェリコフ,クラスノポーリエ,スラヴゴロド各地区およびブレスト州である(Arynchin et al., 1996, 2002; Arynchin, 1998)。
9. 被曝した親のもとに生まれた子どもにおける循環器系疾患の罹病率が,1993年から2003年にかけて有意に高かった(National Belarussian Report[ベラルーシ公式報告書], 2006)。
10. 1994年から2004年にかけて,ベラルーシの子どもにおける循環器系疾患の発生率が2倍以上に上昇し,高血圧症も6倍に増加した(1994年は子ども10万人あたり4.5例に対し,2004年は27.0例)(Belookaya and Chernenok, 2010)。
11. ベラルーシ公式登録簿のデータによると,ゴメリ州の子どもにおける2000年以降2006年までの循環器系疾患の発生率が,大惨事による汚染の少なかったグロドノ州に比べて2倍高かった(ゴメリ州が10万人あたり455.0±38.0例に対しグロドノ州は218.6±30.2例)(Belookaya and Chernenok, 2010)。
12. ゴメリ州のセシウム137による汚染が1～5 Ci/km^2[=3万7,000～18万5,000 Bq/m^2]の地域に住む女性は,帝王切開による出産時の出血量が,非汚染地域の女性に比べ有意に多かった(Savchenko et al., 1996)。
13. セシウム137による汚染が1～5 Ci/km^{2}を超える地域に住む10歳から15歳の少女たちは,汚染度の低い地域と比較して,血圧の変動で下肢[脚]への血液供給に有意な異常が見られた(Khomich and Lysenko, 2002; Savanevsky and Gamshey, 2003)。
14. ゴメリ州の公式医療統計によると,2002年から2008年にかけて,全被災地域の住民における循環器系疾患の発生率に明らかな上昇(64.2%増)が認められた(Sosnovskaya and Kotova, 2010)。
15. 2002年から2008年にかけて,ゴメリ州のリクビダートルでは循環器系疾患による死亡率が29.9%上昇した(死亡者1,000人あたり10.5例から13.7例へ)。ゴメリ州の被災地域の住民における2008年の死亡原因では,循環器系疾患が大勢を占めていた(53.6%)(Sosnovskaya and Kotova, 2010)。
16. 1993年から2003年にかけて,リクビダートルにおける高血圧症,急性心臓発作,脳血管疾患,および上下肢[腕と脚]のアテローム性動脈硬化症の発生率が,男女を問わず,また若い作業員群も含めて有意に上昇した(National Belarussian Report, 2006)。
17. 1992年から1997年までの観察期間中に,リクビダートルにおける致命的な心血管系疾患の発生率が22.1%上昇した。同時期の一般集団は2.5%増だった(Pflugbeil et al., 2006)。

5.1.2.2. ウクライナ

1. 汚染地域における1996年の循環器疾患罹病率は,ウクライナの他の地域に比べて1.5倍高かった(汚染地域が1万人あたり430例に対しウクライナの全国平均は294例)(Grodzinsky, 1998)。
2. 5～15 Ci/km^2[=18万5,000～55万5,000 Bq/m^2]に汚染された地域に住む子どもの55.2%に,初期のアテローム性動脈硬化症の症状が見られた(Burlak et al., 2006)。
3. 子宮内で被曝した子どもにおいて,心血管系疾患の発生率が有意に高かった(子宮内被曝した子どもが57.8%に対し対照群は31.8%, $p<0.05$)(Prysyazhnyuk et al., 2002a)。
4. 放射能汚染されたキエフ州ポレスコエ地区では,新生児出血性疾患の発生率が大惨事以来,2倍以上になった(Kulakov et al., 1997)。アテローム性動脈硬化症と虚血性心疾患が,避難者や汚染地域の住民の若年層において有

表5.3 ヴォロネジ州の男性リクビダートルにおける心血管系の症状(Babkin et al., 2002)。

パラメータ	リクビダートル (検査対象56人)	汚染地域住民 (検査対象60人)	対 照 群 (検査対象44人)
収縮期動脈圧	151.9±1.8*	129.6±2.1	126.3±3.2
拡張期動脈圧	91.5±1.5*	83.2±1.8	82.2±2.2
虚血性心疾患(%)	9.1*	46.4	33.3
脳卒中(%)	4.5*	16.1*	0
頸動脈壁厚(mm*)	1.71±0.90*	0.81±0.20	0.82±0.04
過重遺伝(%)	25	25	27.3

*対照群と比べて統計的有意差がある。

意に多く認められる(Prokopenko, 2003)。

5. リクビダートルにおける自律神経循環器系失調症*7(頻脈,甲状腺機能亢進症,および神経症)の罹病率は,大惨事後の10年間,ウクライナ平均を16倍上回っていた(Serdyuk and Bobyleva, 1998)。

6. 大惨事の4年後から5年後にかけての検診と8年後から11年後にかけての検診で,ジトーミル州から避難した,十代の少年少女を含む子どもの50%以上に,心筋と脳血管における機能障害(心筋血流の減少,心機能障害による脳の血液循環異常)の進行が観察された(Kostenko, 2005)。

7. 兵士のリクビダートル1,435人における心血管系異常の発生率が上昇し,2006年には1985年の5.4倍,高血圧症は26倍に達した(Kravchenko et al., 2006)。

5.1.2.3. ロシア

1. ブリャンスク州の重度に汚染された3地区では,子どもにおける循環器系疾患の罹病率が全国平均の3倍から5倍も多い(Komogortseva, 2006)。

2. 放射能汚染されたオリョール州のムツェンスク,ボルホフ両地区において,新生児出血性疾患の発生率が大惨事以前に比べて倍増している(Kulakov et al., 1997)。

3. カルーガ州のリクビダートル家庭に生まれた10歳までの小児において,循環器疾患の発生率が小児州平均の2倍だった。この数値はロシア全国医学・被曝登録によるロシア全体のリクビダートルの子どもに近い(Tsyb et al., 2006b)。

4. リクビダートルの循環器系疾患罹病率が,1986年以降1994年までに23倍に増加した(Baleva et al., 2001a)。ブリャンスク州のリクビダートルにおける罹病率は,1995年から1998年にかけて2.2倍増加した(Fetysov, 1999b)。別のデータによれば,1991年から1998年にかけての罹病率は1.6倍の増加だった(Byryukov et al., 2001)。大惨事の約13年後,リクビダートルの心血管系罹病率は対応する一般集団の4倍だった(National Russian Report[ロシア公式報告書], 1999)。

5. リクビダートルの健康状態は対照群とは有意に異なり,血圧は高く,虚血性心疾患が多く,アテローム性動脈硬化に特有の心筋の肥厚を生じている。ヴォロネジ州の汚染地域に住むリクビダートルは,脳卒中(脳血管障害)だけでなく虚血性心疾患の症例数も対照群と異なる(表5.3)。

6. 1986年4月から6月にかけて作業に従事した多数のリクビダートルにおいて,大惨事の10年後,高血圧症の発生率が上昇した(Kuznetsova et al., 2004)。検査した全リクビダートルに収縮期血圧の上昇が特徴的に見られた(Zabolotny et al., 2001)。

7. 1991年から1998年にかけて,リクビダートルにおける虚血性心疾患の発生率が20%から58.9%へと3倍に増加した(Zubovsky

and Smirnova, 2000)。15年間の観察期間に118人のリクビダートルの3分の1が虚血性心疾患を発症した(Noskov, 2004)。1993年から1996年にかけて，別のリクビダートル群において虚血性心疾患が14.6%から23.0%へと有意に上昇したことが明らかになった(Strukov, 2003)。リクビダートル群と汚染地域の一般集団において，虚血性心疾患の罹病率および発生率が増大し続けている(Khrysanfov and Meskikh, 2001)。

8. 検査した全リクビダートルに，脳のウィリス輪(大脳動脈輪)における動脈の緊張低下が特徴的に見られた(Kovaleva et al., 2004)。

9. 1986年と1987年に作業に従事したリクビダートルのうち，検査を受けた人の大多数に脳の血液循環不全(神経循環不全)が認められ，そのような症例は増えつつある(Romanova, 2001; Bazarov et al., 2001; Antushevich and Legeza, 2002; Kuznetsova et al., 2004; 他)。これらの病変は主として小動脈や細動脈の疾患によって生じ(Troshyna, 2004)，若いリクビダートルにより多く発生した(Kuznetsova et al., 2004)。リクビダートルの脳における血液循環不全は循環不全脳症(DCE)とも呼ばれ，中枢神経系を機能的・器質的に破壊する脳血管の慢性病態と定義される。DCEは2000年，ロシア人リクビダートルにおける器質的脳循環障害症例の40%に認められた。この病態はチェルノブイリに由来する低線量の放射能による影響に特有で，国際的疾病分類には記載されていない(Khrysanfov and Meskikh, 2001)。

10. リクビダートルと汚染地域の住民の双方に，高血圧症が際立って多く認められる。リクビダートルにおける2000年の症例では高血圧症が25%を占めていた(Khrysanfov and Meskikh, 2001)。あるリクビダートル群では，1993年に18.5%だった高血圧症の罹病率が1996年には24.8%まで上昇した(Strukov, 2003)。高血圧症はリクビダートルの子どもたちに，さらに高率で認められる(Kulakov et al., 1997)。

11. 当初1993年から1994年にかけて検査したのと同じ多人数のリクビダートル群において，2000年から2001年にかけての2度目の評価で腕頭動脈のアテローム性動脈硬化が数例認められた(Shamaryn et al., 2001)。

12. リクビダートルの左心室質量は，血圧が正常であるにもかかわらず有意に大きかった(Shal'nova et al., 1998)。

13. リクビダートルにおける心血管系の異常は，大惨事後，長期にわたって続くことが多かった(Shamaryn et al., 2001; Khrysanfov and Meskikh, 2001; Kuznetsova et al., 2004)。

14. 検査したリクビダートル全員に眼の血液循環の異常が認められた(Rud' et al., 2001; Petrova, 2003)。また，リクビダートルは血管壁の耐菌性が弱まっていた(Tlepshukov et al., 1998)。

15. 虚血性心疾患を患うリクビダートルは，同年代の虚血性心疾患患者一般とは多くの血流パラメータが有意に異なる(Talalaeva, 2006)。

16. 1998年にはモスクワ近郊在住のリクビダートル群(検査対象209人)の65.5%において，5年後の2003年には同じリクビダートル群(同129人)の83.7%において，心血管系の疾患が認められた。このような健康状態の悪化は，1986年に事故処理作業に従事したリクビダートルに，より顕著である(Shirokova et al., 2010)。

5.1.2.4. その他の国

モルドバ[旧ソ連の共和国]：首都キシナウ在住のリクビダートルにおいて，ここ数年，心血管系疾患が3倍の増加を示しており，発生率はいまでは対照群の2倍である。検査したリクビダートルの約25%が大動脈壁の肥厚，22%が左室肥大を生じていた(Kirkae, 2002)。

5.1.3. 結 論

血液，造血器，および循環器系の疾患は，間違いなく，避難者，移住者，リクビダートルとその子どもたちなど，チェルノブイリ由来の放射能によって汚染された地域の人びとの総罹病率において重要な一角を占めている。血液および循環器系の病理はその全貌が明らかになるにはほど遠い状態だが，これらの機能的障害に共通する原因の1つが，血管(の内側を覆う)内皮の放射線による破壊にあることは明らかだ。

チェルノブイリ事故に由来する放射能汚染の深刻な影響によって，血液および循環器系の罹病率が上昇していることは疑いない。

5.2. 遺伝的変化*6

生殖細胞も体細胞も，そのゲノムに生じる変化によってさまざまな疾病の出現が決定され，特徴づけられる。電離放射線はゲノム構成を損なう原因となる。チェルノブイリ大惨事による膨大な集団被曝線量*2(1億2,700万～1億5,000万人・ラド)がもたらす悪影響は，この先何世代にも及ぶだろう。これによってゲノム構成が変更され，種々の突然変異，たとえばゲノム変異(染色体*6の数の変化)，染色体突然変異(転座，欠失，挿入，逆位など染色体構造の損傷)，そして小さな突然変異(点突然変異)が生じている。

大惨事の25年後までに，チェルノブイリ事故による追加被曝[環境放射線による被曝と医療被曝を除く付加的な被曝]と遺伝的損傷を関連づけるデータが公開された。本節では，大惨事によって生じた種々の突然変異(5.2.1を参照)だけでなく，続く世代，つまり被曝した親のもとに生まれた子どもたちの，遺伝による先天性発生異常(5.2.4を参照)と健康状態(5.2.5を参照)についてのデータも紹介する。

5.2.1. 突然変異発生率の変化

過去25年間に，チェルノブイリの放射性降下物によって被曝した染色体の構造や数の変化など，染色体やゲノムにおける突然変異の発生率上昇を示す説得力ある研究が数多く公になっている。蓄積されたデータは，たんぱく質の遺伝的多型とサテライトDNAの変化を示す。

5.2.1.1. 染色体突然変異

電離放射線は染色体の構造全般にさまざまな変化を生じさせる。このうち，不安定型染色体異常(二動原体染色体，環状染色体，無動原体染色体断片)は新しい細胞の産生に伴って比較的早く消滅する一方，安定型染色体異常(個々の染色体の部位で起こる異なる種類の転座)は何年にもわたって保持される。リンパ球を調べることで得られる，体細胞における染色体異常の発生率は，ある生物の染色体が総じてどのような状態にあるかをよく反映するものだ。これは，汚染地域の母親や新生児に二動原体染色体や環状染色体の出現率上昇が見られることによっても裏づけられる(Matsko, 1998)。

末梢血中のリンパ球を組織学的に分析すると，染色体の構造や染色体数の異常が明らかになる。複数の異常をもつ細胞(多重異常細胞)の存在は，プルトニウム[Pu]による影響の大きさを示すと考えてよいだろう(Il'inskikh et al., 2002)。遺伝的多様性を表すもう1つのパラメータとして，いわゆる有糸分裂指数，すなわち細胞100個あたりの有糸分裂数がある。

染色体異常が発生しても必ず疾患に発展するわけではないが，これによりさまざまな型の腫瘍発生*8のリスクが高まったり，体細胞(たとえば血液細胞)だけでなく生殖細胞も損傷されたりする可能性がある。(精子と卵子にある)生殖細胞の染色体構造に見られる異変は，次世代において各種疾患の遺伝的素因[親から子へと受け継がれる遺伝的因子。特に疾病の起こりやすさ]となりやすい。

表5.4　チェルノブイリ大惨事前後の染色体異常のある細胞および染色体異常の出現率（リンパ球100個あたり）（Bochkov et al., 1972, 2001 ; Pilinskaya, 1992 ; Bezdrobna et al., 2002）。

	染色体異常のある細胞	染色体異常数
ウクライナ（1970年代初期）	データなし	1.19±0.06
ウクライナ（1986年以前）	1.43±0.16	1.47±0.19
世界の平均値（2000年）	2.13±0.08	2.21±0.14
キエフ市（ウクライナ）（1998〜1999年）	3.20±0.84	3.51±0.97
チェルノブイリの30キロメートルゾーン（1998〜1999年）	5.02±1.95	5.32±2.10

チェルノブイリ由来の放射性降下物に汚染された全地域で，染色体異常の発生率が有意に高い（Lazjuk et al., 1990 ; Stepanova and Vanyurikhyna, 1993 ; Pilinskaya, 1994 ; Sevan'kaev et al., 1995a ; Vorobtsova et al., 1995 ; Mikhalevich, 1998 ; 他：表5.4）。1980年代まで実施されていた大気圏内核実験により，すでに世界中で染色体突然変異の発生数増加が認められていたが，チェルノブイリ由来の放射性降下物がそれをいっそう押し上げたのである。

5.2.1.1.1.　ベラルーシ

1. 放射線量の高い地域に住む子どもは染色体異常細胞の出現率が比較的高く（Nesterenko, 1996 ; Goncharova, 2000）。大惨事当時6歳未満だった人に遺伝的変化が広く見られる（Ushakov et al., 1997）。モギリョフ州の汚染地域に住む女性と新生児は染色体異常（二動原体染色体や環状染色体）の出現率が対照群より有意に高く，またブレスト州の汚染地域に住む学齢期の子どもは，同様の染色体異常の発生率が，相対的に汚染度の低いミンスクの同年代の子どもに比べ2倍に達する（Lazjuk et al., 1994）。ブレスト州のセシウム137［Cs-137］によって5〜15 Ci/km²［＝18万5,000〜55万5,000 Bq/m²］に汚染された地域で検査を受けた子どもの約52%は，染色体異常細胞数が有意に多い。こうした細胞遺伝学的な変化は，末梢血［毛細血管を流れる血液］における分子遺伝的・細胞生物学的・生化学的な変化を伴っている（Mel'nov and Lebedeva, 2004）。
2. 大惨事後もベラルーシの汚染地域に住み続けていた親のもとに，1994年に生まれた79人の子どもにおけるDNA突然変異の平均発生率は，105人の対照群（英国の家庭に生まれた子ども）の2倍以上だった。子どものDNA突然変異発生率は，親が住んでいた地域の放射能汚染濃度と相関がある（Dubrova et al., 1996, 1997, 2002）。
3. 大惨事の1年後と2年後に同じ子どもを検査したところ，染色体異常数が有意に増加していた（1987年は5.2±0.5%，1988年は8.7±0.6%）。この評価の際に，2つから4つの異常をもつ多重異常細胞の数にも有意な増加が認められた（1987年は16.4±3.3%，1988年は27.0±3.4%）。このうち3つから4つの異常をもつ細胞は，相対的に汚染度の高いホイニキ地区とブラーギン地区の子どもにおいて特に出現率が高かった（Mikhalevich, 1998）。
4. 大惨事の5年後から7年後に放射能汚染のあるゴメリ州チェチェルスク市で生まれた子どもに，染色体異常細胞の増加が認められた（Ivanenko et al., 2004）。
5. 同一の人びとの血液細胞における二動原体染色体と環状染色体の出現率に，大惨事の前後で6倍の増加が見られた（Matsko, 1998）。
6. 放射線被曝から何年も経った後に，リクビダートルの末梢血中リンパ球の小核数が増加した（表5.5）。

5.2.1.1.2.　ウクライナ

1. 3歳までに被曝した5,000人以上の小児を検査したところ，染色体異常のある細胞数や，安定型および不安定型染色体異常の数が事故直後からの数年間で増加した（Stepanova and

表 5.5　大惨事の 15 年後におけるベラルーシ人リクビダートルのリンパ球小核数(Mel'nov, 2002)。

放射線量 Gy	小核の出現率(細胞 1,000 個あたり)*	
	リクビダートル(47.6±1.3 歳)	対照群(40.8±1.7 歳)
0.01	2.7± 1.1	15.2± 2.3
0.1	24.9± 4.4	29.4± 2.6
0.2	45.4± 5.0	47.1±15.4
0.3	69.6±10.3	47.2±12.2
0.4	108.0±16.0	67.2±14.1
0.5	149.9±21.1	108.0±26.0

*すべての差が統計的に有意。

Skvarskaya, 2002; Stepanova et al., 2002a, b)。

2. 子宮内で被曝した子どもは，染色体異常のある細胞と染色体異常の出現率が有意に高い(Stepanova et al., 2002a, b; Stepanova et al., 2007)。

3. プリピャチ市から避難した子どもは，大惨事の 10 年後における染色分体異常の発生率が，1 人ひとりを見ても(細胞 100 個あたり 0.5〜5.5 個)，集団として見ても(同 1.2〜2.6 個)高かった(Pilinskaya, 1999)。セシウム 137 による汚染が 15 Ci/km²[＝55 万 5,000 Bq/m²]に達するナロジチ村の子どもは，不安定型染色体異常の発生率が 10 年以上にわたってほとんど変わらない一方，安定型染色体異常の発生率は上昇した(Pilinskaya et al., 2003a)。

4. リクビダートルの子どもたちに染色体異常細胞の出現率上昇が見られる(Horishna, 2005)。

5. 「サマショール(自発的帰郷者)」，すなわち立ち入り禁止の 30 キロメートルゾーン［強制退避区域］に戻った人びとの染色体異常細胞と多重異常細胞の出現率が，大惨事の 12 年後から 15 年後にかけて有意に上昇した(表 5.6，表 5.7，表 5.8)。1 ヒット無動原体染色体の出現率と，2 ヒット二動原体染色体および環状染色体の存在(表 5.6 を参照)は，低放射線量，つまり線エネルギー付与の小さい放射線(いわゆる低 LET 放射線)に長期にわたり曝された影響を示している。

6. 30 キロメートルゾーンから避難した人びとにおける不安定型染色体異常の発生率は，避難後最初の 1 年間は対照群を有意に上回ったが，その後の 14 年間に徐々に下がった。このような細胞遺伝学的損傷の発生率は性別に左右されず，また二動原体染色体と環状染色体の出現率には汚染地域での居住期間との相関が見られた(Maznik, 2004)。

7. 土壌中のセシウム 137 濃度*[1]が 11 万〜86 万 Bq/m² の汚染地域に住む調査対象者の大多数と，避難した若年男性において，末梢血リンパ球中の安定型染色体異常の発生率が有意に高かった(Maznik and Vinnykov, 2002; Maznik et al., 2003)。

8. 放射線に誘発された細胞遺伝学的な影響は，検査を受けたリクビダートルの 30%から 45%において，大惨事の 10 年後から 12 年後の時点でも継続していた。二動原体染色体と環状染色体は，細胞 100 個あたり 0.5 個から 1 個の出現率で安定化し(対照群は 0.2 個)，安定した細胞への細胞遺伝学的変化の発生率も上昇し，細胞 100 個あたり 0.5 個から 4.5 個になった(対照群は 0.1 個)(Pilinskaya, 1999)。

9. リクビダートルにおける安定型染色体異常の発生率は，大惨事の 10 年後から 15 年後でも高率のままだった(Mel'nikov et al., 1998; Pilinskaya et al., 2003b)。

10. リクビダートルの子どもたちに遺伝的不安定性［環状染色体など。詳細は 5.2.1.1 を参

表 5.6 「サマショール」およびキエフ州の住民におけるさまざまな染色体異常細胞の出現率(リンパ球100個あたり) (Bezdrobna et al., 2002)。

各種染色体異常	出現率(細胞100個あたり)	
	「サマショール」	キエフ州の住民
染色分体		
切　断	3.01±0.24	2.31±0.12
転　座	0.13±0.04	0.02±0.01
総　数	**3.14±0.24**	**2.33±0.12**
染色体		
断　片	1.59±0.20	0.89±0.12
欠　失	0.02±0.02	0.04±0.02
二動原体染色体および環状染色体	0.33±0.06	0.13±0.03
(断片を伴う)	(0.22±0.05)	(0.08±0.03)
(断片を伴わない)	(0.10±0.03)	(0.05±0.02)
異常な一動原体	0.23±0.05	0.12±0.03
総　数	**2.16±0.24**	**1.18±0.13**

表 5.7 1998～1999年および2001年に調査した同一の「サマショール」20人の染色体異常発生率(リンパ球100個あたり)(Bezdrobna et al., 2002)。

各種染色体異常	発生率(細胞100個あたり)	
	1998～1999年	2001年
染色分体		
切　断	3.0±0.33	3.43±0.40
転　座	0.16±0.07	0.29±0.07
総　数	**3.17±0.33**	**3.82±0.45**
染色体		
断　片	1.77±0.30	0.79±0.14*
欠　失	0.025±0.025	0.07±0.03
二動原体染色体および環状染色体	0.39±0.09	0.45±0.09
(断片を伴う)	(0.29±0.081)	(0.27±0.06)
(断片を伴わない)	(0.10±0.04)	(0.18±0.06)
異常な一動原体	0.32±0.08	0.25±0.06
総　数	**2.58±0.35**	**1.63±0.16***

*p<0.05。

表 5.8 キエフ州(ツクフィナ)の30キロメートルゾーン,およびゴメリ州(ベラルーシ)の重度汚染地区における染色体異常発生率の比較(リンパ球100個あたり).1986～1988年(Bezdrobna et al., 2002; Mikhalevich, 1998)。

	検査人数	検査細胞数	染色体異常	染色体異常のある細胞数
30キロメートルゾーン	33	1万1,789	5.0±2.0	5.3±2.1
キエフ州	31	1万2,273	3.2±0.8	3.5±1.0
ゴメリ州	56	1万2,152	6.4±0.7	8.7±0.6

照]が認められる(Stepanova et al., 2006b)。

5.2.1.1.3. ロシア

1. 子宮内で被曝した子どもは,メルトダウン [炉心溶融]よりずっとあとに生まれた子どもに比べて染色体異常細胞の出現率が有意に高かった(Bondarenko et al., 2004)。

2. 放射能汚染された地方に住む子どもの大多数は,ゲノム DNA 修復の指数が低い

表5.9 汚染地域(セシウム137が11万1,000～20万Bq/m²)に住む十代の少年少女を含む子どもにおける大惨事から17年後の染色体異常発生率(Sevan'kaev et al., 2005)。

	染色体異常(細胞100個あたり)	
	汚染地域	対照群
無動原体染色体断片	0.40	0.22
二動原体染色体および環状染色体	0.04～0.19	0.03

(Bondarenko et al., 2004)。

3. セシウム137の検出値が10万～100万 Bq/m²のブリャンスク州とカルーガ州の汚染地域に住む1,200人の子どもを，1989年から1994年にかけて検査したところ，不安定型染色体異常(二動原体染色体と環状染色体)の出現率が有意に高いことがわかった。この異常染色体の出現率と地域の汚染には相関があった(Sevan'kaev et al., 1995a, b, 1998)。

4. ブリャンスク州ノヴォズィプコフ地区の子どもに，染色体異常の発生率上昇が認められた(Kuz'myna and Suskov, 2002)。

5. 大惨事の5年後から7年後にかけてオリョール州の放射能汚染されたムツェンスク地区およびボルホフ市で生まれた子どもに，染色体異常の発生率上昇が認められた(Ivanenko et al., 2004)。

6. 大惨事後にセシウム137の汚染値が5 Ci/km²[＝18万5,000 Bq/m²]超の地域で生まれた子どもは，(種痘ウイルスの再活性化とその結果生じた突然変異生成の検査によると) DNA修復活性が損なわれていた(Unzhakov et al., 1995)。

7. 新生児における染色体異常のある細胞，ならびに染色体異常(染色体断片の対と環状染色体の対)の数と，指標とする染色体の切断の頻度は，誕生時の放射線量および放射線量率と相関があった(Kulakov et al., 1993)。

8. 大惨事の17年後，11万1,000～20万Bq/m²の濃度でセシウム137に汚染された地域において，十代の少年少女を含む子どもの30%から60%に染色体異常細胞の増加が見られた(表5.9)(Sevan'kaev et al., 2005)。

9. 子どもの精神運動発達遅滞，先天性欠損，微小な奇形，動原体付近のC-ヘテロクロマチンの極端な増加と，汚染地域での居住(1991年から1997年までブリャンスク州，トゥーラ州およびカルーガ州に居住)には相関関係が認められた(Vorsanova et al., 2000)。

10. セシウム137の汚染値が3 Ci/km²[＝11万1,000 Bq/m²]以上のチェルノブイリ地域の住民において，染色体異常細胞の出現率が非汚染地域の住民の2倍から4倍に達した(Bochkov, 1993)。

11. 重度に汚染されたブリャンスク州ノヴォズィプコフ地区，クリンツィ地区，トゥーラ州ウズロヴァヤ市に住み続けていた子宮に腫瘍(筋腫)のある女性において，突然変異したT細胞受容体(TCR)を有するリンパ球および染色体異常の数と，地域の放射能汚染値には相関があった(表5.10)。

12. ブリャンスク州の汚染地域の住民は，相対的に汚染度の低い地域に居住する人びとより染色体異常の発生率が高い(表5.11)。

13. 重度に汚染されたブリャンスク州クリンツィ地区とズルィンカ地区ヴィシュコフ町の住民は，対照群と比べ有意に高い有糸分裂指数を示す(Pelevyna et al., 1996)。

14. オリョール州の4つの汚染地区に居住する15歳から28歳までの248人を検査したところ，二動原体染色体と環状染色体の出現率が対照群の2倍から4倍高い。子宮内で被曝した人びとは，同様の染色体異常の発生率が対照群の5倍も高い(Sevan'kaev et al., 2006)。

15. オリョール州の4汚染地区の住民は，T

表 5.10 トゥーラ州およびブリャンスク州の汚染地域に居住する子宮筋腫のある女性に見られた突然変異細胞と染色体異常の出現率(分裂中期細胞100個あたり)(Tsyb et al., 2006b)。

	検査した分裂中期細胞数	突然変異細胞	染色体異常	汚染程度(Bq/m²)
ノヴォズィプコフ地区(検査対象22人)	データなし	6.2±0.3*	データなし	70万8,000
クリンツィ地区(検査対象97人)	1万8,703	5.3±0.5*	4.27±0.3*	32万2,000
ウズロヴァヤ市(検査対象100人)	1万9,600	4.6±0.3	2.30±0.1	17万1,000
オブニンスク市(検査対象42人)	1万2,779	4.0±0.2	2.12±0.1	対照地域

*対照群との差は有意。

表 5.11 ブリャンスク州の汚染地域の住民における染色体異常細胞の出現率(細胞100個あたり)(Snegyreva and Shevchenko, 2006)。

	検査人数	検査細胞数	染色体異常	うち二動原体染色体
ブリャンスク州	80	2万1,027	1.43±0.08*	0.10±0.02*
対照群	114	5万1,430	0.66±0.04	0.02±0.01

*対照群との差は有意。

表 5.12 リクビダートルのさまざまな集団に見られた大惨事後3ヵ月間の染色体突然変異数(細胞1,000個あたり)(Shevchenko and Snegyreva, 1998)。

集団	検査細胞数	染色体異常	うち二動原体染色体と環状染色体
石棺建設作業員**(検査対象71人)	4,937	32.4±2.5*	4.4±0.9*
放射線管理者(検査対象23人)	1,641	31.1±4.3	4.8±1.7
原子力発電所職員(検査対象83人)	6,015	23.7±2.0	5.8±1.0
車両運転手(検査対象60人)	5,300	14.7±1.7	3.2±0.8
プリピャチ市民(検査対象35人)	2,593	14.3±2.4	1.9±0.8
医師(検査対象37人)	2,590	13.1±2.3	2.7±1.0
対照群(検査対象19人)	3,605	1.9±0.7	0.0

*すべての集団で対照群との差は有意。**石棺とは,むき出しになったチェルノブイリの原子炉を覆う巨大なコンクリート製構造物のこと。

細胞受容体(TCR)と遺伝子座グリコホリン[*6](GPA)における遺伝子突然変異の発生率が対照群より高い(Sevan'kaev et al., 2006)。

16. リクビダートルとプリピャチ市の住民におけるリンパ球と骨髄の染色体突然変異発生率は,大惨事後3ヵ月間の放射線量と相関があり,対照群より明らかに多い(表5.12)(Shevchenko et al., 1995 ; Svirnovsky et al., 1998 ; Bezhenar', 1999 ; Shykalov et al., 2002 ; 他)。

17. リクビダートルにおける不安定型染色体異常(二動原体染色体,無動原体染色体断片,環状染色体)と安定型染色体異常(転座と挿入)の出現率が,大惨事に続く1年間,有意に高かった(Shevchenko et al., 1995 ; Shevchenko and Snegyreva, 1996 ; Slozina and Neronova, 2002 ; Oganesyan et al., 2002 ; Deomyna et al., 2002 ; Maznik, 2003 ; 他 ; 図5.1)。

18. リクビダートルの染色体における転座を伴う細胞の数が,大惨事後の9年間,対照群よりかなり多かった(表5.13)。

19. 大惨事の6年後から8年後にかけて,リクビダートルにおける染色体転座の発生率が対照群より有意に高かった(表5.14)。

20. サロフ市[旧ソ連時代の核秘密都市アルザマス16]のロシア連邦核センターから派遣されていたリクビダートルにおける染色体異常細胞の出現率が,大惨事の6年後から8年後にかけて対照群より有意に高かった(表5.15)。

21. 1,000人のリクビダートルで,大惨事の

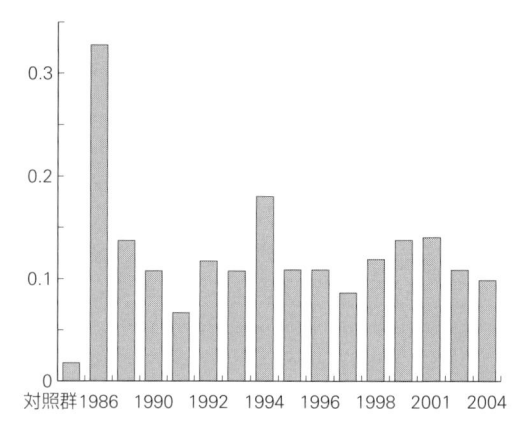

図 5.1 1986 年に作業に従事したリクビダートルにおける大惨事後 18 年間の二動原体染色体の平均出現率（細胞 100 個あたり）(Snegyreva and Shevchenko, 2006)。

表 5.13 1990～1995 年に検査を受けたリクビダートルのリンパ球における染色体異常細胞の出現率（細胞 1,000 個あたり）(Shevchenko and Snegyreva, 1998; Snegyreva and Shevchenko, 2006)。

年	検査人数	検査細胞数	染色体異常	うち二動原体染色体と環状染色体
1990	23	4,268	14.9±1.9*	1.0±0.5*
1991	110	2万77	19.7±1.0*	0.9±0.2*
1992	136	3万2,000	31.8±1.0*	1.4±0.2*
1993	75	1万8,581	34.8±1.4*	0.9±0.2*
1994	60	1万8,179	31.8±1.3*	1.8±0.3*
1995	41	1万2,160	18.8±1.2*	0.4±0.02*
対照群	82	2万6,849	10.5±0.6	0.02±0.01

*対照群との差はすべて有意($p<0.01～0.05$)。

表 5.14 リクビダートルにおける染色体転座の発生率（細胞 100 個あたり）(Snegyreva and Shevchenko, 2006)。

	検査人数	検査細胞数	転座の発生率
リクビダートル	52	4万4,283	1.20±0.16*
対照群	15	2万1,953	0.47±0.09

*$p<0.05$。

表 5.15 サロフのロシア連邦核センターのリクビダートル要員における染色体異常細胞の出現率（細胞 100 個あたり）(Khaimovich *et al.*, 1999)。

	リクビダートル（検査対象 40 人）	対照群（検査対象 10 人）
染色体異常の総数（細胞 100 個あたり）	4.77±0.42	0.90±0.30
うち二動原体染色体	0.93±0.19	0
うち染色体倍数性異常	1.43±0.23	0

10 年後における染色体異常の平均発生率が有意に高く，1986 年に作業に従事したリクビダートルは特に高かった(Sevan'kaev *et al.*, 1998)。

22. 大惨事の 8 年後から 12 年後にかけてリクビダートルの二動原体染色体の出現率が上昇した(Slozina and Neronova, 2002)。1,500 人以上のリクビダートルを検査したところ，

表5.16　ベラルーシの重度に汚染された17地区と，相対的に汚染度の低い30地区における，1987～2004年のダウン症候群発生率（新生児1,000人あたり）（National Belarussian Report［ベラルーシ公式報告書］, 2006）。

	1987～1988	1990～2004
重度汚染地区	0.59	1.01
低汚染地区	0.88	1.08

15年を経過してもなお，二動原体染色体の出現率が対照群より有意に高かった（Snegyreva and Shevchenko, 2002）。

5.2.1.1.4. その他の国々

1. ユーゴスラビア：大惨事後数ヵ月間以内の妊娠によって誕生した新生児において染色体異常細胞の出現率が上昇し，事故前の4.5%（1976～1985年までの平均値）から7.1%になった（Lukic et al., 1988）。
2. オーストリア：大惨事発生前と事故の1年後（1987年）に検査を受けた17人の成人において，染色体異常細胞の出現率が事故前の4倍から6倍に上昇し，同じく大惨事の前後に検査を受けた2人は11倍にも増えていた（Pohl-Rüling et al., 1991）。
3. ノルウェー（北部）：1991年に検査を受けた56人の成人に，対照群と比べて10倍もの染色体異常の増加が認められた（Brogger et al., 1996. Schmitz-Feuerhake, 2006より重引）。

5.2.1.2. ゲノム突然変異

13番，18番，21番トリソミー［通常は2本1組の染色体が3本になること，またそれによる疾患。数字は染色体番号］はいずれも染色体数が増加する突然変異で，放射能汚染地域で多く認められる。

5.2.1.2.1. 21トリソミー（ダウン症候群）

1. ベラルーシ：1981年以降1999年までに発生したダウン症候群（総数2,786例）の年間および月間発生率を分析したところ，1987年のベラルーシ全土における年間発生率の上昇と，1987年1月のミンスク市，ゴメリ州，ミンスク州における月間発生率の上昇が明ら

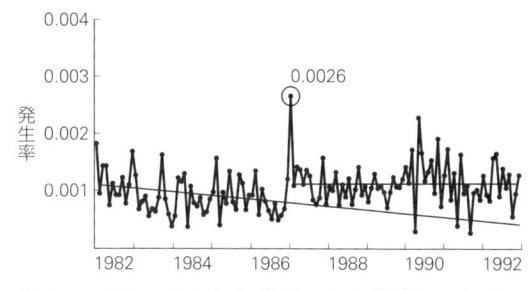

図5.2　1982～1992年のベラルーシにおける21トリソミーの発生率［1万人あたり］（母集団172万30人；検査対象1,791人）。変化点モデルが，1986年12月における統計的に有意な急上昇（p<0.0001）と「2本の折れ線の急激な変化」，および1987年1月のピークを示している（Sperling et al., 2008）。

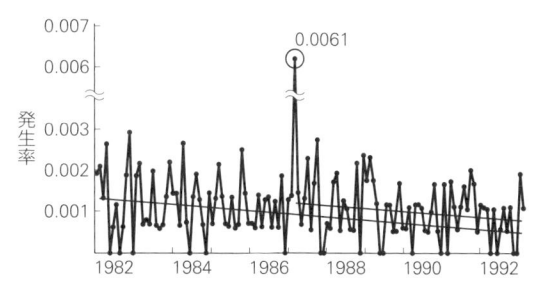

図5.3　1982～1992年の西ベルリンにおける21トリソミーの発生率（母集団21万8,497人；検査対象237人）。変化点モデルが，1986年12月の統計的に有意な急上昇（p<0.0001）と1987年1月のピークを示している（Sperling et al., 2008）。

かになった（Lazjuk et al., 2002）。もっとも汚染のひどかった17地区で1987年から1988年にかけて49%の上昇が見られ（表5.16），全国的には1987年から1994年にかけて17%上昇した（Lazjuk et al., 1997）。さらに詳細な分析によって，ダウン症候群の発生率は1986年12月に急上昇を見せ，ピークは1987年1月だったことが判明した（図5.2）。

2. ドイツ：西ベルリン［事故当時は西ドイツ領］では，1986年5月の妊娠によって生まれた子どもにおいて，ダウン症候群をもった新生児数が2.5倍に増加した（Wals and Dolk, 1990; Sperling et al., 1991, 1994；他：図5.3）。ドイツ南部では，21トリソミーの発生数増加が羊水検査によって確定された（Sperling et al., 1991; Schmitz-Feuerhake, 2006）。

3. スウェーデン：チェルノブイリの放射性核種によってもっとも汚染された北東部で，ダウン症候群をもつ新生児数に30％の増加があった(Ericson and Kallen, 1994)。
4. 英国：チェルノブイリによる汚染地域の1つ，スコットランドのロジアン州において，ダウン症候群をもつ新生児数が倍増した(Ramsey et al., 1991)。

5.2.1.2.2. 13トリソミーと，その他のゲノム突然変異

1. ベラルーシとウクライナの汚染地域で撮影された写真を見ると，パトー症候群(13トリソミー)の特徴をもつ新生児の事例が多数あることがわかる。それらの異常には，多指症(多趾症)，眼の発生異常(小眼球症，先天性白内障，虹彩欠損)，三角頭蓋，口唇口蓋裂，鼻の形成異常などがあった。こうした事例についての統計は存在しない。
2. 放射能汚染地域で生まれた子どもの臨床記録には，ほかにも以下のようなゲノム突然変異として知られる事例が見られる。たとえば，エドワーズ症候群(18トリソミー)，クラインフェルター症候群(過剰X染色体)，ターナー症候群(X染色体欠如)，女性におけるXXX染色体，男性におけるXYY染色体などである。こうした事例についての統計も存在しない。

5.2.2. たんぱく質の遺伝的多型とその他の遺伝性疾患

たんぱく質の遺伝的多型は，個体群内の遺伝的変異性を見る重要なパラメータである。チェルノブイリ事故によって子宮内で被曝し誕生した子どもは，大惨事前に生まれた子どもに比べ，たんぱく質の遺伝的多型のパーセンテージが低い。構造たんぱく質における遺伝的多型のこのような低い数値は，先天性奇形やアレルギーの発生率と負の相関があり，それは現在，貧血症，リンパ節腫脹，感染症の発生が持続してなかなか収まらない一因かもしれない(Kulakov et al., 1993, 1997)。

また被曝した子ども群は，大惨事後の短期ないし長期のDNA修復力も有意に低かった(Bondarenko et al., 2004)。

30キロメートルゾーン内では，爆発の6日後にヒーラ細胞培養の増殖が急激に弱まり(総被曝量0.08 Gyより発現)，この影響は被曝後7細胞世代にわたって続いた。多量の大細胞発生は被曝後20細胞世代以上にわたって持続し，細胞増殖性は24世代も低いままだった(Nazarov et al., 2007)。

セシウム137の汚染値が5 Ci/km²[＝18万5,000 Bq/m²]を超える地域で大惨事後に生まれた子どもは，(種痘ウイルスの再活性化とその結果生じた突然変異生成の検査によると)DNA修復活性が損なわれていた(Unzhakov et al., 1995)。

5.2.3. サテライトDNAの変化

チェルノブイリ由来の放射線による突然変異は，体細胞だけでなく生殖細胞でも増加している。被曝した親のもとに生まれた子どもがベラルーシやウクライナの汚染地域に居住し続けている場合，ミニサテライトDNAにおける小さな突然変異の発生率は英国の子どものほぼ2倍である(Dubrova, 2003)。

5.2.4. 遺伝性の先天性発生異常

先天性奇形と先天性発生異常全体の50％から90％は突然変異によって生ずると推定されている。したがって異常をもった新生児の誕生は，チェルノブイリ事故による追加被曝の影響など，遺伝性疾患の存在を明らかにする可能性がある。遺伝性による発生異常は6,000種類以上が知られている(McKusick, 1998)が，医療統計では，もっともよく見られる約30種の先天性発生異常しか考慮されていない。なかには，新生変異として個体群に新たに出現した先天性発生異常もある。新生変異は，多指症のような先天性発生異常や腕や脚

のサイズの変化，また，いわゆる多重先天性発生異常を決定づける。こうした先天性発生異常は，汚染濃度が 15 Ci/km^2［= 55 万 5,000 Bq/m^2］を超える値で重度に汚染されたベラルーシ国内でより多く発生している（Lazjuk et al., 1999a）。

新生児に生じる遺伝性の先天性発生異常は氷山の一角にすぎない。それらは，配偶子（精子と卵子）個々の発生という前段階や，受精した卵子が着床するまでの期間，また，胚発生の過程でも死滅しなかった突然変異の証左である。

ほとんどの突然変異は初期段階で胚発生を終わらせる（Nykytin, 2005）。したがって，遺伝による先天性発生異常の発生率上昇は，配偶子段階における（数百倍ではないとしても）数十倍の突然変異の発生率上昇を反映するとの仮定は理にかなう。以上のような過程［胚発生の初期段階での死滅］が放射能汚染地域で起きていることは，以下に挙げる事実によって証明される。（a）異常のある精子の増加，（b）胎児の死亡率上昇を反映する自然流産発生率の上昇，（c）［流産により］妊娠を中絶した胎児および先天性発生異常をもつ胎児に見られる新生変異の増加，（d）もっとも汚染度の高い地域で発生する，新生変異と定義されるような先天性発生異常の高い比率（Lazjuk et al., 1999a, b）などである。

5.2.5. 被曝した人びとの子どもたち

被曝した親のもとに生まれた子どもたちの健康状態に比較的問題が多いことを示すデータは，ますます増えている。

1. 1986 年と 1987 年の事故処理作業で 50 mSv 以上被曝したベラルーシ人男性リクビダートルの子どもは，被曝量 50 mSv 未満の男性の子どもより罹病率と先天性発生異常の発生率が高く（**図 5.4**），生まれつき病気をもつ新生児の数も多い（Lyaginskaya et al., 2002, 2007）。
2. 1986 年に被曝したベラルーシ人リクビダートル家庭の子どものうち，1987 年生まれ

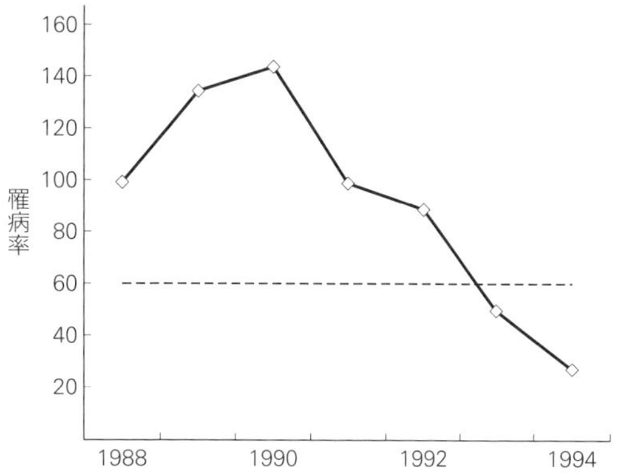

図 5.4　（1986 年と 1987 年に作業に従事した）リクビダートルのうち，1988 年から 1994 年までの期間にロシアの原子力［核］産業に勤務した男性の家庭に生まれた乳児における先天性発生異常の発生率（1,000 人あたり）（Lyaginskaya et al., 2007）。破線は UNSCEAR［原子放射線の影響に関する国連科学委員会］（1988）で示された先天性発生異常の発生率基準値。

の 11 歳児群を対象とした調査で，血液疾患の発生率と免疫状態における有意な差が明らかになった（**表 5.17**）。

3. 被曝した男性のもとに生まれたウクライナの子どもの年間総罹病率が，2000 年から 2005 年にかけての調査期間中，全国平均より高かった（ウクライナの全国平均 1 万人あたり 960〜1,200 人に対し 1,135〜1,367 人）。これらの子どものうち「健康といえる状態」とみなせるのはわずか 2.6% から 9.2% である一方，対照群は 18.6% から 24.6% だった（National Ukrainian Report［ウクライナ公式報告書］, 2006）。
4. 被曝した男性のもとに生まれた子どもには，より多くの先天性奇形と発生異常が認められる（National Ukrainian Report, 2006）。
5. 子宮内で被曝したカルーガ州の子どもは，甲状腺疾患（州平均の 6 倍）や先天性発生異常（同 4 倍）ばかりでなく，泌尿生殖器系，血液循環系，消化器系疾患などさまざまな疾病全般の罹病率が有意に高い（Tsyb et al., 2006a）。
6. リャザン州に住むリクビダートルの子ども

表 5.17　1986 年に被曝したベラルーシ人リクビダートルの家庭に生まれた 11 歳児［1998 年調査時］の 1987 年度医療統計（Arynchin et al., 1999）*。

	リクビダートルの子ども（調査対象 40 人）	対照群（調査対象 48 人）
慢性胃十二指腸炎	17(42.5%)	13(21.7%)
腸内細菌異常増殖症	6(15%)	0
発育不全	8(20%)	2(4.2%)
B リンパ球数**	14.1±0.7	23.3±1.9
T リンパ球数**	16.9±1.1	28.4±1.6
免疫グロブリン G 濃度(g/liter)	9.4±0.4	14.2±0.7

*すべての差が有意。**血液 1 μl［100 万分の 1 liter］あたり。

表 5.18　ブリャンスク州に居住するリクビダートルの子どもの疾病に関する最初の報告（1,000 人あたりの罹病率）（Matveenko et al., 2005）*。

疾　　病	症　　例　　数		
	1988〜1990	1991〜1995	1996〜2000
血液および造血器の疾患	52.2	30.6	8.3
精神疾患	0	5.9	12.2
腫　瘍	0	0	3.3
呼吸器系疾患	790	1,009	1,041
消化器系疾患	5.3	59.2	93.7
筋肉および骨の疾患	0	16.2	75.9
泌尿生殖器系疾患	5.3	14.7	20.5
感染症および寄生虫症	15.9	83.6	71.5
合　　計	1,052	1,343	1,667

*時間の経過とともに明らかな傾向が見られる疾病を記載。

において，生まれつき病気のある新生児や先天性発生異常，2,500 g 未満の低出生体重，子宮内での発育遅延などの発生率が上昇し，罹病率が高まるとともに免疫不全も増加した（Lyaginskaya et al., 2002, 2007）。

7. カルーガ州に住む 10 歳までのリクビダートルの子どもにおいて，甲状腺疾患が州平均の 5 倍，先天性発生異常は 3 倍，精神疾患は 4 倍，循環器系疾患は 2 倍にまで発生率が上昇し，慢性疾患の発生率も高かった（Tsyb et al., 2006a）。

8. リクビダートルの子どもは慢性喉頭疾患，赤血球の変形，中枢神経系機能障害の発生率が高く，複数のう歯［虫歯］や慢性カタル性歯肉炎，歯の形態異常も多い（Marapova and Khytrov, 2001）。

9. リクビダートルの子どもは，染色体異常（欠失，逆位，環状染色体，同腕染色分体，単一断片，ギャップ）と倍数体細胞の出現率が相対的に高い（Ibragymova, 2003）。「……（トゥーラ州に住む）事故処理作業員たちの家族には，チェルノブイリ大惨事以降 473 人の子どもが生まれた。その子たちはとても興奮しやすく，ひと目で他の子どもと違っていた。理由もなく泣き，なかなかじっとしていることができない……」（Khvorostenko, 1999）。

10. リクビダートルの子どもは消化器系，呼吸器系，神経系，および内分泌系疾患の罹病率が高く，先天性発生異常や遺伝性疾患も相対的に多い。また，感染症の発生率も上昇している（Ponomarenko et al., 2002）。

11. 1987 年以降 1999 年までに生まれたブリャンスク州のリクビダートルの子ども 455 人で，1988 年から 2000 年にかけて総罹病率

表5.19 ブリャンスク州に住むリクビダートルの子どもと同州の子ども全体における1996～2000年の疾病発生率（1,000人あたり）(Matveenko et al., 2005)。

疾病	リクビダートルの子ども		ブリャンスク州の子ども
	ブリャンスク州平均	ロシア(RSMDR*)	
循環器系疾患	6.7	19.7	3.5
精神疾患	12.2	25.1	3.3
消化器系疾患	93.7	83.0	68.7
筋肉および骨の疾患	75.9	45.8	43.2
先天性異常	11.6	12.6	3.0

*ロシア全国医学・被曝登録。

の上昇が認められた（表5.18）。この一覧を見ると，血液と造血器における疾患の発生率が下がる一方で，その他の全疾病の発生率が有意に上昇していることは一目瞭然だ。ブリャンスク州のリクビダートルの子どもの罹病率を，同地域の他の子どもと比べるとその違いはもっと明白になる。表5.19にブリャンスク地域の子ども全体とリクビダートルの子どもとの疾病発生率比較を示す。

12. ロシア人リクビダートルの子どもには細胞性免疫の低下があり，低下は絶対的および相対的な細胞パラメータの下降によって裏づけられる。子どもたちは細胞性免疫が相対的に増加している（Th2細胞数が相対的に多く，免疫グロブリンA濃度がやや低い。また，基礎的好中球活性は増加している（Kholodova et al., 2001）［免疫系については5.4を参照］。

13. リクビダートルの子どもや子宮内で被曝した子どもは安定型染色体異常の発生率が相対的に高く，修復能力が低く，個々の異型接合が減少している（Sypyagyna, 2002）。

1945年に2発の原爆で被曝した日本人の2世代目，3世代目の子どもたちは，循環器系疾患と肝機能不全は対照群の10倍，呼吸器系疾病は3.3倍も多く罹患した（Furitsu et al., 1992）。チェルノブイリ事故で被曝した人びとの子どもたちが経験している数々の健康問題も，後々の世代にまで尾を引くだろう。

5.2.6. 健康状態の指標としての染色体異常

大惨事が引き起こした染色体変異の発生について，国際原子力機関（IAEA）と世界保健機関（WHO）は（チェルノブイリ・フォーラム2005で），これらの変異はいかなる点においても健康状態に影響を与えないとしたが，それは科学的に見て真実ではない。末梢血中の細胞で観察される染色体の変異は，遺伝的および個体発生的な過程に対する総合的な損傷の反映とみなせるからだ。染色体異常の発生率と数多くの病態のあいだには相関がある。チェルノブイリの汚染地域にはそうした関連を示す例が数多く認められる。以下にその一部を挙げる。

1. リクビダートルの88%に見られる染色体異常細胞の出現率は，精神病理学的疾病や続発性免疫抑制の重症度と符合する（Kut'ko et al., 1996）。

2. 染色体異常細胞の出現率は精神病理学的症状を患う人に目に見えて高く，染色分体異常細胞の出現率は無力症や強迫恐怖症候群を患う人に明らかに高い（Kut'ko et al., 1996）。

3. 二動原体染色体および染色分体交換の出現率と，先天性発生異常とのあいだには相関がある（Kulakov et al., 1997）。

4. 染色体切断の発生率は，甲状腺機能低下や，胚発生に関係する多くの奇形と相関がある（Kulakov et al., 2001）。

表 5.20 染色体異常細胞の出現率別、ロシア人リクビダートル群における抗酸化特性の平均値一覧(Baleva et al., 2001a)。

	対照群	染色体異常発生率別のリクビダートル群				
染色体異常の発生率 (細胞100個あたり)	0.11	0.18	0.68	1.15	1.66	2.64
GT	16.70	823.82	17.57	824.50	21.98*	25.66*
SOD	113.12	115.23	120.09	101.08*	136.5	107.76
Hem 1	6.78	7.86	11.14*	5.59	7.74	6.70
Hem 2	7.27	9.22	10.99*	5.88	6.86	8.17
MDA 1	2.08	2.41	2.74*	1.88	2.67*	1.83
MDA 2	2.07	2.58*	2.28*	2.10	2.88*	1.85
t_1	1.01	1.37*	1.24	1.39*	1.15	1.50*
CP	1.16	1.01*	0.92*	1.15	1.18	1.20
FR	0.69	1.20*	1.05	1.02	0.92	1.04

GT：糖転移酵素；SOD：超酸化物不均化酵素；Hem 1, Hem 2：造血たんぱく質；MDA 1：赤血球中のマロンジアルデヒド；MDA 2：ポリメラーゼ転写開始後の赤血球中のマロンジアルデヒド；t_1：赤血膜におけるスピン・プローブN1の回転相関時間；CP：セルロプラスミン；FR：g因子2.0をもつフリーラジカル*5。
*p<0.05。

5. 染色体異常のある細胞、対断片(断片が2個)、環状染色体、および染色体切断の出現率は、新生児における免疫制御系失調の発生率と符合する(Kulakov et al., 1997)。

6. 新生変異で定義づけられる先天性奇形の発生率は、汚染値が15 Ci/km²[= 55万5,000 Bq/m²]以上の地域で有意に高い(Lazjuk et al., 1998)。

7. 染色体異常数、小核数、および点突然変異の出現率は、甲状腺がんを患う子どもにおいてかなり高い(Mel'nov et al., 1999; Derzhits-kaya et al., 1997)。

8. 放射能汚染地域に住む人は、腫瘍細胞ばかりでなく「正常な」組織でも染色体異常細胞の出現率が高い。

9. 精子の構造異常の発生率と、染色体異常の発生頻度には相関がある(Kurilo et al., 1993; Vozylova et al., 1997; Domrachova et al., 1997; Evdokymov et al., 2001)。

10. 染色体異常の発生状態が異なるリクビダートル群において、抗酸化物質の活性度と染色体異常細胞の出現率に相関が見られる(表5.20)。

11. 熱性感染症の罹病率と染色体異常の発生率には相関がある(Degutene, 2002)。

12. ブリャンスク州およびトゥーラ州の汚染地域において、異常細胞および多重異常細胞の出現率と子宮筋腫の発達に相関が見られる(Ivanova et al., 2006)。

13. リクビダートルに見られる心血管および胃腸疾患の発生率は、染色体異常細胞の出現率と相関がある(Vorobtsova and Semenov, 2006)。

これまでに述べた相関関係のすべてが染色体損傷の増加を裏づけるものであり、こうした相関が汚染地域のいたるところで観察できる。これは遺伝的リスクの増大とともに、多くの疾病の発生リスクの尺度にもなる。

5.2.7. 結論

体細胞染色体の突然変異や先天性奇形を引き起こす突然変異、たんぱく質の遺伝的多型、またミニサテライトDNAの突然変異は、チェルノブイリから放出された放射性核種によって起こる遺伝的変化のごく一部である。チェルノブイリに起因する遺伝的変化の圧倒的大多数は、何世代も先まで表出しないだろう。科学的手法が進歩すれば、他の遺伝的変化についてさらに詳細な評価がなされるだろう。いま明らかなのは、細胞のゲノム構

成における変化が，チェルノブイリ大惨事の最初の危険な兆候だったことだ。数々の変化が放射線の放出後数日のあいだに起こり，さまざまな疾患の発生率を上昇させた。

たとえチェルノブイリ事故による放射線が(広島や長崎でのように)短期間しか続かなかったとしても，集団遺伝学の法則に従えば，その影響は何世代にも及ぶことになる(Shevchenko, 2002)。チェルノブイリによる影響として予測された遺伝的損傷は，被曝第1世代においてわずか10％しか表出しなかった(Pflugbeil et al., 2006)。チェルノブイリ由来の放射線は，広島や長崎で放出されたものより遺伝学的にはるかに危険である。なぜなら，チェルノブイリのメルトダウンで放出された放射性核種は量において数百倍も膨大で，種類も多いからだ。

チェルノブイリ大惨事の遺伝的影響は何億人にも及ぶだろう。そうした影響を受けるのは——(a)1986年の爆発当初に放出され，世界中にまき散らされた半減期*3の短い放射性核種に曝された人びと(詳細は第1章を参照)，(b)ストロンチウム90[Sr-90]やセシウム137は放射線量が環境放射線の値にまで下がるのに少なくとも300年を要するところ，それらに汚染された地域に現在住み，これからも住み続ける人びと，(c)プルトニウムやアメリシウム[Am]は，そのきわめて危険な放射能が完全に減衰するのに1,000年単位の時間を要するところ，それらに汚染された地域に今後住むであろう人びと，(d)被曝した親から子へと7世代にもまたがる人びと(たとえチェルノブイリ由来の放射性降下物のない地域に住んだとしても)，などである。

5.3. 内分泌系の疾患

チェルノブイリ由来の放射性降下物は，被曝した人びとの内分泌系のあらゆる部位に深刻な悪影響を及ぼしている。甲状腺は，成人では体内に入った放射性ヨウ素全量の最大40％を，子どもでは最大70％を集積する(Il'in et al., 1989; Dedov et al., 1993)。また，脳下垂体はヨウ素を通常の非放射性ヨウ素の5倍から12倍の水準で能動的に取り込む(Zubovsky and Tararukhina, 1991)。内分泌系のこれら2つの重要な構成器官が，大惨事発生直後から数週間の「ヨウ素期」に過度の放射線に曝露した。

思春期の発来や骨端線の閉鎖など，あらゆる生理機能は複合的な機能を司る内分泌器(膵臓，副甲状腺，甲状腺，副腎，卵巣，精巣)に依存しており，正常な心身の発達を維持するためにはこれらが協調して働かなければならない。チェルノブイリ由来の放射能汚染が内分泌系全体の働きに悪影響を及ぼしてきたのは，このような相互作用によるものである。

身体および知能の正常な発達には，甲状腺が適切かつ適時に働く必要がある。胎児や新生児が甲状腺に損傷を負うと，知的能力が抑えられたまま一生を送ることになるかもしれない。妊婦の場合，副腎皮質ホルモンの一種であるコルチゾールとテストステロンの生合成は，内部被曝の量と相関があった(Duda and Kharkevich, 1996)。汚染地域の子どもは血中コルチゾール値が有意に低かった(Petrenko et al., 1993)。自己免疫性甲状腺炎(橋本病)を患う子どもたち(十代を含む)の自己抗体の測定値と，環境の放射能汚染値には相関が認められた(Kuchinskaya, 2001)。

同様の例を数多く検討したところ，チェルノブイリ由来の放射線が内分泌系に危険な影響を及ぼしたことは明らかだ。しかし，その影響はどれほど大きいのだろう。本節では，そうした問いのいくつかに答える具体的な例を提示する。まず内分泌系疾患に関する研究データを手短に検討し(5.3.1を参照)，その後，チェルノブイリ大惨事に関連する内分泌系疾患の中心的な問題である甲状腺の機能障害を取り上げる(5.3.2を参照)。

5.3.1. 内分泌系疾患のデータの検討

内分泌系の疾患は，チェルノブイリの放射性降下物に曝された地域全体に蔓延している(Baleva

et al., 1996；他多数)。放射能汚染地域の胎児は，通常の胎児に比べて交感神経の活性度が50%低く，副腎皮質の活性度は36%低い。汚染地域で検査した新生児の28%は，生後第1週目の終わりから第2週目の初めにかけて下垂体-甲状腺系の障害が甲状腺の機能障害として表れ，最終的には甲状腺機能低下症により知能と生理機能の双方に異常を伴うにいたった(Kulakov *et al*., 1997)。

5.3.1.1. ベラルーシ

1. 大惨事の数年後に，ベラルーシの全汚染地域で内分泌疾患の急増が認められた(Lomat' *et al*., 1996; Leonova and Astakhova, 1998；他多数)。公式登録簿によると1994年の内分泌系罹病率は10万人あたり4,851例に達した(Antypova *et al*., 1995)。

2. 重度汚染地域の子どもは，血中コルチゾール値が基準値より有意に低かった。コルチゾールはストレスを受けると分泌される副腎皮質ホルモンである(Petrenko *et al*., 1993)。ゴメリ州とモギリョフ州では，臍帯血中のコルチゾール値およびエストリオール値が，セシウム137[Cs-137]による汚染が1〜15 Ci/km²[=3万7,000〜55万5,000 Bq/m²]の地域で，重度汚染地域(15〜40 Ci/km²[=55万5,000〜148万 Bq/m²])より有意に高かった(Danil'chik *et al*., 1996)。ゴメリ州とモギリョフ州では，一見健康そうに見える新生児でも，そのコルチゾール値は汚染が1〜15 Ci/km²の地域で高く，重度汚染地域では低かった(Danil'chik *et al*., 1996)。(コルチゾール，サイロキシン，プロゲステロンなどの)ホルモン分泌障害のある子どもが，重度汚染地域で有意に多かった(Sharapov, 2001)。

3. 重度汚染地域の子どもはテストステロン値が低かった。テストステロンは身体の発達に関係するホルモンで，分泌が少ないと生殖機能障害につながる(Lyalykov *et al*., 1993)。

4. 放射能汚染地域に住む，自己免疫性甲状腺炎のある13歳から14歳の思春期の女児の多くで，月経周期の黄体期における血清中性腺刺激ホルモンの濃度が有意に高く，性的発達が早かった(Leonova, 2001)。

5. 被曝した親のもとに生まれた10歳から14歳の小児を1993年から2003年まで診察したところ，甲状腺腫と甲状腺炎の罹病率が有意に高かった(National Belarussian Report[ベラルーシ公式報告書], 2006)。

6. 大惨事以前には1型糖尿病[生活習慣をおもな素因とする2型糖尿病と異なり，自己免疫の異常が原因の1つと考えられている。小児に多い]がまったく見られなかったいくつかの地域で，大惨事以降，1型糖尿病の発症が認められ，症例数は1986年以来増加している(Marples, 1996)。

7. ゴメリ州とミンスク州では，大惨事後，1型糖尿病の発生頻度が有意に上昇し，発生率がもっとも高いのはゴメリ州のなかでも，もっとも汚染された地区だった(Borysevich and Poplyko, 2002)。

8. 大惨事の6年後に，重度汚染地域における内分泌疾患の発生率が大惨事前の3倍に上昇した(Shilko *et al*., 1993)。1993年から1994年にかけてモギリョフ州スラヴゴロド地区で8,000人以上の子どもを対象に行われた検査でも，診断の第1位は内分泌疾患だった(Suslov *et al*., 1997)。

9. 重度汚染地域からの避難者および重度汚染地域の居住者での，大惨事の9年後における内分泌疾患罹病率がベラルーシの一般集団の2倍だった(Matsko, 1998)。

10. 大惨事後，ベラルーシ全域で1型糖尿病の発生率が有意に上昇し(Mokhort, 2003)，重度汚染地域では増加率がさらに高かった(**表5.21**)。

11. 授乳中の母親102万6,046人の検診記録によると，セシウム137による汚染が1 Ci/km²[=3万7,000 Bq/m²]を超える地域の女性は糖尿病の発生率が有意に高かった(Busuet *et al*., 2002)。

12. ゴメリ州およびヴィテプスク州の汚染度の高い地域に住む女性は，分娩時にT-4ホルモンおよびHCGホルモンの濃度が有意に高く，T-3ホルモンの濃度が有意に低かった(Dudinskaya and Suryna, 2001)。
13. 1993年から2003年にかけて，放射能汚染地域に住む50歳未満の男性と全年齢層の女性において，非中毒性単結節性甲状腺腫と非中毒性多結節性甲状腺腫，ならびに自己免疫性甲状腺炎の罹病率に有意な上昇が認められた(National Belarussian Report, 2006)。
14. 強制退避区域からの避難者における内分泌疾患の罹病率は，大惨事の9年後でさえ一般集団の4倍だった(避難者が10万人あたり2,367例に対し一般は583例)。また，放射能汚染地域の住民では一般集団の2倍だった(同1,125例)(Matsko, 1998)。
15. 放射能汚染が1～5 Ci/km²[=3万7,000～18万5,000 Bq/m²]の地域(ゴメリ市)に住み続けていた若い女性の血清中で，月経周期第1期から第2期にかけては，体内に取り込んだセシウム137の濃度とプロラクチン値に正の相関があり，月経周期第2期には体内のセシウム137の濃度とプロゲステロン値に負の相関があった(Yagovdik, 1998)。
16. ベラルーシのリクビダートルと避難者において，2型糖尿病[遺伝的因子と生活習慣により発症する生活習慣病]および耐糖能異常の患者数が対照群の2.5倍から3倍に増加し，高インスリン血症の患者数は1.4倍から2.3倍に増加した(Aderikho, 2003)。
17. 大惨事の10年後，ベラルーシ人リクビダートルに，下垂体−甲状腺系の機能低下，インスリン機能の低下，下垂体−副腎系の機能低下，さらにプロゲステロン，プロラクチン，レニンの濃度上昇が見られた(**表5.22**)。

5.3.1.2. ウクライナ

1. 1992年から，すべての放射能汚染地域で内分泌疾患(自己免疫性甲状腺炎，甲状腺中毒症，糖尿病)が目に見えて増加し始めた(Tron'ko et al., 1995)。1996年には，汚染が5 Ci/km²[=18万5,000 Bq/m²]を上回る地域で，内分泌疾患がウクライナの一般集団より著しく多かった(Grodzinsky, 1998)。1988年から1999年にかけて，汚染地域における内分泌系疾患の罹病率が最大8倍にまで上昇した(Prysyazlnyuk et al., 2002a)。
2. 内分泌疾患は，放射能汚染地域に住む子どもにおける健康障害の主因だった(Romanenko et al., 2001)。子宮内被曝した女子の約32%が，内分泌系に受けた損傷により不妊になった(対照群は10.5%。$p<0.05$)(Prysyazhnyuk et al., 2002a)。
3. 大惨事から2年以内に，重度汚染地域の住民のあいだでホルモンバランスの乱れが一般的に見られるようになった。汚染地域では男子も女子もインスリン合成が増加し，女子ではテストステロン値が上昇した(Antipkin and Arabskaya, 2003)。
4. ジトーミル州の放射能汚染地域に住む子ど

表5.21 十代の少年少女を含むベラルーシの子どもにおける1型糖尿病の発生率(10万人あたり)，大惨事の前後および放能汚染の度合いによる比較(Zalutskaya et al., 2004)。

年	1980～1986年	1987～2002年
重度汚染地域(ゴメリ州)	3.2±0.3	7.9±0.6*
低汚染地域(ミンスク州)	2.3±0.4	3.3±0.5

*$p<0.05$。

表5.22 ベラルーシ人男性リクビダートルのホルモン濃度*(nmol[ナノモル]/liter)(Bliznyuk, 1999)。

	リクビダートル	対照群
アルドステロン	193.1±10.6	142.8±11.4
コルチゾール	510.3±37.0	724.9±45.4
インスリン	12.6±1.2	18.5±2.6
副腎皮質刺激ホルモン	28.8±2.6	52.8±5.4
プロラクチン	203.7±12.3	142.2±15.2
プロゲステロン	2.43±0.18	0.98±0.20
レニン	1.52±0.14	1.02±0.18

*すべての差が有意。

もにおいて，大惨事に続く3，4年間，脳下垂体－甲状腺系の機能の活性化が観察されたが，5，6年後には安定し，甲状腺機能も抑制された（Sorokman, 1999）。

5. 汚染地域では女子の思春期発来が遅く，女性の月経周期が乱れた（Vovk and Mysurgyna, 1994; Babich and Lypchanskaya, 1994）。ストロンチウム90［Sr-90］とプルトニウム［Pu］に汚染された地域では，思春期の発来が男子で2年，女子では1年遅れた。一方，セシウム137に汚染された地域では性的発達の早発が見られた（Paramonova and Nedvetskaya, 1993）。

6. 被曝した子どもたちにおける内分泌障害の発生率が1988年以降，顕著に上昇した（Luk'yanova et al., 1995）。

7. 放射能汚染地域の妊婦1万6,000人以上を対象とした，1986年から1993年にかけての検診結果を再評価したところ，大惨事後の2年間，甲状腺刺激ホルモンとサイロキシン（TSHおよびT-4）の血中濃度が有意に高かったことが判明した。主要な甲状腺ホルモンの濃度は，1988年から1990年までは正常に近かったが，1991年から1992年にかけてTSH, T-4, T-3の濃度が低下した。1993年には，妊婦と新生児に甲状腺機能亢進症が初めて認められた（Dashkevich et al., 1995; Dashkevich and Janyuta, 1997）。

8. 放射能汚染地域に住む50歳以上の女性のうち，30％程度が潜在性甲状腺機能低下症である（Panenko et al., 2003）。

9. 成人の避難者における内分泌疾患の罹病率は，ウクライナの一般集団と比べて相当に高い（Prysyazhnyuk et al., 2002a）。

10. 大惨事の数年後，放射能汚染地域で糖尿病の発生数に有意な増加が認められた（Gridjyuk et al., 1998）。

11. 大惨事直後の数年間，調査対象とした500人のリクビダートルの過半数に下垂体－副腎系の重大な機能障害が認められた。6年後，関連する測定値は安静時には正常化したが，下垂体－副腎系の機能そのものについては障害が続いた（Mytryaeva, 1996）。

12. 広汎型歯周炎［歯の30％以上に及ぶ歯周炎］にかかったリクビダートルは，パラトルモン，カルシトニン，カルシトリオールなどカルシウム代謝調節ホルモンの値が有意に低かった（Matchenko et al., 2001）。

13. リクビダートルのほぼ全員に特徴的なホルモン系の変化が生じ，まずコルチゾンとインスリンの分泌障害として発現した（Tron'ko et al., 1995）。被曝後5，6年でホルモン系が正常に戻った人もいたが，それと並行し，検査した人の52％以上では，甲状腺炎，糖尿病，肥満症（クッシング症候群）など自己免疫性内分泌疾患の発生頻度が依然として高かった（Tron'ko et al., 1995）。

5. 3. 1. 3. ロシア

1. 大惨事の5，6年後，放射能汚染地域において，エストラジオール，プロゲステロン，ルテオトロピン，テストステロンなどのホルモンにバランスの乱れが広く見られるようになった（Gorptchenko et al., 1995）。

2. 大惨事に続く10年間，汚染地域で内分泌疾患が増加した（Tsymlyakova and Lavrent'eva, 1996）。

3. 内分泌疾患にかかる子供が重度汚染地域で増加した（Sharapov, 2001）。トゥーラ州の汚染地域に住む子どもの場合，2002年の内分泌疾患罹病率が大惨事前の5倍にも達した（Sokolov, 2003）。

4. 内分泌疾患のある子どもの患者数が1995年，ブリャンスク州の全汚染地域でピークに達した。1995年から1998年にかけてその罹病率はいくらか低下したものの，ロシアの全国平均に比べると依然として2倍の高さだった。また，重度に汚染されたゴルデエフカ，ノヴォズィプコフ，クリモヴォ各地区においては，1998年になっても高率のままだった

表 5.23 ブリャンスク州のセシウム 137 による汚染が 5 Ci/km²[＝18 万 5,000 Bq/m²]を上回る地域における子どもの内分泌疾患の総罹病率(1,000 人あたり)，1995～1998 年(Fetysov, 1999b：Table 6.1)。

地 区	症 例 数			
	1995	1996	1997	1998
クリモヴォ	21.6	29.9	25.5	83.3
ノヴォズィプコフ	133.4	54.5	55.0	109.6
クリンツィ	28.9	31.4	34.6	28.9
クラスナヤ・ゴラ	31.4	69.2	41.3	25.3
ズルィンカ	65.0	43.8	49.7	24.9
ゴルデエフカ	410.2	347.5	245.0	158.5
南西部全体*	104.4	97.1	67.2	68.5
州全体	102.2	74.2	47.2	47.3
ロシア全土	21.4	23.4	25.6	データなし

*ブリャンスク州のすべての重度汚染地域。

(表 5.23)。

5. 放射能汚染地域の妊婦のうち計 17.7% に，閉経や不妊に関連するプロラクチン値の有意な上昇が見られた(Strukov, 2003)。

6. カルーガ州は州全体ではブリャンスク州より汚染値が低かったが，汚染地区における思春期の内分泌疾患の罹病率は 1,000 人あたり 5.8 例から 16.1 例と，相対的に汚染度が低い地区に比べ 1.4 倍から 3.2 倍高かった(Borovykova et al., 1996)。

7. カルーガ州に居住するリクビダートルの子どもにおいて，内分泌疾患の罹病率が大惨事の 12 年後に急増し始めた(図 5.5)。

8. 1995 年から 1998 年にかけて，重度汚染地域に住む成人の内分泌疾患総罹病率の増加幅は子どもより大きく，またブリャンスク州のもっとも汚染の激しかった地区の人半において，ブリャンスク州全体およびロシア全土の増加幅よりも顕著に大きかった(表 5.24)。

9. 大惨事の 12 年後，ブリャンスク州の重度に汚染された南西地区に住む成人とリクビダートルにおいて，内分泌疾患の総罹病率が州の平均値を有意に上回った。ブリャンスク州に住むリクビダートルの内分泌疾患罹病率は，ロシア平均より明らかに高かった(表 5.25)。

10. 大惨事の 15 年後，ブリャンスク州の汚染地域における内分泌疾患の総罹病率が州平均

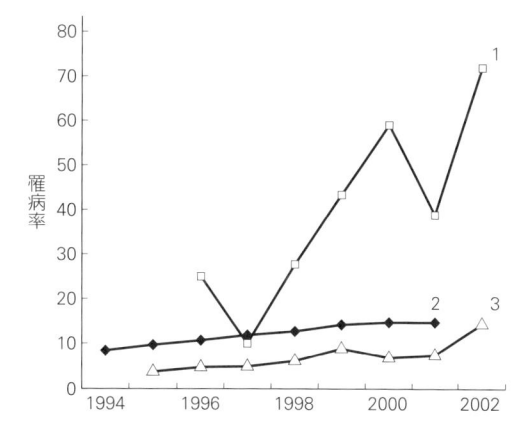

図 5.5 リクビダートルの子どもにおける内分泌疾患および代謝性疾患の発生率(1,000 人あたり)。(1) カルーガ州オブニンスク市に住むリクビダートルの子ども，(2) オブニンスク市の子ども，(3) ロシアの子ども(Borovykova, 2004)。

を 2.6 倍上回った(Sergeeva et al., 2005)。

11. チェルノブイリ原発事故による被曝と，外分泌[前立腺]機能不全，および内分泌[精巣]機能不全とは関連があり，後者には血漿テストステロン値の低下，卵胞刺激ホルモン(FSH)値の上昇，黄体形成ホルモン(LH)値の低下などが含まれる(Byryukov et al., 1993)。

12. ロシア人リクビダートルの内分泌系疾患罹病率が，1986 年から 1993 年にかけて急増した(表 5.26)。

13. 1999 年までに，ロシア人リクビダートルにおける内分泌系疾患の罹病率が対照群の

表 5.24　ブリャンスク州のセシウム 137 による汚染が 5 Ci/km²[＝18 万 5,000 Bq/m²]を上回る地域の成人における内分泌疾患の総罹病率(1,000 人あたり)，1995～1998 年(Fetysov, 1999a：Table 5.1 and 5.2)。

地　区	症　例　数			
	1995	1996	1997	1998
クリモヴォ	70.8	95.5	109.3	112.2
ノヴォズィプコフ	54.5	77.9	67.5	40.9
クリンツィ	48.0	83.2	75.5	74.1
クラスナヤ・ゴラ	38.2	40.4	54.0	81.1
ズルィンカ	33.9	51.4	52.0	57.7
ゴルデエフカ	32.8	46.3	57.6	72.4
南西部全体*	43.2	58.6	64.2	66.6
州全体	32.1	35.0	38.5	41.2
ロシア全土	28.2	29.8	31.2	データなし

*ブリャンスク州のすべての重度汚染地域。

表 5.25　ブリャンスク州のセシウム 137 による汚染が 5 Ci/km²[＝18 万 5,000 Bq/m²]を上回る地域の成人およびリクビダートルにおける内分泌疾患の総罹病率(1,000 人あたり)，1995～1998 年(Fetysov, 1999a：Table 4.1 and 4.2)。

	症　例　数				
	1994	1995	1996	1997	1998
南西地区全体*	49.9	53.3	58.6	64.2	147.4
リクビダートル	92.7	124.5	92.1	153.0	195.0
州全体	31.6	32.1	35.0	38.5	41.2
ロシア全土	27.8	28.2	29.8	31.2	データなし

*すべて重度汚染地域。

表 5.26　ロシア人リクビダートルにおける内分泌疾患の罹病率(1 万人あたり)(Baleva et al., 2001)。

年	1986	1987	1988	1989	1990	1991	1992	1993
症例数	96	335	764	1,340	2,020	2,850	3,740	4,300

10 倍に達した(National Russian Report[ロシア公式報告書], 1999)。

14．下垂体の機能における深刻な異変とホルモン値の変化がリクビダートルに認められた(Drygyna, 2002)。

15．検査した男性リクビダートルの 22% にプロラクチン値の上昇が認められた。このように高いプロラクチン値は通常若い女性にのみ見られる(Strukov, 2003)。

16．女性リクビダートルは，性腺刺激ホルモンおよびステロイド性性ホルモンの値が，一貫して対照群より有意に高かった。またコルチゾール，テストステロン，甲状腺刺激ホルモン(TSH)，トリヨードサイロニン(T-3)，サイロキシンの値にも異常があった(Bezhenar', 1999; Bezhenar' et al., 2000)。

「(…)昨年[1998 年]の夏，ヴヴェデンスキー博士は医師の一団とともに，ゴメリ市(ベラルーシ)から数百 km 離れた「国営ヒムヴォロクノ[化学繊維]工場療養所」を訪れた。チェルノブイリ原子力発電所の事故以来，この療養所はベラルーシでもっとも汚染度の高い地域の子どもたちの保養施設になっている。(…)医師たちは，1986 年以降 1990 年までに生まれた 300 人の少女を調査対象に選んだ。(…)1 年半の調査の結果，医師たちは驚くべき結果を目にした。身長，体重，胸囲，腰囲，下肢周径を測定した結果，チェルノブイリの汚染地域から来た少女たちは，それらすべての測定値が平均値を下回っていた

のだ。しかし，肩幅は平均値を上回り，前腕，肩，脚は非常に毛深かった。

　次の調査で，医師たちはさらに深刻な病理学的変化に直面した。少女はふつう12歳から13歳で初潮を迎える。しかし，調査対象とした300人の少女のうち誰ひとり初潮を迎えた者はいなかった。超音波検査は，この少女たちの子宮と卵巣の発育が不十分であることを示していた。(…)ヴヴェデンスキー博士は次のように語った。「われわれの調査の結果がたまたまの偶然だった可能性はありますが，この300人の少女のなかに内性器がまったくない子が1人いました。(…)［データ不十分な状態で］われわれに科学的な結論を導き出す権限はありませんが，同様の発生異常が1万人の少女のうちの少なくとも3人に見つかったら，生理学上の凄まじい大惨事が起きているといえるでしょう」。しかしながら，医師たちにはさらに綿密かつ大規模な調査を進める資金がない。ヴヴェデンスキー博士のグループは，この異変はホルモンバランスの乱れに起因するという結論に達している。放射線に曝されると，女性の体内に大量のテストステロンが分泌される。テストステロンは男性ホルモンであり，通常であれば女性の体内には非常に少量しか存在しない。しかし，テストステロンが多すぎると，その女性は女性的な特徴を失ってしまうことがある(…)」(Ulevich, 2000)。

5. 3. 2.　甲状腺の機能障害

　胎児の身体および知能の発達には，甲状腺が適切かつ適時に働く必要がある。胎児や新生児が甲状腺に損傷を負うと，知的能力が抑えられたまま一生を送ることになるかもしれない。

　ヨウ素131[I-131]やその他の放射性核種が放出する放射線は腺上皮［気道の内面を被う上皮の一部］を損傷し，結節［しこり］の形成として表れる。自己免疫性甲状腺炎は，被曝によって最初に見られる機能的な影響の1つである(Mozzhukhyna, 2004)。続いて発症しうる甲状腺疾患としては，甲状腺機能低下症および亢進症，粘液水腫，非悪性および悪性の腫瘍[*8]などがある。甲状腺が損傷を負うと，甲状腺で作られるサイロキシン，トリヨードサイロニン，カルシトニンという3つのホルモンの生産量低下につながる。これらのホルモンは成長と発達，体温調節，カルシウム交換[カルシウムの骨への沈着と放出]などを制御する。

　すべての放射能汚染地域で，非悪性の甲状腺疾患が顕著に増加している(Gofman, 1994a; Dedov and Dedov, 1996)。この疾患群に伴う症状としては，創傷や潰瘍が治りにくい，毛髪の伸びが遅い，皮膚の乾燥，虚弱，脱毛，呼吸器感染症にかかりやすい，夜盲症，頻繁な目まい，耳鳴り，頭痛，疲労および無気力，食欲不振(拒食症)，子どもの成長が遅い，男性のインポテンツ，出血の増加(月経過多症を含む)，胃酸の欠乏(塩酸欠乏症)，軽度の貧血などが挙げられる。

　甲状腺機能低下症のなかに，必ずしも疾患としては記録されないが汚染地域で頻繁に見られる以下のような症状がある。顔面浮腫および眼瞼浮腫，寒がり，発汗減少，嗜眠，舌の腫れ，のろのろとした話し方，声が荒れたりしわがれたりする，筋肉痛や筋力の低下および筋肉協調障害，関節のこわばり，皮膚の荒れや乾燥，皮膚蒼白，記憶力が低下し思考力が鈍る，呼吸がしづらい(呼吸困難)，難聴などである(Gofman, 1990；他多数)。

　甲状腺の異変は副甲状腺と密接に関連している。甲状腺の外科手術を受けた人の16%は副甲状腺の機能も損なわれていた(Demedchik et al., 1996)。チェルノブイリ事故による汚染地域では，副甲状腺障害に起因する数多くの症状が観察された。そうした症状としては，男性および女性の性機能低下症，身体的および性的に正常な発達の障害，下垂体腫瘍，骨粗しょう症，脊椎圧迫骨折，胃潰瘍および十二指腸潰瘍，尿路結石，カルシウム胆のう炎などが挙げられる(Dedov and Dedov, 1996; Ushakov et al., 1997)。

5. 3. 2. 1.　ベラルーシ

1. 2000年までに数十万人が甲状腺の病変(結節性甲状腺腫，甲状腺がん，甲状腺炎)により正式に記録された。年間約3,000人が甲状腺の外科手術を必要としている(Borysevich and Poplyko, 2002)。

2. 子どもにおける自己免疫性甲状腺炎の罹病率は，大惨事後の10年間で3倍近くにまで上昇した（Leonova and Astakhova, 1998）。1995年までには，比較的汚染度の低いヴィテプスク州，ミンスク州，ブレスト州でも，自己免疫性甲状腺炎の症例数が明らかに増加した（Khmara et al., 1993）。

3. もっとも汚染の激しかった地域の1つであるゴメリ州では，1993年に検診を受けた子どもの40％以上に甲状腺肥大が認められた。この地域では地方性甲状腺腫が1985年から1993年にかけて7倍に増加し，自己免疫性甲状腺炎は1988年以降1993年までに600倍以上に増加した（Astakhova et al., 1995; Byryukova and Tulupova, 1994）。

4. ゴメリ州ホイニキ市の11歳から14歳までの小児328人を検診したところ，30％に甲状腺肥大が見つかった（Drozd, 2002）。

5. 妊娠3ヵ月以内に子宮内で被曝した子どもは甲状腺が小さく，潜在性甲状腺機能低下症と診断されることが多い（Drozd, 2002）。

6. セシウム137による汚染が1～15 Ci/km^2［＝3万7,000～55万5,000 Bq/m^2］の地域では，在胎4, 5ヵ月の胎児の43％に甲状腺の病変があることが検査によって明らかになった（Kapytonova et al., 1996）。

7. セシウム137による汚染が最大15 Ci/km^2［＝55万5,000 Bq/m^2］だったブレスト州ストーリン地区に住む子宮内で被曝した子どもたちは，被曝から10年以上経っても甲状腺に障害があった。こうした甲状腺障害には，サイロキシン結合グロブリン（T-4）の産出低下，トリヨードサイロニンの産出増加，女子のサイログロブリン産出増加，男子のサイロキシン産出低下などがある（Sychik and Stozharov, 1999a）。

8. ゴメリ州モズィリ地区で検診を受けた子ども3,437人のうち，47％に甲状腺肥大が認められた（Vaskevitch and Chernysheva, 1994）。

9. 自己免疫性甲状腺炎を患う，十代の少年少女を含む子どもの免疫レベルは，居住地区の放射能汚染値と相関関係にある（Kuchinskaya, 2001）。

10. 放射能汚染地域では，自己免疫性甲状腺炎のある少女に性成熟の早発が見られた。これに伴い，少女たちの月経周期の黄体期に性腺刺激ホルモン濃度が有意に上昇していた（Leonova, 2001）。

11. ベラルーシの公式統計データによると，1992年から2003年にかけて，十代の少年少女を含む子どもと青年の甲状腺異常が，ゴメリ州だけでなく他の州でも認められた。成人における甲状腺腫の発症数第1位はヴィテプスク州で，甲状腺機能低下症の1位はモギリョフ州とゴメリ州，自己免疫性甲状腺炎（または慢性甲状腺炎［橋本病］）の1位はヴィテプスク州とゴメリ州である（Health Care in the Republic of Belarus, 2004; Leonova et al., 2010）。

12. 2009年に検診を受けた145人の大学生（24.3±0.23歳）のうち56人（36.8％）に内分泌器の異常が認められた（自己免疫性甲状腺炎が8.3％，小さなのう胞［液体の入っている袋様のもの］を伴う単純性甲状腺腫が8.3％，結節性甲状腺腫が6.2％，甲状腺機能低下症に近い症状が4.2％）。受診者の6.2％が自己免疫性甲状腺炎のリスク群に入っている（Leonova et al., 2010）。

13. ゴメリ州ナロヴリャ地区（セシウム137の汚染度が15～40 Ci/km^2［＝55万5,000～148万Bq/m^2］）に居住する子宮筋腫の患者は，同じ病気のあるミンスクの女性よりもホルモン異常がより顕著である（Vasileva and Raevskaya, 2007）。

14. 笹川プロジェクトの一環として診察を受けた大惨事当時10歳未満だったウクライナ，ベラルーシ，ロシアの子ども11万9,178人に，甲状腺がん62例およびその他の甲状腺疾患4万5,873例が認められた（Yamashita and Shibata, 1997）。

15. 102万6,046人の妊婦において［健診データから］，セシウム137による環境の汚染と甲状腺疾患の発生率とのあいだに有意な相関が認められた(Busuet et al., 2002)。
16. 1993年から2003年にかけて，女性の避難者における非中毒性の多結節性および単結節性甲状腺腫，ならびに自己免疫性甲状腺炎が有意に増加した(National Belarussian Report, 2006)。
17. 1993年以降1995年までにブラーギン地区（ゴメリ州）から移住した十代の少年少女の48%と，ストーリン地区（ブレスト州）から移住した十代の少年少女の17%に甲状腺過形成が認められた(Belyaeva et al., 1996)。
18. チェルノブイリ事故による汚染地域［セシウム137による汚染が1 Ci/km^2(＝3万7,000 Bq/m^2)以上の地域］における甲状腺の病変は，歯肉および歯の疾患と相関があった(Konoplya, 1998)。
19. 1996年，リクビダートルの甲状腺疾患が，成人の一般集団における同疾患の11.9倍もの頻度で認められた(Antypova et al., 1997a, b)。
20. 1986年と1987年に作業に従事した男性リクビダートルにおける甲状腺の解剖学的変化［構造的変化］の発生率を，1992年と1994年で比較すると，1994年のほうが明らかに高かった(表5.27)。

5.3.2.2. ウクライナ

1. 放射能汚染地域では1986年以来継続して甲状腺の機能障害が認められ，1990年以降は慢性自己免疫性甲状腺炎が増加している(Stepanova, 1999; Cheban, 1999, 2002)。
2. 子宮内で被曝した小児だけでなく，生後数週間以内に被曝した小児も，被曝の8年後における甲状腺ホルモンの産出量が少なかった(Gorobets, 2004)。
3. II度の甲状腺肥大のある子どもは，アレルギー，血管の疾患，免疫障害，腸の疾患，う

表5.27 ベラルーシ人男性リクビダートル（1986～1987年に作業に従事）における甲状腺の構造的変化（年間検診合計1,752例中の%）(Lyasko et al., 2000)。

	1992	1994
結　節	13.5	19.7
過形成	3.5	10.6
甲状腺炎	0.1	1.9

歯［虫歯］，高血圧の発生率が2倍から3倍も高い(表5.28)。

4. ジトーミル州の放射能汚染地域に居住する学齢期［日本の小中高にあたる］の子ども（検査対象は約1万4,500人）において，64.2%から75.2%にI度～III度［甲状腺腫の大きさを表す］の甲状腺肥大，2.4%から2.5%に自己免疫性甲状腺炎，0.5%から1.2%に甲状腺ののう胞性変化や腫瘤，0.01%に甲状腺がんが認められた(Sorokman, 1999)。
5. 1989年における甲状腺の外科的疾患では，チェルノブイリ事故以前と比べ甲状腺腫の発生率急増が認められた(Horishna, 2005)。
6. 1992年から2000年にかけて，十代の少年少女と成人，特にリクビダートルと避難者において慢性甲状腺炎の発生率が上昇した(図5.6)。
7. ヴィンニッツァ州およびジトーミル州に住む，大惨事当時6歳から8歳だった十代の少年少女3,019人のうち35.7%に甲状腺の変異が認められた(Fedyk, 2000)。
8. 重度汚染地域では，甲状腺疾患を患う子どもが比較的汚染の低い地域の2倍も見られ，罹病率は低汚染地域の15.4%に対して重度汚染地域では32.6%である(Stepanova, 1999)。
9. キエフ州に住む，大惨事前（1984～1986年）に生まれた十代の少年少女を含む子ども1,825人における甲状腺疾患の発生頻度は，大惨事の11年後から14年後にも減少しなかった(Syvachenko et al., 2003)。
10. 大惨事当時10歳未満だったウクライナ，

表 5.28　さまざまな大きさの甲状腺過形成のある子どもにおける身体的病変の発生率(%)(Luk'yanova et al., 1995)。

	VSD*	アレルギー	循環器	感染症	う歯[虫歯]	腸
0	7.2	1.4	3.5	5.0	32.7	20.4
I 度	12.4	4.8	4.3	5.8	45.8	29.3
II 度	27.8	12.6	9.4	14.7	63.9	35.8

*自律神経循環器系失調症*7(自律神経系の機能障害)。

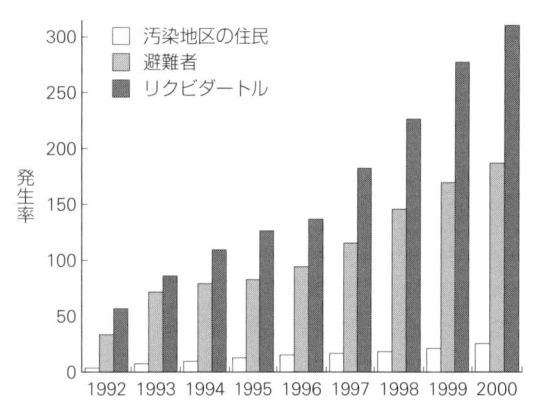

図 5.6　ウクライナの十代の少年少女および成人における慢性甲状腺炎の発生率(1万人あたり), 1992～2000年(National Ukrainian Report[ウクライナ公式報告書], 2006 : fig. 5.1.10)。

ベラルーシ, ロシアの子ども 11万9,178人を笹川プロジェクトの枠組みで診察したところ, 甲状腺がん1例につき740例の比率で甲状腺の病変が認められた(Yamashita and Shibata, 1997)。別の調査研究では, 診察した5万1,412人の子どもに, 甲状腺がん1例につき1,125例の比率で甲状腺の病変が見られた(Foly, 2002)。

11. 十代の少年少女5万人以上について診療記録を調べたところ, 約14%に抑うつ障害があり, 約15%の甲状腺に病変が認められた(Contis, 2002)。
12. 1992年から2001年にかけて, ウクライナ人リクビダートルにおける慢性甲状腺炎の罹病率が有意に上昇した(Moskalenko, 2003)。
13. 大惨事後の10年間に, 約15万人のウクライナ人が大惨事に関連のある甲状腺疾患を発症した(ITAR-TASS[イタルタス通信], 1998)。

5.3.2.3. ロシア

1. 放射能汚染値の高い地域の子どもは, II度の甲状腺腫大と, 結節性および, びまん性甲状腺腫の発生率が有意に高い(Sharapov, 2001)。
2. ブリャンスク州の重度汚染地区に住む子どもの2人に1人は, なんらかの甲状腺疾患を患ったことがある(Kashyryna, 2005)。
3. 1998年以降2004年までに, ブリャンスク州において284例の甲状腺がんとその他の甲状腺疾患7,601例があった(Karevskaya et al., 2005)。
4. ブリャンスク州の重度汚染地区では, 1995年に最大で60%の子どもに甲状腺過形成が認められた(表 5.29)。
5. 8つの地区が放射能汚染地区として公式に登録されたヴォロネジ州では, 大惨事に続く10年間に子どもの甲状腺肥大の発生率が上昇した。また, 1986年に同州で生まれた男子の11歳時の身長は, 1983年に生まれた男子の同年齢時の身長より有意に低かった。これは甲状腺ホルモンのバランスの乱れに起因する可能性が高い(Ulanova et al., 2002)。
6. チェルノブイリの放射性降下物に曝されたウラル工業地域に位置するエカテリンブルグ市では, 1998年, 子どもの3人に1人に甲状腺の異常が認められた(Dobrynyna, 1998)。
7. カルーガ州南西部において, 子宮内で, あるいは生後13週目までに被曝した乳児560人の甲状腺機能低下の発生頻度は対照地域より2,3倍高く, 特に女児に多かった。この特徴は, 母親の子宮内と生後数週間の両時期に被曝した乳児によく表れていた(Gorobets,

表5.29 ブリャンスク州の高度および重度汚染地区(セシウム137による汚染が5 Ci/km²[=18万5,000 Bq/m²]以上)に居住する子どもにおけるⅠ度およびⅡ度の甲状腺腫大の症例数(1,000人あたり),1995～1998年(Fetysov, 1999b:table 6.2)。

地 区	症 例 数(1,000人あたり)			
	1995	1996	1997	1998
クリモヴォ	600.5	295.9	115.1	52.3
ノヴォズィプコフ	449.0	449.5	385.9	329.4
クリンツィ	487.6	493.0	413.0	394.3
クラスナヤ・ゴラ	162.2	306.8	224.6	140.1
ズルィンカ	245.1	549.3	348.7	195.0
南西部*	423.4	341.0	298.7	42.7

*すべて重度汚染地域。

2007)。

8. カルーガ州でリクビダートルの家庭に生まれた10歳までの小児における甲状腺疾患の発生率は,州平均より5倍も高かった。ロシアの公式登録簿によると,このデータはロシア全土のリクビダートルの子どもにおける発生率に近い(Tsyb et al., 2006b)。
9. 1993年から2004年にかけて,トムスク州のリクビダートルに甲状腺異常の増加が認められた。これはびまん性甲状腺肥大と,さらに重篤な疾患(甲状腺腫,甲状腺炎)の増加によるものである(Krayushkina et al., 2006)。

5.3.2.4. その他の国

ポーランド・チェルノブイリの放射性降下物に汚染されたポーランド南東部に居住する2万1,000人を検診したところ,女性の2人に1人,子どもの10人に1人に甲状腺肥大があった。いくつかの集落では,住民の70%に甲状腺の病変が認められた(Associated Press, 2000)。

5.3.3. 結 論

これまでに提示してきた情報にもとづいても,チェルノブイリ大惨事による被曝でホルモン機能を損なわれたすべての人びとについて,地球規模の全容は描ききれない。それは,医療統計が[放射線に由来する]これらの疾患を一貫した方法で扱っていないためだ。

チェルノブイリの放射線に曝された人びとの内分泌機能に生じた変化のなかには,一見すると矛盾するものもあった。これまでの研究から,あるホルモンの濃度が放射線量の低い地域では下がるが線量の増加とともに上がり,同じ疾患の発生率が近隣の市町村間でまったく違った傾向を示す場合があることが明らかになっている。新たなデータの収集により,このような矛盾に答えが見出せることをわれわれは願うものである。注意深く調査すれば,こうした矛盾が,当時曝された異なる同位体の影響によるものか,異なる放射性同位体の組み合わせによるものか,被曝したタイミングか,臓器によって異なる適応か,あるいは未知の要因によるものかが解明されるだろう。

1950年代から1960年代にかけて起きた放射能事故で汚染された南ウラル地域[*9]に関する数十年前の古いデータを分析すると,チェルノブイリと同程度の子宮内における低線量被曝が,その人の神経内分泌および神経液性の調節に障害を引き起こす可能性があることが示唆されている。このデータから研究者たちは,被曝した集団に脊椎骨軟骨症,四肢の奇形性骨関節疾患,萎縮性胃炎その他の問題が生じたことを報告している(Ostroumova, 2004)。

今日までに得られた重要な知見の1つは,甲状腺がんの症例が1例あれば,他の種類の甲状腺疾患が約1,000例存在することである。これに

より，ベラルーシだけでも150万人近い人びとが甲状腺疾患を発症する恐れがあると専門家は見積もっている（Gofman, 1994a; Lypyk, 2004）。

数多くの独立した研究者によってさまざまな地域で収集されたデータから，放射能汚染に関連する内分泌疾患のスペクトル*4［疾患の種類や症状］とスケール［発生規模］は，これまで考えられてきたよりもはるかに大きいことがわかる。チェルノブイリに起因するさまざまな内分泌疾患が膨大な数の人びとに有害な影響を及ぼしてきたことは，もはや明白だ。

5.4. 免疫系の疾患

過去数年にわたってウクライナ，ベラルーシ，およびロシアで実施された数多くの調査研究における成果の1つは，チェルノブイリ由来の放射線が免疫を抑制しているという明白な所見である。免疫とは，ヒトを含む生物が感染をはじめほとんどの疾患に対して生まれながらにもっている防護機構を指す。

リンパ系，すなわち骨髄，胸腺，脾臓，リンパ節，そしてパイエル板は，線量の高低を問わず，チェルノブイリ由来の放射性降下物の電離放射線によって強い影響を受けている。その結果，各種リンパ球の量や活性度が変化するため，抗体（各種免疫グロブリン［脊椎動物の体内にあるたんぱく質。リンパ球の一種であるB細胞が病原性微生物を排除するためにつくる抗体］），幹細胞，血小板の産生にも変化が生じる。こうした免疫系破壊の帰結として，免疫不全に加え，急性および慢性の疾患や感染症の頻度と重症度が高まるが，これはチェルノブイリの放射能汚染地域で広く認められるところである（Bortkevich et al., 1996; Lenskaya et al., 1999; 他）。放射能汚染によって生じるこの免疫抑制は「チェルノブイリ・エイズ」として知られている。

150本ほどの科学出版物の検討を踏まえると，被曝後の免疫系の病態においてもっとも重要な役割を果たしているのは，胸腺機能［リンパ球の一種であるT細胞を成熟させる働き］の低下だという結論が導かれる（Savyna and Khoptynskaya, 1995）。チェルノブイリ由来の放射能汚染が免疫系にもたらしたいくつかの有害な影響や，さまざまな集団に対する健康上の被害規模を示すデータを以下に記す。

5.4.1. ベラルーシ

1. 1986年以降1999年までに検査を受けた3,200人の子どもでは，大惨事直後の45日間にBリンパ球，次いでTリンパ球が有意に減少した。同じ1ヵ月半のあいだに，免疫グロブリンG（IgG）［血液中にもっとも多く含まれる免疫グロブリン。細菌やウイルスに対する抗原を含む］の値は有意に減少し，血中免疫複合体（CIC）としての免疫グロブリンA（IgA）と免疫グロブリンM（IgM）の濃度が上昇した。大惨事の7ヵ月後には，CICとIgMを除きほとんどの免疫パラメータが正常化した。1987年以降1995年までは免疫抑制状態に変化はなく，T細胞［Tリンパ球］指標値に減少が認められた。放射能汚染地域の子どものうち合計$40.8 \pm 2.4\%$において，高濃度の免疫グロブリンE（IgE），リウマチ因子，CIC，サイログロブリン抗体が見られた。これは重度汚染地域の子どもに特に顕著だった。また，子どもたちでは，血清インターフェロン，腫瘍壊死因子*8（TNF-α），Rたんぱく質［リボソームたんぱく質］の力価が増加し，補体活性が低下していた。1996年から1999年にかけてのT細胞系の変化では，CD3［CD3抗原］およびCD4［CD4抗原］リンパ球の増加と，CD22およびHLA-DR陽性リンパ球の有意な減少が認められた。セシウム137［Cs-137］によって重度に汚染された地域の子どもは，血中の好酸球濃度や尿中の好酸球由来ニューロトキシン濃度，および血清中の好酸球カチオン性たんぱく質の濃度が有意に高かった（Tytov, 2000）。

2. ゴメリ州ホイニキ地区に住む子ども（十代

を含む)のうち,「ほぼ健康といえる状態」に分類された人の 19.5% に甲状腺自己抗体の濃度上昇が認められた。放射能汚染地域に住み,甲状腺自己抗体をもつ子ども(十代を含む)の免疫状態には,より重症かつ慢性的な異変が見られた(Kuchinskaya, 2001)。

3. 大惨事の 1 年後,モギリョフ州とゴメリ州の放射能汚染地域の子どもにおいて,Bリンパ球数と血清中 IgG 濃度が上昇し始めた。この子どもたちは大惨事当時,2 歳から 6 歳だった(Galitskaya et al., 1990)。

4. モギリョフ州のうちセシウム 137 によって $5\,Ci/km^2$ [$=18$ 万 $5,000\,Bq/m^2$] 以上に汚染された地域の子どもには,細胞膜安定性の有意な低下と免疫障害が見られた(Voronkin et al., 1995)。

5. 大惨事当時 7 歳から 14 歳だった子どものTリンパ球数と被曝線量[*2]に相関が見られた(Khmara et al., 1993)。

6. セシウム 137 濃度が $5\,Ci/km^2$ より高かった地域では,生後 1 年までの乳児の抗体産生と好中球活性が有意に低かった(Petrova et al., 1993)。

7. 子どもや避難者の抗腫瘍免疫が,重度汚染地域で有意に低かった(Nesterenko et al., 1993)。

8. チェルノブイリの 30 キロメートルゾーン[強制退避区域]に近いブラーギン地区コマリン町の健康な子どもにおいて,液性免疫および細胞性免疫の周期的な変化が認められた。1986 年には,この子どもたちの $40.8\pm6.2\%$ でインターフェロンの数値が対照群より有意に低下していた。免疫系の抑制がもっとも大きく表れたのは,特に 4 歳から 6 歳の小児での EAC ロゼット形成細胞の減少と,特に 11 歳から 14 歳の小児での T リンパ球数の減少および免疫抑制指標(IS)である。1988 年には,IgM と CIC の濃度も,T リンパ球数とヘルパー T 細胞数も,高めの値を維持した。サプレッサー T 細胞数は有意に減少した一方,インターフェロン活性は増大した。1993 年までに多くの免疫パラメータは正常化したが,7 歳から 14 歳の小児の T リンパ球数とヘルパー T 細胞数は減少した(Kharytonik et al., 1996)。

9. ストロンチウム 90[Sr-90]によって重度に汚染された地域に住む子どもには,比較的汚染が少なかった地域より多くの牛乳たんぱく質アレルギーが認められた(高汚染地域が 36.8% に対し低汚染地域は 15.0%)(Bandazhevsky et al., 1995; Bandazhevsky, 1999)。

10. セシウム 137 で $1\sim5\,Ci/km^2$ [$=3$ 万 $7,000\sim18$ 万 $5,000\,Bq/m^2$]に汚染された地域に住む 1,313 人の子どもを検査したところ,一部に好中球の貪食能低下,IgA および IgM の低下,ならびに赤血球凝集の増加など免疫系の問題が生じていた(Bandazhevsky et al., 1995)。

11. ゴメリ州の子どもでの免疫の変化は,放射性核種のスペクトル[*4]に左右される。すなわち,ストロンチウム 90 とセシウム 137 の汚染程度が同等でも,もたらされる影響は異なった(Evets et al., 1993)。

12. 子どもにおいても成人においても,それぞれの土地の放射能汚染度と APO-1 抗原および FAS 抗原の発現に相関が見られた(Mel'nikov et al., 1998)。

13. センウム 137 による汚染値が異なる地域の子どもを比べると,免疫状態にかなり相矛盾する変化が見られた(**表 5.30**)。

14. 放射能汚染地域では,母乳に含まれる免疫グロブリン(IgA, IgM, IgG, A[sA])が有意に低下していた。そのため母乳で育てられた汚染地域の乳児には,急性呼吸器ウイルス感染(ARV),急性気管支炎,急性腸内感染および貧血症が非常に多く発生した(Zubovich et al., 1998)。

15. ミンスクで甲状腺がんの手術を受けた,十代の少年少女を含む子ども 146 人に,細胞性免疫の有意な変化があったと記録されている。この変化には,T リンパ球数の減少

表5.30 ベラルーシの汚染地域においてしばしば症状が出る慢性的な病気をもつ子どもの免疫状態（Gurmanchuk et al., 1995）。

地区／放射能濃度	免疫パラメータ
ブレスト州ピンスク地区（調査対象67人），1～5 Ci/km^2［＝3万7,000～18万5,000 Bq/m^2］	Tリンパ球数，サプレッサーT細胞数（年長の子どもで），ヘルパーT細胞数（全群で）の減少と免疫抑制指標の値の低下。CIC値，IgM値（全群で），IgA値（6歳までの小児群で）の上昇。
ゴメリ州ブラーギン地区（調査対象33人），40～80 Ci/km^2［＝148万～296万 Bq/m^2］	Tリンパ球数が（全群で）増加，ヘルパーT細胞数が（年長の小児群で）減少，サプレッサーT細胞が（最年長の小児群で）増加。
モギリョフ州クラスノポーリエ地区（調査対象57人），最大120 Ci/km^2［＝444万 Bq/m^2］	すべての子どもで液性細胞免疫の抑制，Bリンパ球数の減少，CIC値の上昇，補体活性化の過剰があり，IgGとIgA貪食細胞の貪食能が低下。

表5.31 ベラルーシ人男性リクビダートル150人における1996年のTリンパ球数とBリンパ球数（血液1μlあたり）（Bizniyuk, 1999）。

	リクビダートル	対照群
Tリンパ球	723.5±50.6	1,401.0±107.4*
Bリンパ球	215.7±13.9	272.5± 37.3*

*有意差がある。

（12歳以下の30%と13～19歳の39%），Bリンパ球数の減少（同42%と68%），テフォリン感受性のTリンパ球数の減少（同58%と同67%），ならびに12歳以下の子どもの60%におけるサイログロブリン抗体（ATG）の上昇と好中球の増加などがある（Derzhitskaya et al., 1997）。

16. 居住する地域のセシウム137汚染値とD25リンパ球数には強い相関が見られた。さらに，牧草やカバの花粉に刺激されたIgE特異抗体の数値も，セシウム137による汚染度との相関を示した（Tytov, 2002）。

17. 細胞性免疫および液性免疫の変化が，汚染度の高い地域に住む健康な成人に見られた（Soloshenko, 2002; Kyril'chik, 2000）。

18. ゴメリ州およびモギリョフ州のうち，セシウム137に5 Ci/km^2［＝18万5,000 Bq/m^2］より高濃度で汚染された地域において，産褥期の女性のIgA，IgGおよびIgMの値が上昇し，同時に母乳の免疫力に質の低下があった（Iskrytskyi, 1995）。放射能汚染地域の女性が授乳を始めたとき，IgA，IgGおよびIgMと分泌型IgAの量が減少していた（Zubovich et al., 1998）。

19. 放射能汚染地域において，成人のTリンパ球数とBリンパ球数が減少し，白血球の一種である好中球の貪食能作用活性が有意に低下した（Bandazhevsky, 1999）。

20. 1987年に生まれたリクビダートルの子どもにおいて，（液性免疫がないために）細胞性免疫の全パラメータに有意な変化が認められた（Arynchin et al., 1999）。

21. ベラルーシ人リクビダートル150人を対象にした大惨事後10年目の検査で，Tリンパ球数，サプレッサーT細胞数，およびヘルパーT細胞数の有意な減少が認められた（表5.31）。

22. 1986年に作業に従事した72人のリクビダートル群において，甲状腺抗原（サイログロブリンと甲状腺細胞のミクロソーム分画）に対する自己抗体の血清中の濃度が48%上昇した。水晶体抗原に対する自己抗体は44%，CICに対する自己抗体は55%，またサイログロブリンに対する自己抗体は60%，それぞれ上昇した。こうした免疫系の異常反応は，甲状腺および眼の水晶体に関わる病気の前徴だった（Kyseleva et al., 2000）。

5.4.2. ウクライナ

1. 放射性核種による汚染度の高い地域に居住する子どもの唾液中には，（汚染度の比較的

低い地域と比べ)免疫グロブリンのIgAとIgGの含有率に変化が見られる(Smolar and Pryshko, 1995)。
2. 大惨事に続く2年間,子宮内で被曝した小児の43.5%に免疫不全が認められた(対照群は28.0%, p<0.05)(Stepanova, 1999)。
3. 十代の少年少女を含む468人の子どもを検査したところ,計45.5%に慢性扁桃炎,アデノイド肥大,扁桃肥大が認められ,頸部リンパ節腫脹の発症頻度が増加していた。これらの病態はいずれも放射能汚染度の高い地域ほど多く認められた(Bozhko, 2004)。
4. 子どもの免疫状態における量的ならびに機能的なパラメータは,居住する地域のバックグラウンド放射線[環境放射線]量と相関があった。これらのパラメータには,T細胞とB細胞による細胞性免疫の障害,Th2細胞の活性化とIgEの増加,Bリンパ球の絶対数と相対数の増加,ならびに血中と唾液中の免疫グロブリン値の上昇などがある(Kyril'chik, 2000)。
5. 避難者の子どもにおける大惨事後2年間の免疫学的状態は,液性免疫および細胞性免疫の障害を特徴とする。これらのパラメータは5年後にようやく正常値に戻った(Romanenko et al., 1995a, b)。
6. キエフ州ポレスコエ地区およびイヴァンコフ地区の放射能汚染地域に住む慢性腎盂腎炎の患者は,Tリンパ球とBリンパ球の割合(36±3.5%と24±1.4%),ヘルパーT細胞数,免疫調節指標Tx(ヘルパーT細胞)とTc(細胞毒性T細胞)の比(2.4±0.19対1.9±0.14),およびIgG値が有意に高かった(Vozianov et al., 1996)。
7. ジトーミル州の汚染度の高い地域に住む子どもには,チェルノブイリ大惨事後10年にわたり,自己抗体の異常(3.1～3.5%に対し対照群は0.3～0.9%)と自己免疫性甲状腺炎(2.4～2.5%に対し対照群は0.04～0.09%)の増加が記録されていた(Sorokman, 1999)。
8. 避難した子ども(7～15歳の男子179人と女子189人)を検査した結果,細胞性免疫障害,T細胞およびB細胞の減少,ヘルパーT細胞とサプレッサーT細胞の欠損,IgAおよびIgG,ならびにCICの過剰生産,非特異的な防御因子の抑制が認められた(Chefanova, 1996)。
9. 避難者の末梢血中における白血球数が,大惨事の7, 8年後でも依然として有意に低かった(Baeva and Sokolenko, 1998)。
10. 内部被曝および外部被曝が,神経液性反応の特性に及ぼす影響は大きく異なる。内部被曝では自己免疫反応が徐々に生じるのに対し,外部被曝ではその進展が急速である(Lysyany and Lyubich, 2001)。
11. 大惨事の10年後でも,放射能汚染地域に住む45万人以上の子どもの計45%は,免疫状態が低下したままだった(ITAR-TASS[イタルタス通信], 1998)。
12. T細胞とB細胞のロゼット形成細胞,サプレッサーT細胞数ならびにIgAとIgGの減少,ヘルパーT細胞とサプレッサーT細胞の比のインデックス増加が示す細胞性免疫および液性免疫の有意な障害が,放射性核種の濃度が比較的高い地域で認められた(Soloshenko, 2002)。
13. 1986年と1987年に作業に従事したリクビダートルに,大惨事後6年から8年で,液性免疫および細胞性免疫の抑制として発現する免疫障害と,感染症に対する抵抗力の低下が認められた(Chumak and Bazyka, 1995)。
14. 大惨事の10年後から15年後,多数のリクビダートルに液性免疫および細胞性免疫の量的な変化や免疫状態の変化が認められた(Korobko et al., 1996; Matveenko et al., 1997; Potapnev et al., 1998; Grebenjuk et al., 1999; Gazheeva et al., 2001; Malyuk and Bogdantsova, 2001; Tymoshevsky et al., 2001; Shubik 2002; Bazyka et al., 2002; Novykova, 2003; Mel'nov et al., 2002)。変化の詳細を以下に挙

- Tリンパ球亜集団，すなわちヘルパーT細胞とサプレッサーT細胞の比率の変化。
- Tリンパ球とBリンパ球の総数が減少。
- 血清中 IgA, IgG および IgM 値の低下。
- サイトカインの産生異常。
- 好中性顆粒球(好中球)の活性化。

15. 400人のリクビダートルを対象に血液学的な検査を行ったところ，その大多数に以下に挙げる所見を認めた。すなわち，白血球(PMN)では，細胞内容の崩壊(破壊)，核の過分葉と異常な多形性が見られ，リンパ球では細胞の分葉や輪郭の異常，染色質と核の分節化が見られた(Zak et al., 1996)。

16. 子どものときにチェルノブイリ由来の放射性降下物に曝された人の子どもに，好中球活性の低下や続発性免疫不全症，ミトコンドリア機能障害が認められる(Stepanova et al., 2010)。

5.4.3. ロシア

1. 重度汚染地域に住む子どもに，全身性免疫および特異免疫の抑制と，抗酸化ならびに交感神経副腎髄質系の機能異常が見られた(Terletskaya, 2003)。

2. セシウム137による汚染が最大101.6 Ci/km^2[= 375万9,200 Bq/m^2]だったブリャンスク州のクラスナヤ・ゴラ地区で，十代の少年少女を含む子ども144人を検査したところ，T細胞の相対数および絶対数の減少，免疫調節指数(T4/T8)上昇，ならびにリンパ球とヘルパーT細胞(CD4+)の相対数の減少，サプレッサーT細胞(CD8+)の相対数および絶対数の減少が認められた(Luk'yanova and Lenskaya, 1996)。

3. ブリャンスク州クラスナヤ・ゴラ地区の113人の子どもを対象とした1987年から1995年にかけての検査において，顆粒をもつリンパ球増多のパラメータが1991年にピークに達し，1992年から1993年にかけてほぼ正常値まで減少したが，その後，1994年から1995年にかけて再び上昇した。また，1994年から1995年にかけての期間には，リンパ球数が危機的な低値を示す子どもも増加した。子どもにおける顆粒リンパ球増多と，チェルノブイリの放射性核種による年間0.5 mSv以上の追加的な内部被曝線量[*2]には相関が見られた(Luk'yanova and Lenskaya, 1996)。

4. クラスナヤ・ゴラ地区内の相対的に放射能汚染度が高かった複数の地域では，非特異的エステラーゼ活性(未熟なT細胞の指標)の大幅な低下と，顆粒をもつ中型リンパ球数の有意な増加が認められた(Lenskaya et al., 1995)。

5. 高濃度の汚染があったクルスク州に住む11歳から13歳の小児と妊婦にリンパ球の機能的および量的変化があり，CICが有意に増加した(Alymov et al., 2004)。

6. トゥーラ州の放射能汚染地区では，2002年までに，子どもの免疫障害および代謝障害の発生頻度がチェルノブイリ以前との比較で5倍に上昇した。その一方，放射能に無関係な罹病率はクリーンな地域でも汚染地域でも変化はなかった(Sokolov, 2003)。

7. ブリャンスク州の重度汚染地域において，十代の少年少女を含む子どもたちに，T細胞の相対数および絶対数の顕著な減少，すなわちリンパ球，ヘルパーT細胞(CD4+)およびサプレッサーT細胞(CD8+)の相対数の有意な減少，ならびに免疫調節指標(T4ヘルパー細胞／サプレッサーであるT8抑制細胞)の増加が認められた。この指標と，子宮内での被曝線量には有意な相関があった(Kulakov et al., 1997)。

8. 10歳以降13歳までに検査を受けたリクビダートルの子どもは，いずれもリンパ球集団の絶対数が低かった。このことから，これら子どもの細胞性免疫の絶対的および相対的な免疫不全が明らかである。臨床的には感染症

が広く認められ，特に急性呼吸器ウイルス感染，気管支炎，肺炎，中外耳炎，ならびに粘膜および皮膚の化膿性感染が多く見られた。その他，CD4+ 細胞数の増加によって細胞性免疫に関する相対的測定値が上昇する傾向があり，またT細胞亜集団の減少と好塩基球の活性増加も認められた。後者集団の臨床像には，アレルギー，花粉に対する過敏性，喘息性気管支炎，および食物アレルギーが含まれる（Kholodova et al., 2001）。

9. 放射能汚染地域ではリンパ球適応反応を有する人が減り，リンパ球の放射線感受性の高い人が増えた（Burlakova et al., 1998）。

10. チェルノブイリ原発の汚染ゾーンで働き始めて1ヵ月が経過したリクビダートルにおいて，大顆粒性リンパ球（NK細胞）数が60％から80％減少し，少なくとも1年以上は低値のままだった（Antushevich and Legeza, 2002）。3年後から4年後にも，リクビダートルにはTリンパ球数およびヘルパーT細胞数の減少，ならびにヘルパーT細胞／サプレッサーT細胞の比率低下というT細胞系に関わる免疫の変化が持続した。この組み合わせは，程度こそさまざまだが細菌性の腸疾患症例の80％に認められた。5年後，および13年から15年経過した時点で，リクビダートルにおける細胞性免疫と液性免疫パラメータの大半は正常値との差が認められなかったが，好中球のミエロペルオキシダーゼ（MPO）活性の低下，活性リンパ球亜集団の顕著な減少，赤血球形態異常の大幅な増加など，自然免疫に変化があった（Antushevich and Legeza, 2002）。

11. 大惨事の7年後から9年後，カルーガ州オブニンスク市のリクビダートルではアレルギー性疾患の発生率が高く，同地域の一般集団と比べて鼻炎は6倍から17倍，じんましんは4倍から15倍の発生率だった（Tataurtchykova et al., 1996）。

12. 緊急作業に従事した4年後，デルモルフィンが正常値に戻ったのは検査を受けたリクビダートルの17％にすぎなかった。他の2つの神経ペプチドであるロイシンエンケファリンとメチオニンエンケファリンの値は，検査を受けたリクビダートルの50％以上で正常値を超えた（Sushkevich et al., 1995）。

13. 神経心理学的障害をもつリクビダートルには，Tリンパ球数の減少や，ヘルパーT細胞／サプレッサーT細胞比率の異常を伴うT細胞亜集団のバランス喪失など，二次性免疫不全症の症状が表れた。検査したリクビダートルの90％においてヘルパーT細胞（CD4）数が減少し，（検査を受けた人のうち）15％では循環サプレッサーT細胞数が有意に減少していた。これらのリクビダートル群における変化は，免疫調節指標であるCD4/CD8の変化とまったく逆だった。検査を受けたリクビダートルのCIC値はいずれも増加していて，うち80％では末梢血の好中球の貪食能が低下し，85％ではマクロファージ活性が低下していた（Kut'ko et al., 1996）。

14. リクビダートルの免疫指標と，染色体異常[*6]の数値から算定された放射線被曝量には相関があった（Baleva et al., 2001）。

5.4.4. 結　論

本節のデータは，チェルノブイリ由来の放射性降下物が免疫系とその機能に与える強力な影響を示している。断片的なデータとはいえ，この影響の規模が莫大なのは明らかだ。チェルノブイリ由来の放射性核種で損なわれた免疫機能は，チェルノブイリ事故による追加放射線に曝されたすべての人びとに，例外なく悪影響を与えたと見られる。

5.5. 呼吸器系の疾患

チェルノブイリ由来の放射性降下物に汚染された地域ではどこでも，呼吸器系疾患の罹病率が著

しく上昇した。鼻腔，咽頭，気管，気管支，肺などの呼吸器系の疾患はもっとも早期に表れた被曝の影響の1つであり，鼻血や喉のむずがゆさから肺がんまで多岐にわたる。「チェルノブイリ・ダスト」とも呼ばれるホットパーティクル[放射性微粒子]は，金属を含む建築資材や土壌等の粒子と，溶けた核燃料から発生した放射性同位体が混じり合った粒子によって構成されている(詳細は第1章を参照)。これらの微粒子は，酸化ウランの水への溶解度が低いために，肺の組織に長いあいだ残留する。大惨事に続く数日間の，成人の口や喉や気管における呼吸器系の問題は，基本的にエアロゾル状[煙霧状]の放射性核種と関連があった。この初期段階においては，ヨウ素131[I-131]とルテニウム106[Ru-106]，およびセリウム144[Ce-144]が呼吸器系にもっとも深刻な影響を与えた(IAEA[国際原子力機関], 1992; Chuchalin *et al.*, 1998; Kut'kov *et al.*, 1993; Tereschenko *et al.*, 2004)。これ以降の呼吸器系の損傷はホットパーティクルと外部被曝によって引き起こされたほか，免疫系およびホルモン系の異変の結果としても生じた。ホットパーティクルのうち，大きめの粒子は上気道で捉えられるが，5 μm以下の微粒子は容易に肺の最深部にまで到達する(Khrushch *et al.*, 1988; Ivanov *et al.*, 1990; IAEA, 1994)。

放射能汚染地域のリクビダートルにおいて，気管支／肺[気管支や肺など呼吸器系の疾病群]の罹病率が急速に上昇した(Kogan, 1998; Provotvorov and Romashnov, 1997; Trakhtenberg and Chissov, 2001; Yakushin and Smirnova, 2002; Tseloval'nykova *et al.*, 2003; 他)。健康状態を一般集団以上に注意深く管理されていたリクビダートルに，肺の弾性の機能低下による顕著な拘束性肺疾患の症状が表れたのである。リクビダートルの気管支や細気管支および肺胞には，チェルノブイリ・ダストが長年にわたって認められた。「ダスト吸入による上気道の急性機能障害」は，鼻炎，喉のむずがゆさ，乾性の咳，および呼吸困難の組み合わせとして表れる(Chuchalin *et al.*, 1993; Kut'kov, 1998; Romanova, 1998; Chykyna *et al.*, 2001；他)。

5.5.1. ベラルーシ

1. チェルノブイリ由来の放射能汚染地域で，事故当時，妊娠中だった女性から生まれた子どもにおける急性呼吸器疾患の発生率は，非汚染地域の子どもの2倍だった(Nesterenko, 1996)。

2. 大惨事当時に，15～40 Ci/km^2[=55万5,000～148万Bq/m^2]の汚染値を示した地域で生まれた子どもにおける呼吸器疾患の罹病率は，5～15 Ci/km^2[=18万5,000～55万5,000 Bq/m^2]に汚染された地域の同年代の子どもより有意に高かった(Kul'kova *et al.*, 1996)。

3. リクビダートルの子どものうち1歳までの子どもでは，滲出性体質のある10%を含む19%に呼吸器疾患が見られた。2歳以上の子どもの60%にも呼吸器疾患があったと記録されている(Synyakova *et al.*, 1997)。

4. 気管支喘息で入院した子どもの数は放射能汚染のひどい地域ほど多く，慢性的な咽頭の病気は，汚染が比較的低い地域の2倍も見られた(Sitnykov *et al.*, 1993; Dzykovich *et al.*, 1994; Gudkovsky *et al.*, 1995)。

5. 大惨事の10年後に検診を受けた十代の避難者2,335人において，呼吸器系の罹病率は全罹病率中3番目に多い病因であり，1,000人あたり286例を数えた(Syvolobova *et al.*, 1997)。

6. 汚染値が15～40 Ci/km^{2}のゴメリ州コルマ地区とチェチェルスク地区で，メルトダウン当時0歳から4歳だった4,598人の小児における呼吸器系の罹病率は，汚染値が5～15 Ci/km^{2}の地域の小児より有意に高かった(Blet'ko *et al.*, 1995; Kul'kova *et al.*, 1996)。

7. 大惨事に続く3年間，汚染値が15～40 Ci/km^{2}の地域における子どもの呼吸器系疾患は，汚染度が低い地域の3.5倍も多かった。1990年から1993年にかけての調査でも，重度汚染地域の子どもは，比較的汚染度の低い地域

の子どもの2.5倍も呼吸器系疾患が多かった（Gudkovsky *et al.*, 1995）。

8. ブレスト州ルニネツ地区の子どもにおける呼吸器疾患の罹病率が，1986年から1988年にかけては72.9%，1989年から1991年では54.1%，1992年から1994年では39.4%だった。もっとも多かった病気は，エイズ関連レトロウイルス感染症（ARV），気管支炎，慢性扁桃炎である（Voronetsky *et al.*, 1995）。

9. 1995年における呼吸器系の罹病率は，全国平均が1万人あたり1,660例に対し，避難者では2,556例だった（Matsko, 1998）。

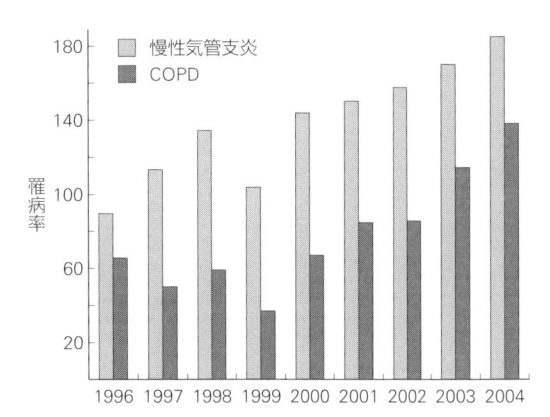

図5.7 1996年から2004年にかけてのウクライナ人リクビダートルにおける慢性気管支炎と慢性閉塞性肺疾患（COPD）の罹病率（1,000人あたり）（Sushko *et al.*, 2007）。

5.5.2. ウクライナ

1. 大惨事直後の数ヵ月間，汚染地域に住む子どもの30％以上に，呼吸器症候群とでも定義されるような呼吸困難があった（Stepanova *et al.*, 2003）。1986年から1987年にかけて，汚染地域で検査を受けた1万人近くの子どもが呼吸に問題を抱え，(a)53.6%にはおもに小気管支の気管支閉塞（対照群は18.9%），(b)69.1%には潜伏的な気管支けいれん（対照群は29.5%）があった（Stepanova *et al.*, 2003）。

2. 子宮内で被曝した345人の新生児の半数に，1986年から1987年にかけて仮死が観察された（Zakrevsky *et al.*, 1993）。

3. 子宮内で被曝した1歳以上14歳までの小児においても対照群より有意に多くの呼吸器系の病患が見られ，対照群の13.7%に対し26.0%だった（Prysyazhnyuk *et al.*, 2002a）。

4. 放射能汚染地域の子ども，ならびに避難者における1994年の呼吸器系総罹病率が，子どもで61.6%にも及び，成人と十代の少年少女でも35.6%に達した（Grodzinsky, 1998）。

5. 1995年には，重度汚染地域における子どもの呼吸器疾患が，比較的汚染度の低い地域の2倍にのぼると報告された（Baida and Zhirnosekova, 1998）。

6. ジトーミル州ナロジチ地区の，セシウム137［Cs-137］による汚染が2万9,000～87万9,000 Bq/m^{2}の都市部や村落に住む子ども415人を対象にした，1993年から1998年にかけての調査で，子どもの肺活量や気道上部の状態と放射能汚染値に有意な相関が認められた（Svendsen *et al.*, 2010）。

7. ウクライナ保健省によると，放射能汚染地域に住む十代の少年少女，成人，および避難者では，気管支炎と肺気腫が1990年から2004年にかけて1.7倍に増加し（1万人あたり316.4例から528.5例へ），気管支喘息は2倍以上に増えた（同25.7例から55.4例へ）（National Ukrainian Report［ウクライナ公式報告書］, 2006）。

8. 1996年から2004年にかけて，リクビダートルの慢性気管支炎が1,000人あたり84例から181例へと倍増した（**図5.7**）。

9. リクビダートルが抱える慢性化した非特異性肺疾患症例の80%に，気管と気管支における粘膜層の萎縮，および繊毛の扁平化と上皮細胞の異形成が認められた（Romanenko *et al.*, 1995a）。

10. 大惨事の15年後，検査を受けた男性リクビダートル873人の84%に気管支粘膜の萎縮があり，その多くは気管支樹の変形を伴っていた（Shvayko and Sushko, 2001; Teresh-

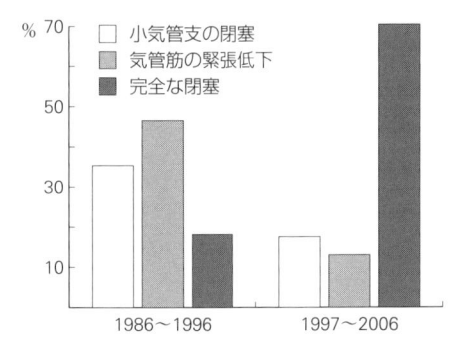

図5.8 ウクライナの男性リクビダートルにおける気管支/肺疾患の20年余の変化 (Tereshchenko et al., 2004; Sushko and Shvayko, 2003a, b)。

chenko et al., 2004)。

11. 慢性気管支炎と気管支喘息は,リクビダートルの罹病率と障害,および死亡率の二大主要原因である。大多数のリクビダートルは,強制退避区域[30キロメートルゾーン]に滞在中か,そこを離れた直後に,有痛性呼吸によって悪化した乾性の咳に苦しんだ。続いて進展した疾患は,進行性の閉塞と息切れを伴う呼吸困難,または呼吸痛を特徴としていた。次いで,咳,喀痰,閉塞性・拘束性・混合性の呼吸困難を伴う呼吸障害など,慢性閉塞性肺疾患の症状が認められた(Tereshchenko et al., 2003; Sushko and Shvayko, 2003a)。

12. 1988年から2006年にかけて実施された男性リクビダートル2,476人(36.7±8.5歳)の臨床観察において,慢性閉塞性肺疾患と気管支炎が79%に,慢性非閉塞性気管支炎が13%に,喘息が8%に認められた(Tereshchenko et al., 2004; Dzyublik et al., 1991; Sushko, 1998, 2000)。大惨事後10年目以降20年目までに,閉塞性疾患と気管支炎の発生がほぼ4倍になった(図5.8)。

13. 検査を受けた873人のリクビダートルのおよそ84%に,気管と気管支の粘膜における菲薄化や脈管の萎縮があった。12%には過形成,すなわち粘膜の肥厚,主気管支と細気管支の狭窄化など,気管支ファイバーで観察される所見とは正反対の病変があり,4%には近位性の萎縮の変化と遠心性の過形成という両方のタイプの病状が認められた。検査したリクビダートル群の80%に気管支粘膜におけるムコイド硬化性変性があり,これは気管・気管支樹の変形を伴っていた。粘液硬化性変性の有病率と気管支内の萎縮には相関が見られた。それとは別の気管支粘膜の硬化症変性が16%において報告され,うち4%にムコイド変性が見られた(Tereshchenko et al., 2004)。

14. 大惨事後何年も経ってから,3人のリクビダートルに硬化症の肺粘膜病変と気管支の変形が認められた(Sushko et al., 2007)。

5.5.3. ロシア

1. ブリャンスク州ノヴォズィプコフ市において未熟児で生まれた新生児に気管支/肺異形成症が認められ,1992年から1993年にかけての胎児肺の異形成症例数が対照群より多いだけでなく,1995年の症例数より多かった(Romanova et al., 2004)。

2. 新生児における仮死とそれに併発する呼吸障害の発生率と地域の汚染値には相関が見られた(Kulakov et al., 1997)。

3. 汚染地域の女性が産んだ新生児において,非感染性の呼吸器疾患が大惨事前の9.6倍にもなった。調査対象とした地域とその汚染度は以下のとおり。キエフ州ポレスコエ地区(ウクライナ,20～60 Ci/km^2[=74万～222万 Bq/m^2]),ゴメリ州チェチェルスク地区(ベラルーシ,5～70 Ci/km^2[=18万5,000～259万 Bq/m^2]),オリョール州ムツェンスク地区(ロシア,1～5 Ci/km^2[=3万7,000～18万5,000 Bq/m^2]),同州ボルホフ地区(10～15 Ci/km^2[=37万～55万5,000 Bq/m^2])(Kulakov et al., 1997)。

4. 汚染地域の子どもには,回復不能な肺の構造変化を原因とする気管支喘息や慢性気管支炎が現在も[非汚染地域に比べて]多く見られる。

表5.32　ブリャンスク州の5 Ci/km^2［＝18万5,000 Bq/m^2］以上の汚染のある地区に住む子どもにおける1995〜1998年の呼吸器疾患罹病率（1,000人あたり）（Fetysov, 1999b：Table 6.1）．

	症　　例　　数			
	1995	1996	1997	1998
クリモヴォ	781.5	897.5	1,080.5	1,281.6
ノヴォズィプコフ	1,435.3	1,750.0	2,006.0	1,743.9
クリンツィ	303.4	342.9	481.3	728.5
クラスナヤ・ゴラ	936.0	927.3	1,001.3	771.0
ズルィンカ	1,510.4	1,072.0	1,267.6	1,582.6
南西部全体*	1,288.7	1,023.8	1,426.2	1,398.3
州全体	855.1	774.8	936.6	918.7
ロシア全土	767.2	715.1	790.9	データなし

*すべて重度汚染地域．

表5.33　汚染値が5 Ci/km^{2}以上だったブリャンスク州における1995〜1998年の成人の呼吸器系罹病率（1,000人あたり）（Fetysov, 1999a；Table 5.1）．

地　　域	1995	1996	1997	1998
クリモヴォ	195.9	211.9	259.6	326.3
ノヴォズィプコフ	302.3	288.9	238.0	233.1
クリンツィ	142.5	126.2	336.8	474.5
クラスナヤ・ゴラ	196.6	163.6	182.0	183.4
ズルィンカ	192.0	230.8	298.0	309.1
ゴルデエフカ	134.0	167.6	192.0	237.0
南西部全体*	209.2	194.5	237.6	242.2
州全体	197.4	168.3	199.2	192.6
ロシア全土	213.6	196.6	219.2	データなし

*すべて重度汚染地域．

　汚染地域では急性肺炎の発生率と，気管支喘息や慢性気管支炎として表れる慢性気管支／肺疾患の発生率に顕著な上昇が認められる．大惨事に続く数年間，気管支／肺の疾病は比較的穏やかな免疫上の異変と潜在的な機能障害を伴っていたのに対し，10年から15年後の所見には肺炎と肺の瘢痕化が認められる（Terletskaya, 2002, 2003）．

5. 大惨事の9年後から12年後にかけて，ブリャンスク州の重度汚染地区に住む子どもにおける呼吸器の総罹病率が，同州の他の地区やロシア全土と比べてはるかに高かった（表5.32）．

6. ブリャンスク州の比較的汚染度の高い地域の成人における呼吸器の総罹病率は子どもよりはるかに低かったが，1995年から1998年にかけて，1地区を除き，子どもに見られたのと同様に上昇する傾向が認められた（表5.33）．

7. 1986年と1987年の事故処理作業で被曝したロシア人リクビダートルの検診により，その過半数が進行性の肺機能障害を発症していたことがわかった（Chykyna et al., 2002）．呼吸器異常の発生率は大惨事直後から8年間，継続的に上昇した（表5.34）．

8. モスクワ呼吸器学研究所で，慢性気管支／肺病変を有する440人のリクビダートル群の検診が行われた．大惨事の6年後から10年後になっても，かれらの呼吸器系には放射性核種が認められた．環境中の放射線と体内に取り込んだ放射性核種による複合的な影響が，慢性化する新型の閉塞性肺疾患症候群と

表5.34 ロシア人リクビダートルにおける大惨事後8年間の呼吸器系罹病率（1万人あたり）(Baleva et al., 2001)。

年	1986	1987	1988	1989	1990	1991	1992	1993
罹病率	645	1,770	3,730	5,630	6,390	6,950	7,010	7,110

して発現していた(Chuchalin et al., 1998)。

9. 放射性微粒子の長期にわたる残留は，かつてのリクビダートルたちの気管支上皮に，がん化に関連する分子異常が発現する原因になっている。分子異常の例としては，K-ras遺伝子*6（コドン12）の変異，p16INK4A遺伝子プロモーターの過剰メチル化，7つの染色体領域*6におけるマイクロサテライトの変質や，3p12, 3p14.2 (FHIT), 3p21, 3p22-24 (hMLH1)と9p21(p16INK4A)の対立遺伝子欠失（アレル消失）が挙げられる。3p14.2対立遺伝子欠失の発生は，喫煙者の対照群と比較して，気管支上皮の FHIT mRNA の発現の減少と関連づけられた(Chuchalin, 2002; Chizhykov and Chizhykov, 2001)。

10. リクビダートルにおける慢性気管支肺疾病群の発生頻度は大惨事に続く15年間に有意に上昇し，10倍にまで増加した病気もあった。それらの疾患群は［一般の人びとに比べて］より急速に，また，より重篤に進行した(Tseloval'nykova et al., 2003)。

5.5.4. 結論

チェルノブイリ事故による被曝の最初の影響として，（鼻咽頭や気管支など）上部呼吸器における疾病が，大惨事に続く数日間から数週間のうちに一般の人びとやリクビダートルに表れた。気管支／肺疾病群の発生率は数年以内に下降したが，一方で重症度は増した。これは免疫系とホルモン系における重大な損傷を反映するものである。10年から15年経っても，ベラルーシ，ウクライナ，ロシアの汚染地域における呼吸器系の罹病率は有意に高いままだった。

直接には被曝していない日本のヒバクシャ（被ばく者）の子どもたちにおける呼吸器系疾病の発生率は，原爆投下の数十年後でも対照群より高かった(Furitsu et al., 1992)。ただ1回の短時間の放射線被曝でさえこうした増加が認められたのなら，チェルノブイリに由来する被曝が今後数世代にわたって呼吸器系疾患増加の原因となることは十分想定しうる。

5.6. 泌尿生殖器系の疾患と生殖障害

放射線被曝は，腎臓，膀胱，尿路ばかりでなく，卵巣と精巣にも直接の損傷を与える。しかし卵巣と精巣は，直接的な放射線の影響だけでなく，ホルモンの障害［内分泌攪乱］を通じて間接的な影響も受ける。こうした構造的および機能的な障害によって生殖過程が損なわれる。

チェルノブイリ由来の放射線による泌尿生殖器の機能的な変化についてはいくつか研究例があるものの，深刻な変化のすべてを説明するに足る情報はいまだ存在しない。たとえば，放射性核種が体内に取り込まれた結果，女性における男性ホルモンの濃度が上昇することは予想外であり(Bandazhevsky, 1999)，さまざまな放射性核種が性成熟の速度に相矛盾する影響を及ぼすことも予想されていなかった(Paramonova and Nedvetskaya, 1993)。

5.6.1. ベラルーシ

1. 被曝した親のもとに生まれた10歳から14歳の女児に，1993年から2003年にかけて性成熟の有意な遅れが見られた(National Belarussian Report［ベラルーシ公式報告書］, 2006)。

2. 大惨事後，2000年までに重度汚染地域で生まれた子どもは，相対的に汚染度が低い地域で生まれた子どもより生殖器の障害が多かった。その差は女子では5倍，男子は3倍

である(Nesterenko et al., 1993)。

3. チェルノブイリ事故によって重度に汚染された地域では、コルチゾール、サイロキシン、プロゲステロンといったホルモンの機能不全に関連した性的および身体的な発達異常のある子どもが増加した(Sharapov, 2001；Reuters[ロイター通信], 2000b)。

4. ゴメリ州チェチェルスク地区における生殖器の発育異常および性的発達異常と、地域の放射能汚染値(5～70 Ci/km^2[＝18万5,000～259万 Bq/m^2])には相関が見られた(Kulakov et al., 1997)。

5. 102万6,046人の妊婦の検診記録によると、泌尿生殖器系疾患の発生率は汚染のひどい地域ほど有意に高かった(Busuet et al., 2002)。

6. 1991年から2001年にかけて、汚染地域に住む妊娠可能な女性の婦人科疾患の発生率が大幅に上昇し、妊娠中および出産に際する合併症の発生数も同様の増加を見せた(Belookaya et al., 2002)。

7. ゴメリ州チェチェルスク地区における婦人科疾病(妊娠中と産後の貧血症を含む)の罹病率上昇と異常分娩の増加は、地域の放射能汚染値(5～70 Ci/km^2)と相関があった(Kulakov et al., 1997)。

8. 放射能汚染地域では流産と、薬剤による人工妊娠中絶が増加した(Golovko and Izhevsky, 1996)。

9. 大惨事後まもなく、汚染地域に住む妊娠可能な女性の大多数に月経障害が起きた(Nesterenko et al., 1993)。婦人科疾患の頻発や初潮の遅れと、地域の放射能汚染値には相関が見られた(Kulakov et al., 1997)。

10. 1～5 Ci/km^2[＝3万7,000～18万5,000 Bq/m^2]に汚染された地域(ゴメリ市)に住む未産婦の月経異常は、卵巣におけるのう胞の退行性変性と過剰な子宮内膜増殖に関連があった。卵巣の大きさと血清中のテストステロン濃度には相関が見られた(Yagovdik, 1998)。

11. ゴメリ市、モギリョフ市、ヴィテプスク市では、1981年から1995年のあいだに子宮内膜症の発生率が2.5倍近くまで上昇し(外科治療を受けた女性が1,254人)、患者数はチェルノブイリ事故直後の5年間が最多だった。相対的に汚染度が高い地域で子宮内膜症にかかった女性の年齢は、汚染の少ない地域より4歳から5歳若かった(Al-Shubul and Suprun, 2000)。

12. 汚染地域における一次性不妊症(対比、二次性不妊症)の発生率が、1991年には1986年の5.5倍に増加した。精子異常の6.6倍増、硬化のう胞性卵巣の倍増、内分泌障害の3倍増などが原因であることは疑いない(Shilko et al., 1993)。

13. 若い男性(25～30歳)のインポテンツと地域の放射能汚染値には相関が認められた(Shilko et al., 1993)。

「(…)医師たちは次のように述懐する。「ある村で泌乳*している12人の老齢女性に遭遇した。つまり、70歳を超える女性たちが、まるで授乳中のように母乳を分泌していたのである。専門家のあいだで低線量被曝の影響について論争するのはいいが、こんなことは普通の人びとの想像を超えている(…)」」(Aleksievich, 1997)。

＊妊娠を伴わない母乳分泌(医学的には乳汁漏出症または高プロラクチン血症と呼ばれる)は、脳下垂体機能不全の表出の一種である。

5.6.2. ウクライナ

1. 汚染地域の子どもに泌尿生殖器系の疾患が増加し、1987年に1,000人あたり0.8例だった発生率が、2004年には22.8例になった(Horishna, 2005)。

2. 1988年から1999年にかけて、汚染地域の住民における泌尿生殖器系疾患の発生率が2倍以上に増加した(Prysyazhnyuk et al., 2002a)。

3. 汚染地域に住む女性が自然に、あるいは人

表 5.35　1986 年に未成年で被曝し，その後も汚染地域に住む女性の出産データ（Nyagy, 2006）。

	被曝者	対照群
正常分娩	25.8%	63.3%
乳汁分泌不全	33.8%	12.5%
低カルシウム血症	74.2%	12.5%

工的に流産した胎児の骨組織では，アルファ線［α線］放出核種の線量が有意に高い（Luk'yanova, 2003）。

4. 放射能汚染地域の少女は思春期の発来が遅く（Vovk and Mysurgyna, 1994），汚染地域に住む 1,017 人の女児および十代の少女のうち，11% に性成熟の遅れが見られた（Luk'yanova, 2003）。

5. ストロンチウム 90［Sr-90］とプルトニウム［Pu］に汚染された地域では，思春期の発来が男子で 2 年，女子では 1 年遅れた。セシウム 137［Cs-137］に汚染された地域では性的発達の早発が見られた（Paramonova and Nedvetskaya, 1993）。

6. キエフ州ポレスコエ地区における生殖器の発育異常および性的発達異常と，地域の放射能汚染値（20〜60 Ci/km^2［= 74 万〜222 万 Bq/m^2］）には相関が見られた（Kulakov et al., 1997）。

7. ジトーミル州の汚染度の高い地域では第二次性徴の開始が遅れ，女子における第二次性徴の期間が標準より長くなっている（Sorokman, 1999）。

8. 避難者の子どもで，大惨事後に検診を受けた女子 1,017 人（8〜18 歳）のうち，11% に性的発達の遅れ（第二次性徴の発達異常，子宮発育不全，初潮の遅れ）が見られ，14% に月経機能障害があった（Vovk, 1995）。

9. 1986 年に未成年で被曝した女性は，被曝しなかった女性に比べて出産時の問題が著しく多い（**表 5.35**）。

10. 1986 年に未成年で被曝した女性が産んだ新生児は，被曝しなかった女性が産んだ新生児に比べて身体障害の発生率が 2 倍に達する（Nyagy, 2006）。

11. 大惨事後 8 年間にわたり，汚染地域で 1 万 6,000 人の妊婦を対象に行われた調査の結果，次のことが明らかになった。すなわち，腎疾患の罹病率が 12% から 51% に上昇，羊水過少症が 48%，新生児の呼吸器疾患が 2.8 倍，早産がほぼ 2 倍に増加。また，妊娠 30 週から 32 週という通常より早い時期に胎盤劣化［胎盤の老化現象］が見られた（Dashkevich et al., 1995）。

12. キエフ州ポレスコエ地区における婦人科疾病（妊娠中および産後の貧血症を含む）の罹病率上昇および先天性異常の増加と，地域の放射能汚染値（20〜60 Ci/km^2）には相関が見られた（Kulakov et al., 1997）。

13. リクビダートルを父にもつ女子は思春期の発来が早まるとともに期間が長くなり，第二次性徴にも異常が認められた（Teretchenko, 2004）。

14. 十代の少年少女における慢性腎盂腎炎，腎臓結石，尿路疾患の発生率と，居住する地域の汚染度に相関が見られた（Karpenko et al., 2003）。

15. 汚染地域では，卵巣のう腫や子宮筋腫など女性生殖器疾患の発生率が大惨事後の 5, 6 年間，有意に増加した（Gorptchenko et al., 1995）。

16. 汚染地域では月経周期障害と診断される患者が多く（Babich and Lypchanskaya, 1994），月経障害の症例数は大惨事前の 3 倍になった。大惨事に続く数年間は月経過多が多く，5, 6 年後には月経の回数減少や月経停止が多かった（Gorptchenko et al., 1995）。被曝し，検診を受けた 1,017 人の少女の 14% に月経障害が見られた（Luk'yanova, 2003; Dashkevich and Janyuta, 1997）。

17. 女性リクビダートルと汚染地域に住む女性における胎盤の発育異常や変性は，胎盤に取り込まれたセシウム 137 の量と相関があ

った。観察された変化には，胎盤の厚さの不均等や線維瘢痕形成，のう胞，石灰沈着，末梢絨毛間質の未分化，未熟な線維芽細胞などがあり，結果として新生児の低体重につながった（Luk'yanova, 2003 ; Luk'yanova *et al.*, 2005 ; Ivanyuta and Dubchak, 2000 ; Zadorozhnaya *et al.*, 1993）。

18. 大惨事後 8 年から 10 年で，避難者と汚染地域の住民に，自然流産や妊娠後期における妊娠中毒症，早産その他，妊娠にまつわる異常の発生頻度が有意に増加した（Grodzinsky, 1998 ; Golubchykov *et al.*, 2002 ; Kyra *et al.*, 2003）。

19. 大惨事後 8 年間から 9 年間，女性リクビダートルにおける月経障害の発生率が有意に上昇した。若い女性（1986 年および 1987 年当時の平均年齢 30.5 歳）のうち合計 84% が，被曝後 2 年目から 5 年目までに月経過多症を発症した（41.2% が子宮筋腫，19% が乳腺線維腺腫症，16% が遅延性の高プロラクチン血症を伴う希発月経だった）（Bezhenar', 1999 ; Bezhenar' *et al.*, 2000）。

20. 大惨事当時，周閉経期にあった女性リクビダートルは早発閉経し（46.1±0.9 歳），約 75% に更年期症候群と性欲の減退が見られた（Bezhenar' *et al.*, 2000）。

21. 汚染地域に住む妊婦のうち合計 54.1% に子癇前症，貧血，胎盤の損傷が見られた（対照群は 10.3%）。78.2% は出産時に合併症と過多出血を経験したが，これは対照群の 2.2 倍だった（Luk'yanova, 2003 ; Sergienko, 1997, 1998）。

22. キエフ州の重度汚染地域では流産が特に頻発した（Gerasymova and Romanenko, 2002）。汚染地域では自然流産のリスクが他の地域より高い（Lipchak *et al.*, 2003）。

23. 重度汚染地域に住む女性は，流産や妊娠合併症，再生不良性貧血，早産の可能性が他の地域より高い（Horishna, 2005）。

24. 汚染地域の住人で前立腺腺腫のある人の約 96% において，膀胱の尿路上皮に前がん病変が認められた（Romanenko *et al.*, 1999）。

25. ドネック市でリクビダートルの夫婦 250 組を調査したところ，59±5% は被曝が原因で，また 19±3% は放射線恐怖症[*7]が原因で性機能障害を経験している。別の研究によると，男性リクビダートル 467 人（21～45 歳）のうち 41% に精巣アンドロゲン機能の低下や，エストロゲンと卵胞刺激ホルモンの濃度の上昇などの性腺機能異常が見られた（Bero, 1999）。

26. 大惨事に続く 7, 8 年間，リクビダートルの約 30% に性機能障害と精子の異常があった（Romanenko *et al.*, 1995b）。

27. チェルノブイリ大惨事当時とその後にベータ線とガンマ線に曝露したことが原因で慢性放射線皮膚炎を患う 12 人の男性のうち，2 人は勃起不全を，その他の人もさまざまな性機能障害を報告している。無精液症 1 例，無精子症 2 例，精子減少症 1 例があり，精子数が正常な人は 4 人だった。3 つの精液検体に奇形精子の増加が見られ，3 検体では精子の運動性が低下していた（Byryukov *et al.*, 1993）。

28. 検査を受けたリクビダートルの 42% で精子数が最大 53% 減少し，可動精子の割合が低下しただけでなく（対照群 70～75% に対し 35～40%），死滅精子の数も増加した（対照群 25% に対し最大 70%）（Gorptchenko *et al.*, 1995）。

29. 1986 年と 1987 年に作業に従事した男性リクビダートルの泌尿生殖器系疾病の罹病率が，1988 年から 2003 年にかけて 10 倍に増えた。1988 年には 1,000 人あたり 9.8 例だったが，1999 年には 77.4 例，2003 年には 98.4 例となっている（Baloga, 2006）。

5.6.3. ロシア

1. オリョール州のムツェンスク地区（1～5

表5.36　ブリャンスク州の汚染度が5 Ci/km^2［＝18万5,000 Bq/m^2］を超える地区に住む子どもの泌尿生殖器系罹病率（1,000人あたり），1995〜1998年(Fetysov, 1999b, Table 6. 1)。

	症　例　数			
	1995	1996	1997	1998
クリモヴォ	34.5	48.7	51.6	79.3
ノヴォズィプコフ	40.2	43.3	44.8	60.1
クリンツィ	8.0	10.8	11.2	10.8
クリンツィ市	22.4	24.3	34.6	34.1
クラスナヤ・ゴラ	56.7	51.4	44.2	26.0
ズルィンカ	66.8	38.7	44.8	46.2
南西部全体*	30.1	33.5	36.7	41.6
州全体	22.4	25.8	26.8	29.2

*すべて重度汚染地域。

Ci/km^2［＝3万7,000〜18万5,000 Bq/m^2］）とボルホフ地区（10〜15 Ci/km^2［＝37万〜55万5,000 Bq/m^2］）における生殖器の発育異常および性的発達異常と，地域の放射能汚染度には相関が見られた(Kulakov et al., 1997)。

2. オリョール州のムツェンスク地区（1〜5 Ci/km^2）とボルホフ地区（10〜15 Ci/km^2）における婦人科疾病（妊娠中および産後の貧血症，異常分娩を含む）の罹病率と，地域の放射能汚染度には相関が見られた(Kulakov et al., 1997)。

3. 1995年から1998年までに行われた調査を俯瞰すると，ブリャンスク州の汚染地区の大部分で子どもの泌尿生殖器の罹病率が州全体の平均値よりも高かった（表5.36）。

4. ブリャンスク州に住む成人における泌尿生殖器の総罹病率は，1995年から1998年にかけて，汚染地区1ヵ所を除き目に見えて増加した（表5.37）。

5. ブリャンスク州とトゥーラ州で調査対象としたいくつかの重度汚染地域で，成人女性における泌尿生殖器系疾病の罹病率と，地域の汚染度には相関があった（表5.38）。

6. リクビダートル（1986年と1987年に作業に従事）の家庭における自然流産の発生頻度は，大惨事に続く7年間にリャザン州で有意な増加が見られ（図5.9），一般集団（4.6±1.2%）の4倍（18.4±2.2%）に達した(Lyaginskaya et al., 2007)。

7. リクビダートルの家庭から登録の届け出があった妊娠のうち，合計18%が流産に終わった(Lyaginskaya et al., 2007)。

8. 1986年に作業に従事したリャザン州出身のリクビダートルおよびその他の核産業従事者が，長期にわたり不妊症を患っていたことが最近ようやく明らかになった(Lyaginskaya et al., 2007)。

9. 大惨事の4年後，（調査対象となった94人中）15%近いリクビダートルに，同年齢の男性群と比較して死滅精子数の増加，精子の可動性低下，射出精液中の酸性ホスファターゼ濃度の上昇といった有意な差異が見られた(Ukhal et al., 1991)。

10. 大惨事の翌年，リクビダートルの生殖力は目に見えて低下し，精液検体の検査で最大42%が量的な基準値を満たさず，最大52.6%が質的な基準値に達しなかった(Mikulinsky et al., 2002; Stepanova and Skvarskaya, 2002)。

11. クラスノダール地方に住むリクビダートルの精巣組織に病理形態学的な病変が生じ，被曝後まもなく精子形成に悪影響を及ぼす自己免疫性精巣炎を発症した。大惨事の5年後には精細管で，10年後から15年後には間質組織で，リンパ球浸潤が発生した。

12. 検査を受けた男性リクビダートルの半数は性交能力が低かった(Dubivko and Karatay,

表 5.37　ブリャンスク州の汚染度が 5 Ci/km^2 [＝18万 5,000 Bq/m^2] を超える地域における泌尿生殖器系疾病の罹病率（1,000 人あたり），1995〜1998 年（Fetysov, 1999a, Table 5.1）。

地　域	症　例　数			
	1995	1996	1997	1998
クリモヴォ	72.1	71.4	64.1	60.1
ノヴォズィプコフ	68.1	70.2	72.1	81.3
クリンツィ	27.3	53.8	53.0	91.3
クリンツィ市	45.5	76.1	75.2	79.2
クラスナヤ・ゴラ	78.7	82.7	95.9	114.2
ズルィンカ	44.8	75.7	78.7	78.7
ゴルデエフカ	52.3	67.8	72.9	80.2
南西部全体*	54.9	88.7	78.4	75.9
州全体	60.4	60.4	60.7	57.1

*すべて重度汚染地域。

表 5.38　セシウム 137 で汚染されたトゥーラ州とブリャンスク州の一部地域の女性における，生殖器系疾病と前がん病変の発生率（Tsyb et al., 2006b）。

	前がん病変*（%）	すべての疾病（%）
クリンツィ地区，32 万 2,000 Bq/m^2（調査対象 1,200 人）	21.1	58.2
ノヴォズィプコフ市，70 万 8,000 Bq/m^2（調査対象 1,000 人）	19.6	66.6
ウズロヴァヤ市，17 万 1,000 Bq/m^2（調査対象 1,000 人）	1.8	51.2

*白斑症，異形成，ポリープ他。

2001)。

13. 男性リクビダートルにおける泌尿生殖器系疾病の発生率は，1991 年の 1.8% から 1998 年の 4% へと上昇した（Byryukov et al., 2001)。

14. 検査対象となった 50 人のリクビダートルは，精子数が正常値より有意に少なかった（Tsyb et al., 2002)。

15. リクビダートルにおける泌尿生殖器系疾病の罹病率は，1986 年から 1993 年にかけて 40 倍以上に増加した（表 5.39）。

16. 116 人のリクビダートルを検査したところ，3 分の 1 に性交障害があった（Evdokymov et al., 2001)。

17. 検査対象としたリクビダートルのうち合計 21% に，精子の可動性低下と形態変化が見られた。また，一部のリクビダートルの精子は未成熟細胞を 6% から 8% 含んでいた（正常値は 1〜2%）（Evdokymov et al., 2001)。

18. リクビダートルにおける異常精子の発生

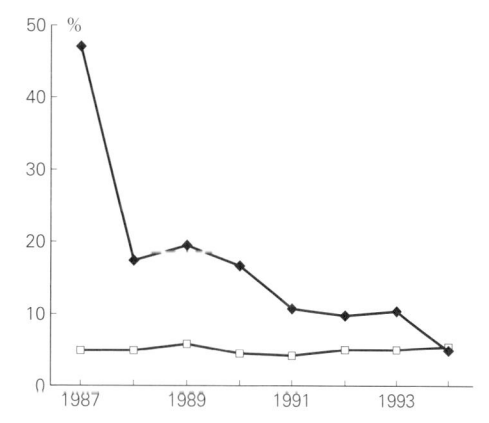

図 5.9　リャザン州における 1987 年から 1994 年にかけての自然流産発生率（%）をリクビダートルの家庭（黒点）と州全体（白点）で比較（Lyaginskaya et al., 2007)。

率と，染色体異常*^{6}の発生率には相関があった（Kondrusev, 1989 ; Vozylova et al., 1997 ; Domrachova et al., 1997)。

19. 大惨事の 5 年後から 15 年後，クラスノダール地方に住む被曝線量*^{2}の高かったリクビ

表5.39 リクビダートルにおける泌尿生殖器系疾病の罹病率の推移(1万人あたり),1986〜1993年(Baleva et al., 2001)。

年	1986	1987	1988	1989	1990	1991	1992	1993
症例数	34	112	253	424	646	903	1,180	1,410

ダートルに,自己免疫性精巣炎および精巣組織の病変(最大50%の精細管にリンパ球浸潤と硬化症,間質組織の線維症など)が見られた(Cheburakov et al., 2004)。

5.6.4. その他の国々

1. アルメニア[事故当時はソ連邦の一部]:大惨事の10年後,検査を受けたリクビダートルの大多数に精子形成障害が見られた(Oganesyan et al., 2002)。検査対象としたリクビダートルの子ども80人において,腎盂腎炎の発生率が上昇していた(Hovhannysyan and Asryan, 2003)。
2. ブルガリア:チェルノブイリ原発事故後に妊娠中毒症[妊娠高血圧症候群]が増加したが,それは事故による地域の汚染度と相関があった(Tabacova, 1997)。
3. チェコ:チェコ内で,チェルノブイリ由来の放射性降下物による被害がもっとも大きかったボヘミアとモラヴィアでは,600ヵ月(1950〜1999年)に及ぶ対象期間中,1ヵ月間に生まれた男児の数に変化があったのは一度きりである。1986年11月に生まれた男児は,長期的に見た人口統計学的傾向から予測される数より457人少なかった(Perez, 2004)。この現象は,大惨事当時に妊娠7週から9週だった子どもの誕生で発生した。
4. イスラエル:イスラエルに移住したリクビダートルの精子頭部は,同年代の被曝していない男性と比べ,量的な超微形態学的パラメータに有意な差異が見られた(Fischbein et al., 1997)。
5. その他:デンマーク,フィンランド,ドイツ,ハンガリー,ノルウェー,ポーランド,スウェーデンでは,1982年から1992年にかけて,出産[死産を含む]の性比に長期にわたる大惨事の影響が認められた。1987年には,男児の割合が性別のオッズ比1.0047(95%信頼区間:1.0013〜1.0081, p<0.05)で増加した。ドイツにおいて,1986年から1991年までの出産[死産を含む]における男児の割合と,その地域の汚染値から算出される被曝線量には正の相関があり,年間1mSv上昇するごとに性別のオッズ比1.0145(95%信頼区間:1.0021〜1.0271, p<0.05)として反映された(Frentzel-Beyme and Scherb, 2007)。

5.6.5. 結論

チェルノブイリ由来の放射性降下物に汚染された地域では,成人男女においても子どもにおいても[年齢性別を問わず]泌尿生殖器系の多様な疾病が明らかに増加している。生殖機能の不全はもっぱら心理的要因(ストレスの多さ)によると主張する者もいるが,精子の異常や生殖障害,子どもたちに見られる先天性異常をストレスのせいにすることは難しい。チェルノブイリに由来する被曝が,リクビダートルや汚染地域に住む何百万もの人びとの泌尿生殖器の健全性と生殖機能に及ぼした悪影響は,次世代へ,さらにその次の世代へと続いていくだろう。

5.7. 骨と筋肉の疾病

骨粗しょう症(骨組織の密度低下)は,骨におけるカルシウムの吸収(骨の形成)と放出(骨の破壊)のバランスが崩れることによって発生する。こうしたバランスの崩れは,ホルモンの乱れや,被曝によって破骨細胞前駆細胞と骨芽細胞前駆細胞が

直接損傷されたことに起因する(Ushakov et al., 1997)。リクビダートルと汚染地域の住民は骨や関節の痛みを訴えることが多く，これが骨粗しょう症の進行を示す間接的な目安となる。

5.7.1. ベラルーシ

1. 放射能汚染地域で大惨事後(1991〜1992年)に，筋骨格系に発生異常がある新生児の数が大惨事前(1983〜1985年)に比べて増加した(Kulakov et al., 1997)。
2. 避難者および汚染地域の住民において，1995年の筋骨格系疾患は，一般集団の1.4倍だった(Matsko, 1998)。
3. 1987年から1990年のデータと比較すると，筋骨格系の疾病が，1991年から1996年にかけて30歳以下のリクビダートルに広く見られるようになった(Antypova et al., 1997a)。

5.7.2. ウクライナ

1. 重度汚染地域の死産児において，近年，骨組織に取り込まれたアルファ線[α線]放出核種の線量が上昇した(Horishna, 2005)。
2. セシウム137[Cs-137]が0.9〜3.25 Bq/kgレベルで[妊婦の]胎盤に取り込まれると，[胎児の]管状骨構造の脆弱化と脊椎軟骨の破壊につながる(Arabskaya et al., 2006a)。
3. 汚染地域において，事実上骨のない状態で生まれた子ども(いわゆる"ジェリーフィッシュ[くらげ]・チルドレン")の例が複数認められた。これ以前には，1950年代の核実験後にマーシャル諸島でしか見られなかった病態である。
4. 胎盤に取り込まれた放射性核種の濃度上昇が，汚染地域における新生児の死亡原因の1つと考えられる(表5.40)。
5. 死亡した新生児の骨は形態学的な異常を示している。たとえば，骨芽細胞の数の減少とサイズの縮小，骨細胞と破骨細胞の萎縮，骨芽細胞と破骨細胞の比率の変化などである(Luk'yanova, 2003, Luk'yanova et al., 2005)。
6. 避難した成人では，筋骨格系の罹病率がウクライナの一般集団より高い(Prysyazhnyuk et al., 2002a)。
7. 汚染度が5〜15 Ci/km²[= 18万5,000〜55万5,000 Bq/m²]の地域において，1996年の筋骨格系罹病率が全国平均より高かった(Grodzinsky, 1998)。
8. 放射能汚染地域では，筋骨格系疾患の罹病率が1988年から1999年にかけて2倍以上に増えた(Prysyazhnyuk et al., 2002a)。
9. リクビダートルにおける筋肉および結合組織糸[皮下組織など器官の間隙を埋める組織]の疾患が，2001年には1991年の2.3倍になった(Borysevich and Poplyko, 2002)。

5.7.3. ロシア

1. ブリャンスク州の重度汚染地区では，子どもにおける筋骨格系疾患の総罹病率が州全体の平均値より目に見えて高かった(表5.41)。
2. 1995年から1998年にかけて，ブリャンスク州の子どもにおける筋骨格系疾患の発生率は汚染地域ほど高かった(表5.42)。
3. ブリャンスク州の汚染地区における成人の筋骨格系疾患の総罹病率は，州全体の平均値

表5.40 母体と，死産児の臓器における放射性核種の濃度(Bq/kg)。

	Horishna, 2005	Luk'yanova et al., 2005	放射性核種
母　体	0.7〜1.3	データなし	Cs-137
胎　盤	3.5	データなし	Cs-137
	0.9	データなし	α線放出核種
肝　臓	7.8	0.4±0.05	Cs-137
脾　臓	0.2	0.2±0.03	Cs-137
胸　腺	0.2	0.1±0.02	Cs-137
椎　骨	0.9	0.7±0.02	Cs-137
歯	0.4	0.4±0.02	α線放出核種
肋　骨	データなし	1.0±0.24	Cs-137
管状骨	データなし	0.3±0.02	Cs-137

表 5.41　ブリャンスク州の 5 Ci/km²[＝18 万 5,000 Bq/m²]を超える汚染地域に住む子どもにおける筋骨格系疾患の罹病率(1,000 人あたり)，1995～1998 年(Fetysov, 1999b：Table 6.1)。

地　　域	症　　例　　数			
	1995	1996	1997	1998
クリモヴォ	146.2	124.7	90.3	143.0
ノヴォズィブコフ	31.3	32.7	37.9	29.6
クリンツィ	40.4	41.3	69.9	63.5
クラスナヤ・ゴラ	17.3	15.2	11.2	12.0
ズルィンカ	58.8	217.2	162.4	174.3
南西部全体*	40.9	67.9	49.7	67.1
州全体	22.6	25.4	27.0	29.7

*すべて重度汚染地域。

表 5.42　ブリャンスク州の子どもにおける筋骨格系疾患の発生率(1,000 人あたり)，1995～1998 年(Fetysov, 1999b：Table 6.2)。

年	1995	1996	1997	1998
南西部全体	19.5	39.2	24.5	42.4
州全体	11.5	13.9	16.4	18.5

より高かった(表 5.43)。

4. リクビダートルの 62% 近くが，背中や腰の痛み，手や下肢の骨，関節の痛みを訴えている(Dedov and Dedov, 1996)。
5. 検診を受けたリクビダートルのうち，30% から 88% に骨粗しょう症が見られた(Nykytyna, 2002; Shkrobot et al., 2003; Kirkae, 2002; Druzhynyna, 2004)。
6. リクビダートルは一般集団の対照群より骨粗しょう症を発症しやすい(Nykytyna, 2005)。
7. リクビダートルの骨粗しょう症は歯間歯槽の骨組織にも影響を及ぼしている(Matchenko et al., 2001)。
8. 検診を受けた 600 人のリクビダートルにおいて，もっとも多く発症が認められた筋骨格系の病態は，椎骨のさまざまな部位に見られる骨軟骨症とびまん性骨粗しょう症だった。うち 3.5% の骨粗しょう症例は，病理学的な骨折や神経根症，骨痛および関節痛を伴っていた(Kholodova et al., 1998)。
9. リクビダートルの多くは，該当する年齢の平均値より骨密度が 16% から 37% 低かった(Kholodova et al., 1998)。検診を受けた 274 人のリクビダートルの 62% 程度に骨塩量の減少が見られ，8% は骨粗しょう症を発症していた(Khartchenko et al., 1995)。1986 年に事故処理作業に携わったリクビダートルのうち，骨塩損失があった人が 42% に達した(ピーク年齢およびピーク重量との比較)。一方，1987 年と 1988 年に作業したリクビダートルでは損失はこれより少なかった(Khartchenko et al., 1998)。
10. 調査したリクビダートル全員に歯周病の疾病マーカーが認められた。内訳は，あごのびまん性骨粗しょう症が 88.2%，下顎骨の緻密骨皮質の菲薄化が 33.3%，椎体の骨粗しょう症が 37.3% である(Druzhynyna, 2004)。
11. ロシア連邦放射線被曝健康管理局のデータによれば，リクビダートルにおける 1991 年から 1998 年にかけての筋骨格系罹病率が全国平均より有意に高く，リクビダートルが 1 万人あたり 650 例に対し全国平均は 562 例だった(Byryukov et al., 2001)。
12. ブリャンスク州のリクビダートルにおけ

表 5.43　ブリャンスク州の 5 Ci/km^2[＝18 万 5,000 Bq/m^2]を超える汚染地域に住む成人における筋骨格系疾患の総罹病率(1,000 人あたり)，1995〜1998 年(Fetysov, 1999a：Table 5.1)。

地　　域	症　　例　　数			
	1995	1996	1997	1998
クリモヴォ	173.8	118.9	216.0	236.7
ノヴォズィブコフ	129.6	120.8	94.0	101.1
クリンツィ	151.0	150.6	159.7	217.3
クラスナヤ・ゴラ	136.0	141.1	109.7	89.7
ズルィンカ	110.2	110.2	102.0	103.0
ゴルデエフカ	94.3	129.3	105.1	104.8
南西部全体*	100.7	109.4	111.7	111.9
州全体	82.5	81.6	82.4	76.4

*すべて重度汚染地域。

表 5.44　ブリャンスク州の，汚染度が 5 Ci/km^2 を超える地域のリクビダートルおよび成人住民における筋骨格系罹病率(1,000 人あたり)，1995〜1998 年(Fetysov, 1999a：Table 4.1)。

	症　　例　　数				
	1994	1995	1996	1997	1998
リクビダートル	114.1	99.3	207.0	221.8	272.9
南西部全体*	90.0	93.5	109.4	111.7	238.6
州全体	80.5	82.5	81.6	82.4	76.4
ロシア全土	80.3	81.5	87.2	87.2	データなし

*すべて重度汚染地域。

る 1994 年から 1998 年にかけての筋骨格系罹病率は，同州重度汚染地区の住民全体より目に見えて高く，州平均および全国平均と大きく異なっていた(表 5.44)。

5.7.4.　結　論

チェルノブイリ由来の放射能汚染が筋骨格系に与えた影響に関するデータはごく限られているが，それはこうした疾患が重要でないからではなく，生命維持という点でほとんど注目されないためである。しかし，骨と筋肉の疾患は取るに足らない問題ではない。歯が失われれば食べる能力が衰え，食事効果に二次的な悪影響が出る。骨や筋肉の痛みが続くと，身体機能を失ったり，生活を支える活動が制限されたりする。筋肉や骨に不具合があると成長や活動力が阻害されるので，この問題は子どもたちにとってより深刻である。

新たな資料が公表されるにつれ，チェルノブイリ由来の放射能汚染が骨や筋肉に与えた影響に関する追加のデータが得られることは間違いない。骨の器質的な障害(骨減少症，骨粗しょう症，骨折)は，リクビダートルの大多数ばかりか，汚染地域の住民の多くに見られる特徴であることはいまや明らかであり，これには子どもたちも含まれる。

5.8.　神経系と感覚器の疾患

三十数年前，神経系は電離放射線に対してもっとも抵抗力のある系だと考えられていたが，これは高線量に関してのみ当てはまる真実だろう(たとえば Gus'kova and Baisogolov, 1971 を参照)。そのような古い考え方にもとづいて，チェルノブイリ・フォーラム(2005 年)の報告では，すべての神経疾患，うつ病の悪化，および精神の病気は，心的外傷後ストレスに起因するとされた(Havenaar, 1996；Havenaar et al., 1997a, b)。

チェルノブイリの大惨事以降，低線量や低線量率の放射線によって，神経系の微細構造や神経系のより高次の活動，眼の組織，さらに，すべての汚染地域で広範囲に見られる精神神経障害[の発生]に甚大な影響が及んだことは明らかだ。脳の放射線感受性を裏づける証拠が積み重ねられつつある(Nyagu and Loganovsky, 1998)。

旧ソビエト連邦におけるメンタルヘルスの評価は，おもに公的な医療制度に記録された精神障害を扱っており，標準化された診断手順を用いる，適切に計画された精神医学的な調査研究にもとづくデータを使ったものではない。旧ソビエト連邦諸国で精神医学的な問題を取り扱う方法が現在変化しつつあることと相まって，旧ソ連の手法は精神障害の著しい過小評価につながった可能性がある[ソ連邦をはじめ旧東側圏では「社会主義の成功で疾患が減った」とされていたため](Loganovsky, 2002)。本節では最初に神経系そのものを，続いて感覚器を取り上げる。

5.8.1. 神経系の疾患

チェルノブイリ大惨事から25年を経た現在，低線量の電離放射線が中枢神経系と自律神経系の両方を変化させ，放射線誘発性の脳障害を発症させる場合があることが明らかになっている(総説としてLoganovsky, 1999を参照)。中枢神経系には放射線によって特に損傷を受けやすい部分がある。

5.8.1.1. ベラルーシ

1. 放射能汚染値が18万5,000～259万Bq/m^2(5～70 Ci/km^2)のゴメリ州チェチェルスク地区の汚染地域における，妊婦，産科患者，新生児を含む子どもの縦断調査[同一の対象を継続的に調査する方法]によれば，1986年以降，周産期脳障害の発生率が大惨事以前の2倍から3倍に上昇した[周産期とは出産前後の期間。ICD-10では妊娠22週から生後7日までと定義される](Kulakov et al., 2001)。

2. 神経系と感覚器の疾患の罹病率が，全汚染地域で目に見えて上昇した(Lomat et al., 1996)。

3. 大惨事に続く10年間に，先天性けいれん症候群(てんかん)の症例数が汚染地域で有意に増加した(Tsymlyakova and Lavrent'eva, 1996)。

4. 1993年から2003年にかけて，被曝した親のもとに生まれた10歳から14歳の小児において，神経系の疾患や眼とその付属器の疾患の発生率が顕著に上昇した(National Belarussian Report[ベラルーシ公式報告書], 2006)。

5. もっとも汚染された地域の1つであるブレスト州ルニネツ地区で，子どもの神経系罹病率が上昇した(Voronetsky et al., 1995)。2000年から2005年にかけて，この地区に住む子どもの精神障害発生率に増大傾向が認められた(Dudinskaya et al., 2006)。

6. 大惨事の10年後，神経系疾患は放射能汚染地域から避難した十代の少年少女がかかる病気のうち2番目に多く，罹病率は検査を受けた2,335人の十代において1,000人あたり331例だった(Syvolobova et al., 1997)。

7. 放射能汚染地域の成人において，神経学的および精神医学的な障害の発生率が有意に高かった(汚染地域31.2%に対し対照群18.0%)。16歳から17歳の高校生に短期記憶障害と注意欠陥障害が認められ，こうした症状の重症度と地域の汚染度には直接の相関が見られた(Ushakov et al., 1997)。

8. 重度に汚染されたゴメリ州ナロヴリャ地区の340人の農業機械操作員と，比較的汚染度の低かったミンスク近郊の202人の類似集団とを比較すると，前者の集団で6倍高い脳血管病変の発生率が認められた(前者27.1%に対し対照群は4.5%，Ushakov et al., 1997)。

9. セシウム137[Cs-137]により110万Bq/m^2(30 Ci/km^2)以上汚染されたモギリョフ州コスチュコヴィチ地区に住む1,708人の成人に

表 5.45　子宮内で被曝した子どもの神経疾患と精神疾患の発生率（%）(Nyagu et al., 2004)。

	被曝群 (検査対象 121 人)	対照群 (検査対象 77 人)
神経学的に健康	60.3	85.7
てんかんの素因(G40)*	7.4	1.3
片頭痛(G43)	2.5	0
その他の頭痛症候群(G44)	25.6	13.0
睡眠障害(G47)	3.3	0
植物神経(自律神経)系のその他の疾患(G90)	2.5	0
神経学的な合併症	1.6	0
知的に健康	15.7	58.4
器質性の精神障害(F06 および F07)	16.5	3.9
神経症，ストレス，および身体表現性障害(F40～F48)	46.3	26.0
心理的な発達の障害(F80～F89)	7.4	0
行動および情緒の障害(F90～F98)	25.6	11.7
学習障害	17.2	3.9

*括弧内は ICD-10(疾病および関連保健問題の国際統計分類第 10 版)の疾病コード。

おける神経学的な罹病率は，ヴィテプスク州の比較的汚染が少なかった地区で検査した 9,170 人の罹病率より目に見えて高かった (Lukomsky et al., 1993)。

10. ベラルーシ人リクビダートルの神経系および感覚器における疾患の発生率が，1991 年から 2000 年にかけて 2.2 倍に上昇した (Borysevich and Poplyko, 2002)。

5.8.1.2.　ウクライナ

1. 放射線値が 74 万～220 万 Bq/m^2(20～60 Ci/km^2)だったキエフ州ポレスコエ地区の汚染地域において，妊婦，産科患者，新生児を含む子どもの縦断調査を実施したところ，1986 年以降，周産期脳障害の発生率が大惨事以前の 2 倍から 3 倍に増えていた (Kulakov et al., 2001)。

2. 大惨事の 2 年後に，子どもの神経系疾患の発生率が汚染地域で顕著に上昇した (Stepanova, 1999)。1998 年までに，子どもの神経系と感覚器の疾患が，1986 年に比べ 6 倍に増加した (ITAR-TASS[イタルタス通信], 1998)。1988 年以降 1999 年までの別のデータは，子どもの神経学的疾患の発生率が 10 年間で 1.8 倍に増加し，1 万人あたり 2,369 例から 4,359 例になったことを示した (Prysyazhnyuk et al., 2002a)。

3. 大惨事の 7 年後から 8 年後，チェルニゴフ州の汚染された村々の中学生と高校生において，倦怠感の増大と知的能力の低下が認められた (Bondar et al., 1995)。

4. 汚染地域から避難した 70 人の子どもを検査したところ，その 97% の脳波(EEG)が皮質下および皮質の脳組織の構造的・機能的な未成熟を示唆した。つまり，この 70 人の子どものうち脳波が正常だったのはわずか 2 人だけだった (Horishna, 2005)。

5. 子宮内で被曝した子どもは，神経系疾患や精神障害にかかりやすい (Igumnov et al., 2004; 表 5.45)。

6. 放射能汚染地域で，精神疾患を患う子どもが増加し，1987 年の発生率が 1,000 人あたり 2.6 例だったのに対し，2004 年までに同 5.3 例になった (Horishna, 2005)。

7. 汚染地域から避難した子どもにおいて，神経系衰弱や植物神経(自律神経)調節障害の発生率が，対照群に比べて 5 倍高かった (Romanenko et al., 1995a)。

8. 被曝した子どもたちは相対的に知的発達の量的指標(IQ)[知能指数]が低い (図 5.10)。

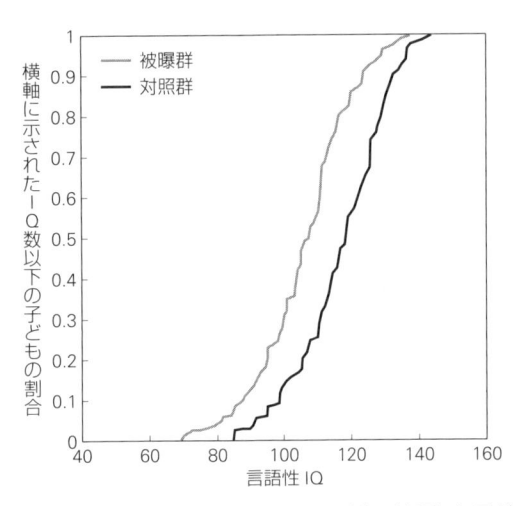

図 5.10 プリピャチ市から避難した重度に被曝した子どもと，被曝がより軽度だったキエフ市の子どもの知的発達の量的指標(IQ)（Nyagu et al., 2004）。

9. 妊娠16週から25週にかけて子宮内で被曝した小児は，以下に挙げるものなど一連の状態を呈した［括弧内は ICD-10 の疾病コード］。
   - 脳の損傷および機能不全による精神障害やパーソナリティ障害の発生率上昇（F06，F07）。
   - 心理学的発達の障害（F80〜F89）。
   - 発作性障害（頭痛症候群，G44；片頭痛，G43；てんかん(性)症候群，G40）。
   - 身体表現性自律神経機能不全（F45.3）。
   - 小児期の行動および情緒の障害（F90〜F99）。
10. プリピャチ市から避難した，重度に被曝した子どもの知的発達の量的指標(IQ)は，キエフ市に住む被曝がより軽度だった子どもより悪かった（**表 5.46**）。
11. 大惨事に続く6年間，とりわけ1990年以降に放射能汚染地域で，成人の神経系疾患の罹病率に顕著な増大が認められた（**表 5.47**）。
12. 放射能汚染地域における神経系および感覚器の罹病率が，1988年以降1999年までに3.8倍から5倍上昇した。全国平均との比較で成人の避難者にこうした疾患が有意に多く発生した（Prysyazhnyuk et al., 2002a）。1994年，汚染地域の成人および十代の避難者において，神経系疾患が総罹病率の10.1%を占めた（Grodzinsky, 1998）。
13. リクビダートルの93%から100%が精神神経障害を患っており，その大部分が器質的症状［神経症状］を伴う精神障害（F00〜F09）である（Loganovsky, 1999, 2000）。心的外傷後ストレス障害(PTSD)，心身症，器質性障害，異常なスキゾイド・パーソナリティ［統合失調型人格障害］の進行が，現地の精神医学的分類，ICD-10，ならびに DSM-IV［精神障害の診断と統計の手引き第4版］の診断基準に従って記録されている（Loganovsky, 2002）。
14. 倦怠感に悩まされていたリクビダートルから無作為に抽出した100人のうち，計26人が慢性疲労症候群(CFS)の診断基準を満たした。このことから，CFS は大惨事の影響として，リクビダートルのあいだでもっとも広く認められるものの1つといえるかもしれない（Loganovsky, 2000, 2003）。さらに，広範な CFS の発生率は(1990〜1995年の平均値65.5%から1996〜2001年の10.5%へと)有意に低下したものの($p<0.001$)，同じ期間にメタボリック症候群 X(MSX——心疾患につながる一群の危険因子)の発生頻度が有意に上昇した($p<0.001$)(同15%から同48.2%に)。CFS と MSX は別の病気に進行する第1段階と考えられており，また CFS は MSX の神経変性や認知機能の低下，ならびに精神神経障害にも移行しうる（Kovalenko and Loganovsky, 2001；Volovik et al., 2005）。
15. 複合的かつ国際的な診断面接を用いた横断的な研究が，仏独チェルノブイリ研究イニシアチブの枠組みで，リクビダートルの代表的コホートに対して実施された（サブプロジェクト 3.8）。その結果，ウクライナの一般集団と比較した場合，リクビダートルにおいて全精神障害の発生率が約2倍に上昇し（一般が20.5%に対しリクビダートル群＝36%），うつ病の発生率も劇的に上昇したことが示された（同9.1%に対し同24.5%）。リクビダー

表 5.46 プリピャチ市から避難した重度に被曝した子どもと，被曝がより軽度だったキエフ市の子どもにおける知的発達の量的指標(IQ)(Nyagu *et al.*, 2004)。

	被曝群 (調査対象 108 人)	対照群 (調査対象 73 人)
言語性知能	107	116
動作性 IQ と言語性 IQ の差	10.4	2.9*

*p<0.05。

表 5.47 1987～1992 年にかけてのウクライナの汚染地域における神経系の罹病率(成人 1 万人あたり)(Nyagu, 1995a)。

	症　　例　　数					
	1987	1988	1989	1990	1991	1992
全神経系疾患	264	242	356	563	1,504	1,402
血管運動疾患*	128	43	32	372	391	312

*ロシア語の文献ではしばしば「自律神経循環器系失調症」*7 と呼ばれ，自律神経系の機能障害としても知られる。

トルのあいだでは，不安(パニック障害)の発生率も上昇した(同 7.1% に対し同 12.6%)。しかし，リクビダートルにおけるアルコール依存[の発生率]は一般集団と比較してそれほど高くはなく(同 8.4% に対し同 6.4%)，アルコールという因子が精神疾患発生に大きく寄与している可能性は除外される(Demyttenaere *et al.*, 2004; Romanenko *et al.*, 2004)。

16. 1996 年には，リクビダートルにおける神経系および感覚器の罹病率が全国平均を 3 倍以上上回った(Serdyuk and Bobyleva, 1998)。

17. 1986 年と 1987 年に作業に従事したリクビダートルにおける神経系の罹病率は，1988 年以降 1990 年までに従事したリクビダートルの 2 倍だった(Moskalenko, 2003)。

18. 1986 年に事故処理作業に従事し，脳障害を罹患したウクライナの約 80 人の男性リクビダートルは，脳の前頭領域および左側頭領域に構造的変化と機能不全の両方が認められた(Antipchuk, 2002, 2003)。

19. 1986 年と 1987 年に事故処理作業に従事したリクビダートルにおける自律神経系の疾患は，安定性，表現形式，発作型，前庭神経 I～III[前庭は内耳にある平衡をつかさどる器官]の機能障害の存在，そして末梢血液循環[末梢血は毛細血管を流れる血液]の機能障害という点で，1988 年と 1989 年に従事したリクビダートルの疾患と異なっていた。自律神経系の障害は，無気力，記憶障害，注意欠陥障害，情動障害，神経症，心気症，うつ病といった精神神経学的な行動の障害と密接に関係している(Romanenko *et al.*, 1995)。

20. 1986 年と 1987 年に事故処理作業に従事したリクビダートルのうち，とりわけチェルノブイリの強制退避区域[30 キロメートルゾーン]でその後にも数年働いた人びとに，精神神経障害や身体病変(F00～F09)の発生率上昇が認められた(Loganovsky, 1999)。

21. リクビダートルに特徴的な脳の構造的な障害には，前頭葉および左側頭葉とその皮質－皮質下の結合，ならびに脳の深部構造が関わっている。人脳の血流動態の障害は，アテローム性動脈硬化によって引き起こされる。血管緊張の亢進，大脳半球の非対称性，そして左脳における循環の不足が見られる場合に，狭窄病変の進行が起こりやすい。脳組織の放射線画像上の病的変化には，萎縮，脳室の拡大，ならびに脳の局所性病変などが挙げられる(Loganovsky *et al.*, 2003; Nyagu and Loganovsky, 1998)。

22. リクビダートルの脳波パターンや，脳の自発性および誘発性の生体電気活性の局所的

な分布には，対照群のそれとは有意差が見られた（Nyagu et al., 1992; Noshchenko and Loganovsky, 1994; Loganovsky and Yuryev, 2001）。いくつかの症例では，臨床精神神経医学的，神経生理学的，神経心理学的，および神経画像学的な方法によって，器質性の脳損傷が確かめられた（Loganovsky et al., 2003, 2005b）。ある限られた期間の被曝後にそうした障害を引き起こす高次精神活動の低下は，優位半球における前頭葉と側頭葉皮質の病変，ならびに正中部組織とその皮質 - 皮質下の結合における病変が脳に生じていることに起因する（Loganovsky, 2002; Loganovsky and Bomko, 2004）。

23. 脳障害を罹患したウクライナ人リクビダートルの平均年齢は男女合わせて 41.2 ± 0.83 歳であり，全国平均より明らかに低かった（Stepanenko, 2003）。

24. 1990年以来，チェルノブイリの強制退避区域の作業員に，一般集団と比べて統合失調症の発生率の有意な上昇が認められるという報告があった（1990年のウクライナで1万人あたり一般が1.1例に対し5.4例；Loganovsky and Loganovskaya, 2000）。汚染地域で引き続き起きている被曝が，皮質 - 辺縁系の機能障害と分子レベルにおける情報処理の障害を伴うような脳障害の原因となり，その素因をもつ個人に統合失調症を誘発したり，統合失調症類似の障害を引き起こしたりする可能性がある（Loganovsky et al., 2004a, 2005）。

25. 1995年から1998年にかけて，チェルノブイリから150 km以内に暮らすリクビダートルや林業・農業労働者に対し，チェルノブイリ大惨事による認知面への影響に関する縦断調査が実施された。被曝群（特にリクビダートル）における認知パフォーマンス［課題遂行能力］の正確性と効率性の4年間の平均値は，対照群（チェルノブイリから数百 km離れて暮らす健康なウクライナ人）より有意に低かった。このパフォーマンスの継続的な分析により，正確性および効率性の有意な低下に加えて精神運動の減速があったことが，すべての被曝群に関し4年間を通して明らかになった。こうした所見は，電離放射線への急性および慢性双方の被曝に起因する脳機能の障害を強く示唆する（Gamache et al., 2005）。

5.8.1.3. ロシア

1. オリョール州のムツェンスク地区（1〜5 Ci/km^2［= 3万7,000〜18万5,000 Bq/m^2］），およびボルホフ地区（10〜15 Ci/km^2［= 37万〜55万5,000 Bq/m^2］）の汚染地域における妊婦，産科患者，新生児を含む子どもの縦断調査によれば，1986年以降に認められた周産期脳障害の発生率は大惨事以前の2倍だった（Kulakov et al., 2001）。

2. 重度汚染地域に住むさまざまな年齢層の子どもの脳波（EEG）を調査したところ，間脳組織における機能的な活動の増加が明らかになった。同じ地域の乳児における脳の超音波による調査研究では，ほぼ3分の1に脳室の拡大が見られた（Kulakov et al., 2001）。

3. 子宮内で被曝した子どもは知的障害を示す指標がもっとも高く，出生前の放射線被曝と関連する境界知能および精神遅滞を示す傾向が強かった（Ermolyna et al., 1996）。

4. 放射能汚染地域では，子宮内発育の第15週までに被曝した子どもに非言語性知能の低下が認められた（Rumyantseva et al., 2006）。

5. ブリャンスク州の重度汚染地区における子どもの神経学上の罹病率データにはばらつきがあるが，クリンツィ市とクラスナヤ・ゴラ地区の同罹病率は，同州やロシアの他の地域を有意な差で上回っている（**表5.48**）。

6. カルーガ州のリクビダートルの家庭に生まれた10歳以下の小児では，精神障害が州全体の小児より4倍多い。ロシア公式登録簿のデータによると，この値はロシア全体のリクビダートルの子どもにおける発病率に近い（Tsyb et al., 2006b）。

表5.48 ブリャンスク州の汚染が5 Ci/km²[＝18万5,000 Bq/m²]超だった地区の子どもにおける，1995～1998年の神経系および感覚器の総罹病率(1,000人あたり)(Fetysov, 1999b：Table 6.1)。

調査地域	症例数			
	1995	1996	1997	1998
クリモヴォ	109.2	111.2	109.2	125.7
ノヴォズィプコフ	124.0	155.0	140.8	158.0
クリンツィ	49.2	59.9	79.0	54.2
クリンツィ市	213.3	212.3	178.1	173.6
クラスナヤ・ゴラ	275.1	237.8	242.8	107.5
ズルィンカ	187.2	102.8	144.0	125.8
ゴルデエフカ	71.2	64.2	70.1	71.0
南西部全体*	143.0	134.7	134.6	131.4
州全体	123.6	128.6	133.4	135.2
ロシア全土	143.8	154.0	159.0	データなし

*すべて重度汚染地域。

表5.49 ロシア人リクビダートルにおける神経系と感覚器の罹病率の推移(1,000人あたり)，1986～1993年(Baleva et al., 2001a)。

年	1986	1987	1988	1989	1990	1991	1992	1993
症例数	23	79	181	288	410	585	811	989

7. 放射能汚染地域に住む16歳から17歳の生徒における短期記憶障害および注意欠陥障害と，地域の汚染度に相関が見られた(Ushakov et al., 1997)。

8. 成人における境界水準の神経心理学的な障害が，汚染地域で目に見えて頻発した。汚染地域が31%に対し非汚染地域は18%(Ushakov et al., 1997)。

9. 「チェルノブイリ認知症」と呼ばれる現象の事例増加が見られた。「チェルノブイリ認知症」は成人の脳細胞が破壊されることによって引き起こされ，記憶や書記行動の障害，けいれん，拍動性の頭痛などの症状がある(Sokolovskaya, 1997)。

10. 1986年から1993年にかけて，リクビダートルにおける神経学上の罹病率が43倍に増加した(表5.49)。

11. リクビダートルにおける脳障害の発生率が1991年以降1998年までに25%に上昇し，2004年までには34%に達した(Zubovsky and Tararukhyna, 2007)。

12. リクビダートルの神経系および感覚器の罹病率が，1995年に全国平均を6.4倍上回った(Russian Security Council[ロシア安全保障委員会], 2002)。

13. 長年にわたって追跡調査された2,000人以上のリクビダートルのうち，40%以上が血管起因あるいは混合的原因の器質性脳疾患を罹患した。こうした疾病は，継続性の脳虚血，中枢の制御機能の崩壊，そしておそらく小血管壁の内皮細胞の損傷の結果として生じた(Rumyantseva et al., 1998)。2005年まで継続して評価の対象となった1,000人以上のリクビダートルのうち，およそ53.7%が脳の損傷や機能不全，あるいは身体疾患に起因する精神障害(F06, F07)を患っていた。こうした障害は大惨事の10年後から12年後にはっきりと目に見えるようになり始め，年を経るごとにいっそう顕著になった。この障害は，おもに前頭野への局在を伴うびまん性の器質性脳病変という特徴を示す(Rumyantseva et al., 2006)。

14. 自己免疫性および代謝性の甲状腺病変もまた，リクビダートルに認められた精神障害

表 5.50 リクビダートルと，ブリャンスク州の 5 Ci/km² [= 18 万 5,000 Bq/m²] 以上の汚染濃度だった地域の成人住民における，1994〜1998 年の神経系と感覚器の罹病率 (1,000 人あたり) (Fetysov, 1999a：Table 4.1)。

集団／地域	症 例 数				
	1994	1995	1996	1997	1998
リクビダートル	312.9	312.5	372.5	376.9	467.6
南西部全体*	118.6	104.2	130.5	124.2	314.6
州全体	127.3	136.5	134.6	131.6	134.2
ロシア全土	126.6	129.7	136.5	136.5	データなし

*すべて重度汚染地域。

の主因である (Rumyantseva et al., 2006)。

15. ブリャンスク州のリクビダートルにおける神経系および感覚器の罹病率が，一般集団に比べ目に見えて高かった (**表 5.50**)。

16. 検査を受けたリクビダートルのうち合計 12% が，耐えがたいほど激しい痛みを症状とする多発性神経障害，および四肢の萎縮を患っていた (Kholodova et al., 1998)。

17. ロシア省庁間専門家会議 [Russian Interdepartmental Expert Council] の 1999 年から 2000 年にかけてのデータによれば，調査対象となった 1,000 人のリクビダートルの総罹病率において神経心理学的な疾患が 18% を占め，第 2 の病因だった (Khrysanfov and Meskikh, 2001)。

18. 脳障害や重篤な器質性病変の発生率は，1991 年から 1997 年にかけてのデータと 2000 年のデータとを比べた場合，20% から 34% に上昇し，診断基準にもとづく神経学的な診断はいっそう深刻になった (Khrysanfov and Meskikh, 2001)。

19. 1999 年から 2000 年にかけてのロシア人リクビダートルにおける神経心理学的な病状には，34% の脳障害，17% の中枢神経系の器質性障害，17% の自律神経循環器系失調症 (血管運動失調症)，17% の神経循環緊張異常症などが挙げられる (Khrysanfov and Meskikh, 2001)。

20. 44.5±3 歳の 150 人の男性リクビダートルにおいて，徐波形の脳波活動の増加，半球間の非対称性，あらゆる認知テストでのパフォーマンスの質の低下，記憶障害などの機能障害が見られた (Zhavoronkova et al., 2002)。リクビダートルの所見から，脳の非対称性や半球間の相互作用の変化が，皮質下の辺縁－網様体や内側基底部の脳組織の機能障害によってだけでなく，白質と脳梁の損傷によっても生じることが明らかになった (Zhavoronkova et al., 2000)。脳波の所見は，放射線への被曝がなくなって長期間を経た後でも，皮質下の障害 (間脳と脳幹)，および右半球あるいは左半球どちらか一方の機能的な不具合が，種々のレベルで発生することをうかがわせた (Zhavoronkova et al., 2003)。

21. リクビダートルにおける神経生理学的，神経心理学的，および神経画像学的な異常に関する多くの報告があった (Danylov and Pozdeev, 1994; Zhavoronkova et al., 1994, 2000; Vyatleva et al., 1997; Khomskaya, 1995; Khartchenko et al., 1995; Kholodova et al., 1996; Voloshyna, 1997)。こうしたデータは，器質性の脳損傷が放射線によって生じたとする臨床所見を強く支持する (Chuprykov et al., 1992; Krasnov et al., 1993; Romodanov and Vynnyts'ky, 1993; Napreyenko and Loganovsky, 1995, 2001; Revenok, 1998; Zozulya and Polischuyk, 1995; Morozov and Kryzhanovskaya, 1998)。

22. 多くのリクビダートルが脳の複合的な器質性疾患を患った。たとえば，(a) 白質と灰白質，および深部の皮質下組織に局在する低代謝領域，(b) しばしば非対称な脳室の拡大，

(c)くも膜下腔の拡大，(d)脳の白質密度の低下，(e)脳梁の薄化，(f)脳組織の単一または複数の場所に生じる局在的なびまん性病変などである（Kholodova et al., 1998; Ushakov et al., 1997; Nyagu and Loganovsky, 1998; Loganovsky, 2002; 他）。

23. 器質性の中枢神経障害を罹患した24歳から59歳の400人のリクビダートルは，回復の見込めない構造的な脳の欠陥を抱えている。すなわち前頭葉，左側頭葉，および皮質－皮質下の結合における構造的変化である（Khartchenko et al., 1995; Antipchuk, 2002, 2003; Zhavoronkova et al., 2002; Antonov et al., 2003; Tsygan, 2003）。

24. リクビダートルの典型的な不調の訴えには，投薬で改善しないひどい頭痛，最近の出来事についての記憶障害，全身の衰弱，倦怠感，労働能力の低下，全身の発汗，動悸，睡眠の妨げになるような骨および関節の痛みやうずき，散発的な意識消失，ほてり，思考困難，心臓発作，のぼせ，視力の極端な低下，手足のしびれなどがある（Sokolova, 2000; Kholodova, 2006）。

25. リクビダートルが患った神経学的な損傷としては，先端チアノーゼや先端多汗症，および通常の多汗症として表れる自律神経系の明らかな機能異常，軟組織の海綿状化や腫脹，顔面の紅潮，びまん性の皮膚描記症，無気力，うつ症候群などがある。その他の器質性神経系障害としては，脳神経の異常，著しい反射亢進，病的反射の存在，ロンベルグ試験［身体の安定性から脊椎・脳の損傷を評価するための神経学的試験］のスコアの異常が挙げられる（Kholodova, 2006）。

26. リクビダートルに特徴的な機能障害は，脳の深い部位，すなわち間脳領域，深部前頭および側頭葉，ならびに大脳半球の後頭頂部に関係する（Kholodova, 2006）。

27. リクビダートルには，タスクパフォーマンスの低下，注意持続期間の短縮，および短期記憶や操作的思考における問題が認められた。こうした特徴は10歳から11歳の小児に典型的なスキルレベルに相当するもので，社会的要因に帰すことはできず，放射線に誘発された脳損傷をはっきりと裏づけている（Kholodova, 2006）。

28. 脳波上の脳活動は2種類の病理を示している。すなわち，内臓脳［辺縁系］の病理を反映する高振幅で遅いアルファ波［α波］およびシータ波［θ波］の周波数帯と，皮質および皮質下領域におけるびまん性の損傷を反映する生体電気活性の広範な低下である（Kholodova, 2006）。

29. リクビダートルにおける脳病理の重症度と，大脳白質のさまざまな部位や深部皮質下組織における血液循環の障害には相関が認められる（Kholodova, 2006）。

30. オブニンスク市（カルーガ州）に居住するリクビダートルには，被曝の特徴［被曝した核種やその組み合わせの違い］や線量を問わず，心理的ストレス状態を促進する内因の因子の増大が認められる。リクビダートルに精神障害を引き起こすのは，血液中における原因マーカー（脂質過酸化反応の生成物とオリゴペプチド Cm^280）の値の上昇と，血栓形成傾向の増進である（Tsyb et al., 2006a）。

31. 34歳から70歳の男性リクビダートル96人における脳波の臨床記録によると，その過半に知的障害（56%）と無気力・抑うつ症（52%）が認められた（対照群はそれぞれ22%と16%）。脳波計のデータによると，リクビダートルは脳波形成が異常で，大脳皮質の左脳におけるアルファ波優勢の出現率が明らかに高かった（$p<0.001$）。リクビダートルには，統計的に有意な認知的電位差P300の潜時［統合失調症などの診断に用いる神経情報の伝達速度］増加が認められた（$p<0.05$）。またリクビダートルには，認知異常や一時的錯乱，脳の萎縮の症例がきわめて多かった（Aleksanin, 2007）。

32. ロシア公式登録簿の 1986 年から 1996 年にかけての（男性リクビダートル 6 万 8,309 人の）データには，2 万 9,164 例の精神障害（ICD-9［疾病および関連保健問題の国際統計分類第 9 版］のコード 290〜319）が登録されている。リクビダートルの精神障害発生率は，居住地域にかかわらず 1991 年から 1994 年にかけてピークに達し，1996 年ごろから下降している。もっとも多いのは神経症，心因性生理的機能不全，依存症的疾患［主としてアルコール依存症］，非心因性精神障害である。リクビダートルにはロシアの成人平均よりも機能性精神障害［統合失調症や躁うつ病など心因性精神障害］が多く見られる（Sushkebich and Petrov, 2007）。

33. リクビダートルの大部分に，非常に長期にわたる神経学的・神経心理学的障害が表れている。神経学的症状を訴える男性リクビダートルの受診者 80 人の 76.2% に，さまざまな認知障害が認められた。リクビダートルの聴覚記憶や発話，注意力，また調整・視空間認知機能テストの成績は，対照群と比べて明らかに悪かった。MRI 検査では，受診者 24 人のうち 19 人（79.2%）に，脳萎縮と単独ないし複数の空隙的病巣の両方かその一方が，脳室周囲白質と大脳基底核の突起部に見られた。認知障害と，MRI 検査での異常や脳波の低電位律動は相関関係にある。認知的・情動的障害の特性分析から，これらの障害と大脳皮質下・前頭葉系の機能不全との結びつきが明らかになっている（Levin et al., 2007）。

5.8.1.4. その他の国々

1. エストニア［事故当時はソ連邦の一部］：チェルノブイリ原発事故以降，エストニアに暮らすリクビダートルにおいて自殺が第 1 位の死因だった（Rahu et al., 2006）。
2. リトアニア［事故当時はソ連邦の一部］：一般集団と比べると，チェルノブイリのリクビダートルは自殺による年齢調整死亡率が上昇した（Kesminiene et al., 1997）。
3. ノルウェー：志願者 84 人（平均年齢 18 歳）を対象に 2005 年から 2006 年にかけて行われたテストから，大惨事発生時に放射能汚染地域で子宮内にいた人びとの知能指数（IQ）は，チェルノブイリ由来の放射性物質で汚染されなかった地域で子宮内にいた人びとよりも低いことが明らかになった。特に言語性 IQ が低かったのは，大惨事当時に妊娠 16 週未満だった人である（Heiervang et al., 2010）。
4. スウェーデン：1983 年以降 1988 年までに生まれた 56 万 2,637 人のデータ集合の包括的分析により，大惨事当時に子宮内にいたコホート（子ども群）は，この期間より少し前，あるいは少しあとに生まれたコホートと比べて学業成績が悪かったことが判明した。この障害は，受胎後 8 週から 25 週に被曝した人びとにおいて最大だった。また，多くの放射性降下物を被った地域ほどそこで生まれた学生への悪影響が大きく，もっとも大きな被害を受けた 8 地方の学生は，高校入学資格の取得率が有意に低かった（3.6 ポイント差）（Almond et al., 2007）。こうした知見は，排卵後 8 週から 25 週に被曝した広島・長崎のヒバクシャ［被ばく者］の IQ 低下に関する知見と合致する（Otake and Schull, 1984）。

5.8.1.5. 結　論

　放射線による損傷に対する神経系の抵抗性を主張するかつての見方は，汚染地域の住民，特にリクビダートルにおける神経系の疾病を示すデータの集積によって反証されている。かつての放射線防護の基準では無害とみなされていた比較的少量の核放射線ですら，著しい器質的ダメージを生じさせているのだ。汚染地域に現存する放射線量は明らかに，数え切れないほどの人びとの中枢神経系に害を及ぼしている。

　放射能汚染地域の多くの住民，とりわけ子宮内で放射線に曝された人びとやリクビダートルにお

いて，知覚，短期記憶，注意の持続，操作的思考，そして夢見を含む神経系の機能が低下している。こうした状態は，深部大脳半球，すなわち間脳領域，深部前頭葉および側頭葉，ならびに大脳半球の後頭頭頂部の損傷と関連がある。低線量の放射線は植物神経系（自律神経系）に損傷を与える。広島や長崎の核爆撃を経験した女性が産んだ子どもの45%に知能の遅滞が見られた事実は，非常に悩ましい懸念事項である（Bulanova, 1996）。

5.8.2. 感覚器の疾患

放射能汚染の程度が相対的に高かった地域全体にわたり，汚染度がそれほど高くなかった場所と比較して，視覚と聴覚の異常が高い頻度で発生した。症状には，若年性白内障，硝子体変性，屈折異常，ぶどう膜炎，結膜炎，極端な聴力の低下などが挙げられる。

5.8.2.1. ベラルーシ

1. 土壌中のセシウム137による汚染値が5～70 Ci/km^2［＝18万5,000～259万 Bq/m^2］のゴメリ州チェチェルスク地区で，妊婦，産科患者，新生児を含む子どもを検査したところ，新生児の先天性白内障など，感覚器における発生異常の症例数増加が明らかになった（Kulakov et al., 2001）。
2. 重度汚染地域では，先天性白内障，小眼球症，耳の位置異常，過剰耳（福耳）など，先天性奇形の発生率が日に見えて高い（Kulakov et al., 2001）。
3. 子どもの白内障が，15 Ci/km^2［＝55万5,000 Bq/m^2］を超える汚染値の地域でよく見られる（Paramey et al., 1993；Edwards, 1995；Goncharova, 2000）。
4. ゴメリ州のホイニキ地区とヴェトカ地区では子どもの網膜疾患が約3倍に増加し，事故前の1985年に6%だった罹病率が大惨事後の3年間に17%（検査対象4,797人）になった（Byrich et al., 1999）。
5. 重度に汚染されたゴメリ州の子どもにおける眼の先天性奇形の発生率は，1988年から1989年（大惨事後3年目から4年目）にかけて1.63%に達した。これは1961年から1972年までのミンスクにおける発生率（0.4%）の4倍である（Byrich et al., 1999）。
6. 白内障の初期症状である水晶体混濁が，対照群は2.9%であるのに対し，被曝した子どもでは24.6%に認められた（Avkhacheva et al., 2001）。
7. 被曝した5歳以下の小児は対照群よりも眼調節における問題が多く，眼疾患全般も多かった（Serdyuchenko and Nostopyrena, 2001）。
8. 被曝した親のもとに生まれた10歳から14歳の小児で，1993年から2003年にかけて眼疾患が有意に増加した（National Belarussian Report, 2006）。
9. ゴメリ州ヴェトカ地区の子どもにおける白内障の発生率と，セシウム137の体内への取り込み量に相関が認められた（Bandazhevsky, 1999）。
10. 1993年から1995年にかけて，比較的汚染度の高い地域で，また一般集団よりも避難者において，白内障の発生が目立った（表5.51）。
11. ゴメリ州の相対的に汚染度の高い地区で，若年性白内障，硝子体変性，屈折異常などの眼疾患が他の地区より多かった（Bandazhevsky, 1999）。
12. 相対的に汚染度の高い地域で両眼性の白内障がより多く発生し，対照群の29%に対し54%にのぼった（Arynchin and Ospennikova, 1998）。
13. 相対的に放射能汚染度の高い地域ほど水晶体混濁が頻繁に発生しており（表5.52），体内に取り込んだセシウム137の量と相関が見られる（図5.11）。
14. 調査対象となった227人のリクビダートルと汚染地域の住民に，ほとんどの場合，脳血管疾患を併発する眼血管および水晶体異常

表5.51 1993〜1995年のベラルーシにおける白内障の発生率(1,000人あたり*)(Matsko, 1998; Goncharova, 2000)。

年	ベラルーシ全体	汚染地域		避難者
		1〜15 Ci/km² [=3万7000〜55万5,000 Bq/m²]	15 Ci/km² [=55万5,000 Bq/m²]超	
1993	136	190	226	355
1994	146	196	366	425
1995	147	データなし	データなし	443

*引用元の論文(Matsko, 1998)では「10万人あたり」のデータとされているが，著者ヤブロコフ氏の指示により原書表記のまま「1,000人あたり」とする。

表5.52 さまざまな汚染濃度の地域で暮らす子どもにおける，1992年の両眼性水晶体混濁の発生率(%)(Arynchin and Ospennikova, 1998)。

	混濁の発生率(%)		
	1〜5個	6〜10個	11個以上
ブレスト州(調査対象134人)， 13万7,000〜37万7,000 Bq/m²	57.5	17.9	6.7
ヴィテプスク州(調査対象92人)，3,700 Bq/m²	60.9	7.6	1.1

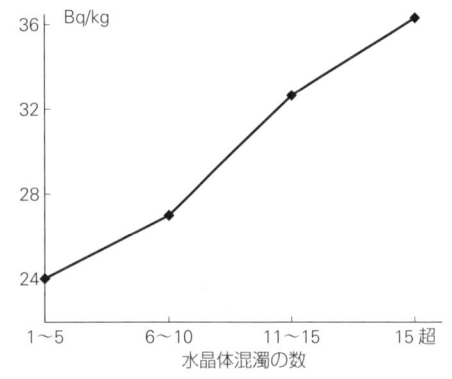

図5.11 ベラルーシの子どもにおける両眼性水晶体混濁の数と，体内に取り込んだセシウム137の量(Arynchin and Ospennikova, 1998)。

の発生率上昇が認められた(Petrunya et al., 1999)。

15. 30キロメートルゾーンから避難したベラルーシ人における白内障の発生率が上昇し，1996年までに全国平均の3倍になった。すなわち全国平均が1,000人あたり147人に対し避難者では443人である(Matsko, 1998)。

16. 1993年から2003年にかけて，男性リクビダートルにおける白内障の罹病率が年6%上昇した(National Belarussian Report, 2006)。

5.8.2.2. ウクライナ

1. キエフ州ポレスコエ地区の汚染地域(土壌中のセシウム137による汚染が20〜60 Ci/km²[=74万〜222万 Bq/m²])において，妊婦，産科患者，新生児を含む子どもを検査したところ，新生児の先天性白内障をはじめ，感覚器の発生異常の増加が認められた(Kulakov et al., 2001)。

2. 汚染地域の住民の54%以上に聴覚障害が認められ，一般集団における割合より目立って高い(Zabolotny et al., 2001)。

3. 1991年，キエフ州イヴァンコフ地区の4つの村に住む512人の子ども(7〜16歳)を対象に検査を実施した。検査を受けた子どもの51%に典型的な水晶体病変が認められ，土壌の汚染度が高い村ほど水晶体病変の発生率が高かった。非典型的な水晶体病変(後膜下層の濁り，後膜と核の間の点状および小スポット状のかすかな混濁，空胞)が61人の子どもに認められ，土壌汚染の平均値および最高値との強い相関が認められた(r=0.992)。1995年には，土壌汚染の平均値が2 Ci/km²[=7万4,000 Bq/m²]超の村において，非典型的な水晶体病変の発生率が34.9%まで有意

に上昇した。2人の少女（1991年に水晶体の皮質密度に初期変化が見られた）が弱視と診断され、これは退行性白内障［加齢性白内障］の進行を示唆している（Fedirko and Kadoshnykova, 2007）。

4. 1992年から1998年にかけて、オヴルチ市（土壌中のセシウム137汚染が18万5,000〜55万5,000 Bq/m²）の子どもにおいて、ボヤルカ市（同3万7,000〜18万4,900 Bq/m²）の子どもとの比較で水晶体の無症候性変異が有意に多く、オヴルチ市（検査対象461人）では1,000人あたり234例だったのに対し、ボヤルカ市（同1,487人）では同149例だった。また、オヴルチ市では近視と乱視の発生率が有意に高かった（Fedirko and Kadoshnykova, 2007）。

5. 5歳未満で被曝した子どもは、眼調節機能に多くの問題を抱えている（Burlak et al., 2006）。

6. 放射能汚染地域の住民やリクビダートルにおいて、早発の退行性および栄養障害性の眼の変化や、眼血管疾患の発症、加齢黄斑変性症（AMD）など脈絡網膜変性の発生率上昇、眼瞼の良性腫瘍[*8]が認められた。AMDの臨床症状を伴う中心性脈絡網膜変性が、遅発性の網膜病変のうちもっとも多く発生した病態で、1993年には1,000人あたり136.5±10.7例、2004年には同585.7±23.8例だった。また、退行性白内障は、1993年の1,000人あたり294.3±32.0例から、2004年の同766.7±35.9例に増加した（Fedirko, 2002; Fedirko and Kadoshnykova, 2007）。

7. 汚染地域の住民やリクビダートルに、眼調節機能の明白な低下が認められた（Sergienko and Fedirko, 2002）。

8. 1991年から1997年にかけて重度汚染地域で検査を受けた841人の成人において、退行性白内障、慢性結膜炎、硝子体破壊が、比較的汚染度の低い地域より多く認められた。また、30歳以下の若年者にも白内障が認められたが、これは汚染度の低い地域ではまったく見られなかったものである（Fedirko and Kadochnykova, 2007）。

9. 放射能汚染地域における退行性白内障の発生率が1993年から2004年にかけて2.6倍に上昇し、1,000人あたり294.3±32.0例から766.7±35.9例になった（Fedirko, 1999）。

10. 検査対象とした5,301人の避難者のうち1,405人で眼病変が診断された。白内障とその他の眼病変の発生は1対4の割合だった（Buzunov et al., 1999）。

11. リクビダートルや汚染地域の住民に、以下の2つの新しい症候群が認められた。
    - 網膜格子様変性。網膜中心部に浸出液のスポットが散在する。この症候群は4号炉の露出した炉心が直接見えるところにいたリクビダートルに認められた（Fedirko, 2002）。
    - 初期チェスナット症候群。チェスナットの葉の形にちなんで命名された新種の脈絡網膜病変。黄斑周辺の網膜静脈に多数の微小動脈瘤、膨張、および液のうを伴う網膜血管の変化を呈する（Fedirko, 2000）。

12. 1993年から2004年にかけて、リクビダートルにおける中心性脈絡網膜変性の発症頻度が4.3倍に増え、1,000人あたり136.5±10.7例から585.7±23.8例になった（Buzunov and Fedirko, 1999）。

13. 白内障の発生率は、女性リクビダートルに比べ、男性リクビダートルが有意に高かった（Ruban, 2001）。

14. 大惨事後に生まれ、1999年以降2006年までに検査を受けた2,002人のリクビダートルの子どもにおいて、網膜病変が平均値より明らかに多かった（Fedirko and Kadoshnykova, 2007）。

15. チェルノブイリ原子力発電所での作業中にさまざまな程度の線量で被曝をしたリクビダートル9,481人（男性96％、女性4％）を対象とする検査により、それまでに考えられて

いた10分の1の被曝線量[*2]でも白内障を発症することが明らかになった（Kundiev et al., 2006）。

5.8.2.3. ロシア

1. セシウム137にそれぞれ1〜5 Ci/km^2〔＝3万7,000〜18万5,000 Bq/m^2〕および10〜15 Ci/km^2〔＝37万〜55万5,000 Bq/m^2〕の濃度で汚染された，オリョール州のムツェンスク地区とボルホフ地区において，妊婦，産科患者，新生児を含む子どもを検査したところ，新生児の先天性白内障など感覚器の発生異常が増加しているのが明らかになった（Kulakov et al., 2001）。
2. 検査を受けた182人のリクビダートルのうち，計6.6％が白内障を罹患していた（Lyubchenko and Agal'tsev, 2001）。
3. 検査を受けた500人のリクビダートルの52％以上に網膜血管の異常が認められた（Nykyforov and Eskin, 1998）。
4. 40歳以下のリクビダートルの11.3％程度が白内障を罹患しており，これは一般の類似した年齢集団の47倍の罹病率だった。また，4.7％は緑内障を罹患していた（Nykyforov and Eskin, 1998）。
5. 検査を受けたリクビダートルのうち46％から69％に聴覚障害が認められた（Zabolotny et al., 2001; Klymenko et al., 1996）。リクビダートルは聴覚系のさまざまな器官の異常を患っており，それが進行性の聴覚消失や耳の閉塞感，および耳鳴りを引き起こしている（Zabolotny et al., 2000）。
6. リクビダートルにもっとも多く発生した聴覚の異常は難聴だったことが，高周波の聴力検査によって明らかになった（Kureneva and Shidlovskaya, 2005）。

5.8.2.4. その他の国々

1. イスラエル：旧ソ連からイスラエルに移民した人びととの2年間にわたる追跡調査によって，非汚染地域からの移民（217人）や他の地域からの移民（216人）と比べ，汚染地域からの移民（304人）には慢性的な視覚と聴覚の問題を報告する人の割合が統計的に高いことが明らかになった（Cwikel et al., 1997）。
2. ノルウェー：大惨事の1年後，新生児の先天性白内障が2倍の頻度で発生した（Irgens et al., 1991）。

5.8.3. 結論

放射能汚染地域の住民とリクビダートルの双方に観察されたように，さまざまな認知的評価項目［認知能力］に影響する中枢および末梢神経系の器質的な障害が，チェルノブイリの電離放射線に直接関係していることはほとんど疑いがない。こうした症状はリクビダートル全員，および汚染地域に暮らす事実上すべての人びとに，さまざまな度合いで影響を与えている。

チェルノブイリ大惨事によって引き起こされた中枢神経系の損傷の影響としては，認知，感情，および行動の障害などが挙げられる。また，出生前に被曝した人における神経生理学的な異常，および前頭左側頭部の辺縁系の機能異常，統合失調症様症候群，慢性疲労症候群，さらにリクビダートルにおいて，心理的ストレスが重なった場合の統合失調症と，関連障害の兆候として表れる神経生理学的，神経心理学的，神経画像学的な異常も，チェルノブイリの有害な影響に含まれる。

2000年以降になって初めて，リクビダートルとチェルノブイリ地域からの避難者に広く増加する白内障に関し，それが放射線に起因するものであることを医学的権威が認めるようになった。医師が警鐘を鳴らし始めて10年，最初に問題が記録されてから実に13年も経って，ようやく公式に認知されたのである。

5.9. 消化器系疾患とその他の内臓疾患

消化器系の疾患は放射能汚染地域における主要な病因の1つだが，これらの疾患を放射線が引き起こしたものと確信をもって分類するのは，ほかの病気より難しい。しかし，汚染地域で収集したデータは，そうした推断の確かな根拠を示している。

5.9.1. ベラルーシ

1. 放射能汚染地域において，消化器に奇形をもつ新生児が増加した(Kulakov et al., 2001)。
2. ブレスト州における慢性胃炎の発生率を1991年と1996年で比べると，州全体の平均値は1996年までに倍増し，特に[汚染度の高い]同州ストーリン地区では4倍以上にものぼった。子どもにおける1996年の慢性胃炎発生率を見ると，重度汚染地域では，相対的に汚染度の低い地域に比べ最大3倍も発生した(Gordeiko, 1998)。
3. ブラーギン市と，ブレスト州ストーリン地区の汚染度の高い地域からの避難者のうち，14歳から17歳の少年少女135人を検査したところ，40％に消化器の病気があった(Belyaeva et al., 1996)。
4. 重度汚染地域に居住する4歳から9歳の小児には，う歯[虫歯]，歯のエナメル質の形成不全，不正咬合が多く見られる(Smolar and Prishko, 1995; Arabskaya et al., 2006a)。
5. 1996年に検診を受けた十代の避難者2,535人では，消化器系の病気が第1位の病因で，罹病率は1,000人あたり556例だった(Syvolobova et al., 1997)。
6. ブレスト州ルニネツ地区における消化器系の罹病率は，1986年には4.6％だったが1994年には83.5％まで上昇し，子どもの総罹病率のうち2番目に多い病因だった(Voronetsky et al., 1995)。
7. 重度汚染地域の子ども1,033人を1991年から1993年にかけて検診したところ，症状の重いう歯[虫歯]と，歯のエナメル質における耐酸性低下の発生率が有意に高かった(Mel'nichenko and Cheshko, 1997)。
8. 上部消化管[食道，胃，十二指腸]の慢性疾患が，リクビダートルの子どもに広く見られる(Arynchin et al., 1999)。
9. セシウム137[Cs-137]に1〜15 Ci/km^2[= 3万7,000〜55万5,000 Bq/m^2]の濃度に汚染された地域に住む子どもの消化器疾患は，甲状腺の形態的および機能的な変化と関連がある(Kapytonova et al., 1996)。
10. 放射能汚染地域では，成人およびリクビダートルに消化器系疾患が多く見られる。住民の胃潰瘍罹病率が1991年から1996年にかけて9.6％上昇したのに対し，リクビダートルでは46.7％の上昇だった(Kondratenko, 1998)。
11. 汚染地域における1995年の消化器系疾患発生率は，リクビダートルで同国の一般集団の4.3倍，避難者では同1.8倍だった。すなわち，リクビダートルは10万人あたり7,784例，避難者は3,298例，一般集団は1,817例である(Matsko, 1998)。
12. 大惨事の10年後，リクビダートルに消化器の病気が頻発し，同国の一般成人集団の4倍にも達した(Antypova et al., 1997a)。
13. 1991年から2001年にかけて，リクビダートルにおける消化器系の病気が1.65倍に増えた(Borysevich and Poplyko, 2002)。
14. 成人と十代の少年少女合計2,653人を検診したところ，ゴメリ州の重度汚染地域における急性B型肝炎，慢性C型肝炎，肝硬変の発生率が，相対的に汚染度の低いヴィテプスク州より有意に高かった。これらの疾患の発生率は1996年までに有意に上昇し，リクビダートルの慢性肝炎発生率は1988年から1995年にかけて1.6倍に達した(Transaction,

1996)。

5.9.2. ウクライナ

1. 子どもの消化器系における疾患の症例数が，大惨事後2年以内にはっきりと増加した(Stepanova et al., 1999)。
2. 子どもにおける消化器疾患の発生率と，地域の放射能汚染度には相関が見られた(Baida and Zhirnosekova, 1998)。
3. 幼少期に被曝した女性が産んだ女児に，早期歯牙萌芽が認められた(Tolkach et al., 2003)。
4. 放射能汚染地域では，下は1歳の子どもにも，う歯[虫歯]が広く見られる(Tolkach et al., 2003)。
5. 子どもにおける消化器系の罹病率は，1988年には1万人あたり4,659例だったが，1999年には同1万122例と2倍以上になった(Korol et al., 1999; Romanenko et al., 2001)。
6. 大惨事後に汚染地域で子宮内被曝した子どもにおける消化器系疾患の発生率は18.9%で，対照群の8.9%に対し有意に高かった(Stepanova, 1999)。
7. 汚染値が5,000～1万5,000 Bq/m^{2}の地域に住む子どもには，胃粘膜萎縮症が対照群の5倍，腸上皮異形成は2倍も多く発生した(Burlak et al., 2006)。
8. 避難者の子どもに，1987年と1988年に消化器の機能的な病気が多く見られ，1989年から1990年にかけて種々のアレルギーや消化不良，胆管の病気が蔓延した(Romanenko et al., 1995)。
9. 相対的に汚染度の高い地域の住民に，消化性潰瘍，慢性胆のう炎，胆石症，および膵炎の発生頻度が目に見えて増えた(Yakymenko, 1995; Komarenko et al., 1995)。
10. 消化器系疾患は，1993年から1994年にかけての全罹病率中2番目に多かった(Antypova et al., 1995)。
11. 1993年と1994年に重度汚染地域で，肝臓，胆のう，膵臓の疾患の発生率が有意に上昇した(Antypova et al., 1995)。
12. 避難した子どもの腸内環境において，通常の主要腸内細菌(大腸菌，ビフィズス菌など)の比率が入れ換わり，大腸菌属や溶血性連鎖球菌の割合が増えている(Chefanova, 1996)。
13. 成人の避難者において，消化器系疾患の罹病率が同国の一般集団における同罹病率を有意に上回っている(Prysyazhnyuk et al., 2002a)。
14. 15 Ci/km^2[＝55万5,000 Bq/m^2]以上に汚染された地域の住民は，1996年の消化器系罹病率が国全体より目に見えて高かった(1,000人あたり281例に対し全国平均は210例)(Grodzinsky, 1998)。
15. 1989年から1990年にかけて検診を受けたリクビダートルのうち，胃および十二指腸の粘膜の状態が正常な人はわずか9%だった(Yakymenko, 1995)。
16. ウクライナ人リクビダートルにおける1996年の胃潰瘍発生率は，全国平均の3.5倍だった(Serdyuk and Bobyleva, 1998)。
17. 1990年に，リクビダートルの60.9%で胃潰瘍と胃粘膜びらんの症状が認められた(Yakymenko, 1995)。
18. 大惨事以降，リクビダートルにおける膵臓の病変が超音波エコー検査によって診断された(表5.53)。
19. 大惨事後7年から8年以内に検診を受けたリクビダートルの最大60%に，胃の形態や蠕動運動，分泌機能などの異常や，慢性の消化器系疾患が認められた。事故に続く2年半から3年までは炎症がもっとも多く，それ以降は痛みを伴わない出血性でびらん性の潰瘍がもっともよく見られる症状になった(Romanenko et al., 1995)。
20. リクビダートルにおいて大惨事後7, 8年以内に，慢性胆のう炎，脂肪肝，持続性の活

表5.53 ウクライナ人男性リクビダートルにおいて膵臓の超音波エコー検査で異常が認められた割合(検査人数に対する%)(Komarenko et al., 2002; Komarenko and Polyakov, 2003)。

	1987〜1991	1996〜2002
肥厚化	31	67
エコー輝度の増加	54	81
構造的な変化	14	32
輪郭の変形	7	26
皮膜の変形	6	14
膵管の膨張	4	10
超音波所見の異常合計	37.6(1987)	87.4(2002)

表5.54 トゥーラ州およびブリャンスク州において大惨事の前ないし後に生まれ,異なる汚染度*で被曝した子どもに見られる歯の異常の発生率(%)(Sevbytov et al., 1999)。

	5 Ci/km²[=18万5,000 Bq/m²]未満	5〜15 Ci/km²[=18万5,000〜55万5,000 Bq/m²]	15〜45 Ci/km²[55万5,000〜166万5,000 Bq/m²]	出生時期
歯の異常	3.7	2.4	2.8	1986年以前
	4.2	4.6	6.3	1986年以降
歯列の変形	0.6	0.4	0.6	1986年以前
	0.6	0.6	1.7	1986年以降
咬合の異常	2.6	2.4	2.2	1986年以前
	4.4	5.2	6.3	1986年以降
実年齢に即して	5.3	5.7	3.1	1986年以前
正常[健康]	2.6	2.0	0.6	1986年以降

*5 Ci/km²:トゥーラ州ドンスコイ市;5〜15 Ci/km²:トゥーラ州ウズロヴァヤ市;15〜45 Ci/km²:ブリャンスク州ノヴォズィブコフ市。

動性肝炎,慢性肝炎など肝胆道系疾患の発症数が増加した(Romanenko et al., 1995)。

5.9.3 ロシア

1. 放射能汚染地域で暮らす十代の少年少女を含む子どもたちにおいて,う歯[虫歯]の発生率が有意に高い(Sevbytov, 2005)。
2. ヴォロネジ州では,1986年以降に生まれた子どもにおいて歯牙腫の発症例が増加した。腫瘍*[8][歯牙腫]は女子に多く,そのほとんどは複雑性歯牙腫だった(Vorobyovskaya et al., 2006)。
3. 放射能汚染地域の子どもに歯周病[歯周疾患]が多く見られ,大惨事以降に生まれた子どもほど発生頻度が高かった(Sevbytov, 2005)。
4. 汚染地域において大惨事当時に子宮内で被曝した子どもは,歯に異常が発生する傾向が有意に高い(Sevbytov, 2005)。
5. より汚染度の高い地域に住む子どもほど,歯に異常を発生させる頻度が顕著に高い。大惨事前に生まれた236人を検診したところ,32.6%が正常な歯列だったのに対し,大惨事以降に同じ地域で生まれた308人の検診においては,正常な歯列をもっていたのはわずか9.1%だった。歯の異常の発生数と地区の汚染程度には,ある程度の相関が認められる(表5.54)。
6. ブリャンスク州の重度汚染地域に住む子どもにおける消化器系疾患の総罹病率と各年の発生率は,同州の平均およびロシアの平均より目に見えて高い(表5.55,表5.56)。
7. ブリャンスク州の(クラスナヤ・ゴラ地区

表 5.55 ブリャンスク州の 5 Ci/km²［＝18万 5,000 Bq/m²］以上の汚染地域に住む子どもにおける消化器系疾患の総罹病率（1,000 人あたり），1995〜1998 年（Fetysov, 1999b：Table 6. 1）。

地　　域	症　例　数			
	1995	1996	1997	1998
南西部全体*	182.9	163.5	153.6	154.7
州全体	94.5	88.9	90.9	91.0
ロシア全土	114.9	115.6	114.9	データなし

*すべて重度汚染地域。

表 5.56 ブリャンスク州の 5 Ci/km² 以上の汚染地域に住む子どもにおける，消化器系疾患の第一次発生率［その年に初めて診断された割合］（1,000 人あたり），1995〜1998 年（Fetysov, 1999b：Table 6. 2）。

地　　域	症　例　数			
	1995	1996	1997	1998
南西部全体*	103.5	81.7	84.2	83.1
州全体	51.8	42.9	46.7	42.3
ロシア全土	58.1	60.2	56.4	データなし

*すべて重度汚染地域。

表 5.57 ブリャンスク州の 5 Ci/km² 以上の汚染地域に住む成人における消化器系疾患の総罹病率（1,000 人あたり），1995〜1998 年（Fetysov, 1999a：Table 5. 1）。

地　　域	症　例　数			
	1995	1996	1997	1998
クリモヴォ	88.6	98.5	84.9	157.3
ノヴォズィプコフ	79.6	76.7	88.6	92.4
クリンツィ	118.0	143.8	89.0	155.9
クラスナヤ・ゴラ	90.7	74.0	46.3	57.9
ズルィンカ	65.8	72.2	78.1	82.8
ゴルデエフカ	52.9	74.8	91.2	92.0
南西部全体*	79.7	95.6	88.0	105.0
州全体	69.0	65.6	63.2	64.4
ロシア全土	97.3	93.8	91.5	データなし

*すべて重度汚染地域。

を除く）重度汚染地区の大半で，成人における消化器系疾患の罹病率がおしなべて上昇した。この増加は，同州全体およびロシア全土における消化器罹病率の下降という背景と対照的に発生した（**表 5.57**）。

8. リクビダートルの消化器系罹病率が，大惨事後の 8 年間で 74 倍にも増加した（**表 5.58**）。
9. リクビダートルにおける 1991 年から 1998 年にかけての消化器系罹病率が，国内の同世代群より顕著に高いとロシア公式登録簿に記録されている。リクビダートル群が 1 万人あたり 737 例に対し対照群は 501 例だった（Byryukov et al., 2001）
10. リクビダートルにおいて消化管の微細構造に病理学的変形が認められた。たとえば，十二指腸の蠕動運動の減少と未分化上皮細胞［の出現］，胃の毛細血管内皮細胞の損傷，胃粘膜の線維症などである（Sosyutkin et al., 2004；Ivanova, 2005）。
11. 182 人のリクビダートルに認められた 901 例の疾患において，消化器系の罹病率が 28.2% を占めた。合計で 87.9% のリクビダ

表5.58 ロシア人リクビダートルの消化器系罹病率(1万人あたり)(Baleva et al., 2001a)。

年	1986	1987	1988	1989	1990	1991	1992	1993
症例数	82	487	1,270	2,350	3,210	4,200	5,290	6,100

表5.59 ブリャンスク州の5 Ci/km²を超える汚染地域のリクビダートルおよび成人の一般集団における消化器系疾患の総罹病率(1,000人あたり)，1994～1998年(Fetysov, 1999a：Table 4.1)。

集団／地域	症例数				
	1994	1995	1996	1997	1998
リクビダートル	24.7	45.7	63.0	52.3	346.4
南西部全体*	54.2	52.3	88.7	78.4	269.0
州全体	71.8	69.0	65.6	63.2	64.4
ロシア全土	95.8	97.3	93.8	91.5	データなし

*すべて重度汚染地域。

ートルに，慢性化した胃炎および(しばしばびらん性の)慢性化した胃十二指腸炎が見られる。また，33.4%は胃と十二指腸の接合部を被う粘膜の表面に損傷があり，これは平均値の6倍から8倍も多い(Lyubchenko and Agal'stev, 2001)。

12. 検診を受けた118人のリクビダートルにおいて，60.2%に膵臓の構造的変化，40.6%に肝臓の病変，29%に胆のう壁の肥厚が認められた(Noskov, 2004)。

13. リクビダートルと，ブリャンスク州の汚染地域に住む人びととの両者で，1994年から1998年にかけて消化器系疾患の罹病率が目に見えて上昇した。この増加は，同州全体およびロシア全土における同罹病率の下降という状況に照らすと，特に重大である(表5.59)。

14. 大惨事の10年後に，リクビダートルにおいて消化器系疾患が急激に増加しはじめ，それと並行して循環器系，骨格，筋肉の疾患も増加した(図5.12)。

15. 歯のエナメル質の侵食[う歯]がリクビダートルに広く見られる(Pymenov, 2001)。

16. 検査を受けた98人のリクビダートルの82%が慢性歯周疾患を患っており，この発生率は国全体の同世代対照群よりはるかに高い(Druzhynyna, 2004; Matchenko et al., 2001)。

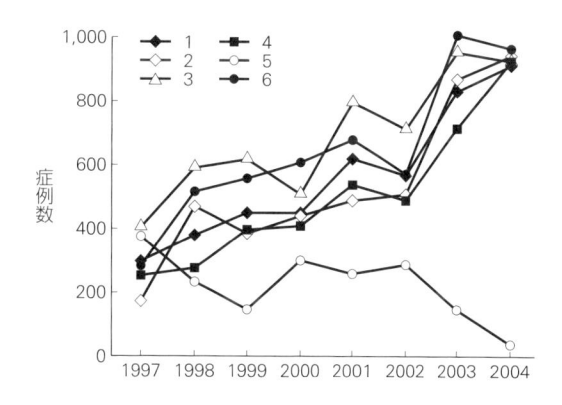

図5.12 モスクワ市およびモスクワ州のリクビダートルにおける消化器系，循環器系，筋骨格系の疾患(1,000人あたり)。(1) 消化器系，(2) 筋骨格系，(3) 高血圧，(4) 虚血性心疾患，(5) 循環器系脳障害，(6) 自律神経循環器系失調症*7(Oradovskaya et al., 2006, 2007)。

17. 検査を受けた98人のリクビダートルの18%に慢性のカタル性歯肉炎が見られた(Druzhynyna, 2004)。

18. リクビダートルに見られる慢性膵臓炎の発症と，被曝線量および脂質過酸化の程度に相関が見られた(Onitchenko et al., 2003)。

19. トムスク州に住むリクビダートルにおける消化器系疾患の発生率は，1993年から2004年までの10年間に，州の同世代対照群の8倍に達した(Krayushkina et al., 2006)。

5.9.4. 結論

チェルノブイリ由来の放射線による被曝が原因で，消化器系疾患の発生率が上昇していることに疑いの余地はない。セシウム137が容易に検出される汚染地域には，セシウムとともにストロンチウム90[Sr-90]もあり，ストロンチウム90は子宮内で発育中の胎児に取り込まれると歯や骨に蓄積する。ストロンチウム90が崩壊[*3]してイットリウム90[Y-90]に変わる際に放出されるベータ線[β線]粒子は，発育段階の歯に悪影響を及ぼす。また，ベータ崩壊によって生成した放射性核種のイットリウム90は歯の構造的強度を損なう。

大惨事後すぐにリクビダートルの消化器系疾患発生率が上昇する一方，放射能汚染地域では消化器系に先天性の奇形をもって生まれる赤ん坊の数が増加した。低線量の被曝が消化管上皮の機能になんらかの直接的な影響を与え，しかもそれは子宮内での発育期間中に限らないとの推定は，どうやら裏づけられたようだ。

被ばくした親のもとに生まれた日本の子どもや(Furitsu et al., 1992)，放射能汚染下にあるウラル山脈南部[*9]の子どもにおいて，消化器系の罹病率が有意に上昇した(Ostroumova, 2004)ことを考慮すると，チェルノブイリ事故の被曝による同種の影響が，放射能汚染という条件の継続する地域で長く尾を引くだろうとの推定は理にかなう。

5.10 皮膚と皮下組織の疾患

皮膚疾患は，外部からの刺激だけでなく，内臓の疾患や，体内に取り込んだ有機物質ないし無機物質による影響をも反映する。

皮膚はさまざまな機能をもつ多層構造の器官であり，表皮，真皮，爪や毛髪を形成するケラチン質構造など種々の細胞，さらにメラニン細胞，皮脂腺，汗腺(エクリン腺)などで構成されている。皮膚には神経と血管が張り巡らされているため，皮膚とその下にあるすべての皮下組織は，本節で引用する調査研究が示すように，血管やその他の身体組織内部の損傷を映し出す。

5.10.1. ベラルーシ

1. 1994年までに，子どもの皮膚および皮下組織の疾患が，すべての重度汚染地域で1988年に比べ増加していた(Lomat' et al., 1996)。

2. さまざまな病態の脱毛症で入院していた69人の子ども(十代を含む)のうち，70%以上が重度汚染地域の出身だった(Morozevich et al., 1997)。

3. ブレスト州ルニネツ地区シンケヴィチ村の子どもでは，皮膚と皮下組織の疾患発生率が2000年から2005年にかけて1.7倍に上昇した(Dudinskaya et al., 2006)。

4. セシウム137[Cs-137]による汚染が15〜40 Ci/km^2[=55万5,000〜148万 Bq/m^2]だったゴメリ州コルマ地区およびチェチェルスク地区で，1986年以降1993年までに検診を受けた4,598人の子どもでは，皮膚疾患の発生率が比較的汚染の少ない地区に比べ有意に高かった(Gudkovsky et al., 1995)。

5. 汚染値が15〜40 Ci/km^{2}の地域に住む，大惨事当時0歳から4歳だった小児における皮膚疾患の発生率は，5〜15 Ci/km^2[=18万5,000〜55万5,000 Bq/m^2]の汚染地域に住む同年齢の小児より有意に高い(Kul'kova et al., 1996)。

6. 大惨事に続く9年間で，皮膚および皮下組織における疾患の罹病率が最高値を示したのは1993年だった(Blet'ko et al., 1995)。

5.10.2. ウクライナ

1. 汚染度の高い地域からの避難者および同地域の居住者における，1988年から1999年までの皮膚疾患の発生率は，相対的に汚染度の低い地域の居住者の4倍以上だった(Prysy-

表 5.60　汚染値が 5 Ci/km²［＝18 万 5,000 Bq/m²］を超えるブリャンスク州南西部の子どもにおける皮膚疾患の総罹病率（1,000 人あたり），1995～1998 年（Fetysov, 1999b：Table 6.1）。

地　　域	症　例　数			
	1995	1996	1997	1998
南西部全体*	111.3	105.9	102.1	83.3
州全体	83.4	80.8	78.3	76.2
ロシア全土	81.9	84.6	86.0	データなし

*すべて重度汚染地域。

表 5.61　汚染値が 5 Ci/km² を超えるブリャンスク州南西部の子どもにおける皮膚疾患の発生率（1,000 人あたり），1995～1998 年（Fetysov, 1999b：Table 6.2）。

地　　域	症　例　数			
	1995	1996	1997	1998
南西部全体*	88.5	89.2	95.7	74.8
州全体	71.7	69.6	65.3	63.2
ロシア全土	73.1	71.3	68.6	データなし

*すべて重度汚染地域。

表 5.62　汚染値が 5 Ci/km² を超えるブリャンスク州南西部の成人における皮膚疾患の総罹病率（1,000 人あたり），1995～1998 年（Fetysov, 1999a：Table 6.1）。

地　　域	症　例　数			
	1995	1996	1997	1998
南西部全体*	60.3	67.4	61.4	58.6
州全体	68.5	62.4	53.0	54.0
ロシア全土	50.4	48.9	46.3	データなし

*すべて重度汚染地域。

azhnyuk et al., 2002a）。

5.10.3.　ロシア

1. 放射能汚染地域に住む学齢前の乳幼児において，過敏性体質が大惨事前の 4 倍も多く発生した（Kulakov et al., 2001）。
2. 1995 年から 1998 年にかけて，ブリャンスク州の重度汚染地域に住む子どもでは，皮膚疾患の総罹病率および発生率が州平均ならびに全国平均より目に見えて高かった（**表 5.60，表 5.61**）。
3. もっとも汚染の激しい地域の 1 つであるブリャンスク州ゴルデエフカ地区では，十代の少年少女を含む子どもの 60％ に皮膚の病変が認められた（Kyseleva and Mozzherova, 2003）。
4. ブリャンスク州のうち，相対的に汚染度の高い地域に住む成人の皮膚疾患発生率と総罹病率は 1996 年以降，州全体の平均値より高い（**表 5.62，表 5.63**）。
5. リクビダートルの皮膚および皮下組織の疾患発生率は大惨事以降 6 年間上昇し続け，1992 年には 1986 年の発生値を 16 倍以上も上回った（**表 5.64**）。
6. リクビダートルに見られた皮膚の病変としては，表皮の角質層およびその直下の細胞層の肥厚，内皮の腫大，小動脈の大半に活動性の汎血管炎を伴う炎症性リンパ球浸潤などが挙げられる。これらの所見と被曝量には相関

表 5.63　汚染値が 5 Ci/km² を超えるブリャンスク州南西部の成人における皮膚疾患の発生率（1,000 人あたり），1995〜1998 年（Fetysov, 1999a：Table 6.1）。

地　域	症　例　数			
	1995	1996	1997	1998
南西部全体*	50.9	52.5	51.5	45.4
州全体	54.1	50.2	42.2	45.0
ロシア全土	40.6	38.7	36.7	データなし

*すべて重度汚染地域。

表 5.64　ロシア人リクビダートルにおける皮膚および皮下組織の異常（1 万人あたり）（Baleva *et al.*, 2001a）。

年	1986	1987	1988	1989	1990	1991	1992	1993
症例数	46	160	365	556	686	767	756	726

が見られた（Porovsky *et al.*, 2005）。

7. 大惨事後に乾癬を発症したリクビダートルのうち 97% は，例外なく神経系の機能障害か胃腸疾患を併発していた（Malyuk and Bogdantsova, 2001）。

チェルノブイリ大惨事以降，子どもとリクビダートルに，皮膚ないし皮下組織の疾患が増加していることに疑いの余地はない。

5.11.　感染症および寄生虫症

電離放射線は突然変異を誘発する強力な因子である（詳細は 5.2 を参照）。チェルノブイリ由来の放射能雲は，北半球全域に強力な放射性核種の混合物を降らせた（詳細は第 1 章を参照）。チェルノブイリ由来の放射性核種による汚染は，動物性・植物性を含む微生物相のほか，人間の共生生物（寄生生物や片利共生生物）に大きな影響を与え，われわれの生物学的な共生社会を一変させた（第 11 章を参照）。

チェルノブイリ由来の放射性核種に汚染された地域で，胃腸炎，消化不良性中毒症［感染性胃腸炎の重症型］，細菌性敗血症，ウイルス性肝炎，呼吸器系ウイルスで特徴づけられる疾患群の発生率や重症度が増大した証拠がある（Batyan and Kozharskaya, 1993；Kapytonova and Kryvitskaya, 1994；Nesterenko *et al.*, 1993；Busuet *et al.*, 2002；他）。放射能汚染地域における遺伝的不安定性*6 が著しく高まり，ウイルスや他の種類の感染症にかかりやすくなるという結果が生じている（Vorobtsova *et al.*, 1995）。

5.11.1.　ベラルーシ

1. ゴメリ州の重度汚染地域では，ヘルペスウイルス［ヘルペス（水疱）の原因となるウイルス。口唇などに水疱ができる単純ヘルペスと帯状疱疹がある］の活性化により胎児および乳幼児の死亡率が上昇した（Matveev *et al.*, 1995）。

2. ゴメリ州およびモギリョフ州における鞭虫（*Trichocephalus trichiurus*［学名：トリコセファルス・トリキウラ］）の寄生（鞭虫症）の発生率上昇と，放射能の汚染密度*1（濃度）には相関が認められた（Stepanov, 1993）。

3. ブレスト州ルニネツ地区シンケヴィチ村において，子どもの感染症および寄生虫症の発生率が，2000 年から 2005 年にかけて 1.54 倍に増加した（Dudinskaya *et al.*, 2006）。

4. 1993 年から 1995 年にかけて検診を受けたストーリン地区とブラーギン市の汚染地域に住む 135 人の子どものうち，合計 20% が慢性の泌尿生殖器感染症にかかっていた（Belyaeva *et al.*, 1996）。

5. 放射能汚染が 1 Ci/km²［＝3 万 7,000 Bq/m²］を超える地域に住む 102 万 6,046 人の妊婦のデータから，産褥敗血症の発生率は，重度

汚染地域のほうが比較的汚染度の低い地域より有意に高いことがわかった（Busuet et al., 2002）。

6. 汚染値が5～70 Ci/km²［= 18万5,000～259万Bq/m²］のゴメリ州チェチェルスク地区に住む女性の産んだ新生児において，先天性感染症の発生頻度が1994年に大惨事前の2.9倍に達した（Kulakov et al., 1997）。

7. セシウム137［Cs-137］による汚染が15 Ci/km²［= 55万5,000 Bq/m²］を超えるゴメリ州において，1993年のヘルペス子宮内感染が乳児の死亡原因となる頻度が，汚染度の比較的低い地域に比べ8.6倍多かった（Matveev et al., 1995）。

8. 汚染値が15～40 Ci/km²［= 55万5,000～148万Bq/m²］の地域で1986年から1991年までに検診を受けた学齢前の幼児784人では，感染症および寄生虫症の発生率が，汚染値が5～15 Ci/km²［= 18万5,000～55万5,000 Bq/m²］の地域で検診を受けた1,057人の子どもより有意に高かった（Gutkovsky et al., 1995; Blet'ko et al., 1995）。

9. 放射能汚染値が高い地域ほど結核の伝染性［感染性］が強かった（Chernetsky and Osynovsky, 1993; Belookaya, 1993）。

10. 1991年から1995年にかけて，ゴメリ州の重度汚染地域で結核の発生率に甚だしい上昇が見られた。それらの結核菌には薬剤耐性型のものがあり，また患者の年齢層が若年化した（Borschevsky et al., 1996）。

11. モギリョフ州およびゴメリ州ではクリプトスポリジウム［脊椎動物の消化管などに寄生する原生動物。クリプトスポリジウム症の原因］の感染率が目に見えて高く，対照群が2.8%に対し同地域での感染率は4.1%だった（Lavdovskaya et al., 1996）。

12. ヴィテプスク州では，1993年から1997年まで，汚染値が1～5 Ci/km²［= 3万7,000～18万5,000 Bq/m²］の地域に住む成人および十代の少年少女における感染性肝炎の持続感染が，汚染値1 Ci/km²未満の地域に住む対照群より目に見えて高かった（Zhavoronok et al., 1998a）。

13. 大惨事の6年後から7年後，ゴメリ州およびモギリョフ州の重度汚染地域では，ヘルペスウイルス性疾患が国内の他の地域の2倍になった（Matveev, 1993）。

14. ゴメリ州とモギリョフ州の重度汚染地域の妊婦で，サイトメガロウイルス［ほとんどの成人は保菌者で免疫があるが，妊娠中にはじめて感染すると流産のリスクが高まる］感染症の活性化が認められた（Matveev, 1993）。

15. すべての重度汚染地域でヘルペスウイルスが活性化した（Voropaev et al., 1996）。

16. ゴメリ州では，成人および十代の少年少女におけるB型とC型の肝炎［いずれもウイルス性］が1986年以降，有意に増加した。検査を受けた2,653人において，1986年に10万人あたり17.0例だった発生率が1990年には35.0例に上昇した（Zhavoronok et al., 1998b）。

17. ヴィテプスク州で検査を受けた2,814人のうち，リクビダートルおよび避難者において，ウイルス性肝炎を同定するマーカーであるHBs抗原，HBc抗体，HCV抗体の陽性率が，同州で比較的汚染度の低い地域の住民より有意に高かった（Zhavoronok et al., 1998a）。

18. リクビダートル（検査対象1,626人）における慢性肝炎の発生率が，1988年から1995年にかけて1万人あたり221例から349例に上昇した（Zhavoronok et al., 1998b）。

5.11.2. ウクライナ

1. 1995年までに，重度汚染地域の子どもの感染症および寄生虫症が，汚染度の比較的低い地域に比べて5倍も多く発生するようになった。1988年には，こうした疾患の発生率において両地域に差はなかった（Baida and

表 5.65　ブリャンスク州の，汚染度が 5 Ci/km² を超える地域に住む子どもにおける感染症と寄生虫症の発生率（1,000 人あたり），1995〜1998 年（Fetysov, 1999b：Table 6.1）。

地　域	症　例　数			
	1995	1996	1997	1998
南西部全体*	128.3	112.3	99.0	94.8
州全体	104.1	79.0	68.8	71.6
ロシア全土	121.6	107.4	102.7	データなし

*すべて重度汚染地域。

Zhirnosekova, 1998)。

2. 汚染値が 20〜60 Ci/km²［= 74 万〜222 万 Bq/m²］のキエフ州ポレスコエ地区に住む女性が産んだ新生児において，先天性感染症が大惨事前の 2.9 倍になった（Kulakov et al., 1997)。

3. 大惨事後，十代の少年少女における腎感染症［尿路感染症］の発生率が有意に上昇し，発生率と汚染度には相関が見られた（Karpenko et al., 2003)。

5.11.3.　ロシア

1. 乳幼児の感染症による死亡率と，子宮内での被曝には有意な相関があった（Ostroumova, 2004)。

2. 比較的汚染度の高いカルーガ州の 3 つの地区で，乳幼児の感染症が目に見えて多かった（Tsyb et al., 2006a)。

3. カルーガ州の重度汚染地区において，感染症による子どもの死亡事例が大惨事後の 15 年間で 3 倍に増加した（Tsyb et al., 2006a)。

表 5.66　ブリャンスク州における白癬菌感染症（たむし）の発生率（10 万人あたり），1998〜2002 年（Rudnytskyi et al., 2003)。

年	重度汚染地区	比較的汚染度の低い地区
1998	56.3	32.8
1999	58.0	45.6
2000	68.2	52.9
2001	78.5	34.6
2002	64.8	23.7

4. ブリャンスク州では，対照群の 4% に対する 8% という有意な高率で，クリプトスポリジウムの寄生が認められた（Lavdovskaya et al., 1996)。

5. ブリャンスク州の重度汚染地域に住む子どもでは，ニューモシスチス肺炎［真菌の一種により発症する日和見感染症。免疫力が弱まると発症する］の罹病率が目に見えて高く，対照群の 30% に対し 56% だった（Lavdovskaya et al., 1996)。

6. 1986 年から 1993 年にかけて，汚染値が 15〜40 Ci/km²［= 55 万 5,000〜148 万 Bq/m²］の地域で，大惨事当時 0 歳から 4 歳だった子どもの感染症および寄生虫症の発生率が，5〜15 Ci/km²［= 18 万 5,000〜55 万 5,000 Bq/m²］の汚染地域に住む同年齢層の子どもより有意に高かった（Kul'kova et al., 1996)。

7. オリョール州ムツェンスク地区（1〜5 Ci/km²［= 3 万 7,000〜18 万 5,000 Bq/m²］）およびボルホフ地区（10〜15 Ci/km²［= 37 万〜55 万 5,000 Bq/m²］）の重度汚染地域に住む女性が産んだ新生児において，先天性感染症が大惨事前の 2.9 倍も多く発生した（Kulakov et al., 1997)。

8. ブリャンスク州の重度汚染地域では，1995 年から 1998 年にかけての感染症と寄生虫症の発生率が 1995 年にもっとも高く，それ以外の年も州全体の発生率より高かった（**表 5.65**)。

9. 白癬菌感染症（たむし）の有病率と重症度が，ブリャンスク州の重度汚染地域で有意に高かった（**表 5.66**)。

10. リクビダートルとして事故処理作業に従事した軍人において，大惨事の1年後，感染症と寄生虫症が第1位の病因だった（Nedoborsky et al., 2004）。
11. 検査対象としたリクビダートル116人の射出精液サンプルの20％に，ヘルペスウイルスおよびサイトメガロウイルスが認められた（Evdokymov et al., 2001）。

5.11.4. その他の国

1. ウズベキスタン［事故当時はソ連邦の一部］：タシケントに住むリクビダートル（1988年には960人，2006年には522人）において，大惨事の10年後以降，慢性肝炎の罹病率が何倍にも増加していることが明らかになった。1991年には1万人あたり258例だった罹病率が，1996年は4,330例，2001年は5,621例，2006年は5,937例になった。調査対象としたリクビダートルの性別は男性94.4％，2006年当時の平均年齢57歳（Babadzhanov and Bavadzhanova, 2012）。

5.11.5. 結　論

リクビダートルや汚染地域に住む人びとの感染症および寄生虫症に関するこれまでに挙げたデータは，危険な感染症の活性化と広がりを示している。これが病原体の突然変異による感染力の強まりに起因するのか，人びとの免疫防御機構が損なわれたせいか，あるいはその両者の組み合わせによるものかについて十分な答えは得られていない。すべての汚染地域に住む人びとにおける感染症および寄生虫症の広がりと伝染性の強まりを実証するには，引き続き詳細な観察を継続する必要があることは明らかだ。

5.12. 先天性奇形

先天性奇形ないし先天性異常は大小あわせて数千種類もある。1つには強い遺伝的背景[*6]をもつ型があり（詳細は5.2を参照），2つ目の型には胚発生の過程でなんらかのダメージを受けた結果としての発生異常などがある。それらの異常のなかに，いわゆる先天性「大」奇形があり，たいていの場合，これだけが公式に異常として登録される。その他の発生異常は出生前の子宮内発育過程における損傷の結果として発生するもので，突然変異による遺伝性の要因か，あるいは外部からの有毒物質の影響を原因とする催奇性の要因が考えられ，通常は妊娠16週目までに起こる。

チェルノブイリ由来の放射能汚染があるところではどこでも，遺伝的異常や先天性奇形をもった子どもの数が増加した。これらの異常には，以前はまれだった四肢，頭部，胴体にわたる多発奇形も含まれる（Tsaregorodtsev, 1996; Tsymlyakova and Lavrent'eva, 1996; Goncharova, 2000; Hoffmann, 2001; Ibragymova, 2003；他）。

本節では，先天性奇形および発生異常に関するデータを紹介する。

5.12.1. ベラルーシ

1. 1986年まで一定していた先天性奇形の発生率が，大惨事後，目に見えて上昇した。先天性奇形の増加は主として重度汚染地域で目立つが，比較的汚染度の低いヴィテプスク州など全国で奇形の発生率における有意な上昇が公式登録されている（Nykolaev and Khmel', 1998）。
2. 3万1,000例を超える流産例の分析によって，公式に登録された先天性奇形の発生率が全汚染地域で上昇したことが明らかになった。とりわけ，セシウム137［Cs-137］の汚染濃度が15 Ci/km^2［＝55万5,000 Bq/m^2］より高かったゴメリ州やモギリョフ州の複数の地域で有意な上昇が見られた（Lazjuk et al., 1998, 1999a, b）。
3. 先天性奇形の発生率に有意な上昇が見られ，大惨事前の1,000人あたり5.58例から，

表5.67 ベラルーシ各地の汚染度別に見る，公式報告のあった先天性奇形の発生率(出産1,000例あたり)，1982～1992年(Lazjuk et al., 1996a; Goncharova, 1997)。

年	汚 染 の 程 度		
	1 Ci/km² [＝3万7,000 Bq/m²]未満	1～5 Ci/km² [＝3万7,000～18万5,000 Bq/m²]	15 Ci/km² [＝55万5,000 Bq/m²]超
1982	5.62	5.74	3.06
1983	4.52	3.96	3.58
1984	4.17	4.32	3.94
1985	4.58	4.46	4.76
1982～1985	**4.72**	**4.61**	**3.87**
1987	5.94	5.54	8.14
1988	5.25	4.62	8.61
1989	5.80	6.32	6.50
1990	6.76	7.98	6.00
1991	5.52	5.65	4.88
1992	5.89	6.22	7.77
1987～1992	**5.85***	**6.01***	**7.09***

*1982～1985年と1987～1992年の比較；$p<0.05$。

表5.68 ベラルーシ各地における大惨事前後の先天性奇形発生率(出産1,000例あたり)および出産数の汚染度別一覧(National Belarussian Report, 2006：Table 4.6)。

年	重度汚染地域			汚染の低い地域		
	1981～1986	1987～1989	1990～2004	1981～1986	1987～1989	1990～2004
全先天性奇形の発生率	4.08	7.82*	7.88*	4.36	4.99	8.00
無脳症	0.28	0.33	0.75	0.36	0.29	0.71
脊髄髄膜瘤	0.57	0.88	1.15	0.69	0.96	1.41
多指症	0.22	1.25*	1.10	0.32	0.50	0.91
ダウン症候群	0.89	0.59	1.01	0.64	0.88	1.08
先天性多発奇形	1.27	2.97*	2.31	1.35	1.23	2.32
生産児と死産児の合計	5万8,128	2万3,925	7万6,278	9万8,522	4万7,877	16万1,972
先天性奇形をもつ生産児と死産児の合計	237	187	601	430	239	1,295

*$p<0.05$。

2001年から2004年にかけて9.38例になった(National Belarussian Report［ベラルーシ公式報告書］, 2006)。

4. 14歳までの子どもの先天性奇形発生率を1990年と2001年で比較すると，10万人あたり0.2例(1990年)から0.4例(2001年)へと倍増した(UNICEF［国際連合児童基金(ユニセフ)］, 2005：Table 1.3)。

5. ベラルーシ全土における，報告を義務づけられた先天性奇形の発生率は，大惨事の翌年に46%も上昇し，1992年まで高止まりしていた。汚染度の高い地域(15 Ci/km²超)での先天性奇形発生率は，(1990年と1991年を除く)全調査期間を通して汚染度の低い地域より高かった。高汚染地域での大惨事後6年間の先天性奇形発生率は，事故前4年間の平均発生率のほぼ2倍に増加し，事故前が出産1,000例あたり3.87例に対し事故後は7.09例になった(**表5.67**)。

6. より高濃度*1に汚染された地域のほうが，汚染度の低い地域より先天性奇形の発生率が高かった(**表5.68**)。

表 5.69 ベラルーシの重度汚染 17 地区および低汚染 30 地区で公式に登録された先天性奇形の発生率(生産児および死産児 1,000 人あたり)(National Belarussian Report, 2006)。

地域	1981〜1986	1987〜1988	1990〜2004
A 重度汚染地区	4.08	7.82**	7.88**
B 低汚染地区	4.36	4.99*	8.00**

*p<0.05, 1981〜1986 年との比較。**p<0.01, 1981〜1986 年との比較。

表 5.70 ベラルーシの汚染地区で公式に登録された先天性奇形の発生率(生産児および死産児 1,000 人あたり)。表の上段は 5 Ci/km^2 超の 17 地区, 下段は 1 Ci/km^2 未満の 30 地区のデータ(National Belarussian Report, 2006)。

	1981〜1986	1987〜1988	1990〜2004
無脳症	0.28	0.33	0.75
	0.36	0.29	0.71
脊髄髄膜瘤(二分脊椎症)	0.57	0.88	1.15
	0.69	0.96	1.41
口唇裂	0.65	1.09	1.08
	0.64	0.84	1.23
多指症	0.22	1.25*	1.10
	0.32	0.50	0.91
肢欠損	0.17	0.59*	0.49
	0.22	0.13	0.35
食道閉鎖と鎖肛	0.14	0.21	0.21
	0.19	0.27	0.23
先天性多発奇形	1.27	2.97	2.31
	1.35	1.23	2.32

*p<0.05。

7. 先天性奇形の発生率を全国で見ると, 1985 年の新生児 1,000 人あたり 12.5 例から 1994 年の 17.7 例に増加し, そのほとんどの症例はセシウム 137 による汚染が 15 Ci/km^2 を超える地域で発生した(Lazjuk et al., 1996a)。

8. 先天性奇形をもつ新生児は全国で年に 2,500 人を下らない。1992 年以来, 医学的・遺伝的基準にしたがって妊娠を中絶するプログラムが導入され, 年に 500 例から 600 例に[妊娠中絶を]実施することで奇形をもつ子どもの出生数を一定に保っている(Lazjuk et al., 1996a, b)。

9. 大惨事の 9 年後, 統計的に有意な数の新生児が神経系の発生異常が原因で死亡した(Dzykovich et al., 1996)。

10. ゴメリ州で眼の先天性異常が 4 倍以上に増加し, 1961 年から 1972 年にかけて 0.4% だった発生率が, 1988 年から 1989 年にかけて 1.63% になった(Byrich et al., 1999)。

11. 1994 年に先天性奇形が乳幼児死亡の第 2 の死因になった。その発生率は, 相対的に汚染の少ないヴィテプスク州(3.0%)よりゴメリ州(4.1%)で高く, 全国平均は 3.9% だった(Bogdanovich, 1997)。

12. 先天性奇形の発生率は, 重度に汚染された 17 地区(5 Ci/km^2 超)では大惨事の 2, 3 年後から有意な上昇が始まり, それより汚染度の低い 30 地区(1 Ci/km^2 未満)では大惨事の 4 年後から上昇し始めた(表 5.69)。

13. 先天性奇形として公式に登録された 26 種の奇形に, 大惨事後, 発生率の上昇が認められた。ただし, いくつかの先天性奇形は, 重度汚染地域とそれに次ぐ汚染のある地域では 1987 年から 1988 年にかけて増加したのに対し, 他の地域では 1990 年から 2004 年にかけて増えたという違いが見られた。多指症や

肢欠損[の発生率]は，1987年と1988年には地区の汚染度によって有意差があったが，最終的に汚染度による差異が縮まり，重度汚染地域における先天性奇形の発生率は汚染度の低い地域の発生率より下がり方が大きくなった(**表5.70**)。

14. 大惨事後1年から2年で，ゴメリ州とモギリョフ州の16地区のうち14地区において，公式登録される先天性奇形の発生率に目に見える上昇が認められた。大惨事前のデータと比較し，特に4地区において，また地域全体の平均値において，先天性奇形の発生率上昇は有意だった(**表5.71**)。

15. 公式登録された先天性奇形の発生率と，その地域の放射能汚染値には相関が見られた(**表5.72**)。

16. ゴメリ州における1994年の先天性奇形発生率は，1986年の6倍だった(Goncharova, 2000)。

17. 15 Ci/km² を超える濃度で汚染された地域における1986年から1996年までの先天性奇形発生率は同時期のミンスクより有意に高く，1992年には1,000人あたり9.87例とピークに達した(Lazjuk et al., 1996b, 1999a)。

18. モギリョフ州とゴメリ州の汚染地域において，人工妊娠中絶児および死産児の先天性奇形発生率が，大惨事に続く10年間，ミン

表5.71 ベラルーシのゴメリ州とモギリョフ州で，大惨事の前後に登録された先天性奇形の発生率(生産児および死産児1,000人あたり)(Lazjuk et al., 1996a)。

地区	症例数	
	1982〜1985	1987〜1989
ゴメリ州		
ブラーギン	4.1±1.4	9.0±3.0
ブダ・コシェリョヴォ	4.7±1.2	9.3±2.0*
ヴェトカ	2.8±1.0	9.9±2.7
ドブルシ	7.6±2.0	12.6±2.6
エリスク	3.3±1.4	6.4±2.4
コルマ	3.2±1.2	5.9±2.1
レリチツィ	3.3±1.2	6.6±2.0
ロエフ	1.6±1.1	3.7±2.1
ホイニキ	4.4±1.2	10.2±2.6*
チェチェルスク	1.0±0.7	6.6±2.3*
モギリョフ州		
ブイホフ	4.0±1.1	6.5±1.6
クリモヴィチ	4.8±1.4	3.2±1.4
コスチュコヴィチ	3.0±1.2	12.0±2.9*
クラスノポーリエ	3.3±1.5	7.6±2.9
スラヴゴロド	2.5±1.2	7.6±2.7
チェリコフ	4.1±1.7	3.6±1.8
全地域	4.0±0.3	7.2±0.6*

*$p<0.05$。

表5.72 地域の汚染度別に見る，公式登録された先天性奇形の発生率(生産児1,000人あたり)(Lazjuk et al., 1996a; Matsko, 1998)。

汚染値	症例数	
	1982〜1985	1987〜1992
1 Ci/km² 未満	4.72(4.17〜5.62)	5.85(5.25〜6.76)
1〜5 Ci/km²	4.61(3.96〜5.74)	6.01(4.62〜7.98)
15 Ci/km² 超	3.87(3.06〜4.76)	7.09(4.88〜8.61)

*すべての差が有意。

表5.73 ミンスクと汚染地域(ゴメリ州とモギリョフ州のうち15 Ci/km² 超に汚染された地域)における，登録義務のある先天性奇形の発生率(人工妊娠中絶児と死産児の合計1,000人あたり)の比較(Lazjuk et al., 1999a, b)。

	地域／期間		
	ミンスク 1980〜1985	ミンスク 1986*〜1996	汚染地区(ゴメリ州, モギリョフ州) 1986*〜1995
全先天性奇形	5.60	4.90	7.21**
中枢神経系の異常	0.32	0.53	0.54
多指症	0.63	0.53	0.79
複数肢欠損	0.07	0.10	0.28
全先天性奇形の発生数合計	1万168	2万507	2,701

*1986年後半; **$p<0.05$。

スクに比べて有意に高かった(**表5.73**)。

5.12.2. ウクライナ

1. チェルノブイリ大惨事前、新生児における重度の先天性奇形(多発奇形)は5年に1例見られたのみだった。しかし、事故後は年に数例に増加した(Horishna, 2005)。
2. 1986年以降、放射能汚染地域で先天性奇形をもつ子どもが増加した(ITAR-TASS[イタルタス通信], 1998; Golubchykov et al., 2002)。
3. 新生児から15歳までの小児における先天性奇形を原因とする障害が、1992年から2001年にかけて3倍以上に増加し、1万人あたり10例から31例になった(UNICEF, 2005：Table 1.5)。
4. 1987年から1994年までの期間では、先天性奇形発生率のピークは1990年だった(Orlov, 1995)。
5. 子宮内で被曝した子どもにおいて、公式に登録された26種の先天性奇形発生率が有意に上昇した(子宮内被曝群が1,000人あたり5.52±0.22例に対し、対照群は2.95±0.18例。$p<0.001$)。また、被曝群と被曝しなかったグループでは、26種の登録先天性奇形の種類による相対的な発生頻度が異なった(Stepanova, 1999)。
6. 小さな先天性奇形(発生異常)の発生率と子宮内での被曝量には相関が見られた(Stepanova et al., 2002a)。
7. 重度汚染地域の子どもにおける発生異常は、相対的に汚染度の低い地域に対して最大2.8倍も多く認められる(Horishna, 2005)。
8. 放射能汚染地区において、以前はまれだった先天性多発奇形や、たとえば多指症、内臓の変形、四肢の欠損や変形、子宮内発育障害など重度の先天性奇形が有意に増加した(Horishna, 2005)。
9. 公式登録された先天性奇形の発生率が、大惨事に続く12年間に5.7倍に上昇した

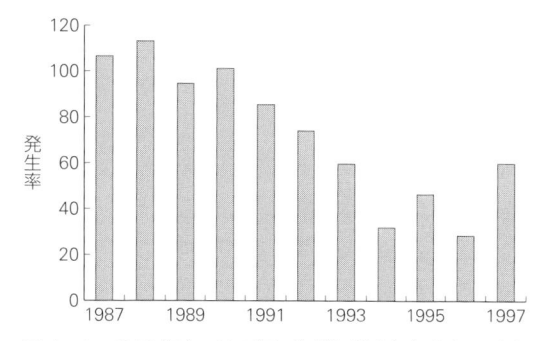

図5.13 1986年と1987年に作業に従事したウクライナ人リクビダートルの家庭に生まれた子どもの先天性奇形発生率(1,000人あたり)(Stepanova, 2006)。

(Grodzinsky, 1998)。

10. 放射能汚染地区での先天性奇形発生率は非汚染地域の2倍に達する(Horishna, 2005)。
11. 大惨事に続く10年間に、ロヴノ州における先天性奇形の発生率が(生産児1,000人あたり)15.3例から37.3例に上昇し、重度に汚染された北部のいくつかの地区でもっとも顕著だった(Evtushok, 1999)。
12. 1986年と1987年に作業に従事したリクビダートルの家庭に生まれた1万3,136人の子どものうち、9.6%が先天性奇形があるとして正式に登録された。[公式登録が必要な先天性奇形の有無にかかわらず、リクビダートルの子どもに]しばしば認められる発生異常には、脊柱側湾症、喉や歯の変形、早期のう歯[虫歯]、乾いてざらざらした硬い皮膚、異常に細いか硬く縮れた髪、脱毛症などがある(Stepanova, 1999, 2004; Horishna, 2005)。
13. 1986年と1987年に作業に従事したリクビダートルの家庭に先天性奇形をもつ子どもが生まれる割合が、1987年から1988年にかけて最高値に達し、子ども1,000人あたり117例だった。その後、発生率は下降し始め、1989年から1991年までは1,000人あたり83例から102例のあいだを推移、1992年には同67例、1993年から1997年にかけては年間同24例から60例だった(**図5.13**)。
14. ウクライナ国立医学アカデミー脳外科研

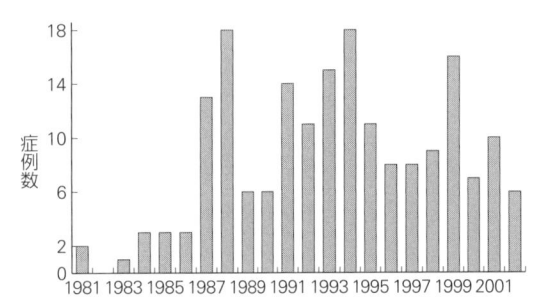

図 5.14 ウクライナ国立医学アカデミー脳外科研究所（キエフ）のデータによる，3 歳未満の小児における 1981 年から 2002 年にかけての中枢神経腫瘍の症例数（Orlov and Shaversky, 2003）。

究所（キエフ）[のデータ]によると，大惨事後に発生した中枢神経系奇形[脳や脊髄の奇形]のうち 98％が水頭症を呈していた。中枢神経系奇形は，1981 年以降 1985 年までに登録された発症例が 2,209 例だったのに対し，1987 年から 2004 年にかけては 4,925 例と，平均約 39％の上昇だった。1987 年から 2002 年にかけて，3 歳未満の小児における脳腫瘍*8 の発生率が 2 倍になり，1 歳未満の乳児で 7.5 倍に増加した（Orlov et al., 2001, 2006）。

図 5.14 は同研究所に収容された子どもたちに，1981 年から 2002 年にかけて発生した中枢神経系奇形の症例数を示す。

15. 顔面やあごの先天性奇形（そのほとんどが口唇裂と口唇口蓋裂）の発生率は，1986 年 4 月 26 日以降 9 ヵ月間以内に生まれた子どもでもっとも高く，キエフ市やキエフ州，ジトーミル州など汚染度の高い地域では，ヴィンニッツァ州やフメリニツキー州など比較的汚染度の低い地域の 6 倍から 10 倍も多く見られた（Nyagu et al., 1998）。
16. 泌尿生殖器の先天性奇形は公式登録された全異常の 20％以上を占めており，1998 年から 2001 年にかけて，より多く見られた（Sorokman, 1998; Sorokman et al., 2002）。
17. 2000 年から 2006 年にかけてのロヴノ州における出産 9 万 6,438 例の医療統計を分析したところ，中枢神経系奇形の発生率が汚染度の低い地域では 1,000 人あたり 1.8 例だったのに対し，より汚染度の高い北部地域（ポレスコエ地区）では同 2.7 例だった。ポレスコエ地区を相対的に汚染度の低い地域と比べると，小頭症の発生率は 2.8 倍（それぞれ 1,000 人あたり 0.37 例と 0.13 例），小眼球症は 4.5 倍（同 0.18 例と 0.04 例）だった。また，ロヴノ州での結合双生児の発生頻度はヨーロッパ諸国の 3 倍，奇形腫（脊椎尾てい骨部の腫瘍）も 2 倍から 3 倍も多かった（Wertelecki, 2010）。
18. 公式データによると，登録を義務づけられた先天性奇形が，（悪性腫瘍と並び）常に子どもの死因の上位を占めている（Ukrainian Ministry of Public Health[ウクライナ保健省], 2011）。

5. 12. 3. ロシア

1. 大惨事後の数年間に，先天性奇形の発生数が目に見えて増加した（Lyaginskaya and Osypov, 1995; Lyaginskaya et al., 2007）。
2. トゥーラ州の重度汚染地区で，大惨事後の数年間，先天性奇形の発生数が著しく増加した（Khvorostenko, 1999）。
3. 大惨事後，カルーガ州の重度汚染地区で先天性奇形の発生数に増加が認められ，15 年後，こうした地区での子どもの死亡数が倍増した（Tsyb et al., 2006a）。
4. 放射能汚染地域で，1991 年と 1992 年の先天性奇形発生数が大惨事前の 3 倍から 5 倍に増え，生殖器，神経系，感覚器，骨，筋肉，消化器系の異常および先天性白内障が目に見えて増加した（Kulakov et al., 2001）。
5. ブリャンスク州では，1995 年から 1997 年にかけての先天性奇形による乳児死亡率がロシア平均の 5 倍だった（Zhylenko and Fedorova, 1999）。
6. ブリャンスク州の放射能汚染地区で 1995

年から 1998 年にかけて公式登録された先天性奇形の発生率は，州全体の発生率より有意に高かった（**表 5.74**）。

7. 1987 年以降にリクビダートルの家庭に生まれた 3 万人以上の子どものデータを含むロシア公式登録簿のデータによれば，リクビダートルの子どもの 46.7% に先天性発生異常と，しばしば骨と筋肉の異常を伴う「遺伝性症候群」が認められた。リクビダートルの子どもにおける先天性奇形の発生率は，ロシア国内の対照群より 3 倍から 6 倍高かった（Sypyagyna et al., 2006）。

8. カルーガ州に居住するリクビダートルの家庭に生まれた 10 歳までの小児において，先天性奇形の発生率が州平均の 3 倍も高かった。この数値は，ロシア公式登録簿にもとづくロシア全土のリクビダートルの子どもに見られる先天性奇形の発生率に近い（Tsyb et al., 2006b）。

5.12.4. その他の国々

ヨーロッパにおける公式の先天性奇形登録（EUROCAT［欧州先天性異常監視機構］登録，1988）は，合計でヨーロッパの全人口の約 10% をカバーしているにすぎない（Hoffmann, 2001）。[そのため]軽度の奇形については最大 30%，ダウン症候群については 15% から 20% の過小評価が想定される（Dolk and Lechat, 1993；Czeizel et al., 1991）。ほとんどのヨーロッパ諸国では，人工妊娠中絶につながるような出産前の奇形診断を，日常の業務として登録することはない（Hoffmann, 2001）。

1. オーストリア：チェルノブイリ事故後，新生児における中枢神経系奇形の症例が以前より多く認められた（Hoffmann, 2001）。

2. ブルガリア：チェルノブイリ事故による放射能汚染のあと，プレヴェン州で，多発奇形ばかりでなく心臓や中枢神経系における先天性奇形の有意な増加が認められた（Moumd-

表 5.74　ブリャンスク州の，5 Ci/km² 超に汚染された地区における 1995～1998 年の先天性奇形の発生率（生産児 1,000 人あたり）(Fetysov, 1999b；Table 6.1）。

地　域	発　生　数			
	1995	1996	1997	1998
南西部全体*	14.2	13.1	12.7	11.9
州全体	7.9	8.1	8.6	8.9

*すべて重度汚染地域。

jiev et al., 1992. Hoffmann, 2001 より重引）。

3. クロアチア：1980 年から 1993 年までにザグレブ大学病院で実施された 3,541 例の病理解剖結果を分析したところ，チェルノブイリ事故後の中枢神経系奇形発生率に有意な上昇が認められた（Kruslin et al., 1998. Schmitz-Feuerhake, 2002 より重引）。

4. チェコ：チェルノブイリ事故前の 3 年間における先天性奇形の登録数は（出産 1,000 例あたり）約 16 例であり，事故後の 3 年間では 19 例だった（UNICEF, 2005：Table 1.2，A・ヤブロコフによる算出）。

5. デンマーク：チェルノブイリ事故後，中枢神経系奇形をもって生まれる子どもが以前より増えた（Hoffmann, 2001；Schmitz-Feuerhake, 2002）。

6. フィンランド：1987 年 2 月以降 12 月までに先天性奇形の症例が増加し，比較的汚染度の低い地方と高い地方で，それぞれ予想値の 10% と 6% 増しになった。特に中枢神経系の奇形と肢欠損異常などの発生率が高かった（Harjuletho et al., 1989, 1991）[先天性奇形の症例が高汚染地より低汚染地で多い理由として，高汚染地では被曝によって成長を中断される胎児が多いと推測される]。

7. グルジア：大惨事後，口唇裂ないし口唇口蓋裂と診断される先天性奇形の症例が増加し，もっとも汚染がひどいと想定されるアジャリア自治共和国とラチャ地方で顕著だった（Vepkhvadze et al., 1998）。

8. ドイツ：先天性奇形の発生数が，1987 年

表 5.75 大惨事前後のトルコにおける神経管欠損症の発生率(生産児 1,000 人あたり)(Hoffmann, 2001; Schmitz-Feuerhake, 2006)。

場　　所	事　故　前	事　故　後	
ブルサ(西部)	5.8[(1)]	12.6[(2)]～20.02[(3)]	6.3[(4)]
トラブゾン(北東部黒海沿岸)	2.12[(5)]	4.39[(6)]	
エラズー(東部内陸)	1.7[(7)]	2.2～12.5[(8)]	10.0[(9)]

(1)1983～1986 年；(2)1987 年 1～6 月；(3)1987 年 7～12 月；(4)1988年 1～6 月；(5)1981～1986 年；(6)1987～1989 年 10 月；(7)1985～1986 年；(8)1987～1988 年；(9)1989 年。

表 5.76 ベラルーシ，ウクライナ，ヨーロッパ側ロシア以遠の国々で，チェルノブイリ大惨事によって子宮内で被曝した小児における先天性発生異常の例(Hoffmann, 2001; Schmitz-Feuerhake, 2006; Pflugbeil et al., 2006)。

国および地域	先天性発生異常	参　照　文　献
オーストリア	先天性奇形	Hoffmann, 2001
トルコ(ブルサ，イズミール，黒海沿岸地域)	1986 年後半の妊娠による新生児における中枢神経系奇形の発生	Akar et al., 1988, 1989; Caglayan et al., 1990; Güvenc et al., 1993; Mocan et al., 1990
ブルガリア(プレヴェン)	心奇形，中枢神経系奇形，先天性多発奇形	Moumdjiev et al., 1992
クロアチア(ザグレブ)	死産児および死亡した乳児における先天性奇形(中枢神経系奇形など)	Kruslin et al., 1998
デンマーク(オーデンセ)	神経管欠損症(NTD)	EUROCAT, 1988
フィンランド	中枢神経系奇形と肢欠損異常	Harjuletho-Mervaala et al., 1992
ハンガリー	先天性奇形	Czeisel and Billege, 1997
英国(スコットランド)	ダウン症候群(21 トリソミー)	Ramsay et al., 1991
スウェーデン	ダウン症候群(21 トリソミー)	Ericson and Kallen, 1994
東ドイツ	口唇裂または口唇口蓋裂，その他の先天性奇形	Zieglowski and Hemprich, 1999; Scherb and Weigelt, 2004
ドイツ(バイエルン州)	大惨事に続く 7 ヵ月間の先天性奇形発生率に 4% の上昇	Körblein, 2002a, 2003a, 2004a; Scherb and Weigelt, 2003
ドイツ(西ベルリン)	死産児における先天性奇形が 1987 年に著しく増加	Hoffmann, 2001
ドイツ(イェーナ)	先天性奇形(中枢神経系奇形や腹壁異常など)の増加	Lotz et al., 1996
ドイツ全体	1987 年の先天性奇形発生率が有意に上昇	Körblein, 2000

にドイツ全土で明らかに増加した(Körblein, 2000)。イェーナの先天性奇形登録によると，1985 年に比べ，1986 年から 1987 年にかけて数種類の特定の先天性奇形が増加している(Lotz et al., 1996. Hoffmann, 2001 より重引)。特に中枢神経系と腹腔壁の先天性異常が急増した。先天性奇形の公式データによれば，ドイツ民主共和国(東ドイツ)では，口唇口蓋裂の 1987 年の発生率が，1980 年から 1986 年にかけての平均値に比べ 9.4% 上昇した。もっとも著しい上昇は，チェルノブイリ由来の放射性降下物による汚染が特にひどかった地域で認められた(Zieglowski and Hemprich, 1999)。バイエルン州では，大惨事の 7 ヵ月後に先天性奇形の発生率が 4% 上昇した(Körblein, 2002a)。西ベルリンではダウン症候群が急増し，死産児における先天性奇形の症例数も増えた(Hoffmann, 2001)。公式医療統計の過去のデータを分析したところ，バイエルン地方で 1986 年以降，心臓，顔面，あご，首，脊椎，関節，足指，下肢の長骨の異常による先天性奇形(ICD7540, ICD7541, ICD7542, ICD7543, ICD7544, ICD7546, ICD7547, ICD7548, ICD7565)の増加が明らかになっている(Scherb and Weigelt, 2010)。

9. ハンガリー：チェルノブイリ事故後，新生児に，中枢神経系奇形の症例が以前より多く認められた(Hoffmann, 2001; Schmitz-Feuer-

hake, 2002)。

10. モルドバ[旧ソ連の共和国]：1989年以降1996年までに登録された先天性奇形8,509例(ダウン症候群，四肢の奇形，胎生期に形成されたヘルニア[腸間膜裂肛ヘルニアほか]など)において，奇形発生率の最高値は，もっともひどく汚染された南東部で認められた(Grygory et al., 2003)。

11. ノルウェー：1983年5月以降1989年4月までの妊娠によって生まれた全新生児のデータから，算定されたチェルノブイリ由来の全被曝量と，水頭症などの先天性奇形には正の相関があることが明らかになった。[その一方，]ダウン症候群とは負の相関が認められる[5.12.5を参照](Terje Lie et al., 1992; Castronovo, 1999)。

12. トルコ：特にひどく放射能汚染された西部において，1987年初頭，先天性奇形の発生率上昇が報告された(Akar, 1994; Akar et al., 1988, 1989; Güvenc et al., 1993; Caglayan et al., 1990; Mocan et al., 1990)。**表 5.75**は，大惨事前後のトルコにおける(潜在性・顕在性二分脊椎症，脳瘤[頭部髄膜瘤]，無脳症など)神経管欠損症発生率のデータの要約である。

13. 大惨事によって子宮内で被曝した新生児における先天性奇形の国別データを**表 5.76**に示した。

5. 12. 5.　結　論

以前はまれにしか見られなかった種類の奇形の増加をはじめ，新生児に先天性奇形が増えており，その上昇率はベラルーシ，ウクライナ，ロシアのヨーロッパ部だけでなく(上掲書以外に Surikov, 1996; Tsaregorodtsev, 1996; Tsymlyakova and Lavrent'eva, 1996; Goncharova, 2000; Ibragymova, 2003; 他)，他の国々においても(総説は Hoffmann, 2001; Schmitz-Feuerhake, 2006; Pflugbeil et al., 2006 を参照)チェルノブイリ由来の放射能汚染との相関性が認められた。先天性奇形の発生率はいくつかの汚染地域で上昇し続けており，症例数の増加と被曝量には相関が見られる。したがって，先天性奇形が被曝に起因するとの推定は，完全に裏づけられたといえよう。

先天性奇形の発生率の変化がチェルノブイリ事故に起因することは，ベラルーシ，ウクライナ，ロシアにおける多数のデータだけでなく，ドイツやトルコなど他の国々のデータによってもほぼ明らかであるが，まだよくわからない事実も存在する。その1つが，ダウン症候群が場所によって増えたり減ったりしていることだ。これに対しては，被曝の影響で21トリソミー[ダウン症候群を引き起こす染色体異常*6]をもった胎児が，子宮内発育の初期段階で死亡しているため，との説明が可能である。

5. 13.　その他の疾患

1. 嫌気性解糖系の変化や酸化促進状態など加齢に伴う変化が，年若いリクビダートルでも認められた(Vartanyan et al., 2002)。

2. ストーリン地区およびナロヴリャ地区の7歳から14歳の病気ではない58人の子どもでは，ビタミンEの血中濃度が正常値より有意に低く，汚染値が $6\ Ci/km^2$ [$= 22$ 万 2,000 Bq/m^2]を超える地域で特に低かった(Zaitsev et al., 1996)。

3. ブラーギン地区に住む153人の妊婦において，ビタミンA濃度が正常値より目立って高く，一方，ビタミンE濃度は有意に低く，最大8分の1の低値だった(Zaitsev et al., 1996)。

5. 14.　結　論

チェルノブイリ大惨事の全体像を知ることによってはじめて，われわれはこのような悲劇の再発を防ぐことができる。

放射能汚染地域に住む人びとへの被害は広範囲

表 5.77 リクビダートルにおける 12 疾患群の発生率（1 万人あたり）（Pflugbeil et al., 2006）。

疾病または罹患した臓器や系	1986	1988	1990	1992	1993	増加比*
血液および造血器	15	96	191	226	218	14.5 倍
循環器系	183	1,150	2,450	3,770	4,250	23.2 倍
内分泌系	96	764	2,020	3,740	4,300	44.8 倍**
呼吸器系	645	3,730	6,390	7,010	7,110	11.0 倍
泌尿生殖器系	34	253	646	1,180	1,410	41.5 倍**
神経系および感覚器	232	1,810	4,100	8,110	9,890	42.6 倍
精神障害	621	1,580	3,380	4,540	4,930	7.9 倍
消化器系	82	1,270	3,210	5,290	6,100	74.4 倍
皮膚および皮下組織	46	365	686	756	726	15.8 倍
感染症および寄生虫症	36	197	325	388	414	11.5 倍
腫 瘍*8	20	180	393	564	621	31.1 倍
悪性腫瘍	13	40	85	159	184	14.2 倍

*増加比＝1986 年と 1993 年の比。**本邦訳版での修正値（著者の許可を得て差替え）。

表 5.78 ゴメリ州（ベラルーシ）に住む 15～17 歳の少年少女における疾患発生率（10 万人あたり）（Pflugbeil et al., 2006, ゴメリ健康管理センターの公式データにもとづき簡略化）。

疾病または罹患した臓器や系	1985	1990	1995	1997	増加比***
各年の疾患総発生数	9,771	7 万 3,754	12 万 7,768	12 万 4,440	12.7 倍
血液および造血器	54	502	859	1,146	21.2 倍
循環器系	32	158	358	425	13.3 倍
内分泌系, 代謝系, 免疫系	3.7	116	3,549	1,111	300.3 倍****
呼吸器系	760	4 万 9,895	8 万 1,282	8 万 2,689	108.8 倍
泌尿生殖器系	25	555	961	1,199	48.0 倍
筋肉と骨および結合組織	13	266	847	1,036	79.7 倍
精神障害	95	664	908	867	9.1 倍
神経系と感覚器	645	2,359	7,649	7,040	10.9 倍
消化器系	26	3,108	5,879	5,548	213.4 倍
皮膚および皮下組織	159	4,529	7,013	7,100	44.7 倍
感染症および寄生虫症	4,761	6,567	1 万 1,923	8,694	1.8 倍
先天性奇形*	51	122	210	340	6.7 倍
腫 瘍**	1.4	323	144	134	95.7 倍

*人工妊娠中絶による未報告例も含む推定値。**1985 年のデータは悪性腫瘍のみ。***増加比＝1985 年と 1997 年の比。****本邦訳版での修正値（著者の許可を得て差替え）。

表 5.79 北ウクライナに住む成人および 15～17 歳の少年少女における 1987 年から 1992 年にかけての疾患発生率（10 万人あたり）（Pflugbeil et al., 2006）。

疾病または罹患した臓器や系	1987	1989	1991	1992	増加比*
内分泌系	631	886	4,550	1 万 6,304	25.8 倍
精神障害	249	576	5,769	1 万 3,145	52.8 倍
神経系	2,641	3,559	1 万 5,518	1 万 5,101	5.7 倍
循環器系	2,236	4,986	2 万 9,503	9 万 8,363	44.0 倍
消化器系	1,041	2,249	1 万 4,486	6 万 2,920	60.4 倍
皮膚および皮下組織	1,194	1,262	4,268	6 万 271	50.5 倍
筋肉と骨	768	2,100	9,746	7 万 3,440	95.6 倍**

*増加比＝1987 年と 1992 年の比。**本邦訳版での修正値（著者の許可を得て差替え）。

にわたる。ほぼすべての生理系が悪影響を被り，障害から死亡までさまざまな結果が表れている。こうした疾患群を社会経済要因や行動性ストレス要因に帰すことは不可能だ。これはまぎれもない事実であり，裏づけもある。

リクビダートルは大惨事後，もっとも包括的に［その健康状態を］観察された集団だった。ロシア人リクビダートルが患う12種の疾病群の発生率に関する衝撃的なデータを**表5.77**に示す。

放射能汚染地域に住む人びとの健康状態が，リクビダートル群より悪いかもしれないと考えるのには理由がある。**表5.78**と**表5.79**に，ベラルーシとウクライナの汚染地域に住む人びとの健康状態の悪化に関する総合的な所見を示した。

これまでに第2部で取り上げた既存データこそ，放射能汚染地域におけるがん以外の疾病群の発生率が，明確かつ有意に高いことの動かぬ証拠である。

第6章

チェルノブイリ大惨事後の腫瘍性疾患

アレクセイ・V・ヤブロコフ

いくつかの国際機関による最新の予測では，1986年から2056年までの期間［事故当時に子宮内にいた人の一生にあたる期間（70年）。6.2.2を参照］に発生する致命的ながんの症例数は9,000例から2万8,000例とされているが，これは明らかにリスク係数*10と集団被曝線量*2を過小評価したものである。複数の住民集団が曝された放射性同位体ヨウ素131［I-131］とセシウム137［Cs-137］の被曝線量や，重度汚染地域と比較的汚染の低い地域におけるがん死亡率の比較，ならびにチェルノブイリ事故の前後でのがん発生数や発生率［凡例を参照］の比較にもとづけば，より現実に近いがん死の数は，旧ソ連圏ヨーロッパで21万2,000人，旧ソ連圏以外のヨーロッパで24万5,000人，それ以外の全世界で1万9,000人となる。チェルノブイリ大惨事後数ヵ月間にわたって残留していた高線量のテルル132［Te-132］，ルテニウム103［Ru-103］，ルテニウム106［Ru-106］，セシウム134［Cs-134］と，いまだ放出され続けるセシウム137，ストロンチウム90［Sr-90］，プルトニウム［Pu］，アメリシウム［Am］の放射線が，数百年にわたり新たに腫瘍*8を発生させるだろう。

腫瘍性疾患には，電離放射線の影響としてよく見られる悪性（がん性）および非悪性の新生物（腫瘍）がある。被曝から腫瘍発現までの期間はさまざまだが，広島と長崎の被ばく者から収集されたデータによると，放射線誘発悪性腫瘍［がん］が臨床的に明らかになるまでの期間は，以下に示すとおりである。

- 白血病（各種血液がん）—5年以内。
- 甲状腺がん—10年以内。
- 乳がん，肺がん—20年以内。
- 胃がん，皮膚がん，直腸がん—30年以内。

一方，チェルノブイリ由来の放射線降下物によって汚染された地域の住民の場合，がんの発生・罹患状況ははるかに複雑である。1986年4月に起こった爆発による直接の被曝に起因する事例は皆無だったものの，メルトダウン［炉心溶融］後の継続的被曝が悪性疾患増加の原因になっているからだ。多くの放射性同位体が安全な程度にまで減衰するのに半減期*3の10倍を経過する必要があることを考えれば，今後数百年にわたって，チェルノブイリ由来の放射線による新たな腫瘍が発生し続けることになる。

年平均実効線量*2は，放射性核種の自然崩壊*3によって時間の経過とともに減少するが，平均積算実効線量*2は増加する一方である。たとえば，ブリャンスク州（ロシア）では2006年までに260集落の住民が70 mSvを超える線量を被曝しており，計算によると，2056年には同程度の個人積算線量の被曝が350集落の住民にまで拡大することになる（Marchenko, 2006）。

初期の予測はどれも，大惨事後のがん発生数に有意な増加はないだろうと主張した。本章のデータが示すように，ロシアとウクライナの腫瘍統計は数値が低く，がん罹病率［凡例を参照］は著しく過小評価された。公式に認められている見解は以下のとおりである。

　……がん罹病率に関する国際統計データのおもな出典は，国際がん研究機関（IARC, International Agency for Research on Cancer）が刊行する論文集『五大陸のがん疾患』［*Cancer Disease on Five Continents*］である。1960年以来

5年ごとに刊行される。……各版は，確立された信頼性基準に合致するデータのみを公表している。初期の諸版にはソビエト連邦全域の……情報が含まれていない。直近の2つの版は，1983年から1987年までと1988年から1992年までのデータを収録したもので，ベラルーシ，エストニア，およびラトビア［いずれも事故当時はソ連邦の一部］のデータが含まれている。このうち前者の版にはサンクトペテルブルクとキルギス［事故当時はソ連邦の一部］の情報も含まれている。ただし論文集の編者は，ソビエト連邦を構成する旧共和国のデータは（エストニアを除き）いずれも疾患の発生数に過小評価があると警告している［社会主義の成功で疾患が減ったものとされ，数値は低めに報告された］……（UNSCEAR［原子放射線の影響に関する国連科学委員会］, 2000, item 244, p. 48）。

本章では，チェルノブイリ由来の放射性核種に汚染された地域で見られる種々のがんについて，節ごとに述べていく。6.1は腫瘍の総罹病率，6.2は甲状腺がん，6.3は白血病，6.4はその他の悪性腫瘍すべてを扱う。本書の他の章と同様，本章もすべてを網羅的に取り上げる報告ではないが，この問題の範囲と規模を反映するものである。

6.1. 腫瘍の総罹病率の上昇

チェルノブイリ大惨事に関連するがん罹病率上昇の規模を示す方法は2つある。(1)算定された被曝線量にもとづく（適切なリスク係数を併用する）方法と，(2)重度汚染地域と相対的に汚染度の低い地域のがん罹病率を直接比較する方法である。

6.1.1. ベラルーシ

1. 1990年から2000年までの期間に，ベラルーシのがん罹病率は40%上昇した。増加幅が最大だったのは汚染度がもっとも高かったゴメリ州で，相対的に汚染度が低いブレスト州とモギリョフ州では増加幅はより小さく，ゴメリ州の52%に対してそれぞれ33%と32%だった（Okeanov et al., 2004）。
2. 被曝した親のもとに生まれた10歳から14歳の少女では，1993年から2003年にかけての悪性腫瘍および良性腫瘍の罹病率が有意に上昇した（National Belarussian Report［ベラルーシ公式報告書］, 2006）。
3. 1986年から2000年にかけて，0歳から17歳の住民における腫瘍の総罹病率が最高値を示したのは，汚染のもっともひどいゴメリ州だった。逆に腫瘍の総罹病率が最低値を示したのは，汚染がもっとも少ないヴィテプスク州とグロドノ州だった（Borysevich and Poplyko, 2002）。
4. ゴメリ州およびモギリョフ州のがん罹病率と，両州の汚染度とのあいだには相関が見られた（表6.1）。
5. 1987年から1999年にかけて，約2万6,000例の放射線誘発性の悪性腫瘍（白血病

表6.1　セシウム137に汚染されたベラルーシの2州における大惨事前後のがん発生率（10万人あたり）(Konoplya and Rolevich, 1996; Imanaka, 1998)。

汚染濃度 (Ci/km^2)	ゴメリ州		モギリョフ州	
	1977〜1985	1986〜1994	1977〜1985	1986〜1994
5 Ci/km^2 未満	181.0±6.7	238.0±26.8	248.8±14.5	306.2±18.0*
5〜15 Ci/km^2	176.9±9.0	248.4±12.5*	241.8±15.4	334.6±12.2*
15 Ci/km^2 超	194.6±8.6	304.1±16.5*	221.0± 8.6	303.9± 5.1*

*$p<0.05$。

表 6.2　ベラルーシ全土の各地域および全国における各年平均全がん発生率（10万人あたり）を、大惨事前（1976～1985年）と大惨事の4年後から14年後（1990～2000年）で比較。各地域の全住民が対象（Okeanov et al., 2004）。

地　域	発　生　率		p値
	1976～1985	1990～2000	
ブレスト州	150.1±2.81	199.5±2.6	<0.001
ヴィテプスク州	158.2±3.24	217.9±3.5	<0.001
ゴメリ州	147.5±2.52	224.6±6.3	<0.001
グロドノ州	143.8±3.11	207.2±4.2	<0.001
ミンスク州	145.3±3.26	216.6±3.9	<0.001
モギリョフ州	166.4±3.98	219.6±3.1	<0.01
ミンスク市	223.5±5.72	263.7±1.76	<0.001
ベラルーシ全土	155.9±3.80	217.9±3.4	<0.001

を含む）が登録された。これらのデータから計算される悪性疾患の年平均絶対リスク[*10]は434人/1万人/Sv［1万人あたり1Svにつき434人］だった。発がんの相対リスク[*10]は3～13 Sv^{-1}［被曝のない人と比べて1Svあたり3～13倍］で、この値は広島での発がん相対リスクより1桁程度高かった（Malko, 2007）。

6. 大惨事の4年後から14年後にかけて、ベラルーシの各地域および全国における全がん罹病率が急激かつ有意に上昇した（**表6.2**）。

7. ゴメリ州ナロヴリャ地区の農業機械操作員（40～59歳群）における1993年のがん死亡率は、1985年と比べて26.3%高かった（Zborovsky et al., 1995）。

8. 1990年から2004年のあいだの公式データにもとづいた算定によると、初めてがんと診断された患者［発生率］はベラルーシ全体で0.26%から0.38%に上昇し（46%増）、ゴメリ州では0.25%から0.42%に上昇した（68%増）。がん罹病率の長期的傾向からこれほどのずれが生じたことには、チェルノブイリ由来の放射能汚染が関与している可能性がきわめて高い（**図6.1**）。

9. ベラルーシでは大惨事後70年間［事故当時に子宮内にいた人の一生にあたる期間］にわたり、放射線誘発がんが最大6万2,500例発生すると予測されている（Malko, 2007）。

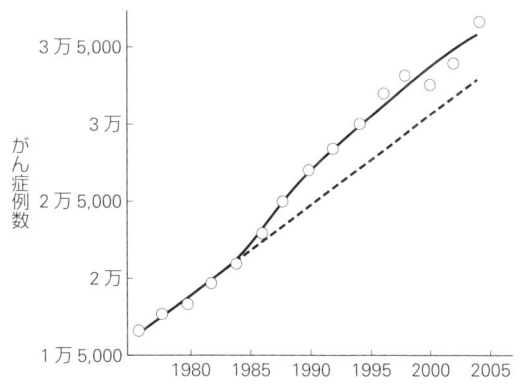

図 6.1　ベラルーシにおける1975～2005年のがんの初回登録症例数。1986年以降に認められる予測された傾向（破線）からの逸脱は、チェルノブイリ大惨事関連のがんが関与した可能性がきわめて高い（Malko, 2007）。

6.1.2.　ウクライナ

1. 悪性腫瘍は、ウクライナの子どもの死因中（先天性障害とならんで）「常に上位を占めている」（Ukrainian Ministry of Public Health［ウクライナ保健省］, 2011）。

2. 避難者と放射能汚染地域の住民における腫瘍の増加率は、全国の増加率より高い（Tsymlyakova and Lavrent'eva, 1996; Golubchykov et al., 2002）。

3. 大惨事に続く12年間に、がん罹病率が重度汚染地域では18%から22%、全国でも

12%上昇した(Omelyanets et al., 2001 ; Omelyanets and Klement'ev, 2001)。

4. ジトーミル州の汚染地区における成人のがん罹病率が,1986年から1994年にかけて1.34%から3.91%へと3倍近く上昇した(Nagornaya, 1995)。
5. 男性リクビダートル[事故処理作業員]において,1986年から2004年までの期間のがん予想発生数が793例だったのに対し,実際の発生数は5,396例だった(Prysyazhnyuk et al., 2007)。
6. リクビダートルのがん罹病率が,1990年から2004年にかけて男女とも有意に上昇した(National Ukrainian Report[ウクライナ公式報告書], 2006)。

6.1.3. ロシア

1. 汚染地域であるブリャンスク州,オリョール州,トゥーラ州,リペック州,およびスモレンスク州における1997年の小児がん罹病率は,ロシア全域の平均値より著しく高かっ

た(Ushakova et al., 2001)。

2. トゥーラ州のうちセシウム137による汚染が3 Ci/km^2[=11万1,000 Bq/m^2]以上の地域で,小児がんの罹病率が1995年から1997年にかけて1.7倍に上昇し,相対的に汚染度の低い地域より目に見えて高かった(表6.3)。
3. ブリャンスク州とオリョール州で,大惨事後5年以内に初めて悪性腫瘍と診断された症例数が,チェルノブイリ事故以前の5年間と比べて30%増加した(Parshkov et al., 2006)。
4. カルーガ州,オリョール州,トゥーラ州,およびブリャンスク州の重度汚染地区における1995年のがん罹病率は,相対的に汚染度の低い地域に比べ目に見えて高かった(Ushakov et al., 1997)。
5. ブリャンスク州における固形がん[白血病のような血液のがんを除くがん]の総罹病率は,公式データでさえ1987年以降全国平均を上回っている(図6.2)。
6. 大惨事の9年後,ブリャンスク州のうち15 Ci/km^2[=55万5,000 Bq/m^2]以上に汚染された地区におけるがんの総罹病率が,汚染度のより低い地域と比べ2.7倍高かった(Ushakov et al., 1997)。

6.1.4. その他の国々

1. ブルガリア:公式推計によると,チェルノブイリ由来の放射線誘発がんによる死亡例は大惨事後の20年間で約500例である(Dymitrova, 2007)。
2. ポーランド:大惨事後の50年間で,大惨事に起因するがん関連の過剰死亡例[特定の死因による死亡例のうち統計的予測値を超える死亡例]が740例から6,600例発生すると推定されている。これは同国のがん関連死全例の約0.02%から0.18%にあたる(Green Brigade, 1994)。
3. スウェーデン:チェルノブイリ由来のセシ

表6.3 汚染度別に見たトゥーラ州の小児がん罹病率(10万人あたり),1995〜1997年(Ushakova et al., 2001)。

地 区	罹病率
いわゆる「クリーンな」地区	7.2
3 Ci/km^{2}以上の汚染がある地区	18.8

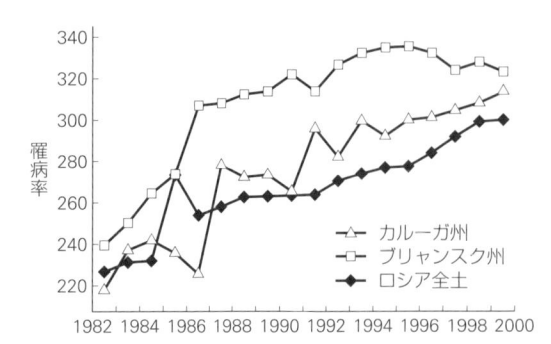

図6.2 重度に汚染されたブリャンスク州と,相対的に汚染度の低いカルーガ州,およびロシア全域におけるがん(固形がん)の総罹病率(10万人あたり)の比較(Ivanov and Tsyb, 2002)。

ウム137によってさまざまな程度に汚染された数百の行政区域の比較にもとづいて多面的疫学調査が行われ，国内の最重度汚染地域である北部で，全悪性腫瘍の発生率が疑いの余地なく上昇していることが明らかになった(Tondel, 2007)。ノールランド州で1986年から1999年までに発生した「1,000例を上回る」がん死について，チェルノブイリ由来の放射性降下物が一因とみなされている(Abdelrahman, 2007)。

6.2. 甲状腺がん

1991年から1992年にかけて甲状腺がんの発生率上昇に関する最初の報告が複数発表されたものの，批判を浴び，それらの数値は集団検診の増加，ランダムな変動，および誤診といった要因によるものとみなされた(総説はTondel, 2007を参照)。

甲状腺がんは大惨事に起因するすべての悪性腫瘍のなかでもっとも多く見られ，その発生率には特に注意を払うべきだ。甲状腺は内分泌系[の正常な働き]に不可欠の器官であるため，その機能障害によって他の多くの重篤な疾患が引き起こされる。チェルノブイリ事故後に発生した甲状腺がんは，臨床的および分子レベルでの様相が独特である。チェルノブイリの甲状腺がんはほぼ必ずといってよいほど乳頭状で，発現時に侵襲性が強く，甲状腺自己免疫反応と関連する場合が多い。さらに，症例の多くが通常は見られない亜型で大型の固形腫瘍部をもち，急速に増殖し，しばしば局所転移と遠隔転移を生じる(Williams *et al.*, 2004; Hatch *et al.*, 2005; 他多数)。また，放射線誘発の良性甲状腺結節，甲状腺機能低下症，自己免疫性甲状腺炎，ならびに甲状腺機能不全症が先行したり，[これらの疾患を]併発することも多い。

6.2.1. 甲状腺がんの患者数

大惨事直後の数ヵ月間，甲状腺がんの発症は数例増えるに過ぎないと予想され，続いて予想は数百例に変わり，さらにその後，数千例を超えることはないと修正された。数多くの公式予測に共通する結論が1つある。どの予測も例外なく楽観的だったこと——すべての予測が，チェルノブイリ事故に起因する甲状腺がんの症例数を過小評価していたのである(Economist[『エコノミスト』誌], 1996)。実際の甲状腺がんの症例数は報告ごとに，また情報源ごとにまちまちで，それはおもに現実の症例数が時間とともに変化したことを反映しているが，疾患の診断がより正確になったことにも起因するかもしれない(図6.3)。

6.2.1.1. ベラルーシ

1. ベラルーシの甲状腺がん罹病率は，子ども

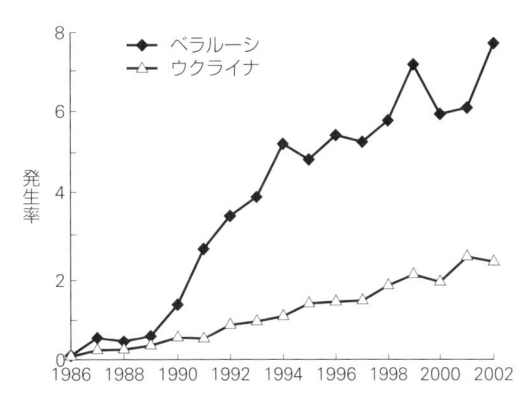

図6.3 ベラルーシとウクライナで1986年に17歳以下の子どもだった人びとの年間甲状腺がん発生率(10万人あたり)(Fairlie and Sumner, 2006)。

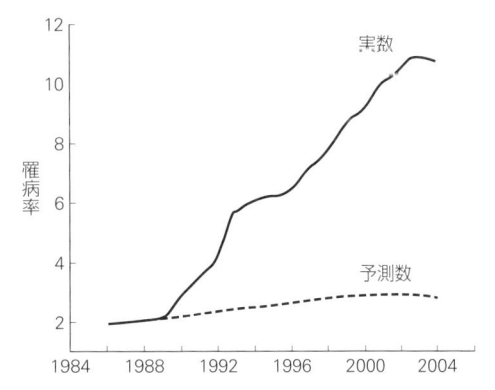

図6.4 ベラルーシの子どもと成人の甲状腺がん罹病率(10万人あたり)の(チェルノブイリ大惨事以前のデータによる)予測数と実数(Malko, 2007)。

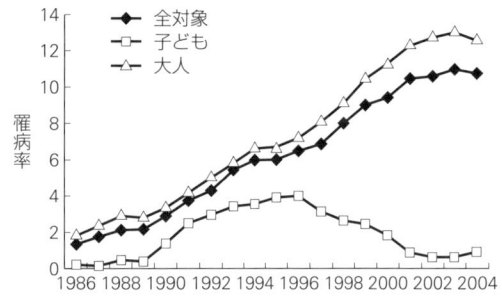

図 6.5 大惨事後のベラルーシにおける子どもと成人の甲状腺がんの総罹病率(10万人あたり)(National Belarussian Report, 2006：fig. 4. 1)。

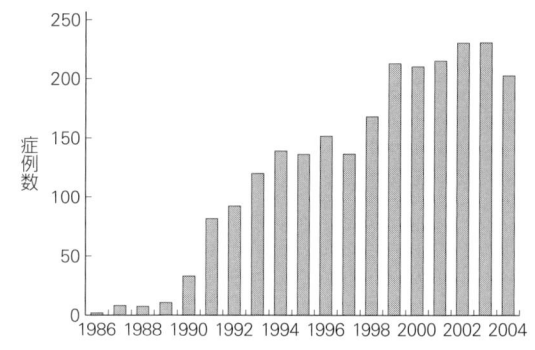

図 6.6 1986年に0〜18歳だった人びとの甲状腺がん症例数(National Belarussian Report, 2006：fig. 4. 2)。

表 6.4 さまざまな情報源による，ベラルーシにおける甲状腺がんの症例数(カッコ内は放射線誘発がんの症例数)。

症例数	期間	著者	備考
5,470(3,748)	1987〜1998	Ivanov and Tsyb, 2002：table 3. 1, p. 213	最重度汚染6州(チェルノブイリ事故以前の水準にもとづきA・ヤブロコフが算出)
(1,067)	1990〜1998	UNSCEAR, 2000	メルトダウン時の年齢0〜17歳
(4,401)	1986〜2000	Malko, 2007	子ども692例を含む
(674)	1986〜2000	Demidchik et al., 2002	0〜14歳の小児
「8,000以上」	1986〜2000	Belookaya et al., 2002	
「7,000超」	1986〜2000	Borysevich and Poplyko, 2002	子ども1,000例を含む
(2,399)	1990〜2004	National Belarussian Report, 2006	メルトダウン時の年齢0〜18歳
9,650(4,560〜6,840, 平均約5,700)	1987年(1月)〜2002年(12月)	Malko, 2004	メルトダウン時の年齢0〜14歳
約7,000	1986〜2004	Malko, 2007	メルトダウン時の年齢0〜14歳
8,161(1,670)	1986〜2001	Ostapenko, 2002	ベラルーシ保健省のデータ
新規発症例1,055	2002単年	Postoyalko, 2004	
子どもの手術施行例2,200	1988〜2004	Lypic, 2004	
全年齢群の手術施行例1万超	1987〜2004	Nesterenko, 私信	公式データにもとづく
1万2,136	1986〜2004	Demidchik, 2006	

も成人も1990年以降はっきりと上昇した(図6.4)。

2. 子どもと成人の甲状腺がん罹病率が1989年以後，急上昇しはじめた。子どもの罹病率は1995年から1996年にかけて最大値に達したが，成人の罹病率は2003年まで上昇し続けた(図6.5)。

3. 子どもの甲状腺がん罹病率が，1989年から1994年にかけて(1,000人あたり約0.003例から0.13例へと)43倍に増加した(Lomat' et al., 1996)。

4. 大惨事当時に18歳以下だった人びとの甲状腺がん発症数が，事故後20年で200倍以上に増加した(図6.6)。

5. 2000年の甲状腺がん症例数が，チェルノブイリ事故以前と比べて，小児で88倍，十代の少年少女で12.9倍，成人で4.6倍に増加した(Belookaya et al., 2002)。

6. 2000年までに7,000人を超える甲状腺がんの患者が登録され，このうち大惨事当時に子どもだった人は1,000人を超える。また，2000年には約3,000人が甲状腺がんの手術を受けている(Borysevich and Poplyko, 2002)。

7. 特定検査対象者において，1,000人あたり

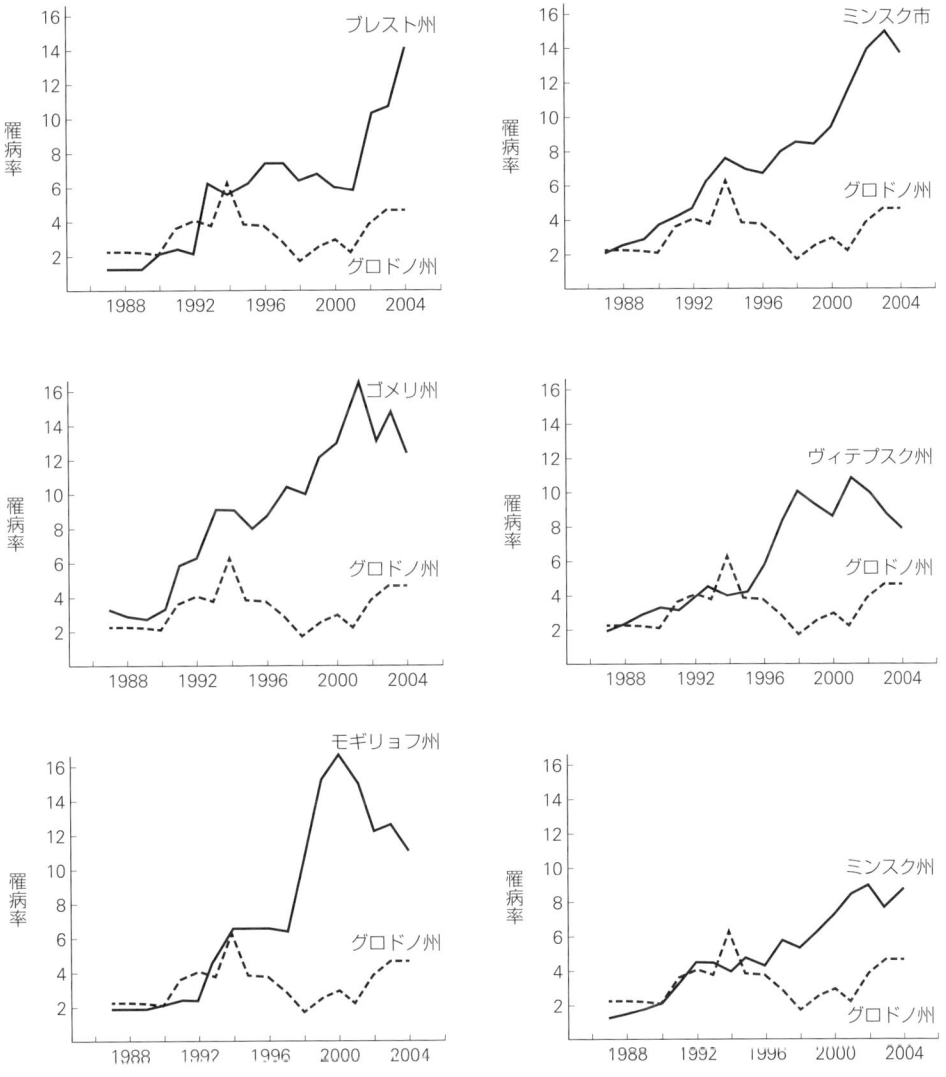

図 6.7 ベラルーシの放射能に汚染された5州およびミンスク市と，汚染度のもっとも低いグロドノ州との甲状腺がん罹病率(10万人あたり)の比較。汚染度のやや低いヴィテプスク州とミンスク市におけるがん症例の増加は，避難者の流入を反映しているのかもしれない(Malko, 2007)。

100人に甲状腺結節が認められ，うち2人ないし3人にがんが認められた(Krysenko, 2002)。

8. 新生児に先天性甲状腺がんの診断例が見られるようになっている(Busby, 1995)。
9. ベラルーシの子どもと成人における甲状腺がんの症例数を**表6.4**に示す。
10. ヨウ素131の汚染値が高い州のほうが甲状腺がんの症例数が多い(**図6.7**)。

6.2.1.2. ウクライナ

1. 1981年以降1985年までに登録された，十代の少年少女を含む子どもにおける甲状腺がんの発症例は年平均12例だったが，1990年には同様の年齢群の子どものうち62人が同疾患で手術を受けた。また，1986年以降2009年までにウクライナ全土で，合計6,049人の成人と子どもが甲状腺がんの手術を受けた。子どものときに甲状腺がんを発症した人

第6章 チェルノブイリ大惨事後の腫瘍性疾患 143

表6.5 さまざまな情報源による，ウクライナにおける甲状腺がんの症例数（カッコ内は放射線誘発がんの症例数）。

症例数	期間	著者	備考
1,420 (585)	1990～1997	UNSCEAR, 2000	メルトダウン時の年齢0～15歳
3,914	1986～1996	Dobyshevskaya et al., 1996	子ども422例を含む
(937)	1986～1997	Interfax-Ukraine, 1998	公式データを参照
(1,400)	1986～1999	Reuters［ロイター通信］, 2000	公式データを参照
(472)	1986～2000	Tronko et al., 2002	0～14歳の小児
2,371 手術施行例	1986～2002	Tsheglova, 2004	メルトダウン時の年齢0～17歳
2,674 手術施行例	1988～2004	Anonymous, 2005	子ども
(585)	1990～2004	Prysyazhnyuk et al., 2007	
3,385	1986～2004	National Ukrainian Report, 2006; fig. 5.2	メルトダウン時の年齢0～18歳（死亡11例）

の60%以上が，大惨事当時に汚染度の高いウクライナ北部地域の，おもにジトーミル州，キエフ州，チェルニゴフ州に住んでいた。これらの州の甲状腺がん発生率は，国内の他地域より10倍も高い（Ukrainian Ministry of Public Health, 2011）。

甲状腺がんの症例数は，チェルノブイリ事故以前と比べ，1990年から1995年までの期間では5.8倍に，1996年から2001年までは13.8倍に，そして2002年から2004年までは19.1倍に増加した（Tronko et al., 2006）。2001年から2008年にかけて年平均400例の［新たな］登録があり，チェルノブイリ事故前の33倍（0歳から14歳の小児では60.0倍）にまで増加している（Ukrainian Ministry of Public Health, 2011）。

2. 浸潤型のがんが87.5%にものぼるのは，その腫瘍の侵襲性がきわめて強いことを示している（Vtyurin et al., 2001）。臨床的には，全身的な徴候や症状がないにもかかわらず，早期に，また高頻度にリンパ節転移が見られる。約46.9%の患者で腫瘍が甲状腺外に及んでいる。患者の55.0%に頸部リンパ節への局所転移が生じており，初回手術後まもなく切除しきれなかった転移巣が発現し，その切除のために繰り返し手術を要した。さらに，患者の11.6%に肺への遠隔転移が生じた（Rybakov et al., 2000; Komissarenko et al., 2002）。

3. 大惨事前，十代の少年少女を含む子どもの甲状腺がん発生率は10万人あたり0.09例だったが，その後［上昇し］，1990年には同0.57例から0.63例になった。罹病率がもっとも大幅に上昇したのは，キエフ州，チェルニゴフ州，ジトーミル州，チェルカースィ州およびロヴノ州の最重度汚染地区に居住する若い住民だった（Komissarenko et al., 1995）。これらの地域の甲状腺がん罹病率は10万人あたり1.32例に達し，他地域より5倍高かった。経年推移を織り込んだ回帰係数は，ウクライナ全域で0.12±0.01（10万人あたり年あたり。以下同），キエフ州で0.41±0.07，キエフ市で0.52±0.05，ジトーミル州で0.22±0.03，他の汚染地域で0.41±0.06だった。1990年，汚染地域に居住する14歳未満の小児で最初の甲状腺がん登録があった（Prysyazhnyuk et al., 2005）。

4. 大量のヨウ素131が降下したチェルニゴフ州，キエフ州，ジトーミル州では，1990年から1999年にかけての甲状腺がん発生率と汚染値に相関が見られた（Romanenko et al., 2004）。

5. 1998年に2万6,601人の子どもを対象として実施された調査から，甲状腺がん1例に対し他の甲状腺疾患が29例あることがわかった（Shybata et al., 2006）。

6. 1982年から2003年までのウクライナ公式登録簿によると，調査対象とした3種のコホート，すなわち1986年と1987年に作業

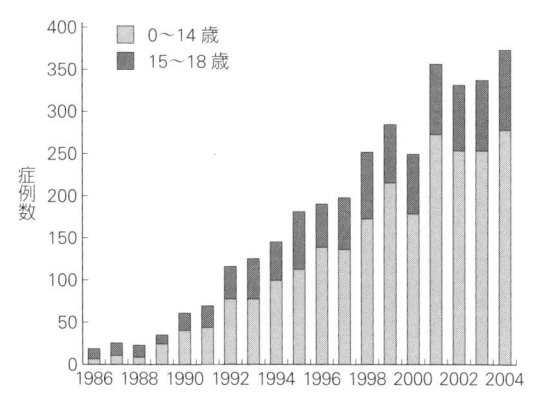

図 6.8 メルトダウン時に 0〜18 歳だったウクライナ住民の甲状腺がん症例数（National Ukrainian Report, 2006：fig. 5.2）。

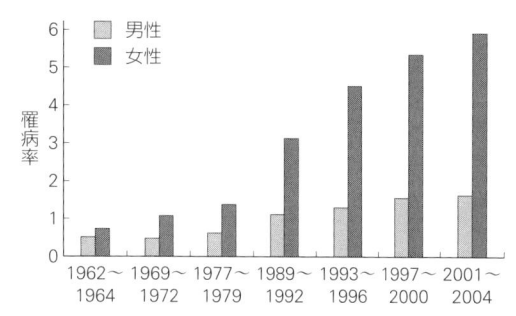

図 6.9 ウクライナにおける 1962〜2004 年の男女別甲状腺がん罹病率（10 万人あたり）（Prysyazhnyuk et al., 2007）。

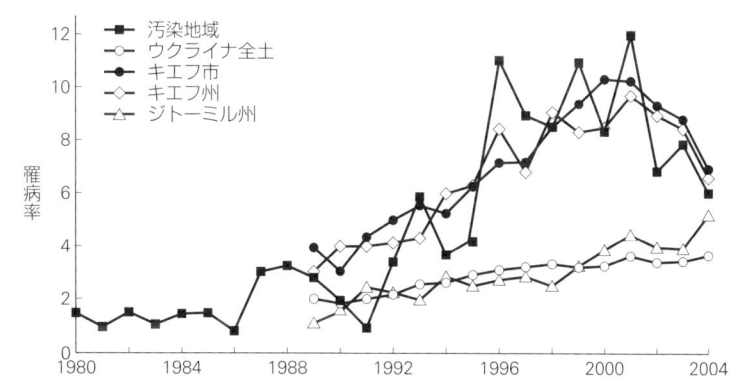

図 6.10 重度汚染地域のキエフ州とキエフ市および相対的に汚染度の低いジトーミル州の甲状腺がん罹病率（10 万人あたり）（Prysyazhnyuk et al., 2007）。

に従事したリクビダートル群，プリピャチ市および 30 キロメートルゾーン［強制退避区域］からの避難者群，ならびに放射能汚染地域の住民群において，1991 年以降の甲状腺がん発生率に有意な上昇が認められた（Prysyazhnyuk et al., 2002b）。

7. ウクライナにおける甲状腺がん症例数のさまざまな推定値を表 6.5 に示す。
8. 大惨事当時に 0 歳から 18 歳だった人びとにおいて，甲状腺がん症例数が 1989 年以降急激に増加しはじめた（図 6.8）。
9. 重度汚染地域に住む女性の甲状腺がん罹病率は，［同地域の］男性より 5 倍以上高い（図 6.9）。
10. 10 万 Bq/m^2 を超える汚染地域における 1998 年から 1999 年までの甲状腺がん罹病率は，10 万 Bq/m^2 未満の地域より有意に高かった（Prysyazhnyuk et al., 2007）。一部の州の甲状腺がん罹病率を図 6.10 に示す。
11. リクビダートルの甲状腺がん罹病率が 2001 年以降，著しく上昇した（Law of Ukraine［チェルノブイリ関連法］, 2006）。

6.2.1.3. ロシア

1. 年齢群 0 歳〜30 歳の甲状腺がん罹病率が，1991 年から 1998 年にかけて 1.5 倍に増加した（Ivanov and Tsyb, 2002）。
2. 1986 年から 2000 年にかけて，ブリャンスク州の全州民の甲状腺がん罹病率が 4.2 倍に増加し（10 万人あたり 3.3 例から 13.8 例へ），

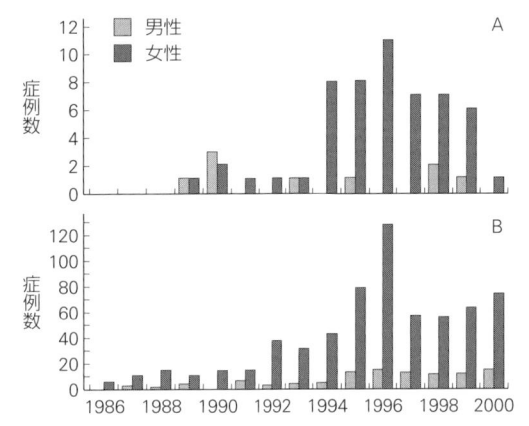

図 6.11 オリョール州における 1986～2000 年の甲状腺がん症例数。メルトダウン時に 0～18 歳だった十代の少年少女を含む子ども(A)と，成人(B) (Golyvets, 2002)。

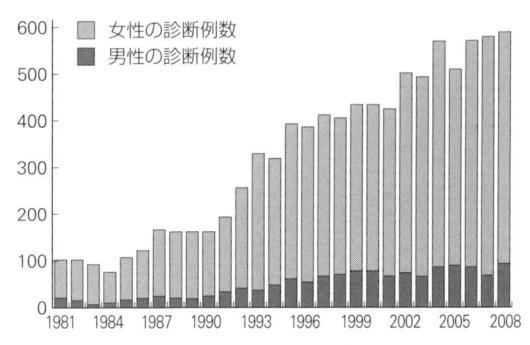

図 6.12 ロシアでもっとも高濃度に放射能汚染された 4 州(ブリャンスク州，トゥーラ州，カルーガ州，オリョール州)における 1981～2008 年の甲状腺がん診断例数(Chekin, 2010; Tsyb and Ivanov, 2010)。

重度汚染地域に住む子どもの罹病率は同 20.7 例だった(Kukyshev et al., 2001b; Proshin et al., 2005)。

3. ブリャンスク州の甲状腺がん罹病率をロシア平均と比べると，1988 年から 1998 年にかけては 2 倍，1999 年から 2004 年にかけては 3 倍だった(Malashenko, 2005)。ブリャンスク州の甲状腺がん罹病率の実の値は，公式記録である 10 万人あたり 13.8 例の 4 倍に上る可能性がある(Pylyukova, 2004)。

4. ブリャンスク州のうち 5 Ci/km^2 [= 18 万 5,000 Bq/m^2] 以上に汚染された南西諸地区における甲状腺がん罹病率が，1995 年以来，州平均より有意に高くなっている(Kukyshev et al., 2001b)。

5. 1986 年から 1997 年にかけて，トゥーラ州の子どもの甲状腺がん罹病率が，大惨事以前に比べ有意に上昇した(Ushakova et al., 2001)。

6. 大惨事当時 50 歳未満だったブリャンスク州の住民において，甲状腺がん罹病率が 1991 年以降，急速に上昇しはじめた。甲状腺がん発症の相対リスクは成人で子どもの 2 倍高く，また女性のほうがリスクが大きい(Zvonova et al., 2006)。

7. 1990 年以降，ウラル地方[*9]の諸州において子どもの甲状腺がん罹病率が著しく上昇した(Dobrynyna, 1998)。

8. リペック市の甲状腺がん罹病率が 1989 年から 1995 年にかけて 3.4 倍増加した(Krapyvin, 1997)。

9. 大惨事の 10 年後から 15 年後にかけてオリョール州の甲状腺がん罹病率が 8 倍に増加した(Parshkov et al., 2006)。

10. オリョール州では大惨事後 6 年目から 8 年目に，子どもと成人のいずれにおいても甲状腺がん罹病率が急激に上昇した(Kovalenko, 2004)。オリョール州の症例数を**図 6.11** に示す。

11. ヨーロッパ側ロシアの甲状腺がん発生率を**表 6.6** に示す。

12. 大惨事によってロシアでもっとも高濃度に放射能汚染された 4 州(ブリャンスク州，トゥーラ州，カルーガ州，オリョール州)における 1986 年から 2008 年までの甲状腺がんの発症例が約 8,900 例，国立医学生物学センターに登録されている(Russian National Commission on Radiation Protection[ロシア医学アカデミー放射線医学防護学術委員会]会議での S. Yu. Chekin 氏報告のグラフにもとづく計算，**図 6.12**)。大惨事以降 2008 年までに甲状腺がん診断例が事故前の 6 倍に増えている(Chekin, 2010; Tsyb and Ivanov, 2010)。この数値から甲状腺がんのバックグラウンド

表6.6 さまざまな情報源によるヨーロッパ側ロシアの甲状腺がん症例数(カッコ内は放射線誘発がんの症例数)。

症例数	期間	出典	備考
4,173(2,801)	1987～2000	Ivanov and Tsyb, 2002	最大汚染地域である4州(チェルノブイリ事故以前の水準にもとづき，A・ヤブロコフが算出)
(205)	1990～1998	UNSCEAR, 2000	全国，メルトダウン時に0～17歳
1,591	1986～2000	Kukyshev et al., 2001b	ブリャンスク州(1975～1985年の50倍以上)
2,638	1986～2005	Malashenko, 2005	ブリャンスク州
2,100(1,071)	1991～2003	Tsheglova, 2004	A. F. Tsybからの私信(口頭)による
「約1,800」	1990～1998	UNSCEAR, 2000	

発生数2,300例(1980年から1985年の年平均発生数100例×23年)を引くと，これらの州ではこの23年間に6,660例の「チェルノブイリ由来の甲状腺がん」が発生したことがわかる。

13. ブリャンスク州，トゥーラ州，カルーガ州，オリョール州における甲状腺がん症例数は，1990年からの4年間と2001年からの3年間の2期にわたって伸びを示している。男性の甲状腺がん症例数が最初に増加したのは1987年で，2度目は1994年から1995年にかけてである。症例数は1998年以降目に見えて増加した(1999年に最大値に達し，2008年までに急激に減少)。この4州における女性の甲状腺がんについても，最初に症例数が上昇したのは同じく1987年で，その後1996年から急激に増加した(2004年に最大値に達し，その後は毎年減少し続けている)(Chekin, 2010; Tsyb and Ivanov, 2010)。

6.2.1.4. その他の国々

この25年間に世界の多くの国で甲状腺がん発生率の上昇が認められている。

甲状腺がんの罹病率上昇についての「チェルノブイリの影響[という議論]」に対してしばしば挙げられる反論に，1986年にもっとも汚染の激しかった地域との関連性が認められない，というものがある。しかし，この反論はおかしい。たとえばフランスの公式見解では，ヨウ素131による汚染は主として同国の南東地方で生じたとされている(図6.13)が，より厚いチェルノブイリの放射能雲が同国北部を数日間にわたって覆ったことを示すデータがあり，その地域に含まれるマルヌ，アルデンヌ両県では，数年後に甲状腺がんの発生率が上昇した。また，ヨウ素131だけでなく他の放射性核種も甲状腺がん発症の原因になる可能性があることにも注意すべきである。

1. オーストリア：甲状腺がんの発生数が1990年に増加しはじめ，1995年には放射能汚染地域でとりわけ多かった(Weinisch, 2007)。
2. チェコ：甲状腺がん発生率は1976年から1990年にかけて年平均2%ずつ上昇しているが，1990年以降，この増加幅が5%に達し，特に女性での発生率が増加した(Murbeth et al., 2004; Frentzel-Beyme and Scherb, 2007)。
3. フランス：1975年から1995年にかけて，甲状腺がんの発生率が男性で5.2倍，女性で2.7倍に増加した(Verger et al., 2003)。にも

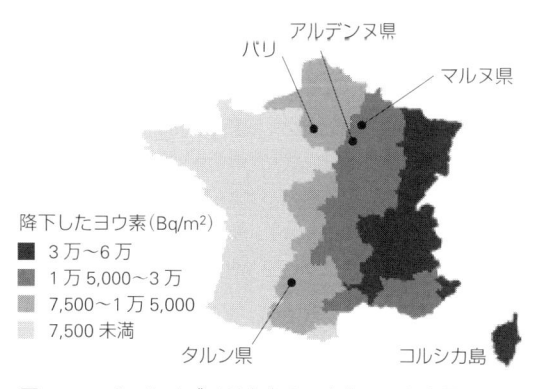

図6.13 チェルノブイリ由来のヨウ素131によるフランスでの全汚染(Cherie-Challine et al., 2006)。

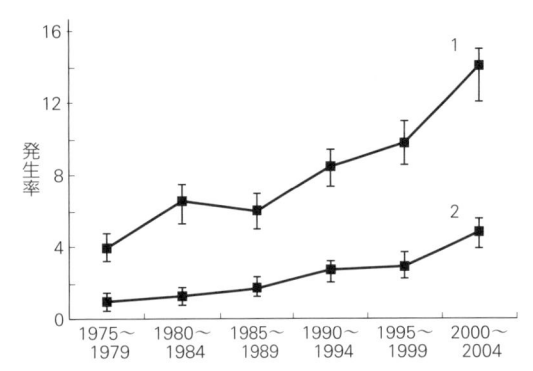

図 6.14 フランスのマルヌ県，アルデンヌ県の甲状腺がん発生率（10万人あたり）（Cherie-Challine et al., 2006）。1は男性，2は女性。

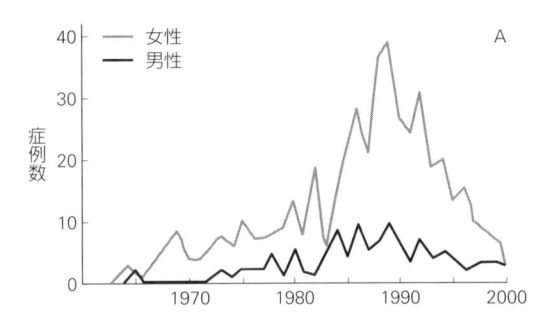

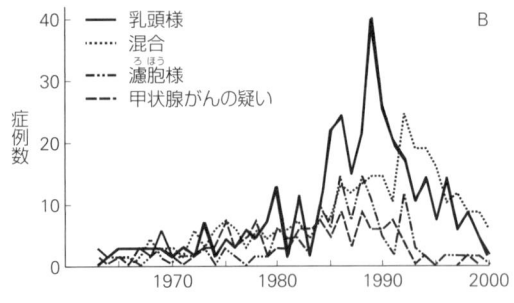

図 6.15 1963～2000年のギリシャにおける組織型別および男女別の甲状腺がん症例数（Ilias et al., 2002）。

かかわらず，原子力大惨事との関連は公式に否定された。1998年から2001年にかけての発生率を見ると，コルシカ島の男性で有意に高く，タルン県［同国南部］の女性でも顕著に高かった（Annual Report［年次報告］, 2006）。マルヌ，アルデンヌ両県［同国北部］では大惨事直後に甲状腺がん発生率が急激な上昇を示しており（図6.14），これはベラルーシのデータとほぼ同時期であるため，特に興味深い。

4. 英国：甲状腺がんの罹病率がイングランド北部で目に見えて上昇した。特にカンブリア州のもっとも汚染のひどかった地域では，1968年から1986年にかけて［事故前］と1987年から1997年にかけて［事故後］の2期間における発生率比が12.2%に達した（Cotterill et al., 2001）。

5. ギリシャ：1989年から1990年にかけては甲状腺乳頭がんに，1990年から1994年にかけては甲状腺がん混合型（女性に多い）に有意な増加が認められたが（図6.15），この増加は診断手段の普及およびチェルノブイリ事故後の意識向上のためとされている（Ilias et al., 2002）。クレタでは1995年以後，甲状腺全摘術を受けた患者において甲状腺乳頭がんの発生率が顕著に上昇した（2000年に最多を記録）。これはチェルノブイリ由来の放射性降下物との関連性が高い（Prokopakis et al., 2007）。

6. イスラエル：イスラエル・がん登録から抽出した5,864人の罹患者の記録を分析したところ，甲状腺がんの年齢標準化発生率（10万人あたり）に有意な上昇が認められた（女性で101%，男性で25%の上昇。$p<0.01$）。発生率上昇の原因は，主として甲状腺乳頭がんと診断される症例の増加による（Lubyna et al., 2006）。論文筆者は，発生率上昇の理由として「診断精度の向上と臨床診療の変化が部分的にかかわっている可能性がある」と結論づけているが，経年推移や性別，民族などを考慮すると，チェルノブイリの影響を排除できない。

7. イタリア：甲状腺がんの罹病率が1988年から2002年にかけて2倍に上昇し，とりわけ1992年以降に顕著だった。この罹病率上昇はおそらく診断技術の改良・強化によるもので，チェルノブリ関連の要因ではないと言明されている。チェルノブイリ因子は「ありうるが，現時点では考慮しない」との説明だ（Pacini, 2007）。しかしこの結論は，イタリアの全人口の25.5%のみをカバーするがん

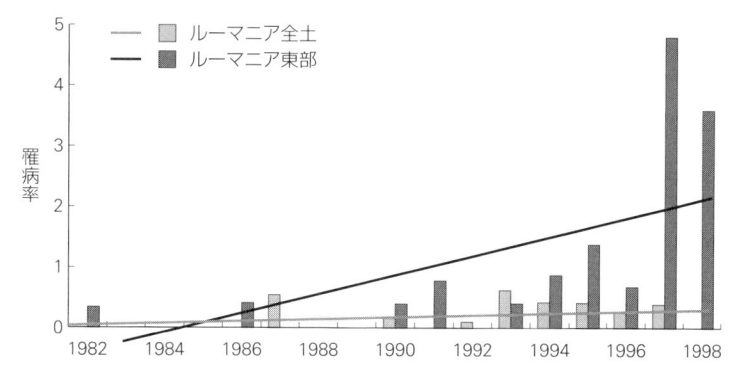

図 6.16 大惨事で放射能汚染されたルーマニア東部およびルーマニア全土の甲状腺がん罹病率（1万人あたり），1982～1998年（Davydescu and Jakob, 2004）。

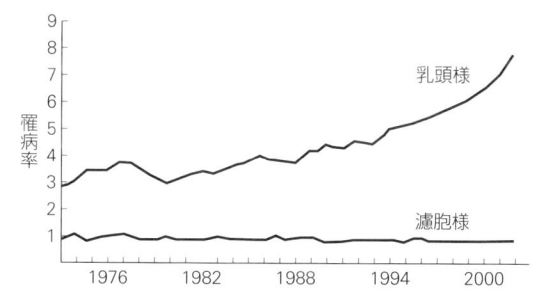

図 6.17 米国女性における1975～2000年の甲状腺乳頭がん発生率（10万人あたり）（Wartofsky, 2006）。

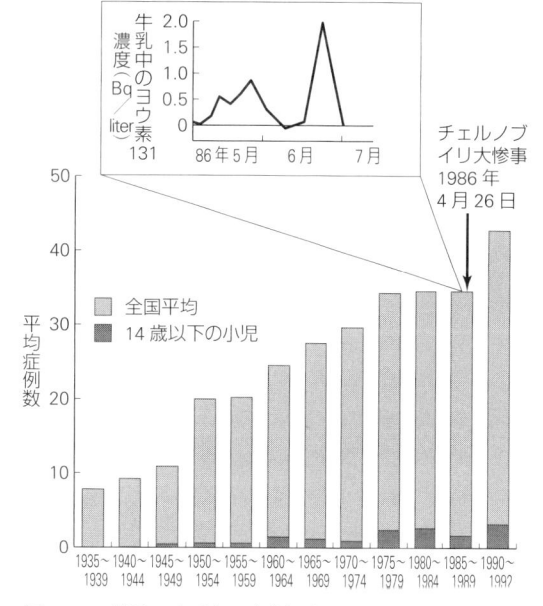

図 6.18 米国コネチカット州における1935～1992年の小児甲状腺がん発生率（100万人あたり）と年齢調整発生率，および牛乳に含まれるヨウ素131の濃度（Reid and Mangano, 1995）。

登録にもとづいていることに注意したい。

8. ポーランド：放射能汚染地域で甲状腺がん罹病率が目に見えて上昇している（Szybinski et al., 2001, 2003）。
9. ルーマニア：もっとも汚染のひどかった東部地域で甲状腺がん罹病率が上昇した。罹病率上昇は1990年に始まり，1997年から1999年にかけてチェルノブイリ以前の時期よりかなり高かった（Davydescu and Jakob, 2004；図6.16）。クルージュ市のがん登録によれば，大惨事から10年が過ぎた1996年に甲状腺がん罹病率が最大値に達した（Salagean et al., 1998）。
10. スイス：スイス・がん登録ネットワークによる現罹病率の国内地域間比較によれば，甲状腺乳頭がんには経時的上昇が見られ，他の型では下降が認められた。年齢—時代—コホート［APC］モデルによる分析で，1940年以降に生まれた男女のうち最若年コホート（群）で，すべての型の甲状腺がんの発症リスクが高まっている一方，1920年から1935年に生まれた人びとのコホートでは乳頭様亜型のリスクが高いことがわかった。F・モンタナーロは慎重にこう記している。「年齢が低いほど電離放射線に対する感受性が高いことを考えればチェルノブイリの影響を完全には排除できず，この問題の継続的な調査が推奨される」（Montanaro et al., 2006）。

第6章　チェルノブイリ大惨事後の腫瘍性疾患　149

11. 米国：女性の甲状腺乳頭がん発生率が1988年から著しく上昇した(**図6.17**)。この増加の一部は，部分的にはチェルノブイリ由来の放射線で説明がつくかもしれない。コネチカット州にはチェルノブイリ由来の放射性物質が2度にわたって降下し(1986年5月中旬と6月後半)，牛乳中のヨウ素131濃度が7倍から28倍上昇した。コネチカット州に住む15歳未満の小児における甲状腺がんの罹病率が，1985年から1989年までの罹病率と比べ，1990年から1992年にかけて急激に上昇した(10万人あたり0.16例から0.31例へ)。同時期に，全年齢群の甲状腺がん罹病率も24%急上昇した(同3.46例から4.29例へ)。それ以前の10年間には罹病率の変化は認められていなかった(**図6.18**)。

6.2.2. チェルノブイリ原発事故による甲状腺がんの今後の予測

汚染地域における甲状腺がんの発生率に，すでにかなりの上昇が見えはじめていた1990年，ソビエト連邦の医療専門家たちは，大惨事に由来する放射線に誘発されて，さらに100例の発症増加が予想されると述べた(たとえば，Ilyin et al., 1990)。広島と長崎での放射線被曝によって追加された甲状腺がん発症のリスクは被曝の10年後から15年後にもっとも高くなり，40年後，50年後にも発症が続いている(Demidchik et al., 1996)。これにもとづけば，チェルノブイリ事故に起因する甲状腺がんの発症数は，2011年まで世界中で増加することが予測される(Tsyb, 1996; Goncharova, 2000)。チェルノブイリ由来の放射線によって追加される甲状腺がん発症数のさまざまな将来予測を**表6.7**に示す。

表6.7の計算は，原子放射線の影響に関する

表6.7 さまざまな情報源によるチェルノブイリ誘発甲状腺がんの将来の予測値。

症 例 数	対象とする期間	出 典	備 考
ベラルーシ 　男子1,100，女子2,300(全国) 　男子730，女子1,500(ゴメリ州)	2056年までに	Demidchik et al., 1999	メルトダウン時の年齢0〜17歳
1万2,500(全国)	限定なし**	Ostapenko, 2002; Fedorov, 2002	メルトダウン時の年齢0〜17歳
1万5,000(全国)	2053年までに	National Belarussian Report, 2003	
1万4,000〜3万1,400(全国)	2056年までに	Malko, 2007	
5万200(ゴメリ州)， 　「5,000以上」(モギリョフ州)	限定なし	Brown, 2000	IARC*のデータ
「5万以下」(全国)	限定なし	Krysenko, 2002; Fedorov, 2002	調査時現在，思春期および青年期にある男女
ロシア 　3,700(カルーガ州，トゥーラ州，オリョール州)	限定なし	Brown, 2000	IARCのデータ
659(ブリャンスク州，トゥーラ州，カルーガ州，オリョール州，クルスク州，リャザン州，レニングラード州)	限定なし	Demidchik et al., 1996	
ベラルーシ，ウクライナ，ロシア 　5万2,300	限定なし	Malko, 1998	死亡者5,230人を含む
9万3,000〜13万1,000	限定なし	Gofman, 1994b	

*IARC：International Agency for Research on Cancer[国際がん研究機関]。
**チェルノブイリ事故に誘発されて発生すると考えられる甲状腺がんをすべて数えられる仮想期間。

国連科学委員会(UNSCEAR)による集団被曝線量の推計と，ヨウ素131のリスク係数にもとづいているが，集団被曝線量の判定[自体]が著しい過小評価であることや(たとえば，Fairlie and Sumner, 2006 を参照)，用いられたリスク係数が信頼に足るものでない(ECRR[欧州放射線リスク委員会], 2003)ことは十分ありうる。また，甲状腺がんはヨウ素131ばかりでなく，ヨウ素129[I-129]を含むその他のヨウ素同位体や，テルル132，ルテニウム103，ルテニウム106，さらにはセシウム134とセシウム137の悪影響によっても発症することを考慮しなければならない。したがって，表6.7に示した予測値は推計の最小値と考えるべきである。

M・マリコは，ベラルーシとウクライナの汚染地域で1986年以降2000年までに記録に残された放射線誘発がんの実数にもとづき，放射線の程度と，その放射線の影響で増加する症例数の比価(すなわち被曝線量に対するがん発生数)を算出した(Malko, 2007)。

マリコは，ヨーロッパ諸国の住民についても，チェルノブイリに由来する放射性核種の降下物による単位被曝線量あたりの甲状腺がん発生数を予測算出した。「チェルノブイリ世代」の人びとが生涯を終えるまでの期間(1986～2056年)に対するこれらの計算の結果(将来のがん発生数およびがん死亡者数)を表6.8に示す。

全ヨーロッパにおける甲状腺がんの発症数と死

表6.8 1986年以降2056年までのヨーロッパにおける放射線に起因する甲状腺がんの予測発生数と予測死者数(Malko, 2007)。

国	発症例	うち死亡例
ベラルーシ	3万1,400	9,012
ウクライナ	1万8,805	5,397
ロシア	8,626	2,476
ユーゴスラビア	7,137	2,048
イタリア	5,162	1,481
ルーマニア	3,976	1,141
ポーランド	3,221	924
ギリシャ	2,879	826
ドイツ	2,514	721
チェコスロバキア	2,347	674
ブルガリア	1,619	465
フランス	1,153	331
スイス	898	258
オーストリア	812	233
英国	418	120
フィンランド	334	96
オランダ	328	94
ハンガリー	270	78
ベルギー	239	69
スウェーデン	165	47
ノルウェー	136	39
アイルランド	100	29
スペイン	54	15
デンマーク	19	5
ルクセンブルク	13	4
ポルトガル	2	1
ヨーロッパ合計	9万2,627	2万6,584
うちベラルーシ，ウクライナ，ロシアの小計	5万8,831	1万6,885

亡者数の信頼区間は、それぞれ4万6,313例から13万8,936例と、1万3,292人から3万9,875人である(Malko, 2007：table 3)。この計算にリクビダートルは含まれていない。リクビダートルの多く(83万人)が[ヨーロッパの]汚染地域に居住していないからだ。大惨事発生後第2日と第3日に、多くのヨーロッパ諸国が野菜と牛乳の摂取に厳しい制限を設けたため、マリコの数値はもっと低くなる可能性がある。しかし逆に、来たるべき何世代かがセシウム137の放射線に被曝し続けることによって発生数は増加するかもしれない。

チェルノブイリに起因する甲状腺がんの増加やその発生形態は、広島や長崎の参照データとは大きく異なる。チェルノブイリの甲状腺がんは、(1)ずっと早く発現し(被曝後10年ではなく3,4年で)、(2)はるかに侵襲性が強く、そして(3)被曝時に子どもだった者だけでなく成人にも発現する。

甲状腺がんは外科手術によって容易に治療できると誤解されている(Chernobyl Forum, 2006)。ところが、患者の大多数が手術を受けているという事実にもかかわらず、約3分の1の症例でがんは進行し続けている(Demidchik and Demidchik, 1999)。さらに手術を受けても、患者は例外なく投薬によるホルモン補充に全面的に依存することになり、生涯にわたって健康面の重いハンディキャップを負い続ける。

甲状腺がんは放射線に起因する甲状腺障害の氷山の一角にすぎない(5.3.2を参照)。がんが1例あれば、[その背景には]他の器質性甲状腺障害が数百例存在するからである。

6.3. 血液のがん──白血病

放射線に起因する白血病は、広島と長崎で原子爆弾投下の数ヵ月後に発症が確認され、罹病率は5年でピークに達した。放射線被曝後から白血病を発症するまでの期間は数ヵ月から数年で、発生率は被曝後6年目以降8年目までに最大になる(Sinclair, 1996)。大惨事後3年にわたって続いた機密主義とデータの組織的な改ざんにより(詳細は第2章を参照)、ウクライナ、ベラルーシ、およびロシアにおける無数の白血病症例が、いかなる公式登録簿にも記録されなかった。以下のデータを解析する際には、これらの歪みを念頭におく必要がある。

6.3.1. ベラルーシ

1. 1990年以降2004年までに、0歳から14歳の小児に1,117例の白血病の発症が認められた(National Belarussian Report, 2006)。
2. [ベラルーシ]国立小児腫瘍学・血液学研究センターのデータによると、1989年以降2003年までにベラルーシで登録された小児(0歳～14歳)の悪性新生物[がん]4,950例中、52.4%が血液と造血器およびリンパ系のがんだった(うち急性白血病25%、リンパ腫13.7%)(Savva et al., 2006)。
3. 成人において、1992年(大惨事後7年目)以来あらゆる種類の白血病が有意に増加している。チェルノブイリ事故以前のデータと比べ、1992年から1994年にかけて罹病率の上昇が認められた(Ivanov et al., 1996)。
4. 1993年から2003年にかけて、避難者の男性に初発性のリンパ腺がんと造血器のがんが有意に増加した(National Belarussian Report, 2006)。
5. ゴメリ州の成人において、白血病の罹病率が大惨事後、有意に上昇した(**表6.9**)。
6. 1996年以来、白血病の発症数は増え続けている。1986年と1987年に作業に従事したリクビダートルについて見ると、1990年から1991年にかけて急性白血病の症例数に統計的に有意な増加があった。
7. 大惨事に続く5年間、ベラルーシ全土で男女を問わずリンパ系および造血器のがんが目に見えて増加した(**図6.19**)。
8. 急性ならびに慢性の白血病とホジキン病の発生率は、大惨事の5年後に最大となった。

表6.9 ゴメリ州に住む成人の急性白血病および慢性白血病の罹病率(10万人あたり), 1993〜2003年(National Belarussian Report, 2006)。

白血病の種類	全 州		重度汚染地域	
	事故前	事故後	事故前	事故後
急性リンパ芽球性白血病	0.28±0.07	0.78±0.11**	0.35±0.08	0.96±0.28*
急性非リンパ芽球性白血病	1.23±0.14	1.83±0.11**	1.07±0.132	2.30±0.31
赤血病	0.59±0.11	0.93±0.12	0.36±0.13	1.25±0.14***
全慢性白血病	5.72±0.32	8.83±0.42***	5.91±0.21	9.94±0.75***
全白血病	9.05±0.22	11.79±0.42***	9.45±0.40	13.44±0.69***

*p<0.05; **p<0.01; ***p<0.001。

表6.10 ベラルーシの成人における1979〜1997年までの白血病罹病率(10万人あたり)(Gapanovich et al., 2001)。

白血病の種類	症例数(実数)	1979〜1985年	1986〜1992年	1993〜1997年
急性白血病	4,405	2.82±0.10	3.17±0.11*	2.92±0.10
慢性白血病	1万1,052	6.09±0.18	8.14±0.31*	8.11±0.26*
赤血病	データなし	0.61±0.05	0.8±0.05*	0.98±0.05*
多発性骨髄腫	2,662	1.45±0.06	1.86±0.06*	2.19±0.14*
ホジキン病	4,870	3.13±0.10	3.48±0.12*	3.18±0.06
非ホジキンリンパ腫	5,719	2.85±0.08	4.09±0.16*	4.87±0.15*
骨髄異形成症候群	1,543**	0.03±0.01	0.12±0.05*	0.82±0.16*

*p<0.05。チェルノブイリ事故前との比較。**骨髄抑制全発生数。

表6.11 モギリョフ州とゴメリ州の成人における白血病罹病率(10万人あたり), 大惨事の前後で比較*(National Belarussian Report, 2006:table 4.2, table 4.3)。

白血病の種類	モギリョフ州		ゴメリ州	
	1979〜1985年	1993〜2003年	1979〜1985年	1993〜2003年
急性リンパ芽球性白血病	0.5±0.1	0.8±0.1	0.2±0.07	0.8±0.1
急性非リンパ芽球性白血病	0.3±0.1	1.7±0.2	1.2±0.1	1.8±0.1
赤血病	0.4±0.1	0.8±0.1	0.6±0.1	0.9±0.1
その他の慢性白血病	0.2±0.1	0.7±0.1	0.2±0.05	1.0±0.1
全白血病	9.8±0.6	12.1±0.4	9.1±0.2	11.8±0.4

*すべての差が有意。

表6.12 ゴメリ州とモギリョフ州の成人における多発性骨髄腫, ホジキン病, および非ホジキンリンパ腫の罹病率(10万人あたり), 大惨事の前後で比較(National Belarussian Report, 2006:table 4.4)。

白血病の種類	モギリョフ州		ゴメリ州	
	1979〜1985年	1993〜2003年	1979〜1985年	1993〜2003年
多発性骨髄腫	1.68±0.15	2.39±0.20*	1.24±0.12	2.22±0.14*
ホジキン病	3.90±0.14	3.06±0.11**	2.95±0.19	3.21±0.23
非ホジキンリンパ腫	2.99±0.21	5.73±0.25**	2.83±0.20	5.57±0.30**

*p<0.05; **p<0.01。

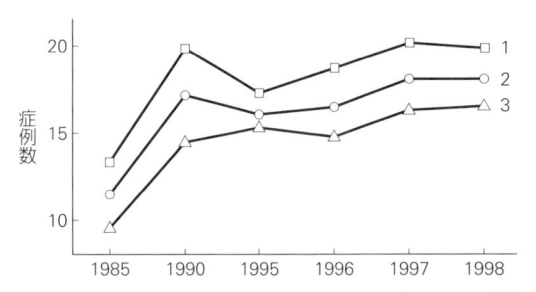

図 6.19 ベラルーシにおける 1985〜1998 年のリンパ系および造血器の腫瘍（10 万人あたり）．1 は男性，2 は男女，3 は女性（http://www.progettohumus.it/NonDimentica/Liquidatori/Pdf/Milyutin1.pdf）．

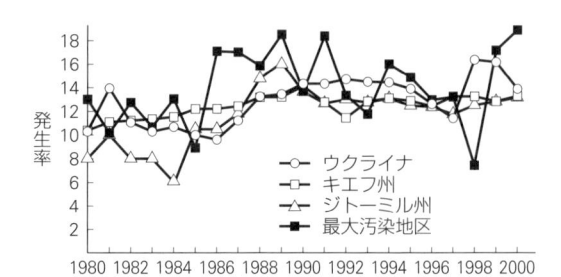

図 6.20 ウクライナにおける白血病とリンパ腫の発生率（年齢調整済み，男性および女性 10 万人あたり），1980〜2000 年（Prysyazhnyuk et al., 2002b）．

一方，赤血病［多血症］および非ホジキンリンパ腫と，特に骨髄異形成症候群がもっとも増えたのは大惨事の 10 年後だった．大惨事後，全種類の白血病の発生率に有意な上昇が認められた（**表 6.10**）．

9. 1986 年以降 2004 年までに白血病の症例数が 2,300 例近く認められた（Malko, 2007）．
10. 大惨事の 15 年後，60 歳以下の中高年層における白血病罹病率に有意な上昇が認められた（Medical Consequences of the Chernobyl Accident［『チェルノブイリ事故の医学的影響』］, 2003）．
11. 大惨事後，モギリョフ州とゴメリ州の成人において，多くの種類の白血病疾患群が有意に増加した（**表 6.11**，**表 6.12**）．

6.3.2. ウクライナ

1. 放射能汚染地域で大惨事の 10 年後から 14 年後にかけて，クリーンな（非汚染）地域に比べ子どもの急性白血病が増加した（Moroz, 1998; Moroz et al., 1999; Moroz and Drozdova, 2000）．
2. 子どもの白血病罹病率は 1987 年に上昇しはじめ，1996 年に最大となった（Horishna, 2005）．
3. ジトーミル州の汚染地域で子宮内被曝し，1986 年に出生したウクライナの小児における 1986 年から 1996 年にかけての白血病発生率を，相対的に汚染の少ないポルタヴァ州で出生した小児と比較した．累積発生率にもとづくリスク比は，すべての白血病（発生率比：2.7，95% 信頼区間：1.9〜3.8）と急性リンパ性白血病（発生率比：3.4，95% 信頼区間：1.1〜10.4）で有意な上昇を示している（Noshchenko et al., 2001, 2002）．
4. 1993 年から 1997 年にかけてのキエフ市およびキエフ州における急性白血病（AL）の症例数は 652 例で，うち 247 例が子どもだった（Gluzman et al., 1998）．
5. 重度汚染州の白血病罹病率を見ると，1986 年に生まれた小児に有意な上昇が認められ，被曝後 10 年にわたって罹病率は高いままだった．急性リンパ性白血病（ALL）の発生率は男性において劇的に上昇し，女性においても男性ほどではないが上昇が見られた．男女を合わせた ALL の罹病率は，相対的に汚染度の低い州に比べ重度汚染州で 3 倍以上高かった（Noshchenko et al., 2001）．
6. 1986 年から 1987 年にかけて出生し，急性白血病を発症した小児において，急性骨髄性白血病（AML）の発生率が相対的に上昇したとの報告があった（1986 年には 21.2%，1987 年には 25.3%）（Gluzman et al., 2006）．
7. 大惨事に続く 4 年間，ジトーミル州とキエフ州のもっとも汚染度の高かった 4 地区で，血液の悪性疾患がチェルノブイリ事故以前および，1999 年から 2000 年にかけて比べ有意に高かった（**図 6.20**）．

表 6.13 ウクライナの白血病罹病率（10 万人あたりの標準化データ）(Prysyazhnyuk et al., 2002b)。

年	人数／年	症例数		標準化罹患比(SIR)
		実数	予測数	(％)
白血病──キエフ州とジトーミル州の汚染地区に住む子ども				
1980～1985	33 万 7,076	19	10.88	174.6
1986～1991	20 万 9,337	22	6.78	324.5
1992～1997	15 万 170	7	4.87	143.7
1998～2000	8 万 656	0	2.59	0.0
白血病とリンパ腫──避難者の男女				
1990～1993	20 万 8,805	43	30.0	143.3
1994～1997	20 万 77	31	29.6	104.7
白血病とリンパ腫──男性リクビダートル（1986 年と 1987 年に従事）				
1990～1993	26 万 3,084	81	31.8	254.7
1994～1997	31 万 4,452	102	49.9	204.4

表 6.14 ジトーミル州とキエフ州の最大汚染 5 地区における白血病とリンパ腫の罹病率（10 万人あたり）(Prysyazhnyuk et al., 2002b)。

	罹病率			
	1980～1985	1986～1991	1992～1997	1998～2000
白血病とリンパ腫	10.12±0.75	15.63±1.06	13.41±1.10	13.82±1.52
リンパ肉腫と細網肉腫	1.84±0.33	2.70±0.41	3.70±0.58	3.36±0.90
ホジキン病	1.82±0.34	2.47±0.48	2.10±0.48	1.23±0.50
多発性骨髄腫	0.54±0.16	1.03±0.25	0.78±0.22	1.38±0.40
リンパ性白血病	3.08±0.40	4.93±0.59	2.97±0.49	4.11±0.75
骨髄性白血病	0.49±0.17	1.99±0.41	1.06±0.30	2.32±0.62

8. 血液新生物［血液がん］は，子どもでは大惨事に続く 5 年間に特に多く，1986 年と 1987 年に作業に従事したリクビダートルでは，大惨事後 4 年から 11 年で発生率が最大になった（表 6.13）。

9. ジトーミル州とキエフ州のうち，もっともひどく汚染された 5 地区の住民において，ほとんどの種類の白血病発生率が大惨事に続く 5 年間，有意に上昇した。また，リンパ肉腫と細網肉腫は大惨事後 6 年目から 10 年目にかけて，骨髄性白血病は事故に続く 5 年間と 11 年目から 15 年目にかけて有意な上昇が認められた（表 6.14）。

10. 大惨事後の 15 年間に，リクビダートルの白血病症例数に有意な増加が認められた（National Ukrainian Report, 2006; Law of Ukraine, 2006）。

11. リクビダートルにおける多発性骨髄腫の発生率は一般集団のほぼ 2 倍だった（一般が 4.0％ に対し 7.8％）。1986 年と 1987 年に作業に従事した 5 人のリクビダートルが，大顆粒リンパ球性白血病というまれな慢性リンパ球増殖性疾患と診断された（Gluzman et al., 2006）。

6.3.3. ロシア

1. 大惨事後，小児白血病の罹病率がトゥーラ州で上昇し（表 6.15），ロシア平均を有意に上回った。特に急性白血病［の発生率］が高かった（Ushakova et al., 2001）。

2. ブリャンスク州では大惨事後の 7 年間，すべての種類の白血病と非ホジキンリンパ腫［の発生率］が大惨事前の 6 年間と比べて有意

表6.15 トゥーラ州の小児における1979～1985年および1986～1997年の白血病罹病率(1万人あたり)(Ushakova et al., 2001)。

年	症例数	95% 信頼区間
1979～1985	3.4	2.6～4.4
1986～1997	4.1	3.4～4.9

表6.16 1986年から2056年までの「チェルノブイリ世代」についての,放射線に起因する血液がん(白血病)のヨーロッパにおける予測発生数と,その結果としての予測死亡者数(Malko, 2007)。

国	発生数	うち死亡者数
ウクライナ	2,801	1,989
ベラルーシ	2,800	1,988
ロシア	2,512	1,784
ドイツ	918	652
ルーマニア	517	367
オーストリア	500	355
英国	423	300
チェコ	140	99
イタリア	373	265
ブルガリア	289	205
スウェーデン	196	139
ギリシャ	186	132
ポーランド	174	124
フィンランド	158	112
スイス	151	107
モルドバ	131	93
フランス	121	86
スロベニア	95	67
ノルウェー	91	65
スロバキア	71	50
ハンガリー	62	44
クロアチア	62	44
リトアニア	42	30
アイルランド	37	26
オランダ	13	9
ベルギー	11	8
スペイン	8	6
ラトビア	7	5
デンマーク	7	5
エストニア	6	4
ルクセンブルク	2	1
ヨーロッパの総計	1万2,904	9,161
うちベラルーシ,ウクライナ,ロシアの小計	8,113	5,761

に高かった(UNSCEAR, 2000)。

3. 1986年から1993年にかけて,ブリャンスク州の最大汚染6地区で,急性リンパ性白血病の著しい増加が認められた(Ivanov and Tsyb, 2002)。

4. ブリャンスク州では1995年以来,南西地区($5\,Ci/km^2$[$= 18万5,000\,Bq/m^2$]以上の汚染)において,血液関連がんおよび悪性リンパ腫の罹病率が州平均より有意に高かった(Kukyshev et al., 2001b)。

5. リペック市では,1989年以降1995年までに白血病罹病率が4.5倍に上昇した(Krapyvin, 1997)。

6. 大惨事の10年後から15年後にかけて,悪性リンパ腫と造血器のがんの罹病率が2倍になった(Parshkov et al., 2006)。

7. リクビダートルにおける最初の白血病症例が公式に登録されたのは1986年で,1991年までには早くも11例に達していた(Ivanov et al., 2004:table 6.6)。

8. 1986年と1987年に作業に従事したリクビダートルでの,大惨事の10年後から12年後にかけての白血病発症例は全国平均の2倍だった(Tsyb, 1996;Zubovsky and Smirnova, 2000)。

9. リクビダートルの悪性リンパ腫および造血器のがんの罹病率が,2004年までに全国平均の2倍になった(Zubovsky and Tararukhyna, 2007)。

6.3.4. その他の国々

1. ドイツ:1986年7月1日以降1987年12月31日までに西ドイツで出生した乳児で,白血病発生率が事故前の1.5倍に増えた(Pflugbeil et al., 2006)。

2. 英国:1987年にスコットランドで,4歳以下の小児の白血病が37%増加した(Gibson et al., 1988;Busby and Scot Cato, 2000;Busby, 2006)。

3. ギリシャ：チェルノブイリ事故で放出された放射性降下物によって子宮内で被曝し，1986年7月1日以降1987年12月31日までに出生した子どもは，1980年1月1日から1985年12月31日までの期間と，1988年1月1日から1990年12月31日までの期間に出生した子どもに比べ，白血病発生率が2.6倍高かった。また，より高線量の放射性降下物に曝された地域で出生した子どもほど［白血病］発生率が高かったとの報告もある（Petridou et al., 1996）。
4. ルーマニア：1986年7月から1987年3月までに生まれた子どもにおける白血病発生数は，1987年4月から12月までに生まれた子どもより有意に多かった（173例に対し386例。$p=0.03$）。うち，もっとも明らかな影響は新生児から1歳までのグループに認められた（Davydescu et al., 2004）。
5. 全ヨーロッパ：血液がん（全白血病）の発生数および死亡者数の現実的な予測値を**表6.16**に示した。

6.4. その他のがん

チェルノブイリ大惨事後の乳がん，肺がん，およびその他の腫瘍の発生数増加については，断片的な報告が数多く存在する。

6.4.1. ベラルーシ

1. ［ベラルーシ］国立小児腫瘍学・血液学研究センターのデータによると，1989年以降2003年までのベラルーシの小児（0〜14歳）における悪性新生物［がん］症例（4,950例）のうち，（第1位の血液および造血器のがんに続く）第2位は中枢神経系のがんだった（Savva et al., 2006）。
2. 同センターのデータによると，1989年以降2003年までの小児におけるがん4,950例のうち，「1歳未満群」では白血病が23%，交感神経系腫瘍が19.2%，中枢神経系腫瘍と腎臓がんがそれぞれ約14%，「1歳〜4歳群」では白血病が37.4%，中枢神経系腫瘍が19.7%，リンパ腫が9.8%，腎臓がんが9.1%，「5歳〜9歳群」では中枢神経系腫瘍が27%，白血病が26.4%，リンパ腫が15.6%，がん腫（おもに甲状腺）が13.5%，「10歳〜14歳群」ではがん腫（おもに甲状腺）が32.1%，中枢神経系腫瘍が17.4%，リンパ腫が16.5%，白血病が15.6%となっている（Savva et al., 2006）。
3. 同センターのデータ（1989〜2003年，4,950例）によると，小児における悪性新生物の全登録数のうち38.8%は「10歳〜14歳群」で，4.7%は「1歳未満群」だった（Savva et al., 2006）。
4. 同センターのデータ（小児の悪性新生物4,950例，1989〜2003年）によると，疾病ごとの年齢構成は以下のとおりである。第1グループ（白血病）でもっとも割合が多かったのは「1歳〜4歳群（41.6%）」で，リンパ腫は「10歳〜14歳群（47.9%）」，中枢神経系腫瘍は「5歳〜9歳群（36.5%）」，交感神経系腫瘍は「1歳〜4歳群（53.3%）」，網膜芽細胞腫は「1歳〜4歳群（75.5%）」，腎臓がんは「10歳〜14歳群（52.7%）」，肝臓がんは「0歳〜4歳群（70.7%）」，骨腫瘍は「10歳〜14歳群（71.5%）」，軟部肉腫は「10歳〜14歳群（41.1%）」，胚細胞，栄養膜その他性腺の腫瘍は「10歳〜14歳群（47.3%）」，がん腫その他上皮の腫瘍は「10歳〜14歳群（75.8%）」だった（Savva et al., 2006）。
5. 被曝した親のもとに生まれた女子（0〜14歳）において，悪性腫瘍および良性腫瘍の発生率が1993年から2003年にかけて有意に上昇した（National Belarussian Report, 2006）。
6. 網膜膠腫（網膜芽細胞腫）の治療のためにミンスク眼マイクロサージャリー［顕微外科］センターに入院した患者が，1987年から1990年（大惨事後の3年間）に2倍になった（Byrich et al., 1994）。

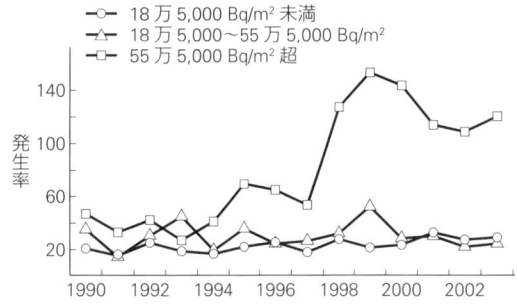

図 6.21 ゴメリ州におけるセシウム 137 による汚染度別の乳がん発生率（女性 10 万人あたり）（National Belarussian Report, 2006）。

7. （調査対象とした約 3 万 2,000 人の）避難者において，肺がん罹病率が全国平均の 4 倍だった（Marples, 1996）。

8. 1987 年から 1999 年までに全国で放射線に起因するがん（白血病を含む）約 2 万 6,000 例が登録され，うち 18.7% が皮膚がん，10.5% が肺がん，9.5% が胃がんだった。死亡例では，約 1 万 1,000 人のうち 20.3% が肺がん，18.4% が胃がんによるものだった（Okeanov et al., 1996；Goncharova, 2000）。

9. ゴメリ州のセシウム 137 による汚染度の高い地域では，相対的に汚染度の低い地域に比べ，1990 年から 2003 年にかけて女性の乳がん発生率が有意に上昇し，18 万 5,000 Bq/m² 未満の汚染地域では 10 万人あたり平均 23.2 ± 1.4 例，18 万 5,000～55 万 5,000 Bq/m² の地域では 30.2 ± 2.6 例，55 万 5,000 Bq/m² を超える地域では 76 ± 12 例に達した（図 6.21）。

10. 1986 年から 1999 年にかけて全国で，1,745 例から 2,322 例へと乳がん発症例が有意に増加した（Putyrsky, 2002）。2002 年までに全国で，45 歳から 49 歳の女性の乳がん罹病率が 1982 年比 2.6 倍に増加し，相対的に汚染度の高いモギリョフ州では，1993 年から 1996 年にかけての乳がん罹病率が，1989 年から 1992 年までと比べ 4 倍に増加した（Putyrsky and Putyrsky, 2006）。

11. 重度に汚染されたゴメリ州では，腸がん，結腸がん，乳がん，膀胱がん，腎臓がん，および肺がんの発生数に顕著な増加が認められ，発生数とチェルノブイリ由来の放射能汚染度には相関関係が見られた（Okeanov et al., 1996；Okeanov and Yakymovich, 1999）。

12. セシウム 137 による汚染が 55 万 5,000 Bq/m² 以上の地域に居住する女性における，1990 年から 2003 年までの乳がん発生数は，対照群および汚染値が 55 万 5,000 Bq/m² 未満の地域での発生数を有意に上回っていた。3 万 7,000～18 万 5,000 Bq/m²，および 55 万 5,000 Bq/m² 以上に汚染された地域に居住する女性の乳がん発生数は，対照群より 15 年も早くピークに達した（Sosnovskaya et al., 2006）。

13. 統計学的・病理形態学的データによると，ブレスト州，ミンスク州，モギリョフ州に住むリクビダートルの肺がんは，40 歳から 45 歳で被曝した人にもっとも多く発症した。また，被曝後の腫瘍発生時期が遅いほど病気の進行が速く，余命が短かった（Semenko and Golubev, 2007b）。

14. ベラルーシ［国立］チェルノブイリ原発事故被曝者登録センターと，ベラルーシ・がんセンターのデータによると，モギリョフ州の男性リクビダートルにおけるがん診断後 1 年以内の死亡は患者の 72.6%，1 年経過後の死亡は 16.7% だった。また，5 年生存率は 2.4% だった（Semenko and Golubev, 2007b）。

15. 1993 年から 2003 年にかけて，避難女性において腸の初発性悪性腫瘍が有意に増加した（National Belarussian Report, 2006）。

16. 1993 年以降 2003 年までに，重度汚染地域において男女ともがんの総罹病率が有意に上昇した。年ごとの年間増加率は女性（18%）のほうが男性（4.4%）より大きかった（National Belarussian Report, 2006）。

17. 大惨事後，がん罹病率の構成に著しい変化があり，胃腫瘍の割合が減少した一方で，甲状腺がん，肺がん，乳がん，泌尿生殖器がん，結腸がん，および直腸がんが増加した

（Malko, 2002）。

18. 1993年から2003年にかけて，リクビダートルにおける腸，呼吸器，および泌尿器の悪性腫瘍罹病率に男女とも有意な増加があった（National Belarussian Report, 2006）。

6.4.2. ウクライナ

1. 1987年から1994年にかけて，中枢神経系腫瘍（悪性を含む）を有する子どもが増加した。脳腫瘍［中枢神経系腫瘍］でウクライナ国立脳外科研究所に入院した小児が（0歳から6歳の入院患者1,699人のデータによると），1987年以降1991年までに，1981年から1985年までと比べ63.7%増加した（Orlov, 1993, 1995; Orlov and Sharevsky, 2003；図6.22）。

2. がんによる乳幼児死亡のうち，男児は1位が白血病，2位が脳腫瘍，女児は1位が脳腫瘍，2位が白血病である（Fedorenko et al., 2006）。

3. 大惨事後，汚染地域の男性に膀胱がんが有意に増加した（Romanenko et al., 1999）。

4. もっともひどく放射能汚染された地域の乳がん発生率は，1980年［事故以前］から1992年まではほぼ横ばいで，広大な比較地域（ウクライナ全土，キエフ地域，およびジトーミル州全域）における発生率より低かった。ところが［事故後の］1992年から2004年には汚染地域で発生率が上昇した（Prysyazhnyuk et al., 2007）。汚染地域在住の女性，および汚染地域から避難した女性における乳がん罹病率は，1993年から1997年にかけて1.5倍に増加した（Moskalenko, 2003; Prysyazhnyuk et al., 2002b）。

5. ウクライナのチェルノブイリ原発に近い汚染地域の閉経前女性における乳がん発生率が，ウクライナの女性全体に比べ上昇している（標準発生率比：1.50, 95%信頼区間：1.27〜1.73; Prysyazhnyuk et al., 2002b. Hatch et

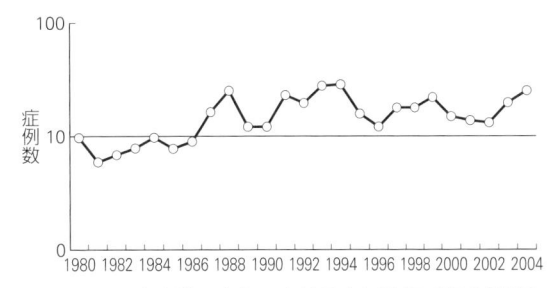

図6.22 3歳未満の小児における中枢神経系腫瘍［脳腫瘍］の症例数（1万人あたり），ウクライナ国立脳外科研究所の1980〜2005年のデータによる（Orlov et al., 2006）。

al., 2005より重引）。

6. 汚染地域の居住者，リクビダートル，および避難者の女性で，乳がん罹病率が1990年から2004年にかけて有意に上昇した（Moskalenko, 2003; National Ukrainian Report, 2006; Prysyazhnyuk et al., 2007）。

7. 前立腺がんによる死亡率が，汚染地域では2.2倍に，ウクライナ全土では1.3倍に増加した（Omelyanets et al., 2001）。

8. リクビダートルでは消化器系の腫瘍がもっとも多い種類のがんであり（33.7%），呼吸器系の腫瘍（25.3%）と泌尿生殖器の腫瘍（13.1%）がこれに次ぐことが，ウクライナ省庁間専門家委員会によって明らかにされた。がん疾患のうち，もっとも急激に増加したのは泌尿生殖器の疾患で，1993年から1996年にかけて（11.2%から39.5%へと）ほぼ3倍の増加が認められた（Barylyak and Diomyna, 2003）。

9. リクビダートルの死亡率に腫瘍性疾患が占める割合は，1987年から2004年にかけて9.6%から25.2%に増加した。2004年におけるウクライナの成人平均は9.9%だった（Horishna, 2005）。

10. ウクライナの汚染地域で泌尿器がん［前立腺がんや陰茎がんなど］および膀胱がんに有意な増加が認められた（Romanenko et al., 1999）。1987年から1994年にかけて，神経系に関わる脊髄腫瘍や脳腫瘍を病む子どもが増加した

（Orlov, 1995）。

11. 7,488人の男性リクビダートル（45.0±1.3歳）と1,728人の女性リクビダートル（41.5±1.1歳）を1992年から2002年にかけて臨床観察したところ，良性腫瘍のうちもっとも多く発生したのは線維腫（71%）や老人性角化症，脂漏性角化症，乳頭腫，皮膚性良性腫瘍で，皮下脂肪組織の腫瘍（脂肪腫）の発生率は17.3%（対照群は4.3%）だった。リクビダートルの脂肪腫症は大惨事の6ヵ月後から増加しはじめ，脂肪腫症の患者911人のうち87%は，1986年と1987年に作業に従事したリクビダートルだった（Shanoyan et al., 2007）。

12. リクビダートルにおける1999年から2004年までのがん死亡率は，リクビダートルを除く全国平均を上回った（Law of Ukraine, 2006）。

6.4.3. ロシア

1. カルーガ州のもっとも汚染のひどい地域で，女性の気道腫瘍に目に見える増加があった（Ivanov et al., 1997）。
2. ブリャンスク州の5 Ci/km^2［= 18万5,000 Bq/m^2］以上に汚染された南西諸地区で，胃がん，肺がん，乳がん，直腸がん，結腸がんなどの発生率が，1995年以来，州平均を有意

表 6.17 大惨事後のトゥーラ州の子どもに見られるさまざまながん罹病率の上昇（Ushakova et al., 2001）。

がんの部位	口腔および咽喉（男子）	副腎	皮膚	腎臓	外生殖器	骨および軟組織	膀胱	すべてのがん疾患
1979～1985年（事故前）と1986～1997年（事故後）の比較（%）	225%	225%	188%	164%	163%	154%	150%	113%

表 6.18 チェルノブイリ由来のセシウム137に起因するがん（白血病を除く**）の発生数および死亡数の将来世代*についての予測値（Gofman, 1994b：vol. 2, ch. 24, p. 5）［表中の数値は「治癒不可能ながん1例に対し治癒可能ながん1例」として計算されている］。

地域	発生数	
	治癒不可能	治癒可能
ベラルーシ，ウクライナ，モルドバ	21万2,150	21万2,150
ヨーロッパ（上記3国を除く）	24万4,786	24万4,786
その他の国々	1万8,512	1万8,512
合計	約47万5,500	約47万5,500

*集団被曝線量の予想値は1億2,740万人・ラドで「変わらない」と仮定；**J. Gofmanによる1994年現在の計算では，チェルノブイリに起因する白血病の死亡者数は全世界で1万9,500人。

表 6.19 ベラルーシ，ウクライナ，およびヨーロッパ側ロシアにおけるチェルノブイリに起因するがんの発生数および死亡数の予測値*（Malko, 1998）。

がんの発症と死亡	ベラルーシ	ロシア	ウクライナ
甲状腺がんの発生数	2万300	8,000	2万4,000
甲状腺がんによる死亡数	2,030	800	2,400
白血病による死亡数	1,300	760	1,550
甲状腺以外の悪性腫瘍による死亡数	1万2,700	7,400	1万5,100
死亡数合計	1万6,030	8,960	1万9,050
		4万4,040	

*致死性のがんは全世界で9万例。

に上回っている。

3. トゥーラ州の子どもにおいて1986年以降1997年まで，口腔がん，咽頭がん，および副腎がんの発生率が，1979年から1985年にかけての発生率の2倍以上に増加した(**表6.17**)。
4. 1990年から1994年，トゥーラ州の子どもにおける軟部組織がん，骨がん，中枢神経系がんの発生率が有意に高かった(Ushakova et al., 2001)。
5. 大惨事の10年後から15年後にかけて，[皮膚がんの一種である]悪性黒色腫の発生率が5倍に増加し，脳腫瘍は3倍になった(Parshkov et al., 2006)。
6. 放射能汚染された諸州の乳幼児死亡[の要因]は国全体と異なり，男女児とも白血病と脳腫瘍が多い(Fedorenko et al., 2006)。
7. 2004年現在，リクビダートルのあいだでもっとも多く見られる悪性腫瘍は腎臓がんと膀胱がんで，すべてのがんの17.6％を占め，[その発生率は]全国平均7.5％の2倍に達する。また，脳腫瘍と喉頭腫瘍も広く認められた(Khrysanfov and Meskikh, 2001; Zubovsky and Tararukhyna, 2007)。

6.5. 結論

UNSCEARは原子力産業に忠実な他の国際諸機関と同様，チェルノブイリの放射線に起因する致命的ながんの今後の発生数を2万2,000例から2万8,000例，あるいはわずか9,000例とさえ推定した(Chernobyl Forum, 2006)。その報告が発表されたとき死亡者数はすでに増加していたが，UNSCEARは誤ったリスク係数にもとづき，また集団被曝線量を低く見積もって，死亡者数を明らかに過小評価したのである(詳細はBusby et al., 2003; Fairlie and Sumner, 2006を参照)。**表6.18**と**表6.19**に，ヨーロッパと全世界における死亡数と発生数の，より現実的な計算結果を示す。

M・マリコは，先に述べた方法(6.2を参照)を用いて甲状腺がん[のデータ]を分析し，ヨーロッパにおけるチェルノブイリに関係するがんと，その結果としての「チェルノブイリ世代」の全生涯(1986～2056年)にわたる死亡率のもっとも詳細な予測を行っている。固形がんについての予測は**表6.20**に，白血病については前出の**表6.16**に

表6.20 チェルノブイリに起因する1986年から2056年まで[チェルノブイリ世代]のヨーロッパにおけるがん発生数(甲状腺がんと非メラノーマ皮膚がんを除く固形がん)と，その結果としての死亡者数の予測値(Malko 私信, 2007)。

国	発生数 総数	死亡者数
ベラルーシ	2万8,300	1万7,546
ウクライナ	2万8,300	1万7,546
ロシア	2万5,400	1万5,748
ドイツ	9,280	5,754
ルーマニア	5,220	3,236
オーストリア	5,050	3,131
英国	4,280	2,654
イタリア	3,770	2,337
ブルガリア	2,920	1,810
スウェーデン	1,980	1,228
ギリシャ	1,880	1,166
ポーランド	1,755	1,088
フィンランド	1,600	992
スイス	1,530	949
チェコ	1,410	874
モルドバ	1,320	818
フランス	1,220	756
スロベニア	960	595
ノルウェー	920	570
スロバキア	715	443
クロアチア	630	391
ハンガリー	625	388
リトアニア	420	260
アイルランド	375	233
オランダ	135	84
ベルギー	110	68
スペイン	80	50
ラトビア	75	47
デンマーク	70	43
エストニア	60	37
ルクセンブルク	15	9
全ヨーロッパ合計	**13万405**	**8万851**
うちベラルーシ，ウクライナ，ヨーロッパロシア小計	8万2,000	5万840

提示した。

表6.20には平均値のデータを示した。信頼限界は、がん発生数については6万2,206例から19万6,611例まで、死亡者数は4万427人から12万1,277人までである（Malko, 2007）。セシウム137、ストロンチウム90、プルトニウム241 [Pu-241]、アメリシウム241 [Am-241]、塩素36 [Cl-36] およびテクネチウム99 [Tc-99] の放射線放出による被曝が継続するため、これらの数字は今後、何世代にもわたって増えていく可能性がある。

当然のことながら、こうした予測値は不完全だ。実際には、チェルノブイリ由来の放射性降下物に曝されたすべての地域で——ただし、適切な調査が実施されている地域に限るが——、さまざまながんの発生率が大惨事後数年間にわたって著しく上昇し、それが現在もなお見てとれる。

現在得られる不完全なデータでさえ、チェルノブイリ事故に起因するがんの特異性を示している。多くのがんが、広島や長崎のように20年経ってからではなく、爆発後わずか数年で発現しはじめた。がんの発生率に及ぼすチェルノブイリ由来の放射能の影響は、広島や長崎の場合よりずっと弱いという仮説（たとえば、Pryasyaznjuk *et al.*, 2007）はきわめて疑わしい。チェルノブイリの汚染地域における放射能の影響は、その持続期間と特徴から見て、むしろ［広島や長崎］以上に大きいかもしれない。とりわけ、体内に吸収された放射性同位元素による［内部］被曝があるからだ。

マリコが計算した疾病の発生数と死亡者数によれば、「チェルノブイリ世代」における1986年から2056年までの甲状腺がんによる過剰死亡者数は1万人から4万人、その他の悪性腫瘍による死亡者数は4万人から12万人、白血病による死亡者数は5,000人から1万4,000人、合計で全死亡者数5万5,000人から17万4,000人（Malko, 2007）になるが、これを大幅な過大評価だと退けることはできない。

第7章

チェルノブイリ大惨事後の死亡率

アレクセイ・V・ヤブロコフ

ウクライナおよびロシアの汚染地域における1990年から2004年までの全死亡例のうち，3.8%から4.0%がチェルノブイリ大惨事に起因することが詳細な研究によって明らかになっている。この事故の影響を受けた他の国々で死亡率が上昇した十分な証拠がないことは，放射性降下物の影響がなかったとの証明にはならない。1990年より今日まで，リクビダートル［事故処理作業員］の死亡率は，年齢などが同様の条件下にある他の人びと［対照群］の死亡率を上回っている。2005年までに11万2,000人から12万5,000人のリクビダートルが死亡した。これはチェルノブイリの事故処理作業チーム83万人の15%程度に相当する。こうした算定結果は，不幸にして放射性降下物に汚染された地域に住んでいた数億人の住民のうち数十万人が，チェルノブイリ大惨事によってすでに死亡していることを示唆する。チェルノブイリの犠牲者数は，今後も何世代にもわたって増加し続けるだろう。

チェルノブイリ大惨事から25年経ったが，一部の地域の，それも特定集団における，主としてがんの発生率に関するごく限られた調査（第6章を参照）を除けば，核降下物に曝された地域での死亡率について公式の出版物はない。がんと，がん以外の原因による死亡率に対する放射線の影響については，広島のデータにもとづいた強力な裏づけがある（Preston et al., 2003）。本章の分析は，民族的，社会的，経済的要素は似通っているが，放射能汚染の程度が異なる地域同士の比較研究にもとづくものだ。ソビエト連邦の崩壊，さらにはそれに先立つ1987年以来，それらの地域における平均余命が有意に縮まった一方，乳児死亡率の低下は底を打った（図7.1）。

7.1. 出生前死亡率［胎児死亡率］の上昇

放射線被曝は卵子と精子にも，また胎芽［受胎後8週未満の胎児］にも悪影響を及ぼす。出生前死亡のうち観察可能なものとしては，おもに自然流産（自然的要因による27週以前の妊娠の中断）と死産（27週超）が挙げられる。死産例と流産例の増加は被曝の影響のうちでも最初期に表れ，被曝後わずか数週間から数ヵ月間のうちに認められる。これらの影響は，全身の被曝線量[*2]がわずか5 mSvといったごく低い線量によっても生じることがあるが（Loganovsky, 2005），その理由はまだわからない。一般に自然流産は登録されないため，その割合の変化は出生率の低下から間接的に推しはかるしかない。チェルノブイリ大惨事のはるか以前にも，大気圏内核実験の核降下物に起因する出生前死亡率の上昇が認められた（Sternglass,

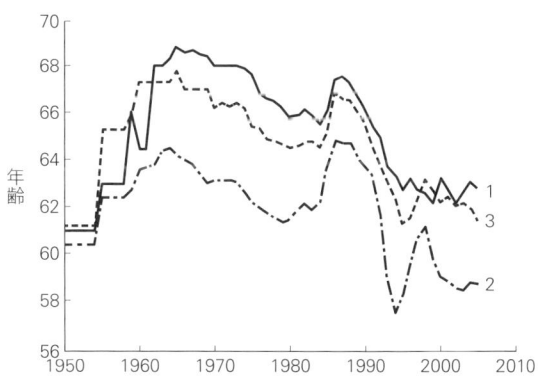

図7.1 1950〜2005年までのベラルーシ(1)，ウクライナ(2)，ロシア(3)における新生男児の平均余命（http://www.demoscope.ru でA・ヤブロコフが作成）。

1972; Whyte, 1992; Playford et al., 1992; Chasnikov, 1996; Tkachev et al., 1996; 他多数; 総説としてC. Busby, 1995; A. Yablokov, 2002; A. Duraković, 2003; A. Körblein, 2004b を参照)。

7.1.1. ベラルーシ

1. 高濃度汚染地域*1で死産の発生率が上昇した(Golovko and Izhevsky, 1996; 図7.2)。
2. 1987年、ベラルーシでもっとも汚染度の高いゴメリ州で出生率の有意な低下が認められた(Kulakov et al., 1993)。
3. チェルノブイリ大惨事の前後(1982〜1985年と1986〜1991年)における出生数の分析から、ベラルーシ国内のうち放射能汚染度の高いゴメリ州とモギリョフ州の2州で新生児死亡率が上昇したことが明らかになっている(Petrova et al., 1997)。

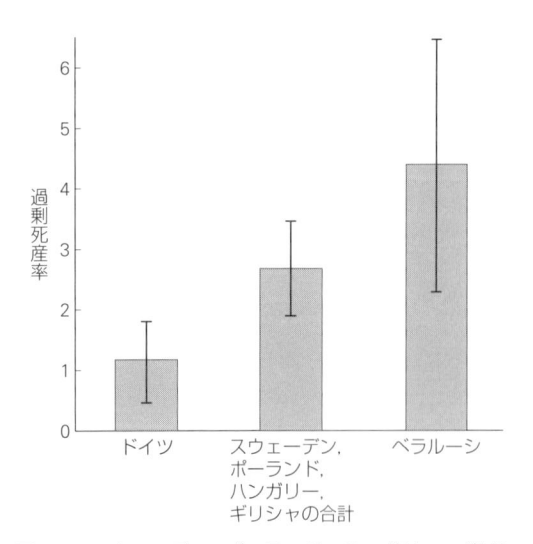

図7.2 スウェーデン、ポーランド、ハンガリー、ギリシャの合計と、ドイツおよびベラルーシにおける1987年の過剰死産率*(出産1,000例あたり)(Körblein, 2000, 2003)。誤差範囲表示は1標準偏差を示す。
*過剰死亡とは特定の条件による死亡例のうち統計的予測を超える死亡例。

7.1.2. ウクライナ

1. ウクライナのポレスコエ地区とチェルカースィ地区では、セシウム137[Cs-137]の地表汚染に関連づけられる死産発生率の有意な上昇があった。この研究は、チェルノブイリ事故の前3年から後5年にわたる7,000例以上の妊娠にもとづいている(Kulakov et al., 1993)。
2. キエフ州では、汚染が特にひどかった地域で自然流産の有意な増加が見られた。この研究は1999年から2003年にかけての6万6,379例の妊娠にもとづいている(Timchenko et al., 2006)。
3. 1999年以降2001年までにキエフ州で登録された自然流産例(高濃度汚染地域での439例と相対的に汚染度の低い地域での281例)の分析から、自然流産の最大のリスクとして、妊娠12週未満における5 mSv以上の蓄積線量*2の被曝との関連が推測されている。高濃度汚染地域における自然流産の約3分の1は、チェルノブイリ事故による被曝を原因とする可能性がある(Serdyuk et al., 2004)。
4. 1986年以降、卵巣機能不全(自然流産の主因の1つ)の有病率が事故前の2.9倍に上昇した(Auvinen et al., 2001)。
5. チェルノブイリ事故後、ジトーミル州ナロジチ地区で自然流産が有意に増加した(Buzhievskaya et al., 1995)。
6. 2004年までのウクライナにおけるチェルノブイリ事故に起因する流産と死産の推定値は、合計約5万例だった(Lypic, 2004)。

7.1.3. ロシア

1. チェルノブイリ事故後、放射能汚染地域で自然流産例が有意に増加した(Buldakov et al., 1996)。
2. チェルノブイリ事故の5年後、カルーガ州

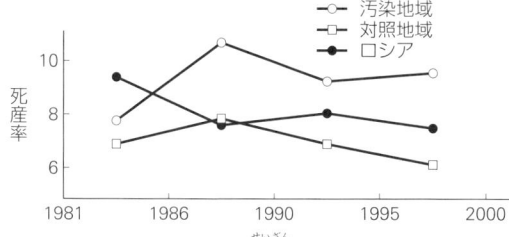

図7.3 汚染度別の死産率(生産と死産合計1,000例あたり)。カルーガ州の高汚染地区と低汚染地区、およびロシア平均を、1981～1986年、1986～1990年、1991～1995年、1996～2000年の各期間で比較(Tsyb et al., 2006)。

のもっとも汚染度の高い3地区で自然流産率が有意に上昇した(Medvedeva et al., 2001)。

3. カルーガ州のうち、もっとも汚染度が高かった3地区では、チェルノブイリ事故以前に比べ、1986年から1990年にかけて死産率が有意に上昇した。これらの地区における死産率は、調査した15年の全期間を通じて、相対的に汚染度の低い地域を上回っていた(図7.3)。

7.1.4. その他の国々

1. クロアチア：1985年から1990年にかけての死産率では、1986年末と1987年初頭、および1988年9月ごろに統計的に有意なピークが認められる(図7.4)。1988年に見られる第2のピークは放射能汚染された牛肉の摂取を原因とする可能性がある。

2. チェコ：新生児の性比において、男児の比率は1950年から1999年まで各月とも50%を超えていたが、1986年11月は例外で男児の比率が有意に低下し、50%を下回った(図7.5)。このことから、チェルノブイリ大惨事が胎児期発育3ヵ月目の男の胎児に対して有害な影響を及ぼしたとの仮説が成り立つ(Peterka et al., 2007)。

3. ドイツ：旧ドイツ連邦共和国(バイエルン州と西ベルリンを除く)、旧ドイツ民主共和国領(西ベルリンを含む)、およびバイエルン

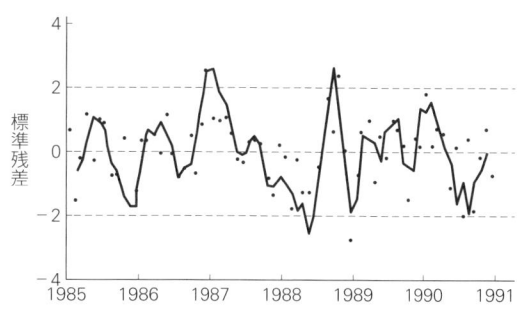

図7.4 クロアチアにおける1985年から1990年までの死産率の長期推移予測からの偏差。単位は標準偏差(標準残差)(Körblein, 2008)。

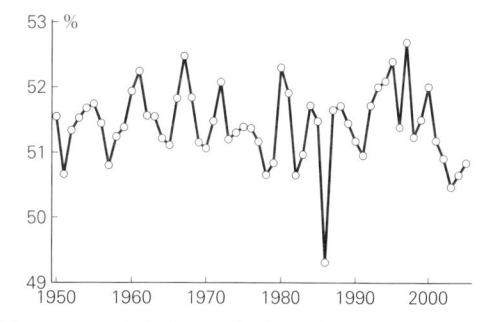

図7.5 1950年から2005年までの各11月にチェコで生まれた新生男児の割合。1986年11月のみ50%未満である(Peterka et al., 2007)。

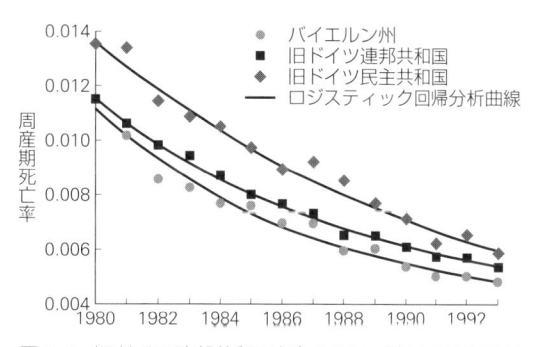

図7.6 旧ドイツ連邦共和国(バイエルン州と西ベルリンを除く)、旧ドイツ民主共和国(西ベルリンを含む)、バイエルン州における1980～1993年の周産期死亡率。ロジスティック回帰分析曲線を含む。図中の線は複数年の平均(Scherb et al., 2000; Fig. 4)。

州における1987年の過剰周産期死亡率[周産期については7.2を参照]は、それぞれ2.4%、8.2%、8.5%だった。ドイツ民主共和国と西ベルリンを合わせた1988年の周産期死亡率は、予測値を7.4%上回っていた(図7.6)。この過剰は、ソビエト連邦から輸入した牛肉缶

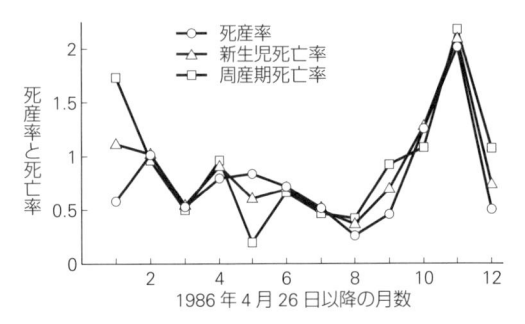

図 7.7 イングランドとウェールズにおける死産率，新生児死亡率，周産期死亡率(出産 1,000 例あたり)の推移(Busby, 1995. Bentham, 1991 にもとづく)。

詰の摂取によると考えられる(Scherb et al., 2000)。

1987 年には，バイエルン州のうちもっとも汚染度が高かった 10 地区(セシウム 137 の地表平均濃度が 3 万 7,200 Bq/m^2)で，死産の比率が 45%($p = 0.016$)上昇した。そのうちもっとも汚染度が高かった 3 地域(アウクスブルク市，ベルヒテスガーデン，ガルミッシュ・パルテンキルヒェン)を合わせた同年の死産率は，推定値の倍以上($p = 0.0004$)に達した(Scherb et al., 2000, Scherb and Weigelt, 2010)。

4. 英国：イングランドとウェールズのうち汚染がもっともひどかったカンブリア，クルーイド，グイネド各州で，大惨事から 11 ヵ月ほど経った 1987 年 3 月，周産期死亡率に有意な上昇が生じた(**図 7.7**)。
5. ギリシャ：1987 年 1 月から 3 月にかけて出生率に 10% の低下が認められ，チェルノブイリ由来の放射性降下物の影響とされた。1986 年 5 月には，不幸な妊娠結果への恐れから初期の妊娠の約 23% が中絶された(Trichopoulos et al., 1987)。
6. フィンランド：1986 年 12 月から 1987 年 1 月にかけて死産率が上昇したが，統計的な有意差はなかった(Auvinen et al., 2001)。妊娠第 1 期[受胎後 3 ヵ月以内]に子宮内で被曝した胎児において，早産が有意に増加した(Harjulehto et al., 1989)。
7. ハンガリー：1987 年 2 月と 3 月に出生率が低下した(Czeizel et al., 1991)。
8. イタリア：放射性物質の降下が最大だった時期にロンバルディア州で受胎した胎児において，妊娠第 1 期の自然流産が 20% 増加した(Semisa, 1988)。
9. ノルウェー：大惨事後 3 ヵ月間以内に受胎した妊娠で，自然流産の発生率上昇が認められた(Ulstein et al., 1990)。[自然流産の増加は]チェルノブイリ事故後 36 ヵ月にわたって観察され，統計的にも有意だった。「しかし，放射線被曝との因果関係は証明できなかった」。通例，年度の後半には妊娠件数が増加するものだが，1986 年には人工妊娠中絶の増加もなかったにもかかわらず一時的に妊娠が減少した(Irgens et al., 1991)。
10. ポーランド：月ごとの乳児死亡率が 1987 年の初頭と年末にピークに達した(Körblein, 2003b; Busby and Yablokov, 2006)。
11. スウェーデン，イタリア，スイス，ギリシャ，フィンランド各国におけるチェルノブイリ事故に続く 1 年間の出生率低下は，被曝のせいではなく家族計画によるものだった可能性に留意すべきである(Auvinen et al., 2001)。
12. 死産に終わった胎児の性別オッズ比，すなわち男児と女児が死産となる各オッズ比の変化点分析によって，ヨーロッパの数ヵ国で 1986 年または 1987 年に変化($p = 0.01$)が認められた(**図 7.8**)。
13. 性比[男女の出生割合]および死産の性別についてのオッズ比の変化は，デンマーク，ドイツ，ハンガリー，ノルウェー，ポーランド，ラトビア，スウェーデンで統計的有意差があったが，アイスランドでは変化は観察はされたものの統計学的に有意ではなかった(**図 7.9**)。
14. ヨーロッパの数カ国におけるチェルノブイリ大惨事後の自然流産率の上昇に関する所見を，**表 7.1** に要約した。

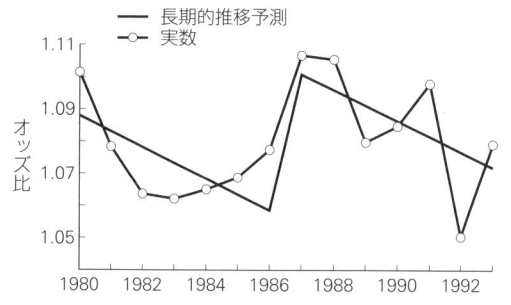

図7.8 ヨーロッパの数ヵ国における性比と死産児の性別についてのオッズ比(男児死産数/男児生産数)/(女児死産数/女児生産数)(Scherb and Voigt, 2007)。

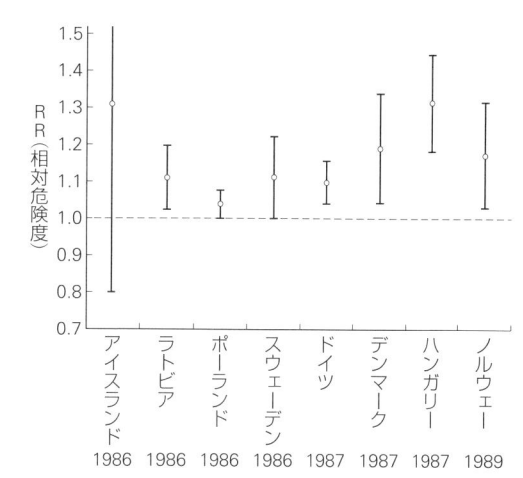

図7.9 1986年(アイスランド,ラトビア,ポーランド,スウェーデン),1987年(ドイツ,デンマーク,ハンガリー),1989年(ノルウェー)における,死産オッズ比変化点の相対危険度(RR,95%信頼限界)空間−時系列推移モデルにより決定(Scherb and Voigt, 2011)。

表7.1 チェルノブイリ事故後の自然流産率の増加(Auvinen *et al.* による再評価,2001；Körblein, 2006a)。

国	増加した期間	所　見	出　典
フィンランド	1986年7〜12月	セシウム137による高濃度の地表汚染のある地域で増加	Auvinen *et al.*, 2001
	1986年比	最大20%	Frentzel-Beyme and Scherb, 2007
ノルウェー	事故直後から3ヵ月	汚染地域での妊娠	Ulstein *et al.*, 1990
	1986年	6汚染地域の自然流産率がチェルノブイリ事故前の7.2%から8.3%に上昇	Irgens *et al.*, 1991
スウェーデン	1986年	チェルノブイリ事故当時に17週未満だった胎児で増加	Ericson and Kallen, 1994
イタリア	1986年7月	ロンバルディア州で3%増加	Bertollini *et al.*, 1990
	1986年6月,7月,9月	全国で増加	Spinelli and Osborn, 1991; Parazzini *et al.*, 1988
	1986年	妊娠第1期[3ヵ月まで]の自然流産か20%増加	Semisa, 1988
ギリシャ,ハンガリー,ポーランド,スウェーデン	1986年	1985年比で増加	Scherb *et al.*, 1999
ポーランド	1986年以降	最大5%	Frentzel-Beyme and Scherb, 2007
スウェーデン		一部地域で最大10%	
デンマーク		最大20%	
ハンガリー		最大30%	
アイスランド		最大30%	
ドイツ	1987年	バイエルン州で増加,セシウム137による地表汚染と関連	Scherb *et al.*, 2000
	1987年2月	バイエルン州南部で出生率が13%減少	Körblein, 2006a
スイス	1986年6月	ティチーノ州で出生率が50%減少	Perucchi and Domenighetti, 1990

第7章　チェルノブイリ大惨事後の死亡率

表7.2 チェルノブイリ事故による子宮内被曝に関連する死産率，乳児死亡率，および低出生体重児の増加（ほとんどは I. Schmitz-Feuerhake, 2006 による）．

国	所見	参照文献
ギリシャ		Scherb and Weigelt, 2003
スウェーデン	増加，一部地域で最大約10%	Scherb and Weigelt, 2003；Frentzel-Beyme and Scherb, 2007
ポーランド	死産率が約5%増加	Körblein 2003；Scherb and Weigelt, 2003；Frentzel-Beyme and Scherb, 2007
ノルウェー		Ulstein et al., 1990
ハンガリー		Czeizel and Billege, 1988；Scherb and Weigelt, 2003
フィンランド	約20%増加	Harjulehto et al., 1989；Scherb and Weigelt, 2003；Frentzel-Beyme and Scherb, 2007
ドイツ		Körblein and Küchenhoff, 1977；Scherb and Weigelt, 2003；Lüning et al., 1989；Grosche et al., 1997；Scherb et al., 1999；Körblein, 2003a；Frentzel-Beyme and Scherb, 2007
英国（イングランドとウェールズ）	1987年2月に倍増	Bentham, 1991；Busby, 1995
デンマーク	20%増加	Frentzel-Beyme and Scherb, 2007
アイスランド	30%増加	Frentzel-Beyme and Scherb, 2007
ハンガリー	30%増加	Frentzel-Beyme and Scherb, 2007

15. ヨーロッパの数ヵ国におけるチェルノブイリ事故後の死産率上昇に関する文献一覧を表7.2に記載した。

チェルノブイリ事故後の18年間において，チェルノブイリ由来の放射性降下物に起因する流産と死産がウクライナ1国で5万例（Lypic, 2004）に達したとすれば，ロシア，ベラルーシ，およびウクライナにおける2003年までの出生前胎児死亡の総数は10万例を超える可能性が高い。これらの3ヵ国に降下したチェルノブイリの放射性物質は降下物全体の約43%にすぎない（詳細は第1章を参照）ことから，他のヨーロッパ諸国をはじめ全世界でさらに10万例の出生前死亡が加わるとの見積もりが可能である。したがって，チェルノブイリ事故に起因する出生前死亡例の累積は合計20万例にのぼる（Rosen, 2006）。

7.2. 周産期・乳児・小児死亡率の増加

チェルノブイリ由来の汚染が小児死亡率に悪化をもたらしている報告として，もっとも関連性が強いと考えられるものに，周産期死亡率（死産と生後0〜6日の早期新生児死亡の合計），新生児死亡率（生後0〜27日），乳児死亡率（同0〜364日），小児死亡率（同0日〜14歳）などがある。ヨーロッパの多くの国で1994年前後に死産の定義が変更され，このせいで時系列解析に問題が生じている。また旧ソビエト連邦では医療・健康統計を「改善」すべく，新生児と乳児の死亡率が常習的に低く報告されていたため，その数値には信頼が置けない（Losoto, 2004）。

7.2.1. 周産期死亡率

7.2.1.1. ベラルーシ

1. ゴメリ州では1988年以降，周産期死亡率が上昇した。1990年代，死亡率は予測推移との対比で上下の変動があり，1993年から1994年にかけて最高値を記録した（Körblein, 2002b）。死亡率の追加分［過剰死亡率］は妊婦のストロンチウム90［Sr-90］による被曝の平均推定値と関連がある（図7.10）。

2. 大惨事前後（1982〜1990年）における妊娠結果の分析から，ベラルーシの2大高濃度汚染地域であるゴメリ州とモギリョフ州の新

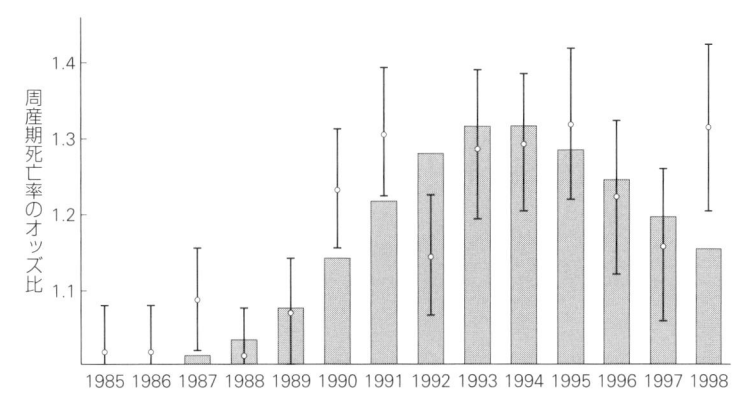

図 7.10 ゴメリ州の 1985～1998 年における周産期死亡率の長期推移予測との偏差。棒グラフは妊婦のストロンチウム 90 による被曝の平均推測値を示す(Körblein, 2003b)。

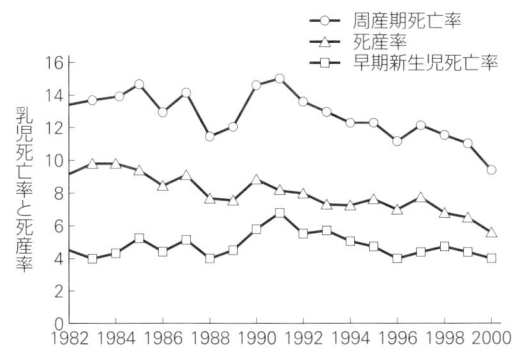

図 7.11 ジトーミル，キエフ両州で周産期死亡率，死産率，早期新生児死亡率(生産児と死産児の合計 1,000 人あたり)が，大惨事に続く 1 年間およびその 3 年後に再び目に見えて高まった(Dzykovich et al., 2004)。

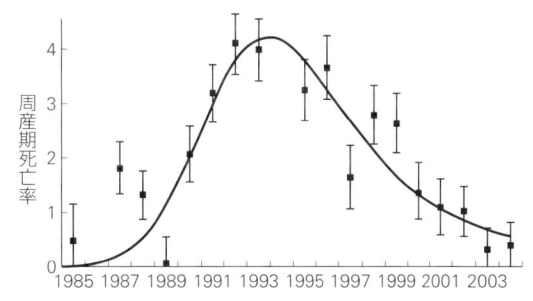

図 7.12 ジトーミル州，キエフ州，キエフ市における 1985～2004 年の周産期死亡率の合計値と長期推移予測との偏差(出産 1,000 例あたり)(Körblein, 私信)。

生児死亡率上昇が明らかになった(Petrova et al., 1997)。

7.2.1.2. ウクライナ

1. ジトーミル，キエフ両州での周産期死亡率，死産率，早期新生児死亡率が，大惨事に続く 1 年間，およびその 3 年後に再び目に見えて高まった(図 7.11)。後者の上昇は汚染された地元産食品の摂取に関連があるかもしれない。
2. ウクライナでもっとも汚染された地域(ジトーミル州，キエフ州，キエフ市)での周産期死亡率をウクライナの他の地域と比べると，1991 年から 1999 年にかけて有意な上昇が認められた(図 7.12)。
3. ウクライナとベラルーシにおける周産期死亡率の上昇は，妊婦のストロンチウム 90 による被曝と関連がある(Körblein, 2003b)。

7.2.1.3. その他の国々

1. ドイツ：1980 年から 1993 年にかけての長期推移予測データに比べて，1987 年に周産期死亡率が有意に上昇した。1987 年の増加分は，周産期死亡率における予測値の 4.8% だった($p<0.005$)。西ベルリンとバイエルン州を含む旧ドイツ民主共和国の高濃度汚染地域では死亡率はさらに高く，それぞれ 8.2% ($p<0.05$)および 8.5%($p<0.07$)が認められる (Scherb and Weigelt, 2000)。東西ドイツのデータを合わせると，妊娠中のセシウム 137 による被曝と周産期死亡率のあいだに非常に密接な相関が見られる(Körblein and Küchen-

hoff, 1997)。バイエルン州における地域ごとの死産率および周産期死亡率と，チェルノブイリ大惨事以降に沈着したセシウム137の量とを時間－空間的に解析すると，被曝と被曝に対する母体の反応とのあいだに有意な関連性があることがわかる(Scherb et al., 2000)。
2. ポーランド：1987年の周産期死亡率が長期推移予測に比べて有意に上昇した。1985年から1991年にかけての乳児死亡率の月別データは，セシウム137による妊娠中の被曝との有意な相関を示す(Körblein, 2003b, 2006b)。
3. 英国：もっとも高濃度に汚染されたイングランドとウェールズで，大惨事の10ヵ月後，周産期死亡率の有意な上昇が見られた(Bentham, 1991; Busby, 1995; 図7.7)。

表7.3 ウクライナにおける1990〜1995年の乳児死亡の主因(生産児1,000人あたり)(Grodzinsky, 1998)。

死因	発生率	%
出生前病変	4.84	33.0
先天性奇形	4.26	29.0
呼吸器系疾患	1.45	9.9
感染症	1.12	7.6

表7.4 ウクライナ全土の乳児死亡率を100%とした場合の，放射能汚染地域における乳児死亡率，1986〜2007年(Dubovaya, 2010)。

年	乳児死亡率
1986〜1990	103.0
1991〜1995	104.2
1996〜2000	103.0
2001〜2005	96.8
2006	103.0
2007	102.7

表7.5 ブリャンスク州(ロシア)のうち高濃度に汚染された諸地区における1995〜1998年の乳児死亡率(生産児1,000人あたり)(Fetysov, 1999b; Komogortseva, 2006)。

年	高濃度汚染地区				州平均
	1995	1996	1997	1998	1998
乳児死亡率	17.2	17.6	17.7	20.0	15.7

7.2.2. 乳児死亡率

7.2.2.1. ウクライナ

1. 1987年から1988年にかけて，高濃度汚染地域で乳児死亡率に有意な上昇が認められた(Grodzinsky, 1998; Omelyanets and Klement'ev, 2001)。乳児死亡の主因は出生前病変と先天性奇形だった(表7.3)。
2. 公式データによると，ウクライナの高濃度汚染地域における1986年から2000年にかけての乳児死亡率は，同時期の国全体の同死亡率より高い。乳児死亡率は2001年から2005年にかけての5年間に低下したが，近年再び上昇している(表7.4)。

7.2.2.2. ロシア

1. ブリャンスク州の高濃度汚染地域における1996年の新生児死亡率は州平均を上回り，汚染地域が1,000人あたり7.4例に対し，州平均が6.3例だった(Baleva et al., 2001)。
2. ブリャンスク州のうち相対的に汚染度の高い南西部の諸地区で，1986年以降，乳児死亡率が上昇した(表7.5を参照)が，その他の諸地区では低下した(Utka et al., 2005)。
3. カルーガ州のうちもっとも高濃度に汚染された3地区における乳児死亡率は，1986年から1990年までと1991年から1995年までの2期間，相対的に汚染度の低い地区やカルーガ州全体より高く，高濃度汚染地区では生産児1,000人あたり25.2例，相対的に汚染度の低い地域では21.5例，カルーガ州の平均は17.0例だった(Tsyb et al., 2006)。

7.2.2.3. その他の国々

1. フィンランド：チェルノブイリ大惨事直後から乳児死亡率が有意に上昇し，1993年まで，長期推移予測と比べて高いままだった(図7.13)。
2. ドイツ：1980年から1994年にかけての乳

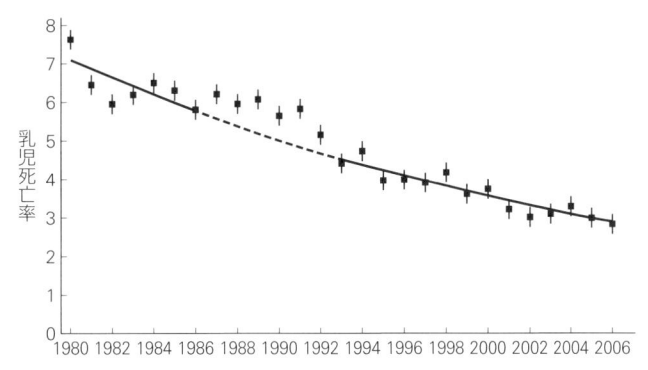

図 7.13 1980～2006 年のフィンランドにおける乳児死亡率の動き(黒点)と,事故がなかった場合の長期推移予測(1,000 人あたり)。公式の統計データにもとづいて作図(Körblein, 2008)。

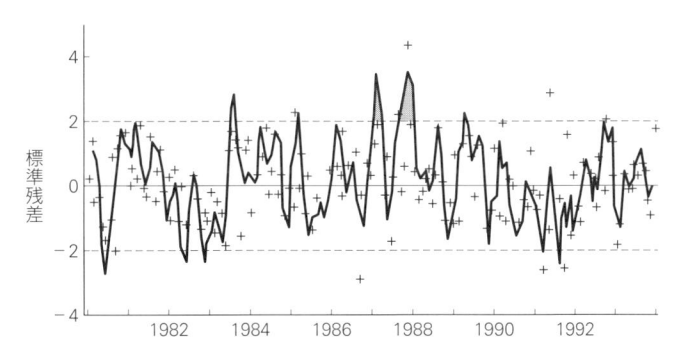

図 7.14 1980～1994 年のドイツにおける乳児死亡率と長期推移予測との偏差。死亡率のピークはセシウム 137 による被曝のピークから 7 ヵ月遅れで起こる(Körblein and Küchenhoff, 1997)。

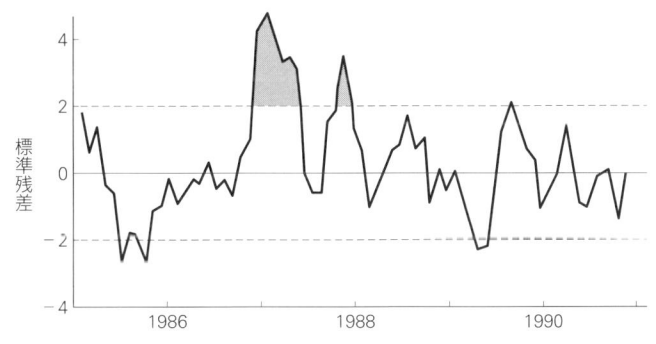

図 7.15 1985～1991 年のポーランドにおける乳児死亡率と長期推移予測との偏差。死亡率のピークはセシウム 137 取り込み量のピークから 7 ヵ月遅れで起こる(Körblein, 2006a)。

児死亡率月別データから,チェルノブイリ事故後,統計的に有意な 2 回のピークが 1987 年初頭と年末に見てとれる(**図 7.14**)。

3. ポーランド：1985 年から 1991 年にかけての乳児死亡率月別データから,1987 年初頭と年末に統計的に有意な 2 回のピークが認められる(**図 7.15**)。

4. スウェーデン：大惨事直後に乳児死亡率が上昇し,1989 年から 1992 年にかけても有意に上昇した(**図 7.16**)。

第 7 章　チェルノブイリ大惨事後の死亡率　　171

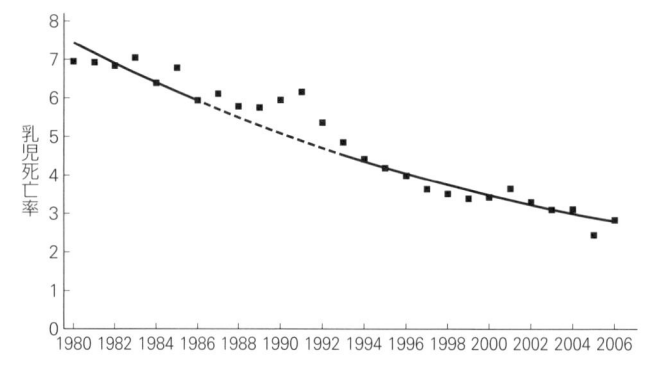

図7.16 1980〜2006年のスウェーデンにおける乳児死亡率（1,000人あたり）の推移と，事故がなかった場合の長期推移予測。公式統計データにもとづいて作図（Körblein, 2008）。

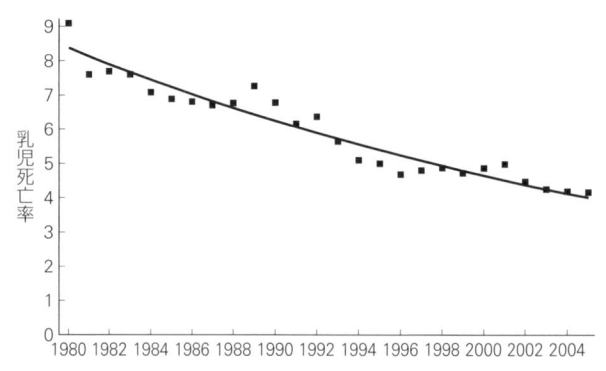

図7.17 スイスにおける1980〜2005年の乳児死亡率（1,000人あたり）の推移（黒点）と，事故がなかった場合の長期推移予測。公式の統計データにもとづいて作図（Körblein, 2008）。

5. スイス：乳児死亡率が1988年にある程度の上昇を見せ，1989年から1990年にかけても有意に上昇した（**図7.17**）。

これまでに（7.2.2で）述べたとおり，チェルノブイリ大惨事後のヨーロッパおよびヨーロッパ以遠で，合計数千例に及ぶ乳児の過剰死亡例が生じた可能性が想定できる。しかし，チェルノブイリ大惨事がなかった場合の仮想的な推移予測が不明のため，正確な過剰死亡例を算定することはいかなる研究でも不可能である。

7.2.3. 小児死亡率（0歳から14歳）

7.2.3.1. ベラルーシ

1. ゴメリ州では，小児がんがベラルーシ全土における死亡統計の2倍も多く，また汚染が最小だったヴィテプスク州の20倍も多く登録されている（Bogdanovich, 1997）。

7.2.3.2. ウクライナ

1. 小児死亡率が上昇し，1987年の1,000人あたり0.5例から1994年には同1.2例になった。神経系と感覚器の疾患による死亡が5倍，先天性奇形［による死亡］が2倍以上増加した（Grodzinsky, 1998）。
2. 公式データによれば，高濃度汚染地域の小児における1997年の死亡率は4.7％で，被曝した親のもとに生まれた小児では9.6％だった（ITAR-TASS［イタルタス通信］, 1998）。

7.2.3.3. ロシア

1. 高濃度に汚染されたトゥーラ州の諸地区で

は，相対的に汚染度の低い地区より小児の死亡率が高かった(Khvorostenko, 1999)。

チェルノブイリ大惨事を原因とする小児の正確な総死亡数が判明することは，今後ともないだろう。しかし現存する断片的なデータから，ベラルーシ，ウクライナ，ロシアで1万人前後の子どもの過剰死亡例が生じたとの想定が成り立つ。

7.3. リクビダートルの死亡率

ウクライナ，ロシア，およびベラルーシにおけるリクビダートルの死亡登録は，チェルノブイリ大惨事に続く数年間は不完全だった(詳細は1.8を参照)。リクビダートルは概して健康な若年成人(平均年齢33歳)だったので，死亡率は平均より低いと想定すべきである。

7.3.1. ベラルーシ

1. 1986年に作業に従事した男性リクビダートルの死亡率は，1987年に従事したリクビダートルより高い(Borysevich and Poplyko, 2002)。

7.3.2. ウクライナ

1 ウクライナ人リクビダートルにおけるがん以外の疾患による死亡率は，1988年から2003年にかけて増加傾向が続いた(図7.18)。

2. 汚染地域の住民における総死亡率とリクビダートルの総死亡率が，1987年から2005年にかけて有意に上昇した(図7.19)。
3. 1989年から2004年にかけて，ウクライナの男性リクビダートルの死亡率は1,000人あたり3.0人から16.6人へと5倍以上に増加した。これに対し，リクビダートル以外で労働年齢にある男性の死亡率は同4.1人から6.0人への増加だった。
4. リクビダートルの死亡率が，1995年以降，対照群の死亡率を上回った(Law of Ukraine[チェルノブイリ関連法], 2006)。

7.3.3. ロシア

1. チェルノブイリ大惨事の10年後，1986年に作業に従事したリクビダートルの死亡率が有意に上昇した(Ecological Security[ロシア連邦環境保護委員会刊『環境安全保障白書』], 2002)。
2. ロシアのリクビダートル群(コホート)5万2,714人において，1991年以降1998年までに4,136例の死亡例がロシアの公式登録簿に登録されている。このうち，わずか216例のみが放射線に由来する死亡例として公式に認められた(1986年から1998年にかけての白血病による24死亡例は含まれていない)(Ivanov et al., 2004)。
3. 公式データによれば，2001年までに，すでに「1万人以上のリクビダートル」が死亡

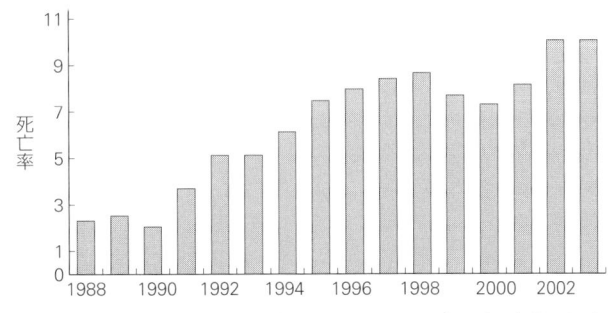

図7.18 1986年と1987年に作業に従事したウクライナ人リクビダートルの，1988～2003年のがん以外の疾患による死亡率(1,000人あたり)の推移(National Ukrainian Report[ウクライナ公式報告書], 2006)。

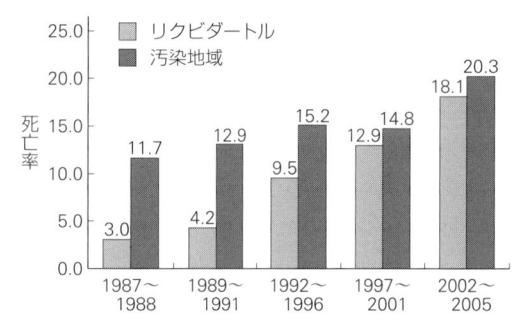

図7.19 1986〜2006年のウクライナの汚染地域の住民における総死亡率とリクビダートルの総死亡率（全死因の総計，1,000人あたり）（Petruk, 2006）。

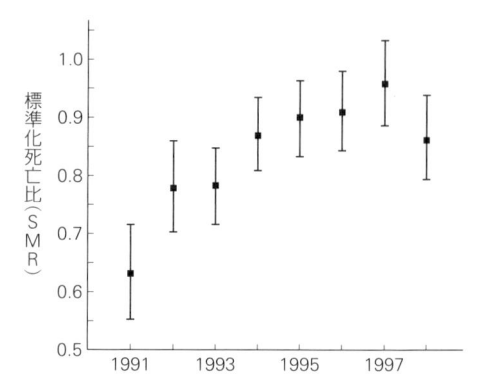

図7.20 リクビダートルにおける1990〜1999年のがん以外の疾患による標準化死亡比（SMR）（Ivanov et al., 2004：fig. 8.7）。

している（National Russian Report［ロシア公式報告書］, 2001）。このリクビダートル群（コホート）の標準化死亡比（SMR）は，「全死因」，「悪性新生物［悪性腫瘍］*8」，「悪性新生物を除く全死因」，および「外傷と中毒」のそれぞれについて0.78から0.88の範囲にあり，一般集団の対照群と変わらなかった。同様の結果がクルチャトフ研究所［モスクワにあるロシアの原子力研究所］の被雇用者についても報告されている（Shykalov et al., 2002）。

4. 約100 mSvの放射線量（公式データによる）を被曝した6万6,000人のリクビダートル群（コホート）で，1991年から1998年にかけて，がん死亡率の有意な上昇が認められた。

5. トムスク州に居住するリクビダートルの死亡率は，年によっては州平均を1.1倍から1.3倍上回っていた。大惨事後の10年間に死亡率は平均50%上昇し，対照群より2倍から3倍高かった（Krayushkina et al., 2006）。

6. がん以外の原因によるリクビダートルの死亡率について，公式登録簿から得られたデータを**図7.20**に示す。

7. 非政府組織チェルノブイリ同盟によれば，ロシア人リクビダートル24万4,700人のうち，2005年までに3万1,700人，すなわち13%以上がすでに死亡した（V. V. Grinshin, Chernobyl Union Chairman, pers. comm.［チェルノブイリ同盟議長私信］）。

8. ヴォロネジ州では，3,208人のリクビダートルのうち1,113人（34.7%）が2005年末までに死亡している（出典はChernobyl Union［チェルノブイリ同盟］地区支部からの書簡）。

9. カレリア共和国［ロシア連邦内の共和国］では，1,204人のリクビダートルのうち644人（53%）が2008年までに死亡した（*Stolitsa on Onego*, 2008）。

10. アンガルスク市（シベリアのイルクーツク州）では，1,300人のリクビダートルのうち2007年まで生存していたのは約300人のみだった（Rikhvanova, 2007）。

11. 大惨事に続く12年間にカルーガ州で死亡した全リクビダートルの87%が30歳から39歳だった（Lushnykov and Lantsov, 1999）。

12. 2001年における男性リクビダートルの死亡率は，一般人口集団の対応する年齢群より1.4倍から2.3倍高かった（Gil'manov et al., 2001）。

13. 公式登録簿のデータによると，50歳以下のリクビダートルにおける1986年から1996年までの泌尿生殖器の悪性新生物による死亡率は，一般集団の対応する年齢群より有意に高かった（Kochergyna et al., 2001）。

14. 死亡率上昇により，リクビダートルの平均余命が相対的に短くなった（**表7.6**）。

15. 公式登録簿によると，1993年におけるリクビダートルの3大死因は，外傷と中毒

表7.6 死亡したリクビダートルの平均年齢。

リクビダートル群	死亡例数	死亡時の平均年齢	備考
サマーラ州トリヤッチ市 ［モスクワ南東約1,000 km］	163	46.3	1995〜2005年，A・ヤブロコフがTymonin, 2005のデータから算出
原子力省職員	169	45.4	1986〜1990年（Tukov, 2000）
カレリア共和国	644	43	1986〜2008年（*Stolitsa on Onego*, 2008）

表7.7 3つの情報源による2000年のロシア人リクビダートルの死因（%）。

	全死亡例数に対するパーセンテージ		
	Khrysanfov and Meskikh, 2001[a]	Loskutova, 2002[b]	Gil'manov *et al*., 2001[c]
血液および循環器系の疾患	63	45	50.9
悪性新生物	31	32	5.3
消化器系の疾患	7	—	5.3
肺の疾患	5	—	—
外傷と自殺	5	14	26.3
結核	3	—	—
放射線症	—	1	—
その他	—	8	12.5

a 放射線被曝した人びとの疾患，身体的障害，および死亡について［被曝との］因果関係を確定するロシア省庁間専門家会議の公式データ。
b 非政府系組織「チェルノブイリの窓」モスクワ支部のデータ（559例）。
c ロシア公式登録簿のリクビダートルに関する公式データ。

（46%），循環器系疾患（29%），悪性新生物（13%）だった（Ecological Security, 2002）。

16. 1999年の公式登録簿によると，ロシア原子力省の被雇用者で，事故処理に派遣されたロシア人リクビダートル（男性1万4,827人，女性2,825人）において，死亡率の有意な上昇が見られたのは，循環器系および自律神経循環器系（自律神経）疾患[*7]を有する患者群だけだった（Tukov, 2000）。

17. ロシア原子力省（原子力発電所その他の核施設，各種の核科学研究所などを所轄）の被雇用者で，事故処理に派遣されたチェルノブイリのリクビダートルにおいて平均余命が短くなった原因は，16.3%が悪性新生物，25.9%が血液疾患，39.6%が外傷と中毒によるものだった（Ignatov *et al*., 2001）。

18. さまざまな情報源から得られたリクビダートルの死因に関するデータは相互に大きく異なっており，これらのデータの質に問題が多いことを示唆する（**表7.7**）。

これまでに紹介したデータが示すのは，リクビダートルの死亡率が1990年以来，対照群の死亡率を上回っていることである。2005年までに，11万2,000人から12万5,000人程度，すなわち計83万人のリクビダートルのうち約15%がすでに死亡した。

7.4. 総死亡率

チェルノブイリ事故による放射能汚染が，汚染地域における総死亡率の上昇を招いたことに疑問の余地はない。

7.4.1. ベラルーシ

1. セシウム137で55万5,000 Bq/m^2（15 Ci/km^2）以上に汚染された地域の住民と，大惨事後にそうした地域から転出した避難者とにおいて，悪性新生物による死亡率が，1998年，死亡率の全国平均を上回り始めた（Antypova and Babichevskaya, 2001）。

2. セシウム137による地表の汚染が55万

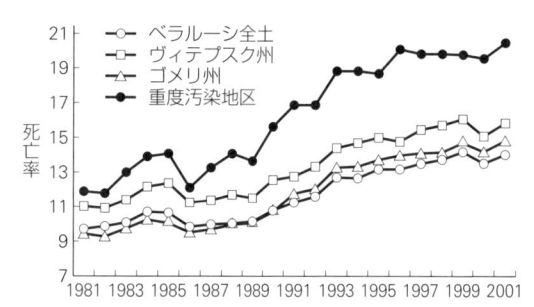

図 7.21 ベラルーシのいくつかの地域での死亡率の推移（1,000人あたり）。死亡率の最大値はゴメリ州の最重度汚染諸地区で記録され，1989年以後の増加幅もゴメリ州が最大だった（Rubanova, 2003）。

表 7.8 ウクライナの汚染地域における1996年の死因（Grodzinsky, 1998）。

死因	割合（%）
血液疾患	61.2
腫瘍性疾患	13.2
外傷	9.3
呼吸器系疾患	6.7
消化器系疾患	2.2

5,000 Bq/m^2（15 Ci/km^2）以上の地域に住む人びとの平均余命は，全国平均より8年短かった（Antypova and Babichevskaya, 2001）。

3. ゴメリ州で突然死した285人の大多数（98%）の遺体において，心臓，腎臓，および肝臓に沈着した放射性核種の濃度が有意に高かった（Bandazhevsky, 1999）。
4. ゴメリ州の高濃度に汚染された諸地区における死亡率は，相対的に汚染度の低い地域より有意に高く，またベラルーシの他地域よりも高かった。諸地域の死亡率は1989年に上昇し始めた（**図7.21**）。
5. ベラルーシの総死亡率は，1990年から2004年にかけて，1,000人あたり6.5人から9.3人へと43%も上昇した（Malko, 2007）。

7.4.2. ウクライナ

1. 1986年以降，放射能汚染地域で総死亡率が有意に上昇した（IPHECA［チェルノブイリ事故の医学的影響に関する国際プロジェクト］, 1996；Omelyanets and Klement'ev, 2001；Grodzinsky 1998；Kashyryna, 2005；Sergeeva et al., 2005）。
2. 公式データによれば，1999年の重度汚染地域における総死亡率は1,000人あたり18.3人であり，全国平均の14.8人より28%ほど高かった（Reuters［ロイター通信］, 2000a）。
3. 1986年から1998年にかけて，がんによる死亡率が汚染地域の住民と避難者では18%から22%の上昇だったのに対し，ウクライナ全体では12%の上昇だった（Omelyanets and Klement'ev, 2001；Golubchykov et al., 2002）。前立腺がんによる死亡率は汚染地域で2.2倍，ウクライナ全体では1.3倍に増加した（Omelyanets and Klement'ev, 2001）。
4. 大惨事後の22年間に放射能汚染地域（12州74地区）の人口は16.1%（74万1,900人）減少したが，これは国全体の減少率（9%）よりもかなり高い。1986年から2001年までのウクライナにおける出生率の低下が50.3%だったのに対し，高濃度汚染地域では46%の低下にとどまっていたので，汚染地域の死亡率上昇を出生率低下に帰すことはできない。高濃度汚染地域における死亡率のピークは1995年で，1999年から2007年にかけての平均死亡率は9%（全国平均は5.4%）だった。2007年の総死亡率は1986年のほぼ50%増だった。汚染地域では1986年から2007年にかけて60歳以上の死亡率がほぼ45%増加しており，全期間を通じウクライナ全体より高かった（Dubovaya, 2010）。
5. 汚染地域の住民における1996年の主要な死因は，循環器系疾患と腫瘍性疾患だった（**表7.8**）。

7.4.3. ロシア

1. 1994年から2004年にかけて，ブリャンスク州の高濃度汚染諸地区における総死亡率が

表7.9 ブリャンスク州の最大汚染3地区,州全体,およびロシアにおける1995～1998年の総死亡率(1,000人あたり) (Fetysov, 1999b)。

	高濃度汚染諸地区				州	ロシア
年	1995	1996	1997	1998	1998	1997
総死亡率	16.7	17.0	18.2	17.7	16.3	13.8

22.5%上昇し,45歳から49歳の年齢群で87%と,もっとも増加幅が大きかった。高濃度に汚染された諸地区での総死亡率は,州平均より23%から34%高かった(Kashyryna, 2005; Sergeeva et al., 2005; 表7.9)。

2. リペック市はセシウム137による地表汚染が5 Ci/km²[=18万5,000 Bq/m²]未満だったが,総死亡率は1986年から1995年にかけて67%増加し,1,000人あたり7.5人から12.6人になった(Krapyvin, 1997)。

3. ブリャンスク州クリンツィ地区における1997年から1999年にかけての総死亡率と,セシウム137による地表汚染には相関が見られた。死亡率上昇の主因は心血管疾患(60%)とがん(10.6%)である(Sukal'skaya et al., 2004)。

7.5. 発がんリスクにもとづく総死亡率の算定

さまざまな研究者がそれぞれ異なるリスク係数[*10](単位線量あたりの過剰リスク)にもとづき,チェルノブイリに起因する過剰がん死を推計している(表7.10)。これらの推計値の開きは,表7.10に示したとおり2桁にも及ぶ。これほど大きな幅は通常の科学における不確実性を大きく超えている。したがって,放射線被曝による健康被害の推計は,現時点における科学的知見の限界を考慮し,十分に注意して解釈する必要がある(詳細は第2部を参照)。

7.6. 高汚染地域と低汚染地域の比較にもとづく総死亡数の算定

チェルノブイリ事故による過剰死亡数は,高濃度に汚染された地域と相対的に汚染度が低かった地域――いわゆる「クリーンな」地域――との死亡率の比較にもとづいて推計できる(Rubanova, 2003; Sergeeva et al., 2005; Khudoley et al., 2006; 他)。

1985年から2001年までに,標準化死亡比は,比較的汚染度の低かったベラルーシのグロドノ州とヴィテプスク州で37.4%から43.1%の増加だったのに対し,重度に汚染されたゴメリ州では59.6%の増加だった。これらの地域は社会・経済的ならびに民族的な条件において似通っており,唯一異なるのは汚染の程度である。したがって,死亡数の増加に関して観察された差違(16～22%)はチェルノブイリ由来の被曝のためと考えられる(Rubanova, 2003)。

チェルノブイリ由来の放射性降下物によって大きく汚染された州はロシアに6つあり(トゥーラ,ブリャンスク,オリョール,リャザン,クルスク,およびカルーガ各州),2002年の人口は6州合計で741万8,000人だった(調査地域)。1999年には,この人口の5%以上が高濃度汚染地域で生活していた。これらの地域における死亡率を,ロシアの平均や,地理的ならびに社会・経済的に類似した背景をもち,比較的汚染が少ない(と公式にはされている)近隣6州(スモレンスク,ベルゴロド,リペック,タンボフ,ウラジーミル各州とモルドヴィア共和国)の死亡率と比較した。後者6州(対照地域)の2002年における総人口は783

表7.10 チェルノブイリ原発の原子炉から放出された放射性核種セシウム134[Cs-134], セシウム137, およびストロンチウム90に起因する, がん死の推計。

死亡例数	出典	備考
4,000	Chernobyl Forum [チェルノブイリ・フォーラム] (2005)での報道発表	90年間, ベラルーシ, ウクライナ, ヨーロッパ側ロシア
8,930	Chernobyl Forum (2006)	90年間, ベラルーシ, ウクライナ, ヨーロッパ側ロシア
1万4,000*	Nuclear Regulatory Commission [米国原子力規制委員会]	期間限定なし, 全世界
1万7,400	Anspaugh et al. (1988)	50年間, 全世界
2万8,000	U. S. Department of Energy [米国エネルギー省] (Goldman, 1987)	50年間, 全世界
3万*	UNSCEAR[原子放射線の影響に関する国連科学委員会] (Bennett, 1996)	期間限定なし, 全世界
3万〜6万	Fairlie and Sumner (2006)	期間限定なし, 全世界
9万3,080	Malko (2007)	70年間, 全世界
18万	Malko (2007)	70年間, チェルノブイリ事故に起因するすべての死亡
49万5,000	Gofman (1994a, b)	期間限定なし, 全世界
89万9,310〜178万6,657	Bertell (2006)	期間限定なし, 全放射性核種, 全世界

*J. Fairlie and D. Sumner (2006, table 6.2)による。

表7.11 ロシアの最大汚染地域6州における2002年の死亡率の実数(未処理の死亡率)と年齢調整死亡率(1,000人あたり) (Khudoley et al., 2006)。

州	死亡率	
	実数(未処理)	標準化
トゥーラ	21.9	19.6
ブリャンスク	19.3	18.0
オリョール	18.6	18.1
リャザン	20.6	19.3
クルスク	19.3	18.5
カルーガ	18.8	17.7
合計		16.2

万2,000人である (Khudoley et al., 2006)。

調査地域では, 総死亡率も, 死亡率の増加率もロシア平均を上回った。汚染された6州における死亡率の実数[未処理数値]および年齢調整値を**表7.11**に示す。実際の死亡率も年齢調整死亡率もロシア平均を上回っている(**表7.11**)。汚染された6州の標準化死亡比と対照地域における死亡率との比較を**図7.22**に示した。調査地域の標準化死亡比にもとづいて計算すると, チェルノブイリに由来する過剰死亡総数は6万400人と推定できる(95%信頼区間:5万4,880〜6万5,920人)。

高濃度に汚染された地域と相対的に汚染度が低かった地域との比較でも同様の結果が得られた。汚染地域に近いトゥーラ州とリペック州における標準化死亡比を**図7.23**に示す。1990年から2004年にかけての調査地域における過剰死の事例は約6万400人で, これを1,000人あたりに換算すると34人の増加になり, チェルノブイリ大惨事による死亡数の真の規模が明らかになる。1990年から2004年までの過剰死亡例は汚染地域の全人口の3.75%に相当する。この調査結果は, 2006年のウクライナ公式報告書に示されたウクライナの過剰死亡数4.2%という数値ともよく合致する。

ロシアにおける死亡数の増加率にもとづくと, ベラルーシ, ウクライナ, およびヨーロッパ側ロシアでのチェルノブイリ事故による過剰死亡総数は, 大惨事に続く15年間で21万2,000人と推計される(**表7.12**)。推計の母数とした汚染地域の人口は, ヨーロッパ側ロシアが178万9,000人(1999年), ベラルーシが157万1,000人(2001

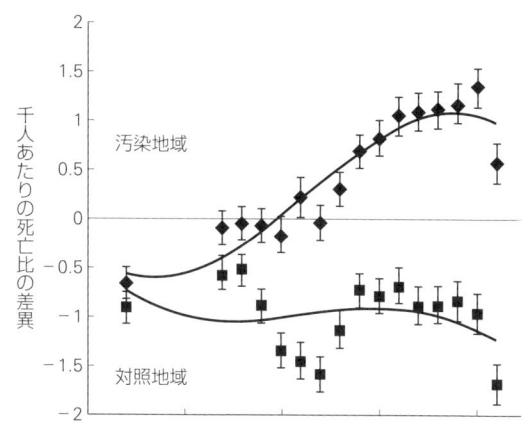

図7.22 最大汚染地域6州全体の標準化死亡比と対照地域の標準化死亡比の差違。ロシアの平均値を「0」とした場合(Khudoley et al., 2006)。

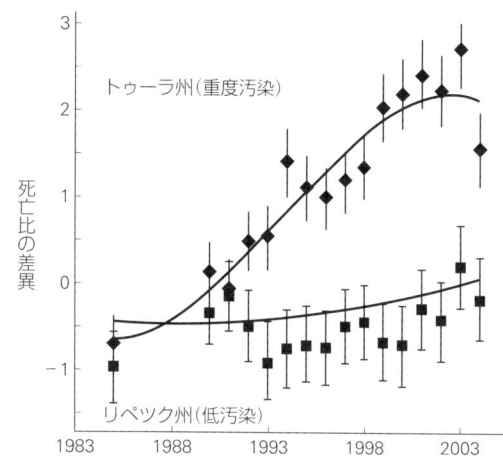

図7.23 汚染度の高いトゥーラ州,相対的に汚染度の低いリペツク州,およびロシア全体における1983〜2003年の標準化死亡比(1,000人あたり)。ロシアの平均値を「0」とした場合(Khudoley et al., 2006)。

表7.12 ベラルーシ,ウクライナ,およびヨーロッパ側ロシアにおけるチェルノブイリ大惨事に起因すると考えられる過剰死亡数。1990〜2004年(Khudoley et al., 2006)。

	地域/国			
	ヨーロッパ側ロシア	ベラルーシ	ウクライナ	合 計
汚染度の高い地域の居住者数	178万9,000	157万1,000	229万	565万
過剰死亡数	6万7,000	5万9,000	8万6,000	21万2,000

年),ウクライナが229万人(2002年)である(Khudoley et al., 2006)。

この推計値は妥当に見えるが,実態を過小評価している可能性がある。理由を以下に挙げる。

- ベルゴロド州およびリペツク州の放射能汚染に関する公式データには,チェルノブイリ事故後の変化を含む医療統計との相関が見られない。そのため,フドレイらが調べた汚染地域と非汚染地域とのあいだの死亡率の差(Khudoley et al., 2006)は,実際にはさらに広がる可能性がある。だとすれば,ロシアのデータから算定された3.75%という数値より,死亡率4.2%というウクライナの数値のほうがより現実的なものといえるかもしれない。
- よく知られているように,これまでに述べた6州だけでなく,ヨーロッパ側ロシアにある16州でも相当程度の汚染が(1 Ci/km²[=3万7,000 Bq/m²]以上の場合も)あった(詳細は第1章を参照)。そこから,ロシアにおける死亡者の総数は,フドレイらによる推計(2006)より多いと考えられる。
- フドレイらによる算定(2006)は,すべて15年という期間(1990〜2004年)を調査対象としている。しかしチェルノブイリに由来する放射能汚染は,1990年以前にも住民の健康に悪影響を与えていたし,これからも長年にわたって続くだろう。

7.7. チェルノブイリ事故による犠牲者の総数

チェルノブイリ・フォーラム(WHO, 2006)は,ベラルーシ,ウクライナ,およびロシアにおける,チェルノブイリ大惨事に起因すると考えられるが

ん死の総数を，メルトダウン[炉心溶融]後90年間で9,000人と算定した。

チェルノブイリ大惨事に起因する過剰がん死の推計を**表7.10**に示した。すべての予測値は，がんのリスク係数にもとづいている。しかし，よく知られているように，がんは放射線による致死的な影響の唯一のものではなく，もっとも多く見られる原因でもない（たとえば**表7.8**を参照）。

そのため，あらゆる原因による実質死亡率にもとづいた見積もり(Khudoley et al., 2006)が重要な意味をもってくる。「クリーンな地域」(この区分そのものや，汚染地域と比較するにあたっての死亡率の割り出しは困難を伴うが)と比較した汚染度の高い地域における実質死亡率の分析によって被害者数を見積もれば，死亡率の計算に必要なリスク係数の大きさに関する論議を回避することが可能になる。

致死性でない疾患についての放射線リスクに関する諸仮説は互いに異なっており，その不一致は放射線誘発性のがんに関する諸仮説の違い以上に大きい。したがって，総死亡率の実際の増加にもとづくリスク予測のほうが有用であり，個人や集団の被曝線量と致死性がんのリスク係数のみを用いる計算より現実的だろう。

7.6で提示したデータにもとづいて，チェルノブイリ大惨事に起因する死者の総数を次のように推定できる。

- これまでの推計に用いた「15年間(1990～2004年)に1,000人あたり37人の過剰死亡」という数値を，汚染区域に住んでいないリクビダートル群(40万人)と，避難者および汚染地域から転出した人びと(35万人)に適用すると，同じ15年間にさらに2万5,500人の過剰死が推計できる。これにより，ベラルーシ，ウクライナ，およびロシアにおけるチェルノブイリ事故関連の死亡総数は，2004年までに23万7,500人と推計された。
- 旧ソビエト連邦以遠のヨーロッパでは1,000万人の人びとが，地表のセシウム137汚染値が4万Bq/m^2(1.08 Ci/km^2)を超える地域に住んでいる。それらの地域の死亡リスクを(より汚染の少ない食生活，より恵まれた医学的および社会経済的状況にあると想定して)チェルノブイリ地域の半分と算定すると，住人1,000人あたり18.5人の死亡が想定される。ここから，2004年までに旧ソ連以遠のヨーロッパで，チェルノブイリ事故に起因する18万5,000人の過剰死亡例を見積もることができる。
- さらに，セシウム137の地表汚染値が4万Bq/m^{2}未満の地域で生活する1億5,000万人のヨーロッパ人(詳細は第1章を参照)については，過剰死亡率はその10分の1であると仮定しよう(1990年から2004年までに1,000人あたり1.85人の死亡)。ここから，これまでに述べた以外のヨーロッパで15万×1.85人，すなわち27万7,500人の追加死亡数を見積もることができる。
- チェルノブイリ原発の原子炉から放出された放射性核種の20%がヨーロッパ以遠に沈積し(第1章を参照)，それに被曝した人口を1億9,000万人，リスク係数を前項と同じ1,000人あたり1.85人と仮定すると，2004年までにヨーロッパ以遠で35万1,500人のがん死の積み増しを見積もることができるだろう。

以上の計算によって，1986年4月から2004年末までの期間における，チェルノブイリ大惨事に由来する死亡総数は，過剰死亡数105万1,500人と推計される。この過剰死亡数の推計値はゴフマン(Gofman, 1994a)およびベルテル(Bertell, 2006)の推計値に近い。はるかに長い期間，すなわち多くの将来世代にまたがる長期予測は非常に困難だ。そうした予測を難しくする事項として以下のものなどが挙げられる。

- 2つの主要な放射性核種(セシウム137とストロンチウム90)は半減期*3がそれぞれ約30年であるため，汚染地域における放射性核種による被曝量は人類の1世代ごとに約50%減少するであろうこと。[その一方，]プルトニ

ウム[Pu]，塩素36[Cl-36]，およびテクネチウム99[Tc-99]の濃度は，（半減期が2万年ないし20万年以上であるために）事実上永久に変わらず，またプルトニウム241[Pu-241]の崩壊産物であるアメリシウム241[Am-241]の濃度は，数世代にわたって増加し続けるであろうこと。
- 被曝した人びとの子孫における遺伝的損傷[*6]は集団内に拡がって，幾世代も（少なくとも7世代は）持続するであろうこと。
- 放射線被曝後の影響として知られる生殖能力の低下（Radzikhovsky and Keisevich, 2002）。
- 放射線への順応プロセスが生じる可能性（哺乳類の実験においてそうした影響が知られている）（Yablokov, 2002）。
- 大惨事の被害を最小限にする努力。

7.8. 結　論

高濃度汚染地域における出生前死亡率，小児死亡率，および総死亡率の上昇を，ほぼ確定的にチェルノブイリ由来の放射性降下物による被曝に関連づける数多くの知見がある。がんによる死亡率の有意な上昇がすべての被曝群で観察された。

詳細な調査研究によって，ウクライナとロシアの汚染地域における1990年から2004年までの全死亡数の4%前後が，チェルノブイリ大惨事を原因とすることが明らかになっている。その他の被害国で死亡率上昇の証拠が不足していることは，放射線による有害な影響がなかったという証明にはならない。

本章の算定は，不運にもチェルノブイリに由来する放射性降下物の被害を被った地域で暮らしていた数億人のうち，数十万人がチェルノブイリ大惨事によってすでに亡くなっていることを示唆する。チェルノブイリの犠牲者は，今後数世代にわたって増え続けるだろう。

第 2 部　結　論

　第2部の第4章から第7章でこれまでに述べた個々の疾患の発生率と罹病率[凡例を参照]をもってしても，チェルノブイリ原発事故の影響を受けた地域における住民の健康状態の全貌は依然として見えてこない。以下の引用記事は，ウクライナのルギヌィという小さな地区に住む人びとの，大惨事の10年後における健康状態に関する記録である。ジトーミル州ルギヌィ地区はチェルノブイリ原発から南西約110 kmに位置し，5 Ci/km²[＝18万5,000 Bq/m²]を超える放射能汚染がある。

　ベラルーシ，ウクライナ，ヨーロッパ側ロシア，スウェーデン，ノルウェー，トルコ，オーストリア，ドイツ南部，フィンランドその他のヨーロッパ諸国には，この地区と同程度の汚染に曝された地方が何十もある。しかしルギヌィ地区は，大惨事の前後に同じ医療従事者が同じ医療機器を使用し，同じ手順に従ってデータを収集したばかりか，収集したデータを医師らが発表したという点でも他に類を見ない(Godlevsky and Nasvit, 1998)。

大惨事10年後のウクライナのある地区における住民の健康状態の悪化

ルギヌィ地区(ウクライナ)。1986年の人口：2万9,276人。1996年の人口：2万2,552人(子ども4,227人を含む)。1986年，50村のうち22村が1～5 Ci/km²[＝3万7,000～18万5,000 Bq/m²]に，26村が1 Ci/km²[＝3万7,000 Bq/m²]未満レベルに放射能汚染された。

肺がんもしくは胃がん診断時からの生存期間：
1984～1985年：38～62カ月。
1995～1996年：2～7.2カ月。

新規結核患者(初めて結核と診断された患者)のうち活動性結核の割合：
1985～1986年：新規結核患者(10万人あたり75.8～84.5例)のうち17.2～28.7％。
1995～1996年：新規結核患者(10万人あたり73.3～84.0例)のうち41.7～50.0％。

子どもの内分泌系疾患：
1985～1990年：1,000人あたり10例。
1994～1995年：1,000人あたり90～97例。

子どもの甲状腺腫症例：
1988年まで：症例なし。
1994～1995年：1,000人あたり12～13例。

生後7日までの新生児罹病率：
1984～1987年：生産児1,000人あたり25～75例。
1995～1996年：生産児1,000人あたり330～340例。

総死亡率：
1985年：1,000人あたり10.9例。
1991年：1,000人あたり15.5例。

平均余命：
1984～1985年：75歳。
1990～1996年：65歳。

　ルギヌィ地区における年間の，先天性奇形を有する新生児の年間出生数に関するデータを**図1**に示す。1986年から1996年にかけてルギヌィ地区の総人口が25％減少したにもかかわらず，先天性奇形の症例は増加した。

　放射能汚染地域で多くの疾患の発生率が目に見えて上昇し，また公の医療統計には表れない徴候や症状にも同様の増加が認められる。後者には，子どもの体重増加が異常に遅いことや，疾病からの回復の遅れ，頻繁な発熱などがある。

　チェルノブイリ大惨事は，世界の医療[現場]に新しい用語群をもたらした。そのうちのいくつか

を以下に記す.
- 「自律神経循環器系失調症[vegetovascular dystonia]*7」として知られる症候群.さまざまな臨床所見を伴う心血管系神経の制御機能障害で,ストレスが背景となって引き起こされる.
- 「長寿命核種の体内への取り込みによる各種臓器障害症候群」(Bandazhevsky, 1999)として知られる症候群.セシウム137[Cs-137]とストロンチウム90[Sr-90]が50 Bq/kgを超えて体内に蓄積されることによって生じ,心血管系,神経系,内分泌系,生殖系その他の系の疾病を含む.
- 「上気道の急性異物吸入症状」(Chuchalin, 2002)として知られる症候群.鼻炎,喉のイガイガ感,乾性の咳,身体運動に伴う息切れを併発し,「ホットパーティクル[放射性微粒子]」などの放射性核種の吸入と関連がある.
- 「チェスナット(栗の葉)症候群」として知られる症候群.眼球脈絡膜の特殊な形態の障害(Fedirko, 1999).

以前から知られていた症候群のいくつかが,先例がないほど広範囲に発生している.そのなかに「慢性疲労」として知られる症候群があり(Lloyd et al., 1988),これは疲労感,悪夢,周期的な鬱や不快感,原因不明の倦怠感,記憶障害,広範な筋肉の痛み,大関節の痛み,震え,頻繁な気分の変化,頸部リンパ節の過敏,体重減少となって表れる.これらの症状は中枢神経系の側頭葉 - 辺縁部の障害を伴う免疫系の機能障害の結果,生ずると仮定されている.これらの機能障害による症候群には以下のようなものがある.(a)「原爆ぶらぶら病[lingering radiating illness]」(Furitsu et al., 1992; Pshenichnykov, 1996)と呼ばれる症候群.異常な倦怠感,目眩,震え,背中,腰,肩帯[鎖骨と肩胛骨によって形成された骨のアーチ]の痛みを併発し,元々はヒバクシャ(広島と長崎の原爆被害者)の症状として説明されていた.(b)初期「チェスナット(栗の葉)症候群」または「網膜格子様変性」(Fedirko, 1999, 2002)と呼ばれる症候群.網膜血管における変化で,脈絡網膜症を含む.

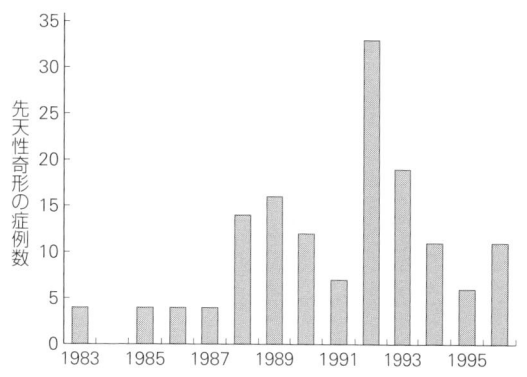

図1 ジトーミル州ルギヌィ地区(ウクライナ)の新生児における先天性発生異常の絶対数,1983〜1996年(Godlevsky and Nasvit, 1999).

十分な医学的説明が待たれるその他の疾患群には,「子宮内被曝[胎内被曝]」「チェルノブイリ・エイズ」「チェルノブイリ・ハート」「チェルノブイリ認知症」および「チェルノブイリ脚」などがある.

チェルノブイリ事故による1 Ci/km^2[=3万7,000 Bq/m^2]を超える放射能汚染(1986〜1987年の時点で)は,ロシア,ウクライナおよびベラルーシにおける総死亡率の3.75%から4.2%を占めるばかりでなく,このレベルの汚染に曝された地域のほぼ全域で総罹病率を押し上げる決定的な要因となっている.さまざまな病因による慢性疾患が,リクビダートル[事故処理作業員]だけでなく被害を受けた住民にも特徴的であり,それが放射能汚染によってさらに悪化しているようだ.多重疾患,つまり同一の個人が複数の疾患を患う現象は汚染地域では珍しくない.チェルノブイリ事故を原因とするがん死は,20世紀末以来,人類を苦しめている「がんの流行」のもっとも妥当な理由の1つと考えられる.

放射能の影響を受けた地域の住民の健康状態悪化に関する膨大なデータがあるにもかかわらず,大惨事が健康に及ぼした悪影響の全貌は依然として完全解明にはほど遠い.チェルノブイリ大惨事が人びとの健康に与えた影響について複合的な全体像をつきとめるには,第1に以下を実施する必要がある.

- 医学的，生物学的，放射線医学的な研究を（ロシア，ウクライナ，ベラルーシで近年，実施されたように）縮小するのではなく，拡大する。
- 個人の被曝線量*2を，内部被曝線量と外部被曝線量の両面から，また各種放射性核種の影響ごとに正確に再現し，個人の行動や習慣を特定したうえで，染色体や歯のエナメル質の分析にもとづいて正確な被曝線量を同定することを必須条件とする。
- 各放射性核種にさまざまな程度で汚染された行政区域（地区および地域）について，大惨事の前後（特に大惨事直後の数年間について）の月別医療統計を比較分析する。

旧ソ連諸国だけでなく，スウェーデン，スイス，フランス，ドイツ，イタリア，トルコ，フィンランド，モルドバ，ルーマニア，チェコその他の国々において，チェルノブイリ大惨事が住民の健康に及ぼした負の影響に関する客観的かつ科学的なデータは増え続けているが，それらは楽観を許さない（詳細は第4章〜第7章を参照）。罹病とその結果として起こる死亡を低減し，また予防するための大規模な特別プログラムなしでは，およそ25年前にさかのぼる汚染と結びついたチェルノブイリ事故関連の疾病は今後も増え続けるだろう。

ベラルーシ，ウクライナおよびロシアのチェルノブイリ事故の降下物に汚染された地域で活動する住民医療関係者に，以下の兆候についての注意を喚起する。

- 現在の平均年間被曝線量と，1986年から1987年にかけての被曝線量とのあいだには相関が認められないこと。
- 低レベル汚染地域に住む人びとの集団被曝線量が目に見えて増え続けており，注視すべきであること。
- 汚染に曝された地域に住む多くの人びとの個人被曝量が（論理的には低下すると考えられるにもかかわらず）上昇していること。
- がん（皮膚がん，乳がん，肺がん等）の進行には20年の潜伏期間を要するという予断を捨てる必要性があること。種々に異なる発がん物質への被曝により，それぞれのがんで潜伏期間が異なるからだ。子どもの被害者がその明らかな例である。

免疫系が長期間にわたって抑制された結果，多くの疾患が増加するだろう。また，中枢神経系全般，特に側頭葉−辺縁系が被曝によって損傷されたために，ますます多くの人びとの知的発達に問題が生じ，国民全体の知的水準を低下させる可能性がある。放射能に誘発された染色体突然変異の結果，さまざまな様相，形の先天性疾患が，汚染地域だけでなく，人びとの移住に伴って多くの地域に，また何世代にもわたって広がるだろう。

第 3 部

チェルノブイリ大惨事が環境に及ぼした影響

アレクセイ・V・ヤブロコフ
(ロシア科学アカデミー)

ヴァシリー・B・ネステレンコ
(ベラルーシ放射線安全研究所(ベルラド研究所),ベラルーシ,故人)

アレクセイ・V・ネステレンコ
(同研究所)

ナタリヤ・E・プレオブラジェンスカヤ
(チェルノブイリ大惨事からウクライナの子どもを救済する基金代表)

キーワード:チェルノブイリ,放射性核種,放射線分解,土壌,水界生態系,生物濃縮,移行係数,放射性異常形態形成

汚染地域における大気，水，土壌の放射能量が，直接もしくは食物連鎖を経て，すべての生命体の最終的な放射線被曝の程度を決定する。放射能汚染のパターンは，放射性核種が水，風，および移動性動物に運ばれることによって根本から変化する。ほとんど，あるいはまったく汚染に曝されていなかった陸地や水域が，核種の二次的な移行によってそれ以前よりひどく汚染される場合がある。さまざまな動植物に影響を及ぼす，そうした放射性核種の移行，および土壌中や水中での濃度*1の変化と生物濃縮を多くのロシア語刊行物が取り上げている(Konoplya and Rolevich, 1996；Kutlachmedov and Polykarpov, 1998；Sokolov and Krivolutsky, 1998；Kozubov and Taskaev, 2002 等の総説を参照)。チェルノブイリに由来する放射性核種の降下物が，生態系や動植物，微生物の個体群に与えた影響は，よく記録されている。

　本書は，チェルノブイリの影響に関する利用可能なすべてのデータを紹介するものではなく，多くの問題を映し出し，汚染の甚大な規模を示すデータの一部を選んで提示するにとどまることを，第1部，第2部で繰り返し強調してきた。第3部でも同様に，大惨事が動植物相，水，大気および土壌などの生物圏に与えた多大な悪影響に関する資料のごく一部を取り上げる。住民の健康に対する影響が軽減するどころか，むしろその規模と深刻さを増しているように，自然への影響についてもいまだ十分な記録にも完全な理解にも及ばず，また影響も低減していかない可能性があることを強調しておきたい。

　セシウム137[Cs-137]が生態系の食物連鎖から除去されるには，大惨事直後に予想されたより100倍も時間がかかる(Smith *et al.*, 2000；他)。「ホット」なパーティクル[放射性微粒子]は考えられていたよりもずっと速く崩壊*3し，いくつかの放射性核種からの予測不可能な二次的放射線放出をもたらしている。ストロンチウム90[Sr-90]とアメリシウム241[Am-241]は水溶性がきわめて高いため，食物連鎖を通じ予想よりずっと素早く移行している(Konoplya, 2006；Konoplya *et al.*, 2006；他多数)。チェルノブイリ原発事故による放射能汚染は，環境中のあらゆる生物だけでなく，大気，地表水および地下水，土壌などの非生物構成要素にも影響を及ぼしている。

第8章

チェルノブイリ事故後の大気, 水, 土壌の汚染

アレクセイ・V・ヤブロコフ, ヴァシリー・B・ネステレンコ,
アレクセイ・V・ネステレンコ

北半球全体の空気中微粒子が帯びる放射能は, ［大気圏内］核実験が終了して以来の最高値に達し, チェルノブイリ事故汚染以前の最大100万倍になることもあった。電気伝導率および空気中の放射線分解を測定したところ, 重度汚染地域の地表の空気中[生物の生息圏内の空気]ではイオン, 放射性エアロゾル[煙霧質], および気体の構造にきわめて重要な変化が見られた。大惨事から何年も経て, 森林火災で発生した放射性エアロゾルが数百kmにわたり拡散した。チェルノブイリ由来の放射性核種は地表堆積物, 水, 植物や動物中で濃縮され, その土地のバックグラウンド放射能[環境放射線]レベルの10万倍に及ぶ場合もある。そのような衝撃が水界生態系[水で覆われた場とそこに生息する全生物]にもたらす影響については不明な点が多い。春季の増水でセシウム137[Cs-137]やストロンチウム90[Sr-90]が流出する結果, 淡水生態系が二次的な汚染を受ける。氾濫原, 低地湿原, 泥炭湿原などにおいて, 各種放射性核種の垂直[下方向への]移動速度は年におよそ2cmから4cmである。土壌中の放射性核種が垂直下方向に移動すると, 根の深い植物が放射性核種を吸い上げ, 地中深くにある核種を再び地表へ戻すことになる。この移行は近年観察されるようになった重要なメカニズムの1つで, これが汚染地域の住民の内部被曝線量[*2]増加につながる。

8.1. チェルノブイリ原発事故による地表の空気中の放射能汚染

以下のデータは, 事実上北半球全体に及ぶ, 地表の空気中における汚染の検出値を示している（関連する地図については第1章を参照）。

8.1.1. ベラルーシ, ウクライナ, ロシア

旧ソビエト連邦領内における各放射性核種の濃度については, 数百に及ぶ出版物がある。以下にごく一部を取り上げる。

1. 1986年4月26日のチェルノブイリ原子力発電所における最初の爆発直後, 主要な放射性核種の濃度[*1]は場所や日によって大きく変化した（**表8.1**）。
2. **表8.2**は, チェルノブイリ原発付近の大気中に含まれていた放射性核種のいくつかに関する年平均濃度の推移を示す。
3. 大惨事の現場一帯で, 地表の空気中におけるイオン, エアロゾルおよび気体の構造にきわめて重要な変化が見られた。1年後, チェルノブイリ原発の7キロメートルゾーン内における地表の空気中の電気伝導率は, 数百km離れた, より汚染度の低い地域に比べて240倍から570倍高かった（Smirnov, 1992）。30キロメートルゾーン[強制退避区域]外では, 大気の放射線分解によって生態系の機能が低

表8.1 1986年4月28日〜5月1日のミンスク市（ベラルーシ）およびキエフ州（ウクライナ）における放射性核種の濃度（1 m³あたりのBq値）（Kryshev and Ryazantsev, 2000）。

放射性核種	ミンスク市, 4月28〜29日	キエフ州バルィシェフカ市, 4月30日〜5月1日
Te-132	74	3,300
I-131	320	300
Ba-140	27	230
Cs-137	93	78
Cs-134	48	52
Se-141	不検出	26
Se-144	不検出	26
Zr-95	3	24
Ru-103	16	24

表 8.2　1986〜1991 年のチェルノブイリ市の大気における放射性核種の濃度の推移（1 m³ あたりの Bq 値）（Kryshev and Ryazantsev, 2000）。

年	Sr-90	Ru-106	Cs-137	Se-144
1986（7〜12 月）	データなし	1 万 3,000	5,000	3 万 4,000
1987	データなし	4,000	2,000	1 万 2,000
1988	430	400	600	1,400
1989	130	不検出	90	160
1990	52	不検出	80	不検出
1991	52	不検出	100	不検出

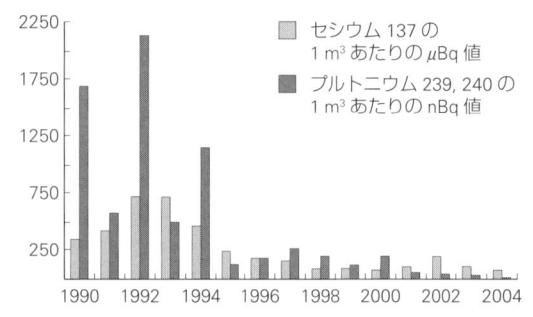

図 8.1　1990〜2004 年のホイニキ市（ベラルーシ）の地表の空気中におけるプルトニウム 239 とプルトニウム 240、セシウム 137 の推移（Konoplya et al., 2006）。

下した。チェルノブイリ原発近くの汚染地域における地表の空気中イオン濃度は，ロシアのカルーガ州やウクライナのジトーミリ州を 130 倍から 200 倍も上回ることが何度もあった（Kryshev and Ryazantsev, 2000）。

4. 1986 年 4 月から 5 月にかけて，ベラルーシの地表の空気中における放射能量は最大 100 万倍にまで増加した。以後，1986 年末までに放射能量は次第に減少し，その後，急激に低下した。チェルノブイリ原発から 400 km のベレジナ自然保護区［ベレジンスキー自然保護区］における 1986 年 4 月 27 日，28 日両日の大気中のヨウ素 131［I-131］とセシウム 137 の濃度は，それぞれ 150〜200 Bq/m³ と 9.9 Bq/m³ だった。ホイニキ市における 1986 年中頃の地表の空気中のセシウム 137 濃度は 32 mBq/m³，ミンスクでは 3.8 mBq/m³ で，大惨事前の濃度である 1 μBq/m³ の 1,000 倍から 1 万倍にも達していた。1986 年半ばにおける地表の空気中プルトニウム 239［Pu-239］およびプルトニウム 240［Pu-240］濃度は，ホイニキでは 8.3 μBq/m³，ミンスクでは 1.1 μBq/m³ であり，いずれも 1 nBq/m³ 未満だった大惨事前の濃度の 1,000 倍だった（Gres' et al., 1997）。地表の空気中からプルトニウム 239 とプルトニウム 240 が自然に減衰して半分になるのにかかる時間は 14.2 ヵ月，セシウム 137 については 40 ヵ月にも及んだ（Nesterenko, 2005）。大惨事から何年も経過したあとで，明らかに高いレベルの放射性核種が地表の空気中で検出された（図 8.1）。

5. 地表付近の大気の放射能の量は，なんらかの農作業（耕耘，砕土等）など粉塵の舞い上がる作業のあとに著しく上昇する。春や夏，特に乾燥した天気のときに，地表の空気中における放射性核種の量が上昇する傾向がある。

6. ベラルーシにおける地表の空気中放射能汚染度には 3 つの動的要素が関係している。(1)一般的な放射性核種の生態学的状況，(2)季節変化（たとえば農作業など）と結びついた周期的な放射性核種の生態学的状況，および(3)多くの人為ならびに自然因子が生み出す偶発的な放射性核種の生態学的状況である。偶発的要素は，1992 年にベラルーシ全土で激しい森林火災が起きた際，鮮烈に表出した。森林火災が大気中の放射能量に及ぼす影響はきわめて大きく，その年半ばの地表の空気中における放射性核種の濃度が大幅に上昇し，呼吸を通じてヒトの汚染も増大させた可能性が高い。地表における放射性核種の汚染密度[*1]が土壌，水，植物中で高かった地域

では、この森林火災によって生じた熱気のため放射性核種が地表から 3,000 m の高さにまで押し上げられ、数百 km も運ばれた(Konoplya *et al.*, 2006)。

7. ロシアでは 1986 年 4 月 26 日の数日後に、チェルノブイリ由来のベータ線[β線]放出核種がブリャンスク、トゥーラ、カルーガ、オリョール、ヴォロネジ、スモレンスク、ニジニ・ノヴゴロド(旧ゴーリキー)、ロストフ、タンボフ、ペンザ各州、ならびにヨーロッパ側ロシアのカレリア共和国、ウラル地方(スヴェルドロフスク州)、極東地方(ハバロフスクとウラジオストク)で検出され、大惨事以前の値の 1 万倍を超える地域もあった(Kryshev and Ryazantsev, 2000)。

8. 大惨事の数年後には、放射性のダスト[塵]やエアロゾルからの二次的な放射能汚染が重要な因子となった。1992 年 9 月 6 日、放射性のエアロゾルが強風によってチェルノブイリの 30 キロメートルゾーンから吹き上げられ、5 時間から 7 時間後にはリトアニアのヴィリニュス付近(距離にして約 300 km)に到達し、セシウム 137 の濃度を 100 倍に上昇させた(Ogorodnykov, 2002)。同様規模の放射性核種の飛散が、ベラルーシ、ロシア、およびウクライナの広範囲に及ぶ汚染地域で時折猛威を振るう森林火災により発生している。

たとえば 2010 年 7 月と 8 月、オブニンスク(カルーガ州)におけるセシウム 137 の月平均放射能濃度が 2 倍から 3 倍にまで上昇し、1 日平均放射能濃度の最大値は 8 月の数日間、環境放射線量の 24 倍に達した(Ivanov *et al.*, 2010)。これは、オブニンスクから 200 km ないし 300 km 離れたブリャンスク州の汚染された森林で起きた火災を原因とする可能性が高い。

チェルノブイリ大惨事に続く数日間、大気中の電気伝導率の急激な上昇が、何百 km も離れたスウェーデンとフィンランドで観測されている(Israelsson *et al.*, 1988; Tuomi, 1988, 1989)。

8.1.2. その他の国々

以下は北半球の大気におけるチェルノブイリ原発事故による放射能汚染の例である。

1. カナダ:チェルノブイリからの放射能雲[プルーム]が、カナダ東部に 3 度到達した。1 度目は 1986 年 5 月 6 日、2 度目は 5 月 14 日ごろ、3 度目は 5 月 25 日から 26 日にかけてである。降下物に含まれていた核種は、ベリリウム 7[Be-7]、鉄 59[Fe-59]、ニオブ 95[Nb-95]、ジルコニウム 95[Zr-95]、ルテニウム 103[Ru-103]、ルテニウム 106[Ru-106]、セシウム 137、ヨウ素 131、ランタン 141[La-141]、セリウム 141[Ce-141]、セリウム 144[Ce-144]、マンガン 54[Mn-54]、コバルト 60[Co-60]、亜鉛 65[Zn-65]、バリウム 140[Ba-140]などだった(Roy *et al.*, 1988)。

2. デンマーク:4 月 27 日から 28 日にかけての空気中濃度の平均値は、セシウム 137 が 0.24 Bq/m³、ストロンチウム 90 が 5.7 mBq/m³、プルトニウム 239 とプルトニウム 240 が合計 51 μBq/m³、アメリシウム[Am]が 5.2 μBq/m³ だった(Aarkrog, 1988)。

3. フィンランド:大惨事直後の数日間において、チェルノブイリ由来の放射性降下物に関するもっとも詳細な測定はスウェーデンおよびフィンランドで行われた(**表 8.3**)。

4. 日本:日本の上空では、チェルノブイリからの 2 つの放射能雲が検知された。1 つ目は 1986 年 5 月初旬の数日間に上空約 1,500 m を通過し、もう 1 つは 5 月末に 6,000 m 以上の上空を通過した(Higuchi *et al.*, 1988)。地表の空気中で、セシウム 137、ヨウ素 131、ルテニウム 103 など最大 20 種類もの放射性核種が検出された。日本北西部の地表の空気中におけるセシウム 131[Cs-131]、セシウム 134、セシウム 137 の濃度は 1,000 倍以上に上昇した(Aoyama *et al.*, 1986; Ooe *et al.*, 1988)。1988 年末まで、際立った量のセシウ

表 8.3 1986年4月28日,フィンランドのヌルミヤルヴィにおける21の放射性核種からなる空気中放射性微粒子(1 m³あたりのmBq値)(Sinkko et al., 1987)。

放射性核種	放 射 能 量	放射性核種	放 射 能 量
I-131	22万3,000	Te-131m	1,700
I-133	4万8,000	Sb-127	1,650
Te-132	3万3,000	Ru-106	630
Cs-137	1万1,900	Ce-141	570
Cs-134	7,200	Cd-115	400
Ba-140	7,000	Zr-95	380
Te-129m	4,000	Sb-125	253
Ru-103	2,880	Ce-143	240
Mo-99	2,440	Nd-147	150
Cs-136	2,740	Ag-110m	130
Np-239	1,900		

表 8.4 チェルノブイリ大惨事後の米国におけるヨウ素131,セシウム137およびセシウム134の地表の空気中濃度(1 m³あたりのmBq値)の例。1986年5月(Larsen and Juzdan, 1986; Larsen et al., 1986; US EPA, 1986; Toppan, 1986; Feely et al., 1988; Gebbie and Paris, 1986; Vermont, 1986)。

放射性核種	検 出 地	放 射 能 量
I-131	ニューヨーク州ニューヨーク	20.72
	アイダホ州レックスバーグ	11.39
	メイン州ポートランド	107.30
	メイン州オーガスタ	29.60
	アラバマ州バロー	8.09
	ハワイ州マウナロア	1.05
Cs-137	ニューヨーク州ニューヨーク	9.72
	アラバマ州バロー	1.02
	ハワイ州マウナロア	0.85
Cs-134	ハワイ州マウナロア	0.41
	アラバマ州バロー	0.69
β線放出核種総量	メイン州ポートランド	38.15
	ネブラスカ州リンカーン	529.10
	バーモント州	4.18

ム137が大気中で継続的に記録された(Aoyama et al., 1991)。

5. ユーゴスラビア:1986年5月1日から15日にかけて,ヴィンカ核科学研究所(ベオグラード)敷地内の地表の空気中においてプルトニウム238対プルトニウム239–240の比が上昇し,それがチェルノブイリに由来するものと確認された(Mani-Kudra et al., 1995)。

6. スコットランド(英国):5月3日の晩にチェルノブイリから飛来した放射性降下物には,テルル132/ヨウ素132*3,ヨウ素131,ルテニウム103,セシウム137,セシウム134,バリウム140/ランタン140*3が含まれていた(Martin et al., 1988)。

7. 米国:チェルノブイリからの放射能雲が北太平洋のベーリング海で検知され(Kusakabe and Ku, 1988),その後,北米大陸に到達した。チェルノブイリの放射能雲は対流圏下層で北極圏を,また対流圏中層で太平洋を通過した。米国ではじめて放射能の到来が計測されたのは5月10日で,5月20日から23日にかけて2回目のピークがあった。2回目の期間は,セシウム137よりルテニウム103とバリウム140の値がずっと高かった

表8.5 北半球の地表の空気中における放射性核種の濃度．大惨事後（1986年）に計測．

放射性核種	濃度	検出地	検出日	参照文献
I-131	223 Bq/m^3	ヌルミヤルヴィ（フィンランド）	4月28日	RADNET, 2008
	251 Bq/m^3	レベルストーク（カナダ）	5月13日	RADNET, 2008
	176 Bq/m^3	ケベック（カナダ）	5月5〜6日	RADNET, 2008
	20.7 mBq/m^3	ニューヨーク（ニューヨーク州）	5月11日	RADNET, 2008
	0.8 Bq/m^3	日本	5月5日	Imanaka and Koide, 1986
Cs-137	9.7 Bq/m^3	ウィーン（オーストリア）	4月30日	Irlweck et al., 1993
Ru-103	62.5 Bq/m^3	ウィーン	4月30日	Irlweck et al., 1993
β線放出核種総量	160 Bq/m^3	ブルガリア	5月1日	Pourchet et al., 1997
	100 Bq/m^3	ミュンヘン（ドイツ）	4月30日	Hotzl et al., 1987
Pu-239, 240	89 mBq/m^3	ウィーン	5月	Irlweck et al., 1993
	0.4 mBq/m^3*	パリ（フランス）	4月29〜30日	Thomas and Martin, 1986

*1984年にはプルトニウム239とプルトニウム240の放射能の総量は400分の1〜100分の1だった（10〜40 nBq/m^3）．

（Bondietti et al., 1988 ; Bondietti and Brantley, 1986）．米国における空気中放射性微粒子の放射能量は，核実験終了以来の最高値に達した（US EPA［米国環境保護局］, 1986）．チェルノブイリ原発事故による米国の大気汚染の例を**表8.4**に示す．

表8.5はチェルノブイリ大惨事による各国の地表空気の汚染例の概要である．

現代科学は，チェルノブイリ原発事故による各種の放射性核種がもたらす固有の放射線影響をすべて理解するには至っていないばかりか，なかには記録さえできないものもある．しかし，これほど大量の大気中放射性降下物による放射性分解があった以上，細心の注意を払う必要がある．大惨事後，「大気中の放射性毒素」という用語が新たに使われるようになった（Gagarinsky et al., 1994）．先に述べたとおり，大気中における放射性核種の拡散が，森林火災によって二次的に発生する可能性がある．

8.2. チェルノブイリ原発事故による水界生態系の放射能汚染

チェルノブイリ原発事故による汚染は大惨事後，何時間も，何日も，あるいは何週間もかけて北半球全体に広がり，雨や雪を通じて沈着し，まもなく川や湖や海など水系に入り込んだ．大惨事のあと，ベラルーシ，ウクライナ，ロシア，ラトビアおよびリトアニアの多くの河川とその流域盆地で汚染が認められた．ドニエプル川，ソジ川，プリピャチ川，ネマン川，ヴォルガ川，ドン川，西ドヴィナ川などである．

8.2.1. ベラルーシ，ウクライナ，ロシア

1. 大惨事に続く数日間（エアロゾルによる一次汚染の時期），チェルノブイリ原発近くのプリピャチ川における放射能の総量は3,000 Bq/literを超えていた．1986年5月末になってようやく200 Bq/literまで減少した．プリピャチ川におけるプルトニウム239の大惨事前の最大濃度は0.37 Bq/literだった．

2. 1986年5月から7月にかけて，キエフ貯水池［強制退避区域のすぐ外側から始まり黒海に至る全長1,000 kmの水源地］北部における放射能量は大惨事前の10万倍も高かった（Ryabov, 2004）．

3. 1986年5月2日のレニングラード州（ソスノヴィ・ボール市）の地表水におけるヨウ素131濃度は1,300 Bq/literだったが，1986年5月4日には740 Bq/literになった（Kryshev and Ryazantsev, 2000 ; Blynova, 1998）．

4. 大惨事の当初，沿岸地帯は放射能で重度に汚染された．その後の数年間，春の増水によ

表 8.6 ドニエプル川とキエフ貯水池におけるチェルノブイリに由来する放射性核種の生物濃縮係数*。1986～1989 年 (Kryshev and Ryazantsev, 2000：table 9.12, 9.13, 9.14；Gudkov et al., 2004)。

放射性核種	軟体動物	水生植物	魚類(コイ科,スズキ科やヘダイなどの淡水魚)
Ce-141, 144	3,000～4,600	2万～2万4,000	500～900
Ru-103, 106	750～1,000	1万1,000～1万7,000	120～130
Cs-134, 137	178～500	2,700～3,000	100～1,100
Zr-95	2,900	2万	190
Nb-95	3,700	2万2,000	220
Sr-90	440～3,000	240	50～3,000
Pu	不検出	4,175	98
Am	不検出	7,458	1,667
I-131	120	60	2～40

*水生動植物相における濃度と水中濃度との比較。

るセシウム 137 とストロンチウム 90 の流出や森林火災による放射性降下物で,水域の二次汚染が起こった(Ryabov, 2004)。

5. 1986 年 7 月,チェルノブイリ原発付近の水域における粘土中で,放射線量に寄与する主要な核種はニオブ 98[Nb-98](2 万 7,000 Bq/kg),セリウム 144(2 万 100 Bq/kg),ジルコニウム 96[Zr-96](1 万 9,300 Bq/kg)だった。1987 年 3 月から 4 月の水生植物におけるニオブ 95 濃度は 2 万 9,000 Bq/kg,ニワトリにおけるジルコニウム 95 濃度は最大 14 万 6,000 Bq/kg に達した(Kryshev et al., 1992)。

6. ドニエプル川の氾濫原と湖の生態系におけるストロンチウム 90 による汚染はおもに軟体動物[外骨格も内骨格もない伸縮自在の生物]の二枚貝類に蓄積され,10～40% が水生植物,約 2% が魚類,1～10% が軟体動物の腹足類,そして 1% 未満がプランクトンに蓄積された(Gudkov et al., 2006)。

7. ドニエプル川の氾濫原と湖の生態系におけるセシウム 137 の汚染の分布は,水生動物に 85～97%,底生動物[湖沼などの底に生息する動植物プランクトン,魚類など]に 1～8%,魚類に 1～8%,軟体動物の腹足類に約 1% だった(Gudkov et al., 2006)。

8. 植物,無脊椎動物,魚類における放射性核種の量は,生物濃縮が起こるため水に含まれる量の数千倍から数万倍に達しうる(表 8.6)。

9. セシウム 137 による汚染が 0.2 Ci/km^2[= 7,400 Bq/m^2]の地域における水から植物への移行係数[数式は第 9 章を参照]は,年によって 15 倍から 60 倍もの差がある(Borysevich and Poplyko, 2002)。

10. 水界生態系に存在するプルトニウム[Pu]とアメリシウムの 90% 以上は,堆積物中に蓄積している(Borysevich and Poplyko, 2002)。

11. 地下水中でセシウム 137 とストロンチウム 90 の濃度が上昇し,土壌汚染の濃度および地層中の通気帯の汚染濃度とのあいだに相関が見られた。ストロンチウム 90 の最高値(最大 2.7 Bq/liter)は重度汚染地域を流れる複数の河川で観測された。土壌汚染が 148 万 Bq/m^2 を超える地域にあるプリピャチ川の氾濫原において,地下水の汚染がセシウム 137 では 3.0 Bq/liter,ストロンチウム 90 では 0.7 Bq/liter に達した(Konoplya and Rolevich, 1996)。

12. 春の増水で水底の堆積物に蓄積していたセシウム 137 が浮動し,水中の放射能量を目に見えて増加させた。最大 99% のストロンチウム 90 が,溶解した状態で移動した(Konoplya and Rolevich, 1996)。

13. ストロンチウム 90 は可溶性が高いために，セシウム 137 よりずっと早く河川生態系から流出する。その一方，セシウム 137 は浸水した土壌に生育する草の茎葉や根の中に，最大 3,441 Bq/kg まで蓄積する可能性がある（Borysevich and Poplyko, 2002）。
14. 水中のセシウム 137 とストロンチウム 90 の量は時とともに減少してきたが，水生植物や堆積物中の量は増加した（Konoplya and Rolevich, 1996）。
15. 湖沼の堆積物中では 1 年ごとに植物が枯れ，しかも水はけが悪いために，放射性核種の濃縮がいっそう進む。大惨事後 5 年から 9 年で，水生植物の多い水域では水中のセシウム 137 とストロンチウム 90 が減少したが，同時に堆積物中の放射能量は増加した（Konoplya and Rolevich, 1996）。
16. ヴェトカ地区のスヴャツコエ湖（ベラルーシ）における水中の放射性核種は総量で 8.7 Bq/liter だが，水生植物では最大 3,700 Bq/kg，魚では 3 万 9,000 Bq/kg にも達した（Konoplya and Rolevich, 1996）。

8.2.2. その他の国々

1. フィンランド，フランス，カナダ：各国の雨水と表層水［水中の太陽光線の届く範囲。光合成が可能なため有機物が多い］における放射性核種の濃度に関するデータを**表 8.7** に示した。
2. 英国（スコットランド）：5 月 3 日の晩にチェルノブイリから流れてきた放射能雲の 1 つによって海が汚染された。汚染を起こした

表 8.8 テッサロニキ（ギリシャ）におけるチェルノブイリ由来の放射性降下物の組成と放射能量（雨や雪による湿性沈着総量，1 m^2 あたりの Bq 値）．1986 年 5 月 5～6 日（Papastefanou et al., 1988a）。

放射性核種	最大濃度
I-131	11 万 7,278
Te-132	7 万 700
I-132	6 万 4,686
Ru-103	4 万 8,256
Ba-140	3 万 5,580
Cs-137	2 万 3,900
La-140	1 万 5,470
Cs-134	1 万 2,276

放射性核種はテルル 132／ヨウ素 132，ヨウ素 131，ルテニウム 103，セシウム 137，セシウム 134，バリウム 140／ランタン 140 で，総量は 7,000 Bq/liter だった（Martin et al., 1988）。
3. ギリシャ：1986 年 5 月にギリシャで検出された放射性核種の組成と放射能量を**表 8.8** に示す。
4. 北海：セジメントトラップ［海水中を沈降する粒子を集める装置］におけるチェルノブイリ由来の放射能量は最大 67 万 Bq/kg に達し，なかでもルテニウム 103 の検出がもっとも顕著だった（Kempe and Nies, 1987）。1986 年 6 月，海の泡における放射性核種の汚染濃度は海水中より数千倍高かった。また，セシウム 137 およびセシウム 134 は堆積物に素早く移動したが，ルテニウム 106 と銀 110 は泡の中に滞留した（Martin et al., 1988）。
5. オランダ：1986 年 5 月 1 日から 21 日にナイメーヘンの雨水からヨウ素 131，テル

表 8.7 各国の降雨および表層水における放射性核種の濃度．1986～1987 年。

放射性核種	最大濃度	検出地	時期	参照文献
Cs-137	5,300 Bq/m^3*	フィンランド	1986 年	Saxen and Aaltonen, 1987
	325 mBq/liter	オンタリオ州（カナダ）	1986 年 5 月	Joshi, 1988
	700 Bq/liter	パリ（フランス）	1986 年 4 月 29～30 日	Thomas and Martin, 1986
Sr-89	1 万 1,000 Bq/m^3	フィンランド	1986 年	Saxen and Aaltonen, 1987
Te-132	7,400 Bq/liter	パリ（フランス）	1986 年 4 月 29～30 日	Thomas and Martin, 1986

*大惨事前の約 1,000 倍．1960 年代の核実験期後最高値の最大 80 倍。

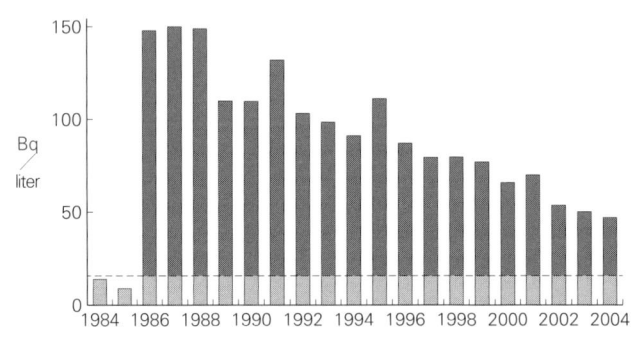

図 8.2 1984〜2004 年の，ゴットランド島東側および西側の表層水(サンプリングの深さは 10 m 以内)におけるセシウム 137 濃度の年間平均値(1 liter あたりの Bq 値)。破線はチェルノブイリ事故以前(1984〜1985 年)の平均値(HELCOM[ヘルシンキ委員会], 2006)。

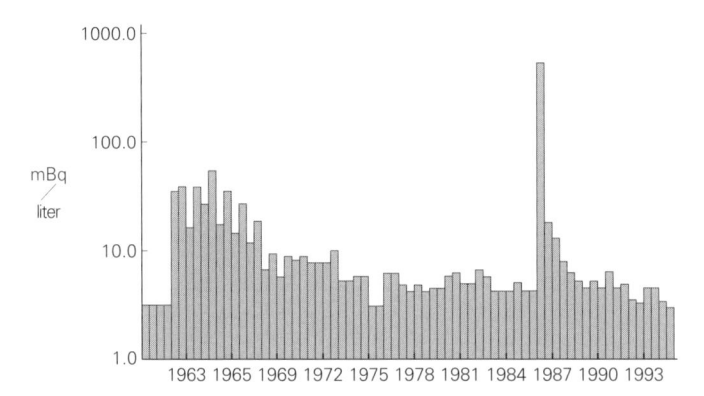

図 8.3 ティレニア海の表層水におけるセシウム 137 濃度(1 liter あたりの mBq 値)，1960〜1965 年(European Environment Agency[欧州環境機関], 1999)。

132[Te-132]，ヨウ素 132，ランタン 140[La-140]，セシウム 134，セシウム 137，およびルテニウム 103 が検出された。最初の降雨があった日の放射性核種の総量は 9,000 Bq/liter だった(ヨウ素 131 が 2,700 Bq/liter，テルル 132 とヨウ素 132 はそれぞれ 2,300 Bq/liter)。この期間に降下した放射性核種の総量は約 5 万 5,000 Bq/m^2 だった(Beentjes and Duijsings, 1987)。

6. ポーランド:バルト海にあるポーランドの経済水域におけるプルトニウム 239 とプルトニウム 240 の合計の平均値は，3 つのサンプリング地点で 30 Bq/m^2 から 98 Bq/m^2 とばらつきがあった。堆積物中における最高濃度のプルトニウムはおそらくヴィスワ川から来たもので，1989 年にはチェルノブイリ由来のプルトニウム 239 とプルトニウム 240 が合計 1 億 9,200 Bq も，ヴィスワ川経由でバルト海に流れ込んだ(Skwarzec and Bojanowski, 1992)。シニャルドヴィ湖におけるセシウム 137 の合計堆積量は平均で 6,100 Bq/m^2 と推定された(Robbins and Jasinski, 1995)。

7. スウェーデン:バルト海南部にあるゴットランド島近海の表層水における，1984 年から 2004 年の年間平均セシウム 137 濃度を**図 8.2** に示した。

8. ティレニア海[地中海中部域，イタリア半島沖]:大惨事直後にティレニア海の表層水においてセシウム 137 濃度が有意に上昇した(**図 8.3**)。降雨とともに海面に落下した放射性核種の量は，セシウム 137 だけで合

計3,000兆Bqと見積もられている(UNSCEAR[原子放射線の影響に関する国連科学委員会], 2011)。

9. バルト海：降雨とともに海面に落下した放射性核種の量は，セシウム137だけで合計2,800兆Bqと見積もられている(UNSCEAR, 2011)。

8.3. チェルノブイリ原発事故による土壌の放射能汚染

土層(土壌帯)は，チェルノブイリに由来する半減期の長い放射性核種[*3]を何世紀にもわたって蓄積するだろう。これまでに述べてきたように，本書で示すのは膨大な既存のデータの代表的な例にすぎない。

8.3.1. ベラルーシ，ウクライナ，ロシア

1. ジョールン・ポドゾル性土[腐植集積灰白土]，および高度にポドゾル[亜寒帯の針葉樹林の林床に分布する酸性土壌]化した砂状粘土の土壌では，放射性核種は地表から地底層に時間とともに降下していくので，植物が根を張る部分における放射性核種の濃度が高くなる。こうして表面の汚染度の低い土壌から植物の栄養器官(可食部位)へと放射能が移行する(Borysevich and Poplyko, 2002)。

2. チェルノブイリ原発から50 kmないし650 kmに位置する牧草地および自然放牧地の，土表層部(0～5 cm)におけるセシウム137の放射能量は1,000 Bq/m^{2}から2万5,000 Bq/m^{2}の幅があった。汚染値は牧草地より自然放牧地のほうが高く，ストロンチウム90濃度は1,400 Bq/m^{2}から4万Bq/m^{2}の幅があった(Salbu et al., 1994)。

3. 土壌におけるヨウ素131の汚染度がもっとも高かったのはウクライナ北部，ベラルーシ東部およびロシアのチェルノブイリ近隣州だったが，バルト海沿岸のカリーニングラード州など多くの地域では，放射性ヨウ素による土壌汚染が局地的に高い「[ホット]スポット」[*1]が見つかった(Makhon'ko, 1992)。

4. チェルノブイリ原発から西，北西，北東へ数百km離れた多くの地域でも，セシウム137による土壌汚染が148万9,000 Bq/m^{2}を超えた(Kryshev and Ryazantsev, 2000)。

5. 氾濫原，低地湿原，泥炭湿原のような多湿環境における放射性核種の垂直[下方向への]移動速度は，それぞれの放射性核種によって異なる(**表8.9**)。

6. 放射性核種の垂直[下方向への]移動による土壌の自浄効果は，年に2 cmから4 cmにも達する場合がある(Bakhur et al., 2005)。

7. 土壌の粒子構成および農地の化学的な特性によって，セシウム137の移行係数が変化する(第9章を参照)。土壌からアカビーツ[食用ビート]の根へのセシウム137の移行速度には，土壌がジョールン・ポドゾル性土，ローム層，砂状粘土もしくは砂地のいずれかにより，およそ10倍の違い(0.01～0.11 Bq/kg)がある(Borysevich and Poplyko, 2002)。

8.3.2. その他の国々

1. オーストリア：アルプス地方は，旧ソビエト連邦以遠ではもっとも重度に汚染された地域の1つである。1986年5月，ザルツブルク州におけるセシウム137の地表への沈着量の中央値は約3万1,000 Bq/m^{2}であり，最

表8.9 チェルノブイリ原発から50～200 kmの地域において，土壌表層部(0～5 cm)の各放射性核種の量が半減するのに要する年数(National Belarussian Report[ベラルーシ公式報告書], 2006)。

放射性核種	年 数	
	50 kmまで	200 kmまで
Pu-239, 240	50年超	6～7年
Am-241	50年超	6～7年
Sr-90	7～12年	7～12年
Cs-137	24～27年	10～17年

表 8.10　1986 年のドイツにおけるチェルノブイリに由来する放射性核種の地表累積沈着量(1 m^2 あたりの Bq 値)。

放射性核種	検　出　地	最　大　濃　度	参　照　文　献
Cs-137	オーバーシュバーベン地方	4 万 3,000	Bilo et al., 1993
	ボ　ン	1,380	Clooth and Aumann, 1990
Cs-134＋137	ドイツ南部	6 万	Energy, 2008
Te-132	ミュンヘン*	12 万	Gogolak et al., 1986

*1986 年 6 月 3 日の乾性降下物と湿性降下物の累積沈着量。

大値は 9 万 Bq/m^2 以上(Lettner et al., 2007)、もしくは 20 万 Bq/m^2 に達すると報告された(Energy, 2008)。大惨事の 10 年後、チェルノブイリに由来するセシウム 137 の 54% は針葉樹林の地表から 2 cm までの深さに蓄積され、20 cm 以上の深さに達していたのは 3% 未満だった。セシウム 137 残留量の平均半減期は 0〜5 cm 層では 5.3 年、5〜10 cm 層では 9.9 年、10 cm 以上の層では 1.78 年だった(Strebl et al., 1996)。

2. ブルガリア：もっとも汚染度が高かった地域の表層土におけるセシウム 137 の放射能量は最大 8 万 1,800 Bq/m^2 で、これは核実験の全盛期に沈着した累積量の 8 倍である(Pourchet et al., 1997)。

3. クロアチア：1986 年のセシウム 137 降下沈着量は 6,300 Bq/m^2 に達した(Frani'c et al., 2006)。

4. デンマーク：チェルノブイリ事故によって生じたセシウム 137 とストロンチウム 90 のデンマーク全土における平均合計沈着量は、それぞれ 1,300 Bq/m^2 と 38 Bq/m^2 だった。放射性降下物の大部分は 5 月前半に沈着した。フェロー諸島におけるセシウム 137 の平均沈着量は 2,000 Bq/m^2、グリーンランドでは最大 188 Bq/m^2 だった(Aarkrog, 1988)。

5. エストニア：チェルノブイリに由来するセシウム 137 の地表沈着量は 4 万 Bq/m^2 だった(Realo et al., 1995)。

6. フランス：チェルノブイリに由来するセシウム 137 の土壌汚染は最大 54 万 5,000 Bq/kg(CRII-RAD[クリラッド], 1988)であり、フランスアルプスにおけるチェルノブイリ降下物の放射能量は 400 Bq/m^2 に達した(Pinglot et al., 1994)。

7. ドイツ：放射性セシウム[セシウム 134 とセシウム 137]を合計した平均地表沈着量は 6,000 Bq/m^2(Energy, 2008)だったが、ドイツ南部における個々の放射性核種の濃度はそれよりずっと高かった(表 8.10)。

8. アイルランド：チェルノブイリに由来する最初の放射性物質中、セシウム 137 とセシウム 134 の合計濃度は 1 万 4,200 Bq/m^2 で、これは大惨事前の約 20 倍だった(McAuley and Moran, 1989)。

9. イタリア：フリウリ＝ベネツィア・ジュリア州の山間地方におけるチェルノブイリ由来のセシウム 137 沈着量は 2 万 Bq/m^2 から 4 万 Bq/m^2 だった。地表から深さ 0〜5 cm の地中におけるセシウム 137 濃度は、大惨事後の 5 年間に 20% しか減少しなかった(Velasko et al., 1997)。

10. 日本：セシウム 137、ヨウ素 131、ルテニウム 103 など最大 20 種類の放射性核種が地表で検出された。濃度はセシウム 137 が 414 Bq/m^2、ヨウ素 131 が 19 Bq/m^2、ルテニウム 103 が 1 Bq/m^2 だった(Aoyama et al., 1987)。

11. ノルウェー：大惨事後、ノルウェーの多くの場所が重度に汚染された(表 8.11)。

12. ポーランド：中部の土壌がチェルノブイリ由来の多くの放射性核種によって汚染された(表 8.12)。北東部におけるセシウム 134 とセシウム 137 の合計地表沈着量は最大 3 万

表 8.11 チェルノブイリ大惨事後のノルウェーにおけるセシウム 137 による土壌汚染の例(1986 年)。

最大放射能量	検 出 地	参 照 文 献
2 万 2,000 Bq/kg*	小川の砂利	Hongve et al., 1995
50 万 Bq/m²*	堆積物中の平均値	Hongve et al., 1995
22 Bq/kg	スヴァルバル氷河	Pinglot et al., 1994
8 万 Bq/m²	ドブレフエル山地	Solem and Gaare, 1992
5 万 4,000 Bq/m²(平均値)	牧草地(南部)	Staaland et al., 1995
20 万 Bq/m²*	被汚染地域の土壌	Blakar et al., 1992

*Cs-134+137。

表 8.12 1986 年 5 月 1 日のクラクフ地方(ポーランド)における土壌サンプル中,チェルノブイリに由来する放射性核種の種類とその放射能量(地表から深さ 0~5 cm における 1 m² あたりの Bq 値)(Broda, 1987)。

放射性核種	放 射 能 量	放 射 性 核 種	放 射 能 量
Te-132	2 万 9,300	Ba-140	2,500
I-132	2 万 5,700	La-140	2,400
I-131	2 万 3,600	Mo-99	1,700
Te-129m	8,000	Ru-106	1,300
Ru-103	6,100	Sb-127	800
Cs-137	5,200	Cs-136	700
Cs-134	2,700	合 計	最大 36 万

表 8.13 1986 年の英国各地におけるチェルノブイリ由来の放射性核種(ヨウ素 131,セシウム 134,セシウム 137)による土壌汚染(1 m² あたりの Bq 値)。

放射性核種	放 射 能 量	検 出 地	日 付	参 照 文 献
I-131	2 万 6,000	シェトランド諸島ラーウィック	5 月 1~6 日	Cambray et al., 1987
	4 万 1,000	カンブリア州ホルムロック		
Cs-137	7,400	カンブリア州セラフィールド	5 月	Fulker, 1987
	1 万 5,000	アイルランド	1986 年	Rafferty et al., 1993
	600	グロスタシャー州バークレー	5 月	Nair and Darley, 1986
Cs-134/Cs-137	10 万	スコットランド	5 月	Wynne, 1989
β 線放出核種総量	8 万 8,400	ストラスクフイド州(スコットランド)	6 月 6 日	RADNET, 2008

Bq/m²,ヨウ素 131 とヨウ素 132 の合計地表沈着量は最大 100 万 Bq/m² だった(Energy, 2008)。

13. スウェーデン:森林土壌中において,チェルノブイリに由来するセシウム 137 の平均沈着量は 5 万 Bq/m² を超え(McGee et al., 2000),セシウム 134 とセシウム 137 の最大地表沈着量は合計で 20 万 Bq/m² だった(Energy, 2008)。

14. 英国:土壌中の放射能汚染の例を**表 8.13** に示す。氾濫原の土壌におけるセシウム 137 の沈着量は,氾濫原より標高の高い土壌における値より最大 100 倍高かった(Walling and Bradley, 1988)。5 月 3 日,チェルノブイリからの放射能雲の 1 つがスコットランドを汚染した。テルル 132/ヨウ素 132,ヨウ素 131,ルテニウム 103,セシウム 137,セシウム 134,バリウム 140/ランタン 140 からなる放射能の総量は 4 万 1,000 Bq/m² だった(Martin et al., 1988)。

15. 米国:チェルノブイリ由来の放射性核種による米国の土壌汚染の観測結果一覧を**表 8.14** に示した。セシウム 137 の地表沈着量は核実験期の放射性降下物総量に匹敵するか,

表8.14 米国におけるチェルノブイリ由来の放射性核種の地上沈着例 (Dibb and Rice, 1988; Dreicer *et al.*, 1986; Miller and Gedulig, 1986; Gebbie and Paris, 1986)。

放射性核種	検出地	日付(1986年)	放射能量
Cs-137	メリーランド州ソロモン島	5月8日~6月20日	4,250 Bq/m^2
	ニュージャージー州チェスター	5月17日	9,400 Bq/m^2*
Cs-134	メリーランド州ソロモン島	5月8日~6月20日	2,000 Bq/m^2
Ru-103	メリーランド州ソロモン島	5月8日~6月20日	2万2,000 Bq/m^2
	ニュージャージー州チェスター	6月3日	1,846 Bq/m^2
	ニュージャージー州チェスター	5月23日	15 Bq/m^2
I-131	ニュージャージー州チェスター	5月23日	472 Bq/m^2
	オレゴン州ポートランド	5月11日	338.81 Bq/m^2

*牧草上の沈着量。

表8.15 ヨーロッパ諸国の英国大使館敷地内におけるチェルノブイリ大惨事後の地表の放射能汚染濃度 (http://members.tripod.com/~BRuslan/win/energe1.htm)。

検出地	Cs-134, 1 m^2 あたりの Bq 値	Cs-137, 1 m^2 あたりの Bq 値
プラハ(チェコ)	4,900	2,900
ブダペスト(ハンガリー)	8,800	5,300
ベオグラード(ユーゴスラビア)	7,300	4,400
ブカレスト(ルーマニア)	4,300	2,600
ワルシャワ(ポーランド)	2,800	1,700

もしくはそれを超える (Dibb and Rice, 1988)。米国の土壌を汚染したチェルノブイリ由来の放射性核種には、ルテニウム103, ルテニウム106, セシウム134, セシウム136, セシウム137, バリウム140, ランタン140, ヨウ素132, ジルコニウム95, モリブデン95 [Mo-95], セリウム141およびセリウム144などがある (Larsen *et al.*, 1986)。

16. 表8.15に、ヨーロッパ諸国におけるセシウム137とセシウム134の汚染データを示す。

8.4. 結論

チェルノブイリ原発事故による放射能汚染は、環境中のあらゆる生物ばかりか、大気、地表ならびに地中の水、土壌の表面層および地底層など非生物構成要素にも悪影響を及ぼしており、特にベラルーシ、ウクライナ、ヨーロッパ側ロシアの重度汚染地域で顕著である。チェルノブイリ由来の放射能汚染は北米や東アジアにおいてさえ、1960年代に核実験が始まったころの最高値を上回っている。

現代科学は、人工の放射能汚染が大気、水、土壌の生態系に及ぼす影響のすべてを理解することはおろか、正確に記録することすらできていない。こうした[環境面の]変化が起きたことに疑いの余地はなく、また生物圏に加えられたチェルノブイリ由来の放射性核種の量からして、今後何十年にもわたり変化が継続するものと思われる。

チェルノブイリ由来の放射能雲はその大部分が軽い気体状の放射性核種だから、地球の大気中で痕跡もなく消え去るだろうという一般的な見解があったが、これまでに得られた事実によれば、チェルノブイリから数千 km 離れた場所でもプルトニウム濃度が数千倍も増加したことを示している。

一般的に行われる1 liter あたり、1 m^3 あたり、もしくは1 m^2 あたりの放射能量算定は、放射性核種の濃度が堆積物や海水の泡、土壌のマイクロフィルム[土壌粒子を覆う水と有機物の複合体]などで起こる生物濃縮(第9章および第10章を参照)によって(ときには数千倍にも)上昇する現象を見えにくくする。つまり、一見無害な放射性核種の「平均値」においても、汚染された生態系に生息する生物が甚大な影響を受けることは避けられないのだ。

土壌中の放射性核種は、下方への垂直移動によ

って根の深い植物に蓄積される。地中の放射性核種は根から吸収されることで再び地表へと上昇し，食物連鎖に組み込まれていく。近年明らかになったこのような放射性核種の移行は，放射性降下物によって汚染されたすべての地域の住民の内部被曝量を増大させる，非常に重要なメカニズムの1つである。

第9章

チェルノブイリ由来の放射能による植物相への悪影響

アレクセイ・V・ヤブロコフ，ナタリヤ・E・プレオブラジェンスカヤ

　植物類とキノコ類に蓄積されるチェルノブイリ由来の放射性核種の量は，土壌，気候，個々の生物圏，季節，不均一でむらのある放射能汚染，それぞれの種や各個体群（亜種，栽培品種）などの違いに左右される。放射性核種にはそれぞれ固有の蓄積傾向がある（たとえばストロンチウム90［Sr-90］はセシウム137［Cs-137］よりずっと蓄積しやすいが，セリウム144［Ce-144］の1,000分の1未満）。蓄積係数と移行係数は時間の経過とともに，また場所により大きく異なるため，個々の植物体や菌体について，それぞれの地域や時期におけるセシウム137，ストロンチウム90，プルトニウム238［Pu-238］，プルトニウム239［Pu-239］，プルトニウム240［Pu-240］，アメリシウム241［Am-241］の実際の値を予測することは，不可能ではないにしろ困難である。チェルノブイリ原発事故による放射線被曝は，多数の植物種に構造上の異常や腫瘍様の変化を引き起こしている。たとえば異常な花粉粒と胞子が高率で発生するなど，各種の珍しい病的兆候がチェルノブイリゾーン［30キロメートルゾーン（強制退避区域）］で観察されている。チェルノブイリ事故による放射線被曝は，場合によっては長年にわたる遺伝的障害*6を引き起こし，さらには長い進化の過程で眠っていた遺伝子を呼び覚ましたようだ。

　放射能に汚染された植物類やキノコ類などの栽培作物および薬用植物について，チェルノブイリ大惨事以降，膨大な論文が発表されてきた（Aleksakhin *et al*., 1992; Aleksakhin, 2006; Grodzinsky *et al*., 1991; Ipat'ev, 1994, 1999; Parfenov and Yakushev, 1995; Krasnov, 1998; Orlov, 2001；他多数）。チェルノブイリ由来の放射線がもたらす植物への遺伝学的，形態学的その他の変化についても，広範な文献の集積がある。チェルノブイリの放射能が植物相に与えた多大な影響を扱う多数の科学論文のなかから，この章では限られたもののみを取り上げる。

　チェルノブイリ事故のため，30キロメートルゾーン内のマツ林は強い放射線の衝撃に耐えられ

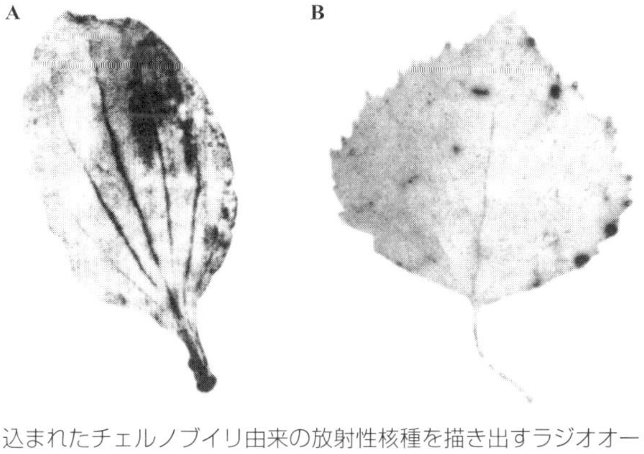

図9.1　植物に取り込まれたチェルノブイリ由来の放射性核種を描き出すラジオオートグラフ。（A）セイヨウオオバコ［*Plantago major*］の葉と（B）ヨーロッパヤマナラシ［*Populus tremula*］の葉，1991年，ブリャンスク州（ロシア）。放射能の高い箇所が観察できる（A. E. Bakhur 撮影，許可を得て掲載）。

ず枯死した(いわゆる「赤い森」)。この地域の放射能汚染は，最初の数週間から数ヵ月で1 km² あたり数千Ciにも達した。事故直後に大気中に放出された放射性毒素(第8章を参照)と「ホットパーティクル[放射性微粒子]」で土壌と植物類の表面が汚染され，その後，土壌と植物のあいだで，放射性同位体の吸収と放出の循環過程が始まった(図9.1)。

大惨事後まもなく，汚染地域の植物や菌類は，根を通じて土から放射性核種を吸収し，植物のほかの部分に送り込む放射性核種の濃縮装置となった。植物に取り込まれる放射性核種の量は移行係数(TR)と蓄積係数(CA)に，つまり植物バイオマス[植物現存量]に含まれる放射性核種の比放射能[*2]と土壌に含まれる同じ放射性核種の比放射能との関係に依存する。これを数式化すると，以下のようになる。

$$TR = \frac{植物バイオマス1\,kgあたりのBq値}{汚染土壌の面積1\,m^2あたりのkBq値}$$

$$CA = \frac{植物バイオマス1\,kgあたりのBq値}{土壌の重量1\,kgあたりのBq値}$$

9.1. 植物，キノコ類，地衣類の放射能汚染

生物への放射性核種の取り込み(蓄積)量は，その生物の遺伝系や免疫系，生命維持系における潜在的な損傷の可能性を示す，簡便かつ信頼できる指標である。この章では，前半部で植物類(コケ類・藻類を含む)の放射能汚染に関するデータを示し，後半でキノコ類と地衣類の汚染の程度を取り上げる。

9.1.1. 植物類

1. キエフ市で採取した植物4種の表面の汚染度は最大39万9,600 Bq/kgに達し，場所により，また放射性核種によって異なった(表9.1)。
2. 表9.2は大惨事後にフィンランドで採取したマツの針葉における放射性核種の蓄積を示すデータである。
3. 表9.3は，大惨事後に世界各地に及んだ放射性核種による植物の汚染程度を示す。
4. 水生植物類に高濃度の放射性物質の蓄積が認められた(表9.4)。

表9.1 1986年7月末にキエフ市で採取した4種の葉におけるチェルノブイリ由来の放射能(乾物重1 kgあたりのBq値)(Grodzinsky, 1995b)。

核種	マロニエ* [Aesculus hippocastanum]	コバノシナノキ** [Tilla cordata]	ヨーロッパシラカンバ** [Betula verrucosa]	ヨーロッパアカマツ** [Pinus silvestris]
Pm-144	5万8,800	14万6,150	1万 800	不検出
Ce-141	1万8,800	不検出	6,500	4,100
Ce-144	6万3,300	不検出	2万1,800	1万8,800
La-140	1,100	1,930	390	660
Cs-137	4,030	不検出	3,400	4,300
Cs-134	2,000	不検出	1,540	2,100
Ru-103, Rh-103	1万8,350	3万6,600	1万 290	7,180
Ru-106	1万4,600	4万1,800	400	5,700
Zr-95	3万5,600	6万1,050	1万1,400	6,500
Nb-95	5万3,650	9万4,350	1万8,500	9,900
Zn-65	不検出	400	不検出	不検出
(上記を含む)放射能総量	31万2,000	39万9,600	10万1,400	7万 300

*地下鉄「ダルヌィツィア」駅近く；**地下鉄「リソヴァ」駅近く。

5. 大惨事後，すべての重度汚染地域において，植物による放射性核種の取り込み量が急上昇した。アブサン[ニガヨモギ(*Arthemisia absinthium*)]のような一年草では，1986年に炭素14[C-14]の濃度が従来の5倍にまで上昇した(Grodzinsky, 1995c)。図9.2は，チェルノブイリの10キロメートルゾーンにおけるマツ(ヨーロッパアカマツ)の年輪に蓄積された炭素14の濃度(1950年の値との比較，単位は%)を示す。

6. 大惨事後，ロシア北西部のカレリア共和国(チェルノブイリから1,200 km以上)ではマツ(ヨーロッパアカマツ)の年輪に蓄積された放射性核種の量に際立った増加が見られた(図9.3)。同国の公式発表では，汚染値(0.5 Ci/km²[= 1万8,500 Bq/m²]未満)を軽微としている点に注目したい。

7. コケモモ属[*Vacciniaceae*]の低木は，ベリー類のなかでもセシウム137がもっとも集中的に蓄積されるという特徴がある(Mukhamedshin *et al.*, 1995; Kenigsberg *et al.*, 1996; Jacob

表9.2 フィンランド中部で採取したマツ葉における放射性核種3種の濃度，1986年5〜12月(Lang *et al.*, 1988)。

放射性核種	濃度(1 kgあたりのBq値)
Cs-137	3万
Ce-141	4万
Ru-103	3万5,000

表9.3 1986年に世界各地で観測された植物汚染の例(1 kgあたりのBq値[一部を除く])。

核　種	検査対象	放射能濃度	採取地(国)	参照文献
Cs-137	コケ	4万 180*	ノルウェー	Staaland *et al.*, 1995
	スギゴケ	2万8,000	フィンランド	Ilus *et al.*, 1987
	コケ	2万 290**	ノルウェー	Staaland *et al.*, 1995
	コケ	1万2,370***	ドイツ	Elstner *et al.*, 1987
	茶葉(チャ[*Thea sinensis*])	4万4,000	トルコ	Gedikoglu and Sipahi, 1989
	コケ(イワダレゴケ[*Hylocomium splenden*])	4万	ノルウェー	Steinnes and Njastad, 1993
	コケ	3万	ドイツ	Heinzl *et al.*, 1988
I-131	植物	210	日本	Ishida *et al.*, 1988
	食用の海草	1,300	日本	Hisamatsu *et al.*, 1987
	牧草	1万5,000 Bq/m²	英国	Clark, 1986
Ce-141	マツの針葉	4万	フィンランド	Lang *et al.*, 1988
Ru-103	マツの針葉	3万5,000	フィンランド	Lang *et al.*, 1988
	スギゴケ	1万8,000	フィンランド	Ilus *et al.*, 1987
Te-132	ハーブ類	730	フィンランド	Rantavaara, 1987
Sr-89	スギゴケ	3,500	フィンランド	Ilus *et al.*, 1987

*1987; **1988; ***1985年の最大139倍に増加。

表9.4 ウクライナの水生植物類に見られる放射性核種の蓄積量(乾物重1 kgあたりのBq値)，1986〜1993年(Bar'yakhtar, 1995)。

植物種	Ce-144	Ru-103 Rh-103	Ru-106 Rh-106	Cs-137	Cs-134	Nb-95 Zr-95	Sr-90
オヒルムシロ[*Potamogeton natans*]	4万4,400	4,800	3万3,300	1万2,600	8,100	6万3,000	925
ヨシ[*Phragmites communis*]，水上部分	2万6,000	3,700	8,900	1万2,900	4,800	3,700	5
ヨシ，水中部分	9万9,900	6,700	12万9,500	6万6,600	2万1,800	1万3,700	2,400
ホソバヒメガマ[*Typha angustifolia*]	2万 350	7,000	2万4,800	3,700	1,370	1,330	270

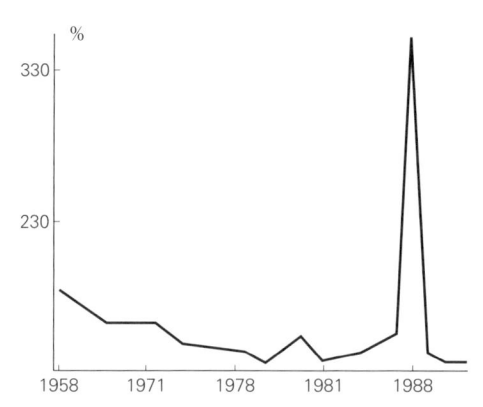

図 9.2 チェルノブイリの 10 キロメートルゾーンにおけるヨーロッパアカマツの年輪に見られる炭素 14 の蓄積（1950 年の値を 100％ とした場合）(Grodzinsky, 1995c)。

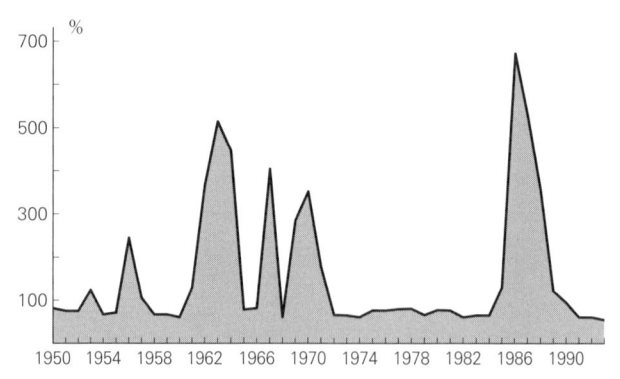

図 9.3 カレリア共和国ペトロザヴォーツク市近くのマツの年輪に見られる放射能の総量，1950～1993 年 (Rybakov, 2000)。

and Likhtarev, 1996)。

8. クランベリー（ツルコケモモ[*Oxycoccus palustris*]）におけるセシウム 137 の蓄積係数は最大 1,028 である (Orlov and Krasnov, 1997; Krasnov and Orlov, 2006)。
9. ストロンチウム 90 の比放射能は同一種内でも大きな開きがある。たとえば同一の，広葉樹混じりのマツ林[subor]で採取したビルベリー[*Vaccinium myrtillus*]では，生体重 1 kg あたり 2～3 Bq から 555 Bq までの開きがあった (Orlov *et al.*, 1996)。
10. 放射性核種は根系に蓄積しやすかった（植物の地上部に比べ最大 7 倍の蓄積）。地上部では葉に放射性核種がより多く蓄積し，花の部分は少ない (Grodzinsky, 1995a)。結実期（7月）のビルベリーでは，セシウム 137 の放射能総量の 31％ は葉に留まり，茎には 26％，実には 25％，根には 18％ が蓄積される (Korotkova and Orlov, 1999)。
11. さまざまなルピナス属[*Lupinus alba.*]の茎葉へのセシウム 137 の蓄積は，トウモロコシ属[*Zea*]に比べ平均して 5 倍も多く，[同じくマメ科の]シャジクソウ属[*Trifolium*]やソラマメ類[*Vicia*]への蓄積は両者の中間程度だった。各種の穀類作物におけるセシウム 137 蓄積量は，粘土質ローム土壌では 37 倍，チェルノジョーム黒色土では 49 倍の開きがある (Kuznetsov *et al.*, 2000)。土壌から植物への放射性物質のもっとも活発な移行は泥炭地で起こる。低木林におけるセシウム 137 の移行係数は，乾いた土壌に比べ湿地で最大 3 倍高く，混合林はマツ林との比較で最大 2

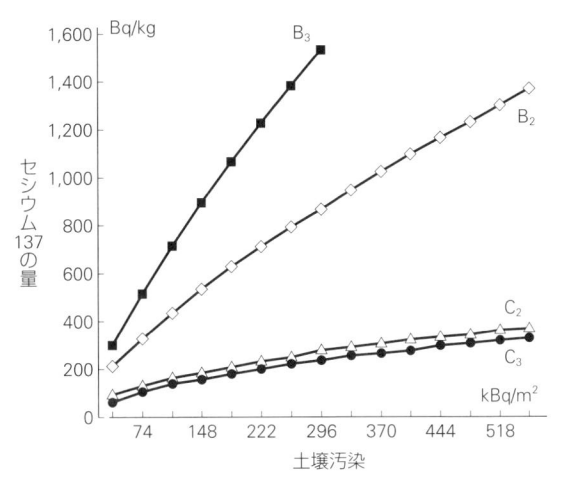

図 9.4 ウクライナの中央ポレーシエ[湿地帯]にある 4 つの異なる生物圏におけるビルベリー中のセシウム 137 の量(生体重 1 kg あたりのベクレル値)と土壌汚染値(1 m² あたりの kBq 値)の相関関係(Orlov, 2001)。縦軸は比放射能(Bq/kg)；横軸は土壌汚染(kBq/m²)；B_2 は湿った広葉樹混じりのマツ林[fresh subor]；B_3 は乾いた広葉樹混じりのマツ林[dry subor]；C_2 は湿った針広混交林[fresh sudubrava]；C_3 は乾いた針広混交林[dry sudubrava]。

表 9.5 ウクライナの主要な野生ベリーにおける，土壌から生の果実へのセシウム 137 移行係数(Orlov, 2001)。

種	TR	種	TR
ビルベリー	3.4〜16.1	キイチゴの一種[Rubus nessensis]	6.6
コケモモ[Vaccinium vitis-idaea]	8.3〜12.9	デューベリー[Rubus caesius]	1.0
クロマメノキ[Vaccinium uliginosum]	9.4〜11.7	エゾヘビイチゴ[Fragaria vesca]	2.0〜10.9
ツルコケモモ	13.0〜16.6	オウシュウナナカマド[Sorbus aucuparia]	1.0
ヨーロッパキイチゴ[Rubus idaeus]	0.8〜8.4	セイヨウカンボク[Viburnum opulus]	0.3

倍である(Borysevich and Poplyko, 2002)。

12. 植物に取り込まれる放射性核種の量と，土壌の放射能汚染濃度*¹ とには相関傾向が認められる(図 9.4)。

13. ドイツスズラン[Convallaria majalis]の植物バイオマス中のセシウム 137 比放射能は，土壌の汚染濃度(相関係数 r = 0.89)，および土壌内のセシウム 137 比放射能(相関係数 r = 0.84)の双方と強い相関が見られる(Elyashevich and Rubanova, 1993)。

14. 120 の植物種についてセシウム 137 の蓄積係数を調べたところ，植物の生育環境による違いがわかった。蓄積係数は多い順に，湿潤な森林(425)，コナラ属[Quercus]の森(241)，樹木の茂った長洲状の丘にはさまれて雪解け時に冠水する低地(188)，マツ林(94)，排水の悪い低湿地(78)，雪解け時冠水地に点在する樹木の茂った長洲状の丘(68)，高地草原(21)，排水のいい泥炭地－湿地(11)，長期休耕地(0.04)だった(Elyashevich and Rubanova, 1993)。

15. 土壌から植物への移行係数はそれぞれの種により異なるほか，季節や生育地によっても異なる(表 9.5)。

16. ベラルーシにおけるストロンチウム 90 の(土壌から植物への)移行係数のうち，最高値はエゾヘビイチゴ(TR 14〜15)，最低値はビルベリー(TR 0.6〜0.9)で見られた。セシウム 137 の移行係数は，ビルベリーがエゾヘビイチゴの 3 倍だった(Ipat'ev, 1994; Bulavik, 1998)。

17. 水成土壌で育つ植物は，自成土[土壌形成

の水因子が基本的に雨水のみによる火成岩土壌］に生育する植物の 10 倍のセシウム 137 を蓄積する．土壌環境の違いによるセシウム 137 のこのような移行係数の差は，最大 50 倍にも達する．たとえば，養分があり乾燥した土地のベリー類におけるセシウム 137 蓄積濃度は，やせて湿った土壌に比べ格段に低い（Tsvetnova *et al.*, 1990；Wirth *et al.*, 1996；Korotkova, 2000；他）．

18. ウクライナの湿潤なマツ林［subor］に育つコケモモ属の地上部分のバイオマスにセシウム 137 の濃厚な蓄積が認められる．およその移行係数はビルベリーで 74，コケモモ属で 67，ブルーベリー（クロマメノキ）で 63 である（Krasnov, 1998）．

19. 木本ではない薬用植物へのセシウム 137 の取り込み量は，多い順に以下のとおり．ベリー類（ビルベリー）の実，ベリー類（ビルベリー）の葉，セイヨウイブキジャコウソウ［*Thymus serpyllum*］の葉，ドイツスズランの葉，エゾヘビイチゴの葉，ムギワラギク属植物［*Helichrysum arenarium*］の花，セイヨウオトギリソウ［*Hypericum perforatum*］とカッコウチョロギ［*Betonica officinalis*］の葉，オレガノ［*Origanum vulgare*］の葉（Orlov, 2001）．

20. 移行係数の最大値は以下のとおり．野生のエゾイソツツジ［*Ledum palustre*］451，ヤナギタデ［*Polygonum hydropiper*］の葉 122，ビルベリーの実 159，エゾヘビイチゴの葉 73，カウベリー（コケモモ）の葉 79，ヨーロッパアカマツの若芽 61，ヨーロッパシラカンバ［*Betula pendula*］の若芽 47（Elyashevich and Rubanova, 1993）．

21. ウクライナのポレーシエで採取したビルベリーの生の短匐枝［つるになって地上を這い，節から根や茎を出して繁殖する茎．匍匐茎］と自然乾燥した短匐枝について，セシウム 137 の量を 1991 年と 1998 年とで比較したところ，1998 年には 1991 年の 5 分の 1 に減っていた（Korotkov, 2000）．別のデータによると，1991 年から 1999 年にかけて，ビルベリーの実に含まれるセシウム 137 の量に大きな変動があった（Orlov, 2001）．

22. 苔むしたマツ林に生育するビルベリーの実へのセシウム 137 の蓄積は，1987 年から 1990 年までほとんど変わらなかった地域がある一方，別の地域では 1987 年から 1988 年にかけてと比較して，1989 年から 1990 年には移行係数が 3 分の 1 に減少していた（Parfenov and Yakushev, 1995）．

23. 亜低木と高木の生育部分におけるセシウム 137 の最大比放射能は 5 月と 6 月に観察される（Korotkova and Orlov, 1999；Borysevich and Poplyko, 2002）．

24. ウクライナのマツ林に育つビルベリーの生の実におけるストロンチウム 90 の比放射能は，生体重 1 kg あたり 2 Bq から 555 Bq まで幅があった（Orlov, 2001）．

25. 土壌から植物へのセシウム 137 の移行係数における長期推移を見ると，移行がどのように起こりうるかの多様性が明らかになった．たとえば，ドイツスズランの葉では時間の経過とともに有意な減少が認められ，セイヨウオトギリソウの葉では 1991 年から 1992 年にかけて目立って減少したが，1993 年から 1995 年にかけては倍以上に増加した．セイヨウイソノキ［*Frangula alnus*］の樹皮における減少は着実で，1991 年と比べると 1995 年には 3 分の 1 になった（図 **9.5**）．ブルーベリーでは 9 年間にわずかな減少があり，ワイルドストロベリー［エゾヘビイチゴ］では当初の急激な増加のあと増加がゆるやかになった（図 **9.6**）．

26. 類似した生態的環境下の同一種内における移行係数は，［右裾が長い非対称の］対数正規分布を示すため，ときどき調べた程度では正しく推定できない（Jacob and Likhtarev, 1996）．

27. 野生の食用ベリーの移行係数は，種間変異も種内変異も大きい（**表 9.6**）．

28. 同一種でも育つ環境によって移行係数は

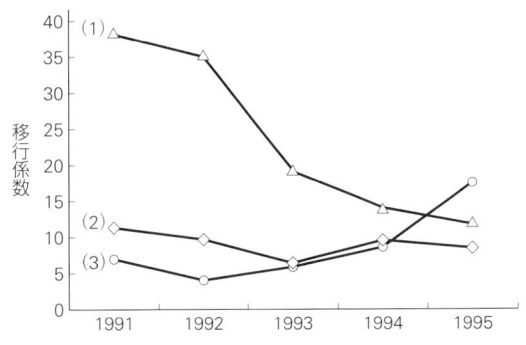

図9.5 薬用植物3種におけるセシウム137移行変化の年次推移に見られる多様性。(1)セイヨウイソノキの樹皮，(2)ドイツスズランの葉，(3)セイヨウオトギリソウの葉。ウクライナのポレスコエ28観測地点での平均値，1991～1995年(Krasnov, 1998)。

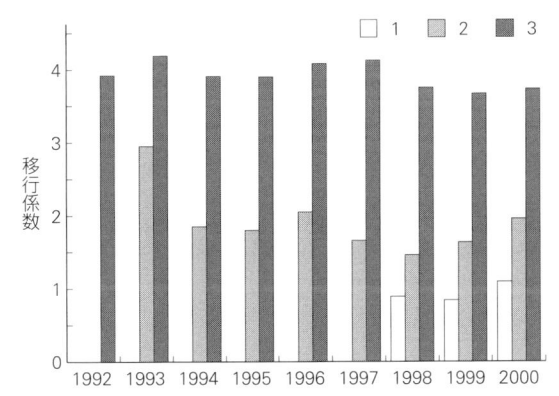

図9.6 ベラルーシの野生ベリー3種におけるセシウム137の移行変化の年次推移に見られる多様性。1990～1998年に同一地域で採取した(1)ラズベリー（ヨーロッパキイチゴ），(2)エゾヘビイチゴ，(3)ビルベリー(Ipat'ev, 2000)。

表9.6 チェルノブイリの放射性降下物で汚染されたベラルーシ，ウクライナ，ロシアの森林地帯における土壌から野生の食用ベリーへの移行係数の種間変異と種内変異(Orlov, 2001で引用された多くの参照文献にもとづく)。

種	信頼限界	上限値/下限値
ヨーロッパキイチゴ	0.8～8.4	10.5
エゾヘビイチゴ	2.0～10.9	5.5
ビルベリー	3.4～16.1	4.7
コケモモ	8.1～12.9	1.6
ツルコケモモ	13～16.6	1.3
クロマメノキ	9.4～11.7	1.2
ブラックベリー	6.6	
デューベリー	1.0	
ナナカマド	1.0	
カンボク	0.3	

表9.7 異なる3種類のマツ林に育つビルベリーへの移行係数の平均値(生体重あたり)，1995年(Ipat'ev and Bulko, 2000)。

マツ林のタイプ	移行係数
ビルベリー型	5.19
スギゴケ型	14.00
イソツツジ型	24.00

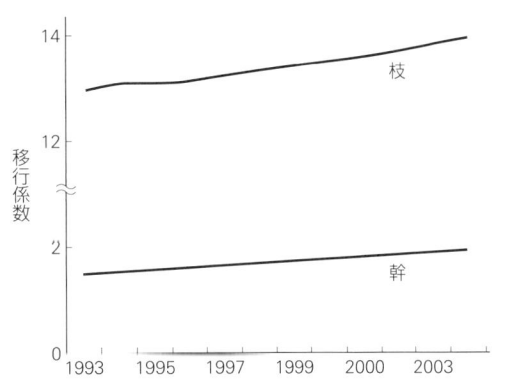

図9.7 1993年から2004年にかけてのマツの枝と幹へのセシウム137移行係数(TR×1/1000)の推移(Averin et al., 2006)。

異なる(**表9.7**)。

29. マツ(ヨーロッパアカマツ)の2部位におけるセシウム137汚染濃度の推移を**図9.7**に示す。幹，枝，針葉の汚染値は12年間にわずかながら上昇した。

30. 自成土に育つイネ科牧草のセシウム137移行係数は，1988年から1995年にかけて減少した。水成土壌では1992年から係数の漸増が見られた(Tscheglov, 1999)。

31. 調査したハーブ類に蓄積されたセシウム137濃度は次の5つに分類できる。きわめて高濃度の蓄積(平均TR 100超)，高濃度の蓄積(TR 50～100)，中程度の蓄積(TR 10～50)，微量の蓄積(TR 1～10)，きわめて微量の蓄積(TR 1未満)(**表9.8**)。

32. 種別に見ると，セシウム137の蓄積がもっとも多いのはツツジ科[*Ericaceae*]とマメ科[*Fabaceae*]の植物で，ムラサキ科[*Boraginaceae*]

表9.8 ウクライナの各種ハーブ類におけるセシウム137蓄積濃度(Krasnov and Orlov, 1996)。

汚染度による分類	種	植物の部位	TR(M±m)
きわめて高濃度の蓄積	チャーガ／カバノアナタケ[Inonotus obliquus]	子実体	130±30
	ビルベリー	実	125±18
	ヒカゲノカズラ[Lycopodium clavatum]	胞子	120±20
	コケモモ	葉	94±14
高濃度の蓄積	エゾイソツツジ	枝	82±18
	クサノオウ[Chelidonium majus]	葉	79±14
	ビルベリー	葉	78±6
	ヨーロッパアカマツ	新芽	77±11
	ベニバナセンブリ[Centaurium erythraea]	葉	61±6
	サンシキスミレ[Viola tricolour]	葉	27±4
中程度の蓄積	ホワイトシンクフォイル[Potentilla alba]	地下茎	20±3
	セイヨウオトギリソウ	葉	18±2
	セイヨウニワトコ[Sambucus nigra]	花序	18±2
	ドイツスズラン	花序	16±2
	クロウメモドキ	樹皮	15.4±1.8
	ヨモギギク[Tanacetum vulgare]	花序	15.0±1.2
	ホワイトシンクフォイル	葉	12.5±1.4
	クマコケモモ[Arctostaphylos uva-ursi]	葉	12.1±2.5
微量の蓄積	ドイツスズラン	葉	9.8±0.8
	セイヨウイラクサ[Urtica dioica]	葉	8.6±0.7
	オレガノ	葉	7.4±2.8
	オウシュウナラ[Quercus robur]	樹皮	7.2±1.2
	ムギワラギク属植物	花序	5.4±0.6
	イブキジャコウソウ	葉	4.6±0.5
	オオバナジギタリス[Digitalis grandiflora]	葉	4.4±0.7
	マザーワート[Leonurus cardiaca]	葉	3.9±0.5
	セイヨウノコギリソウ[Achillea millefolium]	葉	2.9±0.6
きわめて微量の蓄積	セイヨウネズ[Juniperus communis]	実	0.64±0.05
	セイヨウカノコソウ[Valeriana officinalis]	地下茎	0.36±0.05
	ショウブ[Acorus calamus]	地下茎	0.27±0.03

とナデシコ科[Caryophllaceae]の植物はそれより少なく，さらに少ないのがオレガノ，セージ[Salvia officinalis]，レモンブッシュタイム類[Thymus sp.]などのシソ科[Lamiaceae]の植物で，キク科[Asteraceae](セイヨウノコギリソウ，キンセンカ[Calendula officinalis])やオトギリソウ科[Hypericaceae](セイヨウオトギリソウ)がもっとも少ない(Aleksenyzer et al., 1997)。

33. 土壌から植物へのストロンチウム90の移行係数は，同じ環境に育つ同種の植物におけるセシウム137の移行係数より10倍から20倍高い(Orlov et al., 1999)。

34. ウクライナのポレーシエに育つベリー種におけるストロンチウム90の蓄積濃度は，濃い順にエゾヘビイチゴ，ビルベリー，コケモモ，クロマメノキ，セイヨウカンボクである(Orlov et al., 1999)。

35. 薬用亜低木の移行係数は低い方から順に，形成後まもないビオトープ(生息環境)に生育するクロウメモドキ属植物[Rhamnus]とオウシュウナナカマドが3〜4，コナラ属の樹皮が7，セイヨウハシバミ[Corylus avellana]とセイヨウイソノキの枝が7〜9，ラズベリーの枝が11，デューベリーの枝が13，湿地に生育するオウシュウナナカマドの枝が13〜18である(Borysevich and Poplyko, 2002)。

36. ストロンチウム90の移行係数はワイルドストロベリー（エゾヘビイチゴ）では14.0〜15.1，ブルーベリー（ビルベリー）では0.6〜0.9，ラズベリーでは0.9だった（Ipat'ev, 1999）。
37. 野生林に生育するベリー類におけるストロンチウム90の移行係数は，土壌汚染の程度によって異なる。汚染のひどい場所ほど移行係数は低いようだ（**表9.9**）。
38. ベラルーシで調査した穀物のセシウム137濃度は，低い方から春播きコムギ，オオムギ［*Hordeum vulgare*］，エンバクの順，根菜については低い方からニンジン，アカビーツ［食用ビート］，ラディッシュ（ハツカダイコン）の順だった。ストロンチウム90については，濃度の低い方から穀物はコムギ［*Triticum aestivum*］，エンバク，オオムギの順，根菜はラディッシュ，ニンジン，アカビーツの順だった（Borysevich and Poplyko, 2002）。
39. ニンジン，アカビーツ，ラディッシュでは，同一種でも栽培品種が異なると取り込まれる放射性核種の量に際立った違いが認められる（Borysevich and Poplyko, 2002）。
40. キバナルピナス［*Lupinus luteus*］に取り込まれたガンマ線［γ線］放出核種の放射能量は，個体群により20倍もの開きがある（Grodzinsky, 1995b）。
41. ビルベリー型マツ林では，ワイルドストロベリー［エゾヘビイチゴ］の表面部分に蓄積したストロンチウム90，プルトニウム238，プルトニウム239，プルトニウム240の濃度はビルベリーに比べ有意に高かった（Parfenov and Yakushev, 1995）。
42. 1990年以前，ベラルーシのほとんどの薬用植物種を汚染する放射性物質はおもにセシウム137だったが，樹皮からはセリウム144とルテニウム106［Ru-106］が検出された（Tsvetnova et al., 1990）。
43. 一年草種では，マメ科［*Leguminosae*］の植物がプルトニウム［Pu］とアメリシウム［Am］を

表9.9 異なる程度の土壌汚染下で生育する3種の野生ベリー種におけるストロンチウム90の移行係数（Ipat'ev, 1999）。

種	土壌の汚染値（1 m² あたりのBq値）	
	1万9,000	2万8,100
ブルーベリー	0.8	1.0
ラズベリー	14.6	9.1
ワイルドストロベリー［エゾヘビイチゴ］	22.7	10.0

濃縮する傾向がある（Tsvetnova et al., 1990）。

44. ナンシー市（フランス）に近い仏独国境のコロラドモミ［*Abies concolor*］の年輪に見られるセシウム134［Cs-134］とセシウム137の濃度は，チェルノブイリ由来の放射性降下物を反映している（Garrec et al., 1995）。

9.1.2. キノコ類と地衣類

1. 大惨事後に地衣類とキノコ類に蓄積された放射性核種のデータを**表9.10**に示す。
2. キノコ類は種によって移行係数が異なる（**表9.11**）。
3. キノコ類の子実体に蓄積するセシウム137の比放射能と土壌の放射能汚染濃度のあいだには相関が見られる（Krasnov et al., 1998; Kubert, 1998）。
4. キノコ類におけるセシウム137の濃度は，たとえ種が同じでも，生育する土壌の放射性核種の濃度により500倍以上の差が出る（Shatrova et al., 2002）。
5. ウグイスチャチチタケ［*Lactarius necator*］，ナラタケ，ニセイロガワリの子実体に含まれるセシウム137の比放射能は，土壌の放射能汚染濃度の上昇に伴って急激に上昇した（Krasnov et al., 1998）。
6. キノコ類の子実体へのセシウム137蓄積量は，痩せた自然条件より豊かな自然条件での方が少ない。ベニタケ属へのセシウム137蓄積量は，［土壌の肥沃度の高いほうから］針葉

表 9.10　1986年の世界各地におけるキノコ類と地衣類の汚染例（1 kgあたりのBq値）。

核　　種	検　　体	放射能量	採取地(国)	参照文献
Cs-137	ニセイロガワリ(乾物重)	400万*	ウクライナ	UNSCEAR, 2011
	地衣類	4万　40**	ノルウェー	Staaland et al., 1995
	地衣類	3万6,630	ポーランド	Seaward et al., 1988
	トナカイゴケ	2万5,000***	ノルウェー	Solem and Gaare, 1992
	キノコ類	1万6,300	日本	Yoshida et al., 1994
	キノコ類(乾物重)	1万5,700*****	スイス	Hartmann, 2003
	地衣類	1万4,560	ギリシャ	Papastefanou et al., 1988a
	キノコ類	8,300****	ドイツ	Elstner et al., 1987
	キノコ類	6,680	フィンランド	Rantavaara, 1987
Cs-134／Cs-137	地衣類、ミヤマハナゴケ [Cladonis stellaris]	6万	ノルウェー	Brittain et al., 1991 Steinnes and Njastad, 1993
	キノコ類	2万4,000	フランス	Coles, 1987
Ce-144	地衣類	2万8,500	ポーランド	Seaward et al., 1988
Nb-95	地衣類	8,114	ポーランド	Seaward et al., 1988
Ru-106／Rh-106	地衣類	1万6,570	ポーランド	Seaward et al., 1988
放射能総量	地衣類、ハナゴケ属植物 [Cladonia silvatica]	40万	ウクライナ	Grodzinsky, 1995b

*1991年測定値；**1987年測定値；***1985年測定値の最大75倍；****1985年測定値の最大93倍；*****2003年秋。

表 9.11　ウクライナのポレーシエ生態系に生育するキノコ類のセシウム137移行係数（Orlov et al., 1998; Krasnov et al., 1997; Kubert, 1998）。

TR	種
1～10	ナラタケ[Armialliela mellea]、アンズタケ[Cantharellus cibarius]、食用ヤマドリタケ[Boletus edulis]、ポプラ・キノコ[Boletus versipellis]
1～50	チチタケ[Lactarius sp.]、アワタケ[Xerocomus subtomentosus]
50～100	ヤマイグチ[Leccinum scabrum]、ベニタケ属[Russula]、ニセイロガワリ[Xerocomus badius]、アイゾメイグチ[Gyroporus cyanescens]
100超	ムクゲヒダハタケ[Paxilus sp.]、ヌメリイグチ[Suillus luteus]

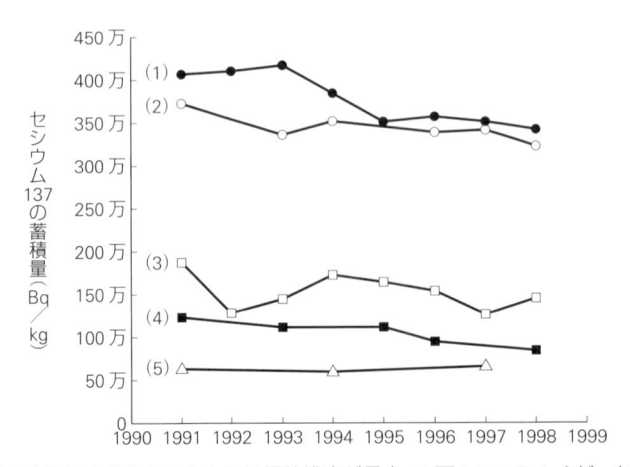

図 9.8　1986年に土壌のセシウム137汚染濃度が最大55万5,000 Bq/m²だったマツ林から採取した(1)ニセイロガワリ、(2)ヌメリイグチ、(3)ヌマベニタケ[Russula paludosa]、(4)アンズタケ、(5)ヤマドリタケのセシウム137の蓄積量（Bq/kg、乾物重）（UNSCEAR[原子放射線の影響に関する国連科学委員会]、2011。IAEA, 2002にもとづく）。

混交林[sudubrava]，広葉樹混じりのマツ林[subor]，アカマツ・エゾマツ林[bor]では最大4倍の差があり，ウラベニイロガワリ[Boletus luridus]への蓄積量はほぼ3倍の違いがある（Krasnov et al., 1998）。

7. ヤマドリタケはアカマツ・エゾマツ林で，ニセイロガワリはモミ・シラカバの混じったマツ林で蓄積量が少ない（Krasnov et al., 1998）。

8. ジトーミル州（ウクライナ）のマツ林のキノコ類におけるセシウム137の蓄積量は，1991年から1999年の期間，大きな変化は見られなかった（**図9.8**）。

植物類とキノコ類への放射性核種の蓄積は，土壌，気候，個々の生物圏，季節，不均一でむらのある放射能汚染，それぞれの種や各個体群（亜種，栽培品種）などの違いに左右される。放射性核種にはそれぞれ固有の蓄積傾向がある。蓄積係数と移行係数は時間の経過とともに，また場所により大きく異なるため，個々の植物類あるいは菌類について，それぞれの地域や時期におけるセシウム137，ストロンチウム90，プルトニウム238，プルトニウム239，プルトニウム240，アメリシウム241の実際の値を予測することは，不可能ではないにしろ困難である。

9.2. 放射能誘発性の形態異常と腫瘍

重度汚染地域では，植物の正常な形態的構造の放射線被曝の影響による変化（放射線異常形態形成）がよく見られる（Grodzinsky et al., 1991; Grodzinsky, 1998; Gudkov and Vinichuk, 2006；他多数）。放射線異常形態形成はおもに，外部ないし内部被曝，またはその両方の影響で，生きている細胞の再生過程が阻害されることにより発生する。

1. チェルノブイリの汚染地域に生育する植物には，形状変化，切断，ねじれ，しわ，分岐，茎の帯化[成長点に異常が生じることによって発生する植物の奇形の1つ]など，放射線誘発性

表9.12 大惨事後の重度汚染地域で植物に見られる放射線誘発性の形態変化（Grodzinsky, 1998; Gudkov and Vinichuk, 2006）。

部位	形態変化
葉	大きさや数の増減
	形状の変化
	ねじれ
	しわ
	脈状の破壊
	左右非対称
	菲薄化
	葉身の接合
	帯化と腫瘍（こぶ）
	壊死斑の出現
	葉数の減少
	早期の落葉
芽	余分な栄養側芽や栄養頂芽
	新芽の屈地性低下
	芽の出ない枝条
幹ないし茎	成長の早まりや遅れ
	葉序（葉の付き方）の乱れ
	色の変化
	頂芽優勢の消失
	叉状分枝と帯化
	腫瘍（こぶ）
根	成長の早まりや遅れ
	主根の分裂
	主根の枯れ
	分裂組織部位の除去
	側根の欠損
	腫瘍（こぶ）とねじれ
	気根[幹や枝から空中に伸びる根]の出現
	向日性[根が地上に伸び出る現象]の出現
花	開花の早まりや遅れ
	色の変化
	量の増減
	形状の変化
	摘花
	腫瘍（こぶ）
	不稔

の変化が見られる（**表9.12**）。

2. 活発に分裂する細胞を含む頂芽が枯れると，頂芽優勢が損なわれ，芽を出す活力は腋芽へ移行する。腋芽は正常な条件下なら休眠状態にあり，放射線抵抗性がより高い。新しく[水平方向に]伸びた活動中の芽は，さらに新芽や葉，花を生長させる（Gudkov and Vini-

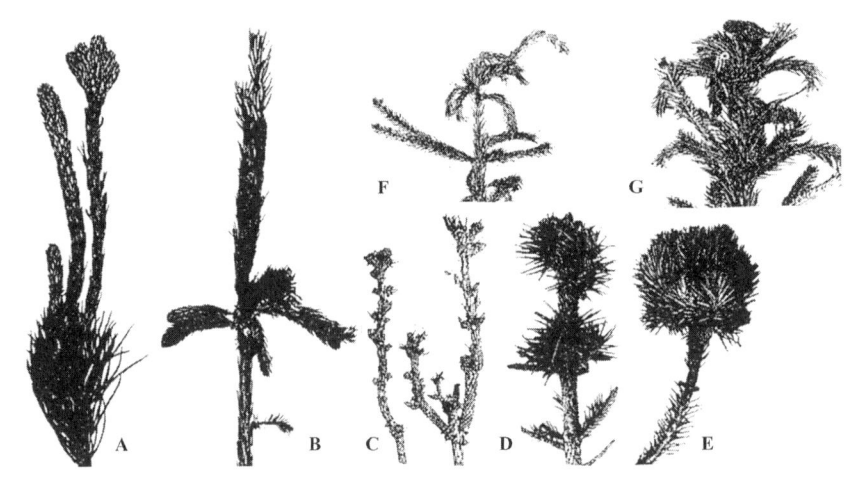

図9.9 30キロメートルゾーンのヨーロッパアカマツ(A, B)とトウヒ[*Picea excels*](C〜G)における枝条の異常，1986〜1987年(Kozubov and Taskaev, 2002；Grodzinsky *et al.*, 1991)。

表9.13 ヨーロッパアカマツとドイツトウヒの形態に見られるチェルノブイリ事故による放射線被曝の影響(Sorochinsky, 1998)*。

	特徴	低度の汚染	重度の汚染
マツ	針葉の長さ(mm)	60±4	19±3
	針葉の重さ(mg)	80±3	14±2
トウヒ	針葉の長さ(mm)	16±2	40±3
	針葉の重さ(mg)	5±1	95±5

*すべての差が有意。

表9.14 チェルノブイリの汚染地域における3世代の秋播きコムギ種子に見られる形態変化の発生頻度(%)(Grodzinsky 1998, 2006)。

形態変化の特徴	年		
	1986	1987	1988
第1群			
穂内の不稔率	49.0	29.8	1.9
短くなった花穂	10.0	9.4	0.8
第2群			
徒長した稈	4.4	4.7	5.4
凸凹が生じた芒	1.4	3.4	2.9
分岐した花穂	4.5	11.1	9.4
長く伸びた芒	2.8	2.8	4.7
雄性不稔でやせ細る	4.9	14.0	24.7
稈の色の変化	0.9	1.7	1.9
花穂の巨大化	1.4	1.8	2.9
短い葉身	4.5	5.7	4.9
小穂の増加	14.0	14.8	29.7

chuk, 2006)。

3. 主根・側根型根茎をもつ植物で主根の分裂組織が放射線によって死滅すると，側根の成長がいっそう活性化され，植物の地上部の生育が促進される。1986年に30キロメートルゾーン内では，被曝の影響によって植物の葉，茎，根，花，その他の器官に腫れもののような隆起が現れた。1987年とそれ以降の数年，こうした異常はおもに針葉樹において増加し，数年に1度しか生え替わらない針葉や，多年生の枝条に認められた(図9.9)。

4. **表9.13**では，ヨーロッパアカマツとドイツトウヒ[*Picea abies*]を例に放射線による形態の変化を示す。

5. 重度汚染地域では秋播きコムギの花粉に形態異常が増加した(Kovalchuk *et al.*, 2000)。

6. 大惨事の数年後，30キロメートルゾーンで育ったヘラオオバコ[*Plantago lanceolata*]の幼植物において，さまざまな奇形の発生率に有意な上昇が認められた(Frolova *et al.*, 1993)。

7. 秋播きコムギ(*Triticum aestivum*)に見られる2つの形態的特徴は，大惨事後に発生率が上昇したが，続く2世代のあいだに減少した(第1群)。一方，他の9つの形態的特徴(第2群)は，その後数世代のうちに増加

表 9.15 チェルノブイリ原発周辺とガンマ線照射実験圃場で，それぞれ 55 日間放射線照射を受けた後にオオムギの花粉（100 万粒）に異常が発生する割合（Bubryak et al., 1991）。

	線量率（μSv/h）	線量（mSv）	異常な粒の割合（％）
30 キロメートルゾーン内	対照群（0.96）	1.3	0
	59	75	23
	320	422	79
	400	528	86
	515	680	90
ガンマ線の照射実験圃場内	バックグラウンド放射線（0.11）	0.1	0
	5	3.0	43
	50	29.6	45
	500	296	59
	5,000	2,960	57
	5万	2万9,600	72

表 9.16 チェルノブイリの土壌抽出液（セシウム 137 とセリウム 144 の放射能の総量が 3 万 1,000 Bq/kg）がシロバナチョウセンアサガオ［Datura stramonium］の成長と細胞分裂に及ぼす影響（抽出液添加前を 100 とした場合）（Grodzinsky, 2006）。

	1 g の組織あたりの細胞		1 カルスあたりの細胞	
	細胞数	％	細胞数	％
正常組織	397 万	100	786 万	100
抽出液添加	389 万	98	1,004 万	127.6
腫瘍組織	230 万	100	745 万	100
抽出液添加	324 万	140.7	915 万	122.8

した（**表 9.14**）。

8. オオムギの花粉における汚染地域での被曝は，対照として実施されたガンマ線照射実験より明らかに強い影響を引き起こした（**表 9.15**）。

9. チェルノブイリ由来の放射線は形態形成を阻害するため，根頭癌腫病菌［Agrobacterium tumefaciens］という細菌が引き起こす腫瘍（クラウンゴール，根頭癌腫病）の発生につながる。放射線に起因するこのような腫瘍の盛んな増殖は，重度汚染地域のミヤマコウゾリナ属植物［Hieracium murorum］やヤナギタンポポ［Hieracium umbellatum］，ラズベリーやデューベリーなどの植物に見られる（Grodzinsky et al., 1991）。

10. 重度に汚染された土壌に育つタイワンハチジョウナ［Sonchus arvensis］の個体の 80％ に，腫瘍様の組織が認められる（Grodzinsky et al., 1991）。

11. 重度汚染地域では，コナラ属の葉においてこぶの形成が有意に増加した（Grodzinsky et al., 1991）。

12. 放射能汚染土壌で育つ植物には腫瘍組織（カルス）が形成されることが実験で確認されている（**表 9.16**）。

13. チェルノブイリ由来の放射線による被曝後に軟質コムギの配偶子形成に見られた異常の数は，4 世代から 6 世代で正常化する傾向があるものの，一部の個体群では突然変異の蓄積が認められた（Grodzinsky, 1995a）。

9.3. 遺伝的変化

1. 大惨事の直後，汚染地域の植物において突然変異の発生頻度が急上昇し，以後数年にわたっての高頻度が続いた（**表 9.17**，**表 9.18**）。

表9.17 セシウム134,セシウム137,セリウム144,およびルテニウム106に土壌を汚染された30キロメートルゾーンに育つオオムギとライムギ[Secale cereale]に見られる葉緑素突然変異の出現頻度(%)(Grodzinsky et al., 1991)。

		年			
	対照群	1986	1987	1988	1989
ライムギ品種「キエフ80号」	0.01	0.14	0.40	0.91	0.71
ライムギ品種「ハリコフ03号」	0.02	0.80	0.99	1.20	1.14
オオムギ品種「第2号」	0.35	0.81	0.63	0.70	0.71

表9.18 チェルノブイリの汚染地域に育つ栽培品種の根の分裂組織における染色体異常の出現頻度(%),1986〜1989年(Grodzinsky, 2006)*。

		年			
	対照群	1986	1987	1988	1989
ルピナス属	0.9	19.4	20.9	14.0	15.9
エンドウ[Pisum sativum]	0.2	12.9	14.1	9.1	7.9
ライムギ	0.7	14.9	18.7	17.1	17.4
コムギ	0.9	16.7	19.3	17.7	14.2
オオムギ	0.8	9.9	11.7	14.5	9.8

*対照群との差はいずれも有意。

表9.19 チェルノブイリ事故による土壌汚染がタマネギの先端根分裂組織に及ぼした損傷の汚染度別一覧(Grodzinsky, 2006)。

土壌の放射能 (1 kgあたりのBq値)	検査細胞数	有糸分裂指数(%)	対照群を100とした場合の割合		
			異常細胞	小核をもつ細胞	退化した細胞
対照群	1万5,005	4.1	100	100	100
3万7,000	3万3,275	4.4	240	171	250
18万5,000	2万9,290	4.4	216	129	500
37万	2万3,325	117	150	229	900

2. 大惨事に続く2,3年間,30キロメートルゾーンで調査したシロイヌナズナ[Arabidopsis thaliana]の全個体群で,致死突然変異と葉緑素突然変異が有意に増加していた。毎時最大10 mRのガンマ線照射が計測された地域では,突然変異の発生頻度は事故から6年でもとの自然な水準に戻った。しかし毎時最大130 mRのガンマ線照射を受けた地域では,大惨事後8年にわたって自然の頻度より最大8倍高い状態が続いた(Abramov et al., 1995)。

3. 汚染地域のコムギにおける大惨事から数年後の突然変異発生頻度は,自然の頻度の6倍高かった(Kovalchuk et al., 2000)。大惨事から13年ほどすぎても,30キロメートルゾーンで育つ2つのコムギ品種では染色体異常[*6]の出現頻度が自然の頻度より有意に高かった(Yakimchuk et al., 2001)。

4. チェルノブイリ由来の放射性降下物に汚染されたヴォロネジ市近隣[ホットスポットだった]では,オウシュウナラ[Quercus robur]やヨーロッパアカマツの殻斗果[ドングリの帽子の部分やクリのイガ]において有意に盛んな有糸分裂が認められた。これは大惨事後「何年も」経つにもかかわらず,核内に残留核をもつ細胞の出現頻度が増え,細胞の多核化が継続していることで明らかになった(Butoryna et al., 2000; Artyukhov et al., 2004)。

5. タマネギ[*Allium cepa*]における染色体異常の出現頻度は，生育土壌の放射能汚染濃度と相関があった(**表9.19**)。
6. ヨーロッパアカマツにおける突然変異の平均発生頻度は，生育する地域の放射能汚染の濃度と相関があり，30キロメートルゾーンでは対照地域より10倍も高かった(Shevchenko et al., 1996)。
7. 地表のガンマ線強度が130～3,188 Ci/km²[＝481万～1億1,800万 Bq/m²]の30キロメートルゾーンで採取したヘラオオバコ[*Plantago lanceolata*]，ブタナ[*Hypochoeris radicata*]，キク科のオータムホークビット[*Leontodon autumnalis*]，キク科のウォールレタス[*Mycelis muralis*]，セイヨウノコギリソウ，キク科アキノキリンソウ属植物[*Solidago virgaurea*]，ヨーロッパ産ニガヨモギ[*Artemisia campestris*]について後代検定した後，強い放射線を照射すると，対照群より有意に多くの突然変異が発生した(すなわち，染色体異常の出現数は汚染濃度と相関がある)。ヒメマツムシソウモドキ[*Succisa pratensis*]のみが強い耐放射能性を示した(Dmitryeva, 1996)。
8. 30キロメートルゾーンに生育するヨーロッパアカマツの種子に見られる突然変異の出現頻度は，大惨事後8年間にわたって有意に高いままだった(Kal'chenko et al., 1995)。
9. 大惨事後6年から8年にわたって，小胞子[花粉の初期段階]形成時における減数分裂異常の数(根の分裂組織に見られる異常の数でも)および花粉粒の異常数が，94の植物種の8%から10%に記録されており，ガンマ線被曝量との相関が見られた(Kordyum and Sydorenko, 1997)。
10. 30キロメートルゾーンに自生するヤネタビラコ[*Crepis tectorum*]の個体群では，種子の発芽率が50%を超えなかった。伸長する根の細胞における染色体異常(逆位，転座，染色体の数の変化など)は対照群よりも有意に多い(Shevchenko et al., 1995)。
11. スミレ属植物[*Viola matutina*]の不稔花粉の割合と生育土壌の放射能汚染程度には相関が見られる(Popova et al., 1991)。
12. 放射能汚染地域の野生のシロイヌナズナでは，染色体外で相同組み換えが起こる頻度は10分の1以下に低下する(Kovalchuk et al., 2004)。
13. チェルノブイリの30キロメートルゾーンでは，特異な多糸染色体の複合体が確認されている。すなわち，さまざまな遺伝的異常をもつ花粉や胞子の割合が高い(これらの遺伝的異常には，未熟な花粉や胞子，形状の矮性や極端な矮性，いくつかの形態的特徴から逸脱した多型性などがある)。これはチェルノブイリ事故が「地球規模の植物学的な大惨事」を引き起こしたことを示唆する(Levkovskaya, 2005)。

9.4. 汚染地域の植物類やキノコ類に見られるその他の変化

1. 針葉樹林は[針広]混交林や落葉樹林に比べ，被曝の影響をもっとも強く受けている(いわゆる「赤い森」現象)(Kryshev and Ryazantsev, 2000)。
2. 汚染地域には代謝過程を攪乱された植物が

表9.20 被曝した植物のアントシアニン濃度の変化(Grodzinsky, 2006)。

	被曝量	アントシアニン濃度(対照群との比較 %)
トウモロコシ[*Zea mays*]の芽	土壌 975 Bq/kg	119
緑豆[リョクトウ(*Phaseolus aureus*)]	0.5 Gy の継続的照射	157
シロイヌナズナ	0.5 Gy の継続的照射	173

認められる(Sorochin'sky, 1998)。アントシアニン(紫色)濃度の変化として発現した損傷の例を**表9.20**に示す。

3. 30キロメートルゾーンでは慢性的な低線量被曝によりDNAの修復能力が徐々に失われるため，放射線に対する感受性を高める植物が見られる(Grodzinsky, 1998)。
4. 大惨事後の6年間，30キロメートルゾーンの秋播きコムギ，秋播きライムギ，トウモロコシの栽培品種にはすべて，異常な質的構造をもつフェノール化合物が蓄積された(Fedenko and Struzhko, 1996)。
5. 重度汚染地域の樹木は放射状の成長が鈍った(Shmatov et al., 2000; Kozubov and Taskaev, 1994)。
6. チェルノブイリゾーン内には新しい型の黒サビ病菌[*Puccinia graminis*]が存在し，既存型に比べて病原性が強い(Dmitryeva et al., 2006)。

植物類やキノコ類が，チェルノブイリに由来する放射性核種の天然の濃縮装置となったことは明らかだ。土壌から植物類やキノコ類への放射性核種の取り込み量および移行の度合いは，核種によって異なるほか，生物種の違いにより，また年，季節，地形などによりさまざまである。

チェルノブイリ由来の放射線被曝は多数の植物種に構造上の異常や腫瘍様変化を引き起こし，場合によっては何年も継続する遺伝的障害をもたらした。チェルノブイリ事故による放射線被曝は，長い進化の過程で眠っていた遺伝子を呼び覚ましたようだ。

大惨事から25年経ったが，放射線が植物に及ぼす変化を包括的に把握できたか否かを見定めるには時期尚早である。大惨事が植物相にもたらした影響のすべてを理解するには，まだほど遠い。

第10章

チェルノブイリ由来の放射能による動物相への悪影響

アレクセイ・V・ヤブロコフ,ナタリヤ・E・プレオブラジェンスカヤ

　1986年にチェルノブイリの原子炉が爆発したとき放出された放射性物質は,放射能の一撃とそれに続く慢性的な低線量汚染とが組み合わさり,これまで研究対象とされてきたあらゆる動物種,すなわち哺乳類,鳥類,両生類,魚類および無脊椎動物に形態的,生理的,遺伝的な異常を引き起こした。これらの個体群のどれもが,非被曝地の個体群には見られない広範かつ多様な形態的障害を示している。チェルノブイリ原発の近隣に鳥類や哺乳類の稀少種が生息していることから,そこには「健全な」環境があるとする報告があるが,そのような野生生物の存在は,元々そこにいた個体群が生きのびているのではなく,外から移入した結果だろう。大惨事から25年を経たが,生物の体内に取り込まれた放射性核種の量は,ヨーロッパのかなりの地域で,哺乳類,鳥類,両生類,魚類にとって危険なほど高いままである。汚染地域に生息する動物の個体群における突然変異率は有意に高く,また動物の個体群に世代をまたいだゲノムの不安定性が見られ,それは個々の細胞と全身への明らかな悪影響として表れている。重度汚染地域において野生動物と実験動物の双方で実施した長期観察によると,人体に起きた変化——腫瘍[*8]および免疫不全の増加,平均余命の短縮,老化の早まり,血液および循環器系の変異,奇形その他健康を阻害する諸因子[の発現]——との顕著な類似性を示し,罹病率[凡例を参照]と死亡率の有意な上昇が認められる。

　チェルノブイリ大惨事が動物相に与えた悪影響は,集団としての持続力の変化から繁殖異常や遺伝性疾患にまで及び,その影響は今後何十年も継続するだろう。ホモ・サピエンスもまた動物界の一員である以上,動物に見られたのと同様な健康上の影響に苦しむことをしっかり心にとめておくべきである。

　これまでの章と同じく,この章で提示するのは利用可能な科学文献のごく一部であり,以下の研究論文が含まれる。Frantsevich *et al*., 1991; Sutcshenya *et al*., 1995; Zakharov and Krysanov, 1996; Sokolov and Krivolutsky, 1998; Ryabov, 2002; Goncharova, 2000。

　動物学の専門研究とは別に,ウクライナ,ベラルーシ,ロシアの獣医師たちによる何百という研究が出版されており,チェルノブイリ事故で汚染された地域のウシ,ブタ,ヒツジ,ニワトリの健康状態の悪化を明らかにしている。

　本章はまず最初の節で,さまざまな動物種におけるチェルノブイリ由来の放射性核種の蓄積量を論ずる。続く2つの節では,汚染地域の動物における繁殖力の低下と,その結果生じた遺伝的変化について述べる。提示の順序は哺乳類,鳥類,両生類,魚類,無脊椎動物とする。

10.1. 放射性核種の取り込み

　動物の体内に保持される放射性核種の値は,移行係数(TR)および蓄積係数(CA),すなわち放射性核種の体内における比放射能[*2]と,同じ核種の環境における比放射能との関係に依存する。これを数式で表すと,以下のようになる。

$$TR = \frac{動物のバイオマス1\,kgあたりのBq値}{生息環境の汚染値,\ kBq/m^2}$$

$$CA = \frac{動物1\,kgあたりのBq値}{大気,土壌または水1\,kgあたりのBq値}$$

　哺乳類をはじめ鳥類,魚類,蠕虫[ミミズ]や昆虫などの動物は,捕食ないし採食可能なあらゆる食物に依存して生きている。そのため動物の健康状態および生存状況は,生活環境の放射線量とそ

の影響を知る1つの手がかりを与えてくれる。
1. 大惨事後の哺乳類における放射性核種数種の最大濃度[*1]を**表10.1**に示す。
2. ベラルーシの自然林に生息する指標動物[環境調査の際に用いられるその環境に生育する動物]のヨーロッパヤチネズミやキクビアカネズミでは，セシウム134[Cs-134]とセシウム137[Cs-137]の濃度は大惨事後1，2年間に最大となり，その後，急激に減少した。しかし，体内に取り込まれるストロンチウム90[Sr-90]の濃度は大惨事の10年後まで増加し続けた(**図10.1**)。
3. メルトダウン[炉心溶融]の5年後，高濃度汚染地域のヨーロッパヤチネズミにおいて有意なアメリシウム241[Am-241]の放射能が検出された。その値は10年目まで増加しており，それ以降も増加することが予測された(Ryabokon' et al., 2005)。

表10.1 大惨事後の放射性核種の最高濃度(生体重1kgあたりのBq値)。

核　種	Bq/kg	動物種	調査地(国)	参照文献
Sr-90	1,870	ヨーロッパヤチネズミ[Clethrionomys glareolus]	ベラルーシ	Ryabokon' et al., 2005*
Cs-137	40万	ヨーロッパヤチネズミ	ベラルーシ	Ryabokon' et al., 2005*
	18万7,000	イノシシ[Sus scrofa]	ロシア	Pel'gunov et al., 2006
	7万4,750	ノロジカ[Capreolus capreolus]	ロシア	Pel'gunov et al., 2006
	4万8,355	ヨーロッパトガリネズミ[Sorex araneus]	ロシア	Ushakov et al., 1996
	4万2,000	ヨーロッパヒメトガリネズミ[Sorex minutus]	ロシア	Ushakov et al., 1996
	2万4,630	キクビアカネズミ[Apodemus flavicollis]	ロシア	Ushakov et al., 1996
	7,500	ヤブノウサギ[Lepus europaeus]	ロシア	Pel'gunov et al., 2006
	3,320	ヘラジカ[Alces alces]	ロシア	Pel'gunov et al., 2006
	1,954	オジロジカ[Odocoileus virginianus]	フィンランド	Rantavaara, 1987
	1,888	ユキウサギ[Lepus timidus]	フィンランド	Rantavaara et al., 1987
	1,610	ヘラジカ	フィンランド	Rantavaara et al., 1987
	760[1]	ヘラジカ	スウェーデン	Johanson and Bergström, 1989
	720	トナカイ[Rangifer tarandus]	フィンランド	Rissanen and Rahola, 1987
Cs-134	6万	ヨーロッパヤチネズミ	ベラルーシ	Ryabokon' et al., 2005*
Cs-134＋Cs-137	10万	トナカイ	ノルウェー	Strand, 1987
	1万5,000	ヒツジ[Ovis ammon]	ノルウェー	Strand, 1987
	3,898	ヒツジ	英国(カンブリア州)	Sherlock et al., 1988
	3,200	ノロジカ	ドイツ	Heinzl et al., 1988
Pu-239＋Pu-240	1.3	ヨーロッパヤチネズミ	ベラルーシ	Ryabokon' et al., 2005*
Pu-238	0.6	ヨーロッパヤチネズミ	ベラルーシ	Ryabokon' et al., 2005*
Am-241	12	ヨーロッパヤチネズミ	ベラルーシ	Ryabokon' et al., 2005*
	0.01未満	イノシシ	ベラルーシ	Borysevich and Poplyko, 2002
Ag-110m	74	ウシ[Bos taurus]	英国	Jones et al., 1986
γ線放出核種総量	5万8,000	ノロジカ	西ヨーロッパ	Eriksson et al., 1996
	11万3,000	イノシシ	フランス	Tchykin, 1997
	7万9,500[2]	ユーラシアカワウソ[Lutra lutra]の糞	英国(スコットランド)	Mason and MacDonald, 1988

*Ryabokon' et al. 2005の図よりA・ヤブロコフが算出。
1. チェルノブイリ事故前より最大33倍高い(Danell et al., 1989)。 2. チェルノブイリ事故前の最高濃度より10.7倍高い。

4. ベラルーシの汚染地域に生息するヨーロッパヤチネズミ群では，セシウム134，セシウム137，ストロンチウム90，プルトニウム[Pu]およびアメリシウム241の蓄積量に顕著な個体差が認められた(図10.2)(Ryabokon' et al., 2005)。

5. ノロジカにおける放射性核種の濃度は，季節によって10倍から30倍も変動することがある(McGee et al., 2000)。

6. ノロジカの筋肉と内臓器官におけるセシウム137の蓄積量が，秋には7倍から11倍に増加する(Krasnov et al., 1997)。ノロジカの体内に蓄積するセシウム137の最大汚染源は，アスペン[ヤマナラシ]，オーク[カシ]，ビルベリー，ヘザー[北方原産のツツジ科常緑低木で湿地に群生する。エリカの近縁種]である(Krasnov et al., 1998)。

7. 大惨事の10年後，ヨーロッパ西部の汚染地域ではノロジカ肉に含まれる放射能が平均5万8,000 Bq/kg，イノシシでは最大11万3,000 Bq/kgに達した(Eriksson and Petrov, 1995; Eriksson et al., 1996; Tchykin, 1997)。

8. ウシにおけるセシウム137濃度の低下には，国際原子力機関(IAEA)の全モデルによる予測より長い時間がかかっている(Thiessen et al., 1997)。

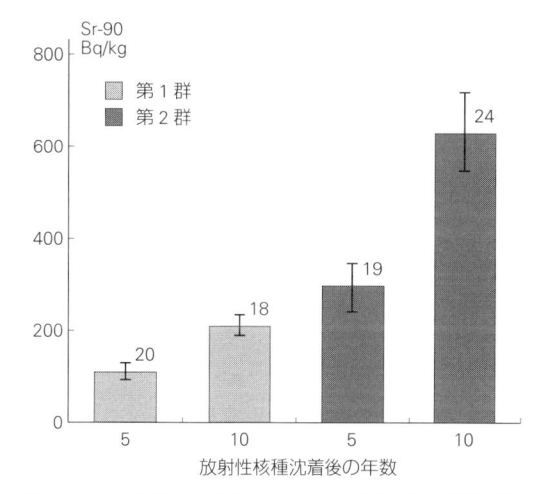

図10.1 ベラルーシのヨーロッパヤチネズミ2個体群におけるストロンチウム90濃度(1 kgあたりのBq値)の経年推移(大惨事発生5年後と10年後にあたる1991年と1996年の比較)。平均値の標準偏差をあわせて示す。ストロンチウム90濃度は1991年より1996年が有意に高い(p<0.01)(Ryabokon' et al., 2005)。

表10.2 ジトーミリ州(ウクライナ)の重度汚染地域と相対的に汚染度の低い地域における，ウシの羊膜，胎盤および初乳へのセシウム137蓄積量(1 kgあたりのBq値，1 literあたりのBq値)，1997～1999年(Karpuk, 2001)[1]。

	汚 染 の 程 度	
	5～15 Ci/km^2[＝18万5,000～55万5,000 Bq/m^2]	0.1 Ci/km^2[＝3,700 Bq/m^2]未満
後産および羊膜	24.3±2.1*	3.1±0.1
胎盤(胎盤葉)	36.3±4.2*	4.9±0.4
初 乳	17.3±1.4*	4.4±0.5

*p<0.001。
1. Ci/km^{2}値のデータはA・ヤブロコフが2農場について要約。

表10.3 ブリャンスク州の8～28 Ci/km^2[＝29万6,000～103万6,000 Bq/m^2]に汚染された地域の狩猟動物(哺乳類)の筋肉におけるセシウム137の蓄積(生体重1 kgあたりのBq値)，1992～2006年(Pel'gunov et al., 2006)。

動 物 種	平均±標準誤差	最小値－最大値
イノシシ(検査対象59)	1万3,120±3,410	250－18万7,900*
ノロジカ(検査対象97)	1万2,660±1,340	800－7万4,750
ヘラジカ(検査対象30)	1,860±160	240－3,320
ヤブノウサギ(検査対象8)	2,560	504－7,500

*ロシアの許容値＝320 Bq/kg。

9. ウクライナの飼育牛のセシウム 137 の蓄積量は，重度汚染地域と，相対的に汚染度の低い地域とでは有意差がある(**表 10.2**)。
10. セシウム 137 の蓄積はイノシシとノロジカでは有意な個体差が見られる一方，ヘラジカではより一様である。これは種によって異なる食物連鎖の違いだけでなく，不均一な放射能汚染の様相(詳細は第 1 章を参照)や生

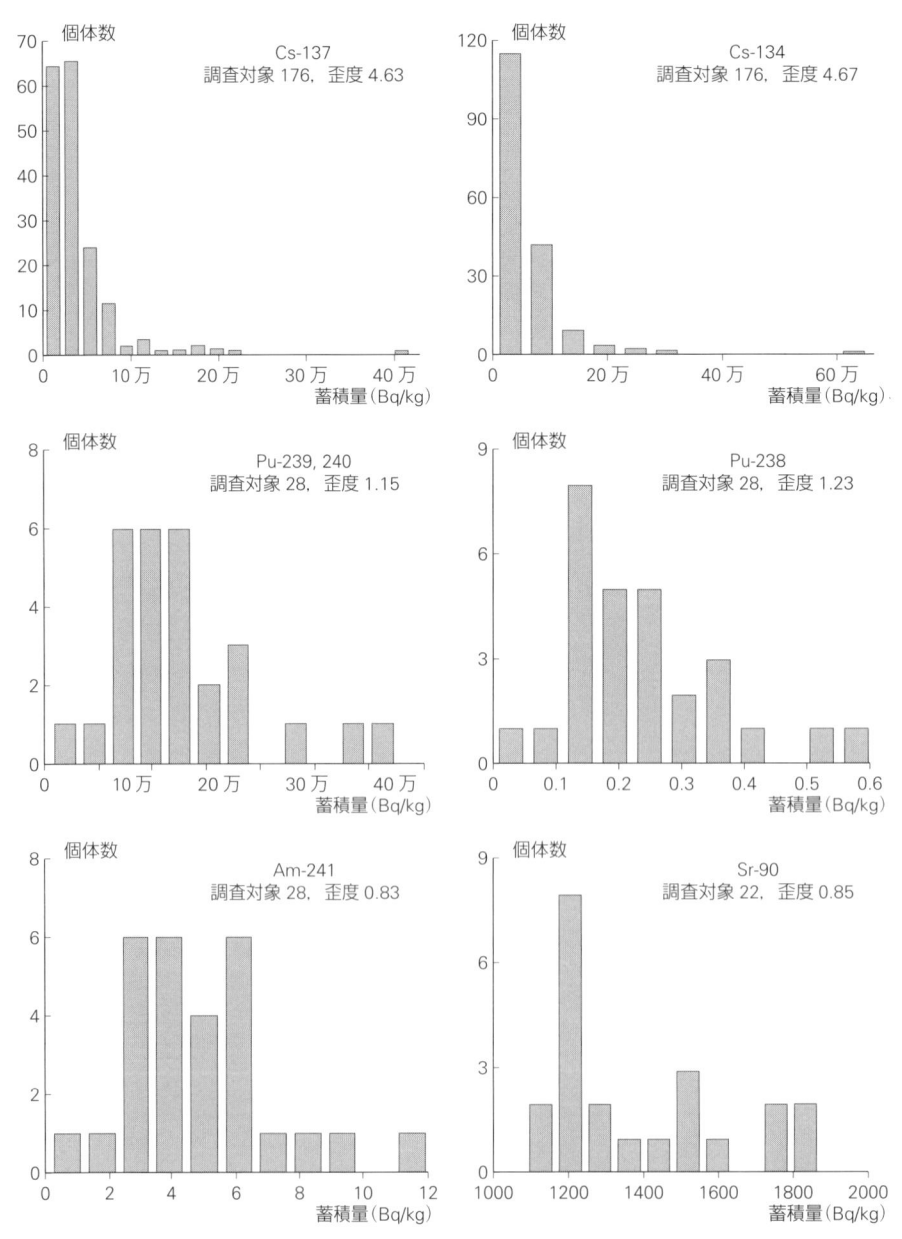

図 10.2 ベラルーシに生息するヨーロッパヤチネズミの個体群における放射性核種蓄積量の個体変異。大惨事 3 年後のセシウム 137 および 134 と，10 年後のプルトニウム 238, 239, 240, アメリシウム 241 およびストロンチウム 90 (Ryabokon' et al., 2005)。[図中の「歪度」とは，左右対称からどれだけ歪んでいるかを求める skewness test の結果の数値(左右対称であれば歪度は 0)。]

息する地域の放射能濃度による(**表 10.3**)。

11. **図 10.3** に示すのは，ブリャンスク州（ロシア）の放射能汚染地域に生息するヘラジカにおける，大惨事の 6 年から 7 年後，10 年から 12 年後，20 年から 22 年後のセシウム 137 平均濃度である。

12. 2003 年から 2005 年にかけて行われたチェルノブイリの 5 キロメートルゾーンにおける 44 種の鳥類に関する調査で，最大の汚染は営巣から孵化までのあいだに生じることが明らかになった。メスはオスより多くのストロンチウム 90 を蓄積し，幼鳥および若鳥はメスより多く蓄積する。セシウム 137 の蓄積量は若い鳥と成鳥，また性別による差はなかった。ストロンチウム 90 およびセシウム 137 の蓄積量の最大値を**表 10.4** に示す。

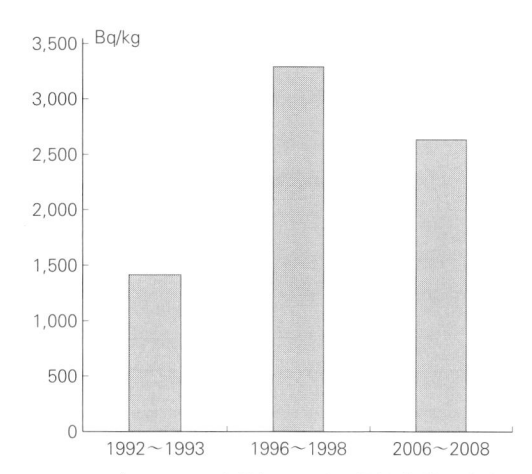

図 10.3 ブリャンスク州（ロシア）の汚染地域に生息するヘラジカにおけるセシウム 137 の濃度（生体重 1 kg あたりの Bq 値），1992～1993 年，1996～1998 年，2006～2008 年各期間の平均値 (Pel'gunov et al., 2006)。

表 10.4 大惨事後の鳥類における放射性核種の濃度（生体重 1 kg あたりの Bq 値）。

放射性核種	濃度(Bq/kg)	生　物　種	捕獲地(国)	参　照　文　献
Sr-90	163 万 5,000	オオシジュウカラ [Parus major]	ウクライナ	Gaschak et al., 2008
	55 万 6,000	エナガ [Aegithalos caudatus]	ウクライナ	Gaschak et al., 2008
	22 万 6,000	オオサヨナキドリ [Luscinia luscinia]	ウクライナ	Gaschak et al., 2008
Cs-137	36 万 7,000	オオシジュウカラ	ウクライナ	Gaschak et al., 2008
	30 万 5,000	クロウタドリ [Turdus merula]	ウクライナ	Gaschak et al., 2008
	8 万 5,000	ウタツグミ [Turdus philomelos]	ウクライナ	Gaschak et al., 2008
	1,930	マガモ [Anas platyrhynchos]	ロシア	Pel'gunov et al., 2006
	450	ヨーロッパヤマウズラ [Perdix perdix]	ロシア	Pel'gunov et al., 2006
	470	ヤマシギ [Scolopax rusticola]	ロシア	Pel'gunov et al., 2006
	350	ヨーロッパコマドリ [Erithacus rubecola]	オランダ	De Knijff and Van Swelm, 2008
Cs-134	112	ヨーロッパコマドリ	オランダ	De Knijff and Van Swelm, 2008
Cs-134, 137	1 万 469	水鳥 [Anas sp.]	フィンランド	Rantavaara et al., 1987
	6,666	ホオジロガモ [Bucephala clangula]	フィンランド	Rantavaara et al., 1987
Zr-95	467	ヨーロッパコマドリ	オランダ	De Knijff and Van Swelm, 2008
Nb-95	1,292	ヨーロッパコマドリ	オランダ	De Knijff and Van Swelm, 2008
γ 線放出核種総量	1 万 3,000 超	コガモ類 [シマアジ (Anas querquedula) およびコガモ (Anas crecca)]	ベラルーシ	Sutchenya et al., 1995
	1 万	マガモ	ベラルーシ	Sutchenya et al., 1995
	4,000 超	オオバン [Fulica atra]	ベラルーシ	Sutchenya et al., 1995

表 10.5 ブリャンスク州の汚染値 8～28 Ci/km^2［＝29万6,000～103万6,000 Bq/m^2］の地域で捕獲した3種の狩猟鳥におけるセシウム 137 の蓄積量(生体重 1 kg あたりの Bq 値)．1992～2006 年(Pel'gunov et al., 2006)。

種　　名	平　均　値	最小値－最大値*
マガモ(調査対象 28)	920	314－1,930
ヨーロッパヤマウズラ(調査対象 14)	350	280－450
ヤマシギ(調査対象 11)	370	270－470

*ロシアの許容値＝180 Bq/kg。

表 10.6 魚類における大惨事後の放射性核種の濃度［1 kg あたりの Bq 値］。

核　　種	濃度(Bq/kg)	生　物　種	捕獲場所[国]	参　照　文　献
Cs-137	1万6,000	ヨーロッパパーチ [Perca fluviatilis]	フィンランド	Saxen and Rantavaara, 1987
	1万	キタカワカマス [Esox lucius]	フィンランド	Saxen and Rantavaara, 1987
	7,100	ホワイトフィッシュ [Coregonus sp.]	フィンランド	Saxen and Rantavaara, 1987
	6,500	ヨーロッパオオナマズ [Silurus glanis]	ウクライナ	Zarubin et al., 2006
	4,500	ブリーム [Abramis brama]	フィンランド	Saxen and Rantavaara, 1987
	2,000	シロマス [Coregonus albula]	フィンランド	Saxen and Rantavaara, 1987
	708	ヨーロッパブナ [Carassius carassius]	ロシア	Ushakov et al., 1996
	493	ブリーム*	ポーランド	Robbins and Jasinski, 1995
	190	「魚類」	バルト海	Ilus et al., 1987
	15～30	「カワカマスとタラ」**	バルト海	Ikaheimonen et al., 1988
Cs-134, 137	5万5,000	「淡水魚」	ノルウェー	Strand, 1987
	1万2,500	ブラウントラウト [Salmo trutta]	ノルウェー	Brittain et al., 1991
Sr-90	157	ヨーロッパブナ	ロシア	Ushakov et al., 1996
γ線放出核種総量	30万	捕食魚	ウクライナ	Gudkov et al., 2004

*チェルノブイリ事故以前の 120 倍。**チェルノブイリ事故以前の約 5 倍。

13. 大惨事の 10 年後，ベラルーシに生息するコガモ(シマアジおよびコガモ)の体内のガンマ線放出核種は総量で 1 万 3,000 Bq/kg を上回り，マガモでは約 1 万 Bq/kg，オオバンでは 4,000 Bq/kg を超えていた(Sutchenya et al., 1995)。

14. 動物に取り込まれたセシウム 137 の濃度は，種内変異(個体変異)が種間変異より大きい(表 10.5)。

15. 30 キロメートルゾーンでは，セシウム 137 とストロンチウム 90 の蓄積量が 5,300 Bq/kg に達する両生類もいた。1 kg あたりの Bq 値で測定した基質から動物個体への移行係数は，調査対象とした全両生類でストロンチウム 90 では高く，セシウム 137 では比較的低いことが示された。ストロンチウム 90 の移行係数は高い順に，ヨーロッパスズガエル[Bombina bombina]が 44.1，ニンニクガエル[Pelobates fuscus]が 34.4，アマガエル属の一種[Hyla sp.]が 20.6，アカガエル属の一種[Rana sp.]が 20.4 だった(Bondar'kov et al., 2002)。

16. セシウム 137 における移行係数の最大値はヨーロッパヒキガエル[Bufo bufo]の 12.9 とホソグチカエル[Rana arbalis]の 10.0 だった

(Bondar'kov et al., 2002)。

17. 数種の魚類における大惨事後の汚染の程度を表10.6で一覧にした。
18. セシウム137が魚類からは速やかに(7,8年で)除去されるとの当初の予測は正しくなかったようだ。3年から4年は急速に減少したが，その後の汚染値の低下は驚くほどゆるやかになった(図10.4)。
19. スウェーデンおよびフィンランドの湖沼に生息するヨーロッパパーチのセシウム137濃度は，1994年まで公式の安全基準[許容値]を上回っていた(Kryshev and Ryazantsev, 2000)。
20. チェルノブイリ原子力発電所の冷却水用貯水池に生息するヨーロッパオオナマズの筋肉に取り込まれたセシウム137の量は，1987年から2002年にかけて1,140 Bq/kgから6,500 Bq/kgへと増加した(Zarubin et al., 2004)。
21. 汚染地域にある流出路をもたない独立湖沼では，捕食魚の放射性核種濃度が30万Bq/kgに達した(Gudkov et al., 2004)。
22. 大惨事後の数ヵ月間，ドイツでは巣箱のハチミツがヨウ素131[I-131](1万4,000 Bq/kg超)およびルテニウム193[Ru-193](750 Bq/kg超)によって重度に汚染されていた(Bunzl and Kracke, 1988)。
23. 動物プランクトンに含まれるチェルノブイリ由来の放射性核種の濃度を表10.7に示す。これらの数値は，高濃度の生物濃縮とともに広範な水域の汚染も反映している。
24. バルト海のプランクトンにおける1986年の放射能汚染は，ベータ線[β線]放出核種が総量で2,600 Bq/kg，ネプツニウム239[Np-239]が3,900 Bq/kgに達した(Ikaheimonen et

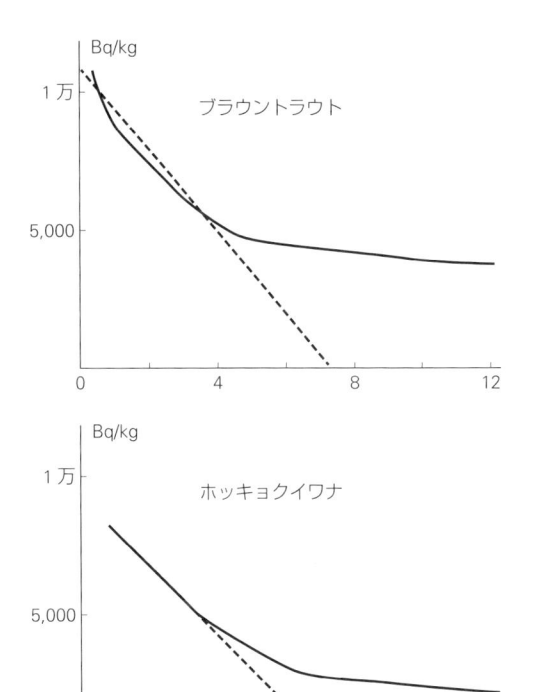

図10.4 ノルウェー北部の湖沼に生息するブラウントラウト[Salmo trutta]とホッキョクイワナ[Salvelinus alpinus]における，チェルノブイリに由来するセシウム137の1986年から1998年にかけての濃度の推移。破線は予測値，実線は実測値(Jonsson et al., 1999)。

表10.7 動物プランクトンで記録されたチェルノブイリ由来の放射性核種(J. Turne, 2002をもとに作成)。

海　域	調査期間	核種，備考	参照文献
ノルウェー沖北海 (深度222 m)	1986年5〜6月	Nb-95, Zr-95, Ru-103, Ru-106, Cs-134, Cs-137, Ce-144 セジメントトラップで捕えた糞塊。	Kempe and Nies, 1987
コルシカ島沖地中海 (深度200 m)	1986年5月8〜15日	Ce-141, Ce-144 70%超がカイアシ類の糞塊からなる。	Fowler et al., 1987
黒海 (深度1,071 m)	1986年5〜6月	Ru-106, Cs-137, Ce-144 (円石藻[Emiliania huxleyi])	Buesseler et al., 1987; Kempe and Nies, 1987
北太平洋 (深度110〜780 m)	1986年6〜7月	Ru-103, Cs-134, Cs-137	Kusakabe and Ku, 1988

al., 1988)。

10.2. 繁殖の異常

ウクライナ，ベラルーシ，およびヨーロッパ側ロシアの重度汚染地域で定期的な生物学的観察が始まったのは爆発の2ヵ月後からだった。幸いこの間，ウシおよびその他の家畜について，チェルノブイリ事故に由来する汚染の有害な影響に関するデータを多くの獣医師が収集していた(Il'yazov, 2002; Konyukhov *et al*., 1994; Novykov *et al*., 2006；他多数)。

1. ウクライナ国内の重度汚染地域に生息していたノネズミ種の個体数が，1986年9月までに最大5分の1に減少した(Bar'yakhtar, 1995)。
2. 10キロメートルゾーンに1日から14日間留め置いた実験用マウス(ハツカネズミ[*Mus musculus*])[以下，「マウス」はすべてハツカネズミ]の死亡率が有意に上昇し，[事故によって自然の環境放射線に]追加された放射線量と関連があった(Nazarov *et al*., 2007)。
3. 汚染地域のヨーロッパヤチネズミは，22世代にわたって胎児死亡率が上昇した。土壌汚染が軽減しても出生前死亡率はなかなか下降せず，有意に高いままである(Goncharova and Ryabokon', 1998a, b; Smolich and Ryabokon', 1997)。
4. 30キロメートルゾーン内にいた生後1.5ヵ月の性的に成熟したオスの実験用ラット(ドブネズミ[*Rattus norvegicus*])[以下，「ラット」はすべてドブネズミ]における性欲と勃起が抑制されたため，交尾するメスの数が減って受精率が低下し，かつ着床前死亡が増加した(Karpenko, 2000)。
5. 濃度1～5 Ci/km^2[= 3万7,000～18万5,000 Bq/m^2]のセシウム137と，0.04～0.08 Ci/km^2[= 1,480～2,960 Bq/m^2]のストロンチウムで汚染された養豚場のオスのブタを観察したところ，精細管の有意な減少(特に2歳から4歳のオスで)に加え，精細管内の精細胞の膨潤，壊死，位置の異常も認められた(**表10.8**)。
6. ブタの媒精[交尾]が目に見えて減少し，子ブタの1.8%から2.5%が死産に終わるか，口唇，肛門，四肢の先天性奇形や，巨大な頭部などを伴っていた(Oleinik, 2005)。
7. 重度に汚染されたウクライナのジトーミル州コロステニ地区およびナロジチ地区(セシウム137が5～15 Ci/km^2[= 18万5,000～55万5,000 Bq/m^2])では，ポレーシエ種[地元品種]のウシの妊娠成果や子ウシの健康状態が，相対的に汚染の少ないバラノフカ地区(0.1 Ci/km^2[= 3,700 Bq/m^2]未満)で飼育された同種とは有意に異なっていた。重度汚染地区では体重に異常のある子ウシが相対的に多く，罹病率および死亡率が高かった(**表10.9**)。
8. 出産の問題としては，胎盤と羊膜の娩出遅滞などが見られた。汚染地域のウシは羊膜組織の重さと胎盤葉[子宮壁に密着している多数の葉状部分]の機能が有意に低下していた(**表10.10**)。
9. 重度汚染地域のハツカネズミの個体数は，

表10.8 ストロンチウム90とセシウム137による汚染に伴うブタ睾丸の組織学的特徴(Oleinik, 2005)。

年齢／月齢	特定された精細管数		白膜の厚さ(μm)	
	汚染群	対照群	汚染群	対照群
5ヵ月	39.0±0.7*	63.7±2.8	178.0± 8.5*	465.2±11.7
8ヵ月	20.5±0.9*	21.4±0.9	231.0±12.7*	572.0±18.1
2歳	13.4±0.4	21.2±0.8	335.0± 8.81*	428.0±17.3
4歳	12.9±0.6*	19.2±0.9	380.3±22.2	349.5±26.0

*$p<0.05$。

表 10.9 ジトーミル州(ウクライナ)の重度汚染地区(5〜15 Ci/km^2)と低汚染地区(1 Ci/km^2 未満)における子ウシの体重,総罹病率,死亡率(%),1997〜1999 年(Karpuk, 2001)。

	体　　重			総罹病率	死亡率
	26 kg 未満	35 kg 超	正常		
低汚染地区	13.3	10	76.7	34	7
重度汚染地区	20	15	65	50.5*	12*

*p<0.01。

不妊のため,また異常精子のために減少した(Pomerantseva *et al.*, 1990, 1996)。

10. 大惨事に続く数年間,重度汚染地域のノネズミ[*Clethrionomys* および *Microtus* sp.]において,泌尿生殖器の病理変化および胚発生初期における胚芽喪失を原因とする,出生前死亡[流産]が高い頻度で観察された(Medvedev, 1991; Sokolov and Krivolutsky, 1998)。

11. キエフ市の研究所のコロニーで繁殖した飼育群からなる実験用ラットを用いた動物実験専用施設が,1986 年 10 月,チェルノブイリ市に創設された。大惨事後,チェルノブイリとキエフのどちらの動物試験施設でも,実験用ラットにおける平均寿命の有意な短縮が認められた(**表 10.11**)。

12. 重度汚染地域では,その年に繁殖させたヨーロッパヤチネズミの子の性比に有意な偏りがあった(Kudryashova *et al.*, 2004)。

13. 放射線被曝によって,汚染地域のヨーロッパヤチネズミの個体群における出生前死亡率と出生後死亡率が上昇し,繁殖成功度が低下した(Kudryashova *et al.*, 2004)。

14. 放射能汚染はヨーロッパヤチネズミの個体群に早熟化と頻繁な繁殖をもたらしたが,どちらの場合も老化の早まりと寿命の短縮を伴っていた(Kudryashova *et al.*, 2004)。

表 10.10 ジトーミル州(ウクライナ)の高濃度汚染地域および低汚染地域におけるウシの後産の特徴(Karpuk, 2001)[1]。

	汚染の程度	
	5〜15 Ci/km^2	0.1 Ci/km^2 未満
羊膜重量(kg)	4.6±0.3	5.6±0.3*
胎盤葉の数	76.9±4.0	88.0±2.7*
胎盤葉の面積(cm^2)	4,043±118	4,853±206*

1. Ci/km^2 値のデータは A・ヤブロコフが 2 農場について要約。
*p<0.05。

15. チェルノブイリ実験群の CC57W 系マウスの繁殖率(繁殖期間中の同腹子の回数および各同腹子の出生数)は 7 世代以上にわたって下がり続けた。同時に,生後 1 ヵ月以内と着床前の死亡数が有意に増加した(Stolyna and Solomko, 1996)。

16. カネフ自然保護区に生息するヨーロッパヤチネズミその他の小型齧歯類の個体群に関する大惨事前後の長期的研究により,生態的均衡の擾乱,「集団時計」の進行遅延,ならびに生物相交替が明らかになった(Mezhzherin and Myakushko, 1998)。

17. ロシアの汚染地域に生息するタイリクオオカミ[*Canis lupus*]の一腹産子数と,毛皮に沈着した放射能汚染の程度やセシウム 137 の比放射能には相関が認められる(Adamo-

表 10.11 高放射能汚染地のチェルノブイリ市内と低放射能汚染地のキエフ市における実験用ラットの平均寿命(Serkiz, 1995)。

	1986 年 10 月〜1989 年		1986 年 4 月以前のキエフ市
	チェルノブイリ市	キエフ市	
寿命(単位は月数)	20.3±0.8	21.6±0.5	28.2±0.6

vich, 1998)。

18. 1978年から1999年まで，のべ5,427回にわたる繁殖季節を通じた観察により，放牧のウマ[*Equus caballus*]における繁殖成功と飼育場の放射能汚染程度には相関があることがわかった。最多の流産率，死産率および子ウマの疾病率の最大値は1993年から1999年にかけて，当時の汚染値が最大 40 Ci/km^2[＝148万 Bq/m^2]に達したゴメリ州(ベラルーシ)のウマ繁殖センターで記録された。環境放射能濃度が 1～5 Ci/km^2[＝3万7,000～18万5,000 Bq/m^2]だったブリャンスク州(ロシア)のウマ繁殖センターでもある程度の問題が見られ，汚染値が 1 Ci/km^2[＝3万7,000 Bq/m^2]未満だったスモレンスク州(ロシア)のウマ繁殖センターではもっとも問題が少なかった(Yakovleva, 2005)。

19. 1986年6月から7月にかけて，米国カリフォルニア州，ワシントン州，およびオレゴン州で数種の鳥の抱卵数に減少が認められたが，これは十中八九，チェルノブイリ由来の放射性降下物と関連していた(DeSante and Geupel, 1987; Millpointer, 1991)。

20. チェルノブイリ原発付近の最大限に汚染された場所では，ツバメ[*Hirundo rustica*]の生存率はほぼゼロである。[また，]汚染がそれほどひどくない地域でも年間生存率は25%に満たない(これに対し，ウクライナ，スペイン，イタリアおよびデンマークで営巣する対照群の生存率は約40%)。全体として，チェルノブイリの全鳥類個体群で繁殖率の劇的な低下と子の生存率低下が認められる(Møller *et al.*, 2005)。

21. 重度汚染地域のツバメにおいて，異常精子(頭部の変形，2つの頭部，2つの尾部をもつ精子など)が有意に高い頻度で発生した(Møller *et al.*, 2005)。

22. チェルノブイリのツバメ個体群は，近隣の非汚染地域からの移入によってのみ維持されている。現在と過去の試料(博物館保管)を用いた安定同位体の分析により，現在チェルノブイリにいる個体群は，対照群や，大惨事に先立ってチェルノブイリ地域で採集された個体群に比べ，より多様な個体(たとえば移入個体など)の集団からなることを示している(Møller *et al.*, 2006)。

23. 鳥類についての詳細な調査が示唆するのは，チェルノブイリ一帯では多くの種が不在であるか，存在していても個体数が少ないことである(Møller and Moussaeu, 2007a)。

24. 10キロメートルゾーンに生息するオオシジュウカラの卵黄に含まれる総カロテノイド，およびビタミンAとEは，相対的に汚染が少ないウクライナ内の別の地域やフランスと比較して濃度が低かった。線量率が高いと産卵開始が早まり，巣箱あたりの抱卵数は増加した。しかし，高線量下では巣箱あたりの孵化数が減少するため，結局は早い繁殖時期や抱卵数の増加に伴う繁殖成功の差がなくなるか，逆転さえ起こる。これらの知見は，放射能汚染により卵黄の食物性抗酸化物質の量が減少するため，孵化および繁殖率に悪影響を及ぼすという仮説を裏づける(Møller *et al.*, 2008a)。

25. オオシジュウカラと，セグロヒタキ[*Ficedula hypoleuca*]で，重度汚染地域の巣箱を避ける傾向が顕著に認められた。孵化率はオオシジュウカラでは生息環境，セグロヒタキでは抱卵時期と相互作用があったが，放射能汚染度が高まると，孵化率は低下した(Møller and Mousseau, 2007b)。

26. チェルノブイリゾーン[強制退避区域]の森林では，大惨事後の20年間に鳥の種類が50%以下に減少している。重度汚染地域では(相対的に汚染度の低い地域に比べて)鳥類の個体数が66%も減少し(Møller and Mousseau, 2007a)，鳥類の減少速度をさまざまな種で比較したところ，鮮やかな色の鳥ほど急激に減っていることが明らかになった(Galván *et al.*, 2011)。

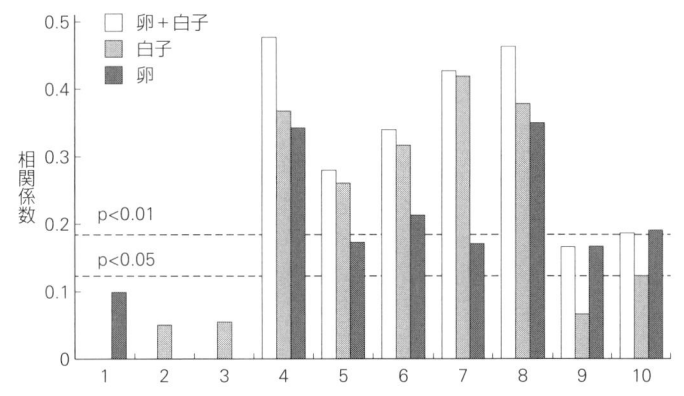

図 10.5 コイの繁殖機能と卵および精子（白子）の放射性核種濃度の相関係数（相関係数は絶対値で表した）：（1）卵の数（メス 1 尾あたり 1,000 個単位）；（2）白子の量（オス 1 尾あたりの ml）；（3）白子の品質；（4）受精率（%）；（5）胚発生数（メス 1 尾あたり 1,000 個単位）；（6）孵化仔魚数（メス 1 尾あたり 1,000 尾単位）；（7）仔魚生存率（%）；（8）形態異常発生率（%）；（9）分裂指数（%）；（10）胞胚後期における染色体異常出現率（%）(Goncharova, 1997)。

27. チェルノブイリ原発の冷却水用貯水池で飼われていたハクレン[Hypophthalmichthys molitrix]の種畜（種オス）群において，数世代のうちに精液の量と濃度が有意に低下し，精巣には壊滅的な変化が認められた(Verygin et al., 1996)。

28. 1986 年に 1 年魚か 2 年魚で放射線に曝され，その後，継続的に低線量率の放射線条件下にあったコクレン[Aristichthys nobilis]において，精巣結合組織の異常増殖，精子濃度の低下，異常精子数の増加が認められた(Makeeva et al., 1996)。

29. コイ[Cyprinus carpio]の繁殖機能と，精子および卵に蓄積した放射性核種の濃度には相関が見られた（図 10.5）。

30. 重度に汚染された水中に生息していた卵黄形成期のキタカワカマスの卵母細胞に退行性の形態的崩壊が見られた。プリピャチ川（1992 年の汚染値 875 Bq/kg）の魚の生殖腺では，卵細胞内の卵殻膜の厚さがおよそ 10 μm しかなかったが，30 キロメートルゾーン内の 2 つの湖（1991 年にセシウム 134 とセシウム 137 の合計値が 5,800 Bq/kg だったスメルジョフ湖と，1995 年に最大 19 万 9,900 Bq/kg を記録したペルストック湖）の魚では 25 μm から 30 μm に達した(Kokhnenko, 2000)。

31. 配偶子形成の逸脱（たとえば通常卵母細胞や核の大きさの変化，卵母細胞の発生異常，卵胞壁の肥厚化，核の崩壊など）がプリピャチ川とスメルジョフ湖（ベラルーシ，ゴメリ州）のブリームや雑魚[Rutilus rutilus]において認められた。これらの変化と生息する湖沼の放射能汚染値には相関があった(Petukhov and Kokhnenko, 1998)。

32. 大惨事からまもない時期，重度に汚染された地域のミミズは成熟個体がほとんどだったが，対照地域では成熟個体と若い個体が同程度に認められた(Victorov, 1993; Krivolutsky and Pokarzhevsky, 1992)。

33. 大惨事の 9 年後，重度に放射能汚染された閉鎖水系で採取したテングミズミミズ[Stylaria lacustris]の 20% に性細胞があった。通常，同種は無性生殖を行う(Tsytsugyna et al., 2005)。

10.3. 遺伝的変化

1. セシウム 137 が 8,000～152 万 6,000 Bq/m^2 の地域に生息するヨーロッパヤチネズミとキ

クビアカネズミ，および重度汚染地域の実験用マウス CBA×C57 Bl/6j(F1)系統で，1989年に体細胞と生殖細胞の細胞遺伝学的障害（骨髄細胞中の染色体異常数など）が有意かつ高頻度で認められた。これらの異常は1986年に増加し始め，調査した全個体群において1991年ないし1992年ごろまで，汚染の減少にもかかわらず，少なくとも22世代にわたって高頻度で継続した（Goncharova and Ryabokon', 1998a, b; Smolitch and Ryabokon', 1997; Ryabokon', 1999a)。

2. ベラルーシの重度汚染地域で調査したヨーロッパヤチネズミの全個体群において，大惨事前に比べ最大3倍の頻度で倍数性細胞が発生した（Ryabokon', 1999a)。

3. ベラルーシの重度汚染地域で調査したヨーロッパヤチネズミの全個体群において，倍数性細胞の数と体内に取り込んだ放射性核種の量とのあいだに相関があった（Ryabokon', 1999a)。

4. バックグラウンド放射線（環境放射線）量の減少にもかかわらず，ヨーロッパヤチネズミの個体群におけるゲノム突然変異の数は，大惨事後12世代にわたって（1986年から1991年まで）増加し続けた（Ryabokon', 1999b)。

5. 汚染地域で捕獲した妊娠中のメスのヨーロッパヤチネズミの子を非汚染条件下で飼育したところ，放射能に汚染されていた母親と同程度の染色体異常の増加を示した（Ryabokon' and Goncharova, 2006)。

6. 汚染地域に生息する野生のハツカネズミの個体群において，優性致死突然変異と染色体転座の出現率が有意に高まった。より高濃度の汚染地域では，1986年から1994年までのあいだ，精母細胞における相互転座の出現率が高かった（Pomerantseva et al., 1990, 1996)。

7. 被曝したハツカネズミの体細胞と生殖細胞では，被曝しなかったハツカネズミの子孫と比較して突然変異の出現率が数世代にわたり有意に高かった（Dubrova et al., 2000)。

8. 30キロメートルゾーン内に留め置かれた実験用マウスC57 BL/6系統，BALB/C系統，CC57 W/Mv系統と，1995年に10キロメートルゾーン内で捕獲したその他の齧歯動物には，さまざまな種類の細胞遺伝学的異常が観察された（Glazko et al., 1996)。

9. 30キロメートルゾーン内に生息するヨーロッパヤチネズミのミトコンドリアDNA突然変異の出現率が，大惨事に続く数年間，有意に高まった（Freemantle, 1996; Baker, 1996; Hillis, 1996)。

10. ヨーロッパヤチネズミにおける異常肺胞マクロファージ細胞の数が，重度汚染地域に生息する個体群において有意に高かった（Yelyseeva et al., 1996)。

11. 「赤い森（10キロメートルゾーン）」内で実験用マウスを飼育したところ，BALB/c系統では30日後に，C57 BL/6系統では10日後に，小核の出現率が有意に高まった（Rodgers et al., 2001)。

12. 1986年以降，全身吸収線量率が急速に下降したにもかかわらず，ヨーロッパヤチネズミの染色体異常の出現率と胚致死の発生率は22世代以上にわたり目に見えて高まった（Goncharova et al., 2005)。

13. 実験用マウスに，10キロメートルゾーン内で受精した胚に由来する線維芽細胞培養を行うと，多様な異常を有する細胞など，染色体異常を示す細胞数が有意に増加することが明らかになった（Nazarov et al., 2007; 表10.12)。

14. 実験用マウスを30キロメートルゾーン内で3ヵ月間飼育したところ，骨髄の多染赤血球内の小核の出現率が急激かつ有意に増加した（表10.13)。

15. ヨーロッパヤチネズミにおける染色体異常の数は，高放射能汚染環境下ほど多かった（表10.14)。

16. チェルノブイリの退避ゾーンで捕獲したツバメの個体群における突然変異率は，体細

胞突然変異でもゲノム突然変異［染色体突然変異］でも，ウクライナやイタリアにいた他の個体群の2倍から10倍高かった(Ellegren et al., 1997)。

17. 大惨事後にウクライナのチェルノブイリゾーンで生まれたツバメの個体群には，アルビノ突然変異が有意に多い(15%にも上る)(図10.6)。チェルノブイリの個体群に見られる突然変異率は，ウクライナ，イタリア，スペイン，デンマークの対照群と比較して形態異常が有意に多い(Møller and Mousseau, 2001; Møller et al., 2007)。

18. クロジョウビタキ［*Phoenicurus ochruros*］とイエスズメ［*Passer domestica*］に見られる異常の数と，ウクライナの環境放射線量とのあいだには正の相関がある(Møller and Mousseau, 2007c)。

19. 2005年から2006年にかけての調査によると，チェルノブイリ周辺の重度放射能汚染地域(毎時390 mR［ミリレントゲン］)で繁殖するツバメの精子は，ウクライナの相対的に汚染の少ない2つの地域(毎時0.25 mRと同0.006 mR)のツバメの精子と比べて，生存精子の運動性と形態に有意差があった。環境放射線量の上昇に伴い，低運動性，高直線性，低振幅，側頭変位，低移動速度の精子の発生率が高まる(Møller et al., 2008b)。

20. 重度汚染地域のアカガエル類(アカガエル［*Rana temporaria*］，ホソグチカエル［*Rana arvalis*］)は，骨髄や腸管上皮細胞の異常が有意に多く，末梢血中の小核の増加が観察される(Yelyseeva et al., 1996)。

21. ブリャンスク州では相対的に汚染度の高い地域ほど，雑種カエル(ヨーロッパトノサマガエル［*Rana esculenta*］)における小核を伴っ

表10.12 10キロメートルゾーン内における5日間の被曝後，実験用マウスに見られた線維芽細胞培養の異常(Pelevyna et al., 2006)。

	染色体異常	
	異常の割合(%)	異常のタイプ
対照群	最大3	欠失
被曝群	最大24.5	欠失，断片化，転座

表10.13 チェルノブイリの30キロメートルゾーン内で12週間飼育した実験用マウスの骨髄の多染性赤血球内に存在する小核の数(Sushko et al., 2006)。

	性別	調査細胞数	小核のある細胞(%)
対照群	♂	5,000	0.34±0.11
	♀	5,000	0.29±0.09
30キロメートルゾーン群*	♂	5,000	4.1±0.45
	♀	5,000	4.06±0.53

*対照群との差が有意。

表10.14 さまざまな放射能汚染程度によるヨーロッパヤチネズミの異常細胞の出現率，1993年にロシアのブリャンスク州で観測(Krysanov et al., 1996)。

汚染程度	調査細胞数	異常細胞の出現率(%)
20 μR/h	229	0.04±0.008
60 μR/h	593	0.06±0.006
180 μR/h	325	0.13±0.02
220 μR/h	864	0.11±0.02

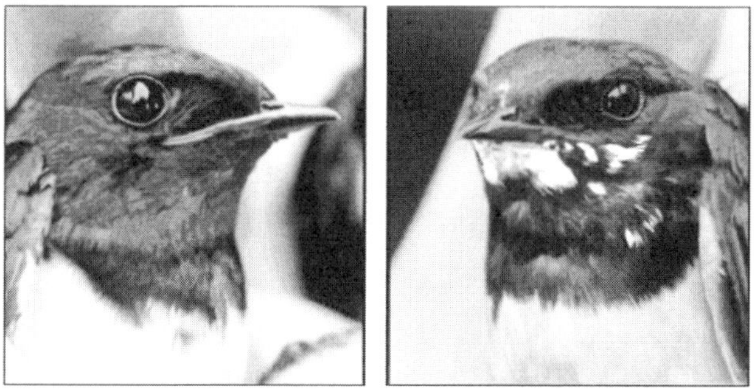

図10.6 正常なツバメ(左)と部分的アルビノ(白子)のあるツバメ(右)(T. Mousseau 撮影)。

表10.15 ブリャンスク州に生息する雑種カエル3個体群の赤血球内における小核の発生頻度，1993年(Chubanishvyli, 1996)。

汚　染(照射線量)		
15 μR/h	60 μR/h	220 μR/h
0.22%	1.33%	1.55%*

*p<0.05。

表10.16 相対的に汚染度の低いベレジナ自然保護区(ベラルーシ)に生息する個体群と比較したゴメリ州ヴェトカ地区の野生キイロショウジョウバエの個体群における優性致死突然変異(DLM)と伴性劣性致死突然変異(RLM)の出現頻度(%)(Glushkova et al., 1999)。

	ヴェトカ地区	ベレジナ自然保護区
DLM	42.76±0.88	63.09±0.91*
RLM	6.65±0.66	12.64±1.15**

*p<0.05；**p<0.001。

表10.17 チェルノブイリ大惨事の影響による動物の遺伝的変化の例(Møller and Mousseau, 2006にもとづく)。

種	遺伝標識	影響，備考	参照文献
キクビアカネズミ	染色体異常	3～7倍増	Savchenko, 1995
ハツカネズミ	相互転座	15倍増	Pomerantseva et al., 1990, 1996
ハタネズミ [*Clethryonomys glareolus*]	体細胞突然変異	増加*	Matson, 2000
	シトクロム-bの塩基多重置換と塩基転換型突然変異	チェルノブイリ検体からのみ	Baker et al., 1999
	突然変異とヘテロプラスミー**	増加*	Wickliffe et al., 2002
	点突然変異	増加*	Dubrova, 2003；Wickliffe et al., 2002
ツバメ	マイクロサテライト	2～10倍増	Ellegren et al., 1997
ナマズ	DNA切断	出現率増	Sugg, 1996
コイ	DNA量	変化	Lingenfelser, 1997
魚類4種	[染色体数に関する]異数性の頻度	増加	Dallas, 1998
キイロショウジョウバエ [*Drosophila melanogaster*]	伴性致死突然変異増加		Zainullin, 1992
貧毛類3種	染色体異常	2倍増	Tsytsugyna and Polycarpov, 2003

*統計学的に有意ではない。**ヘテロプラスミーとは，細胞中にミトコンドリアが混在すること。

た赤血球の発生率[凡例を参照]が高い(**表10.15**)。

22．ベラルーシでは汚染度の高い湖沼ほど，コイの胎芽，幼生，および幼魚における形態異常(先天性奇形)の発生率が有意に高い(Slukvin and Goncharova, 1998)。

23．ベラルーシの汚染地域では汚染度の高い湖沼ほどコイの個体群中における染色体異常とゲノム突然変異の出現率が有意に高い(Goncharova et al., 1996)。

24．ベラルーシでは汚染度の高い地域ほど，コロラドハムシ[*Leptinotarsa decemlineata*]における羽の色模様の突然変異が高頻度で発生した(Makeeva et al., 1995)。

25．ベラルーシの汚染地域では，ショウジョウバエ[*Drosophila melanogaster*]の致死突然変異や半致死突然変異が有意に高率で出現する(Makeeva et al., 1995)。

26．ゴメリ州(ベラルーシ)のヴェトカ地区(放射能量 24 Ci/km^2[= 88万8,000 Bq/m^2])の野生ショウジョウバエは被曝によって放射線抵抗性が高まった結果，優性致死や劣性伴性致死の突然変異出現率が，相対的に汚染度の低いベレジナ自然保護区[ベレジンスキー自然保護区]より有意に低い(**表10.16**)。

27．チェルノブイリの10キロメートルゾーン内の[水域に生息する]水生甲殻類のヨコエビや扁形動物の個体群を，黒海，エーゲ海，ドナウ川，ドニエプル川の個体群と比較すると，前者において突然変異率がもっとも高かった(Tsytsugyna and Polycarpov, 2007)。

28．チェルノブイリ由来の汚染に関連した動

物における遺伝的変化の諸データを**表10.17**で紹介する。

10.4. その他の生物学的特徴の変化

1. 汚染地域のネズミ[*Clethrionomys* sp. および *Microtus* sp.]において脳の発達障害と四肢の奇形が見られた(Sokolov and Krivolutsky, 1998)。
2. より汚染度の高い地域のウシほど，血清中とBリンパ球中の黄色ブドウ球菌に対する好中球食細胞の活性が有意に低い($p<0.05$ および $p<0.001$)(Karpuk, 2001)。
3. 放射能汚染程度が異なる地域のウシでは，血液学的特徴が有意に異なる(**表10.18**)。
4. セシウム137が $116\,Ci/km^2$[$=429$万$2,000\,Bq/m^2$]かつストロンチウム90が $26\,Ci/km^2$[$=96$万$2,000\,Bq/m^2$]の地域で，25日間育成された実験用アルビノのメス親ラットから生まれた生後20日の子ネズミの胸腺において，減生[発育不全で異常に小型化したさま]や退行性のジストロフィー的変化が発現した。これらの変化には，亢進性細胞融解や有糸分裂活性の低下などがある。こうした胸腺の変化は免疫性疾患につながる(Amvros'ev et al., 1998)。
5. 実験用C57 BI/6系マウスを環境放射線量毎時 $100\sim120\,mR$ のチェルノブイリゾーンで40日間飼育したところ，脊椎神経細胞と大脳の内因性活性が有意に変化した(Mustafin et al., 1996)。
6. 大惨事の4年後，汚染値が $15\sim40\,Ci/km^2$[$=55$万$5,000\sim148$万Bq/m^2]の地域の乳牛[*Bos taurus*]は，Tリンパ球の機能活性低下を伴うリンパ系組織内の炎症性ないし萎縮性の変化を発症し，結合組織の異常な発達を示した(Velykanov and Molev, 2004)。
7. 汚染値が $15\sim40\,Ci/km^2$ の地域の乳牛は，容積減少と白脾髄[マルピーギ小体]域の急激な減少を伴う脾臓硬化を発症した。その皮質には細網線維組織の粗化と皮質中のリンパ節の散逸減少が見られた(Velykanov and Molev, 2004)。
8. キクビアカネズミの頭蓋の非対称性は，より汚染された地域の個体群ほど有意に高い。
9. 30キロメートルゾーン内での20週間の被曝後，実験用マウスにおける肺腫瘍の発生率が有意に高かった(**表10.19**)。
10. 10キロメートルゾーン内で1ヵ月間飼育した実験用マウスは，脳内のさまざまな部位における内皮細胞の密度に低下が見られた(Pelevyna et al., 2006; Nazarov et al., 2007)。
11. 汚染地域のウシは，免疫不全の発現を示唆する乳清中のリゾチーム活性や皮膚感染症に対する抵抗力が低下していた(Il'yazov,

表10.18 ジトーミル州(ウクライナ)の重度汚染地域および相対的に汚染度の低い地域における性成熟したウシ(メス)の血液学的特徴(Karpuk, 2001)[1]。

	$5\sim15\,Ci/km^2$ [$=18$万$5,000\sim55$万$5,000\,Bq/m^2$]	$0.1\,Ci/km^2$ 未満 [$=3,700\,Bq/m^2$ 未満]
赤血球(×1,000個/liter)	4.8±0.1	5.8±0.2*
白血球(g/liter)	6.2±0.4	6.9±0.3
ヘモグロビン(g/liter)	78.6±2.0	91.4±2.8*
好塩基球(%)	0.3±0.2	1.3±0.2*
エオジン嗜好性白血球(好酸球)(%)	10.0±1.0	4.6±0.3
分節核好中球(%)	24.7±1.5	32±0.9*
リンパ球(%)	57.7±1.5	60.9±0.8*
単球(%)	3.8±0.3	4.5±0.3

*$p<0.01$。
1. Ci/km^2 のデータは2つの農場についてA・ヤブロコフが要約。

表 10.19　30キロメートルゾーン内での20週間の被曝後，実験用マウスに見られた肺腫瘍の発生頻度（Sushko et al., 2006）。

	ネズミ1匹あたりの新生物[*8] ［腫瘍］
対照群	0.26±0.06
30キロメートルゾーン群	0.77±0.17

1993, 2002）。

12. 重度汚染地域に生息する野生のネズミ科齧歯動物は，皮膚感染症に対する抵抗力が低下している（Kozynenko and Zavodnykova, 1993）。

13. 実験用マウスを10キロメートルゾーン内で飼育したところ，ウイルス感染感受性が高まっていた（Savtsova et al., 1991）。

14. 実験用マウスを10キロメートルゾーン内で飼育した後，実験的に腫瘍細胞移植を行ったところ，腫瘍の発生頻度が有意に高まった（Savtsova et al., 1991）。

15. チェルノブイリ退避ゾーン内の動物において免疫系の老化が早まった（Savtsova, 1995）。

16. 10キロメートルゾーン内で1986年から1993年までの期間に飼育された実験用ラットについて以下が観察された（Pinchuk and Rodionova, 1995; Serkiz et al., 2003）。
- 骨髄細胞数，末梢血白血球数，および骨髄中の正常赤血球母細胞数の減少。
- 低色素性貧血，白血球減少（放射能汚染地域での飼育開始から3ヵ月目に），きわめて大量の好酸球を伴う顆粒球減少症，好酸球増加症。
- 異常細胞の増加（たとえば巨大な高分葉好中球白血球，断片化した核をもつ細胞，毛羽立ったクロマチン構造をもつ細胞，細胞質核内封入体，および多核リンパ球など）。

17. 実験用ラットを10キロメートルゾーン内で飼育し始めて3ヵ月後から6ヵ月後，分裂増殖活性（骨髄細胞の増加を伴うこともある）が有意に高まり，その後に分裂活性が低下した。同様の過程が，10キロメートルゾーン内に生息する野生のネズミでも観察された（Serkiz et al., 2003）。

18. 大惨事後2ヵ月間，12キロメートルゾーン内に留まっていたウシにおいて，赤血球数の減少，ヘモグロビン値の低下，および好中球と単核細胞の割合の低下が観察された（Il'yazov, 1993; Il'yazov et al., 1990）。

19. 1986年10月までチェルノブイリ原発の3 kmから6 km以内で放牧されていたウシにおいて，未分化細胞，細胞構造の崩壊，高色性貧血と，同時に好酸球数の増加やリンパ球数の減少が認められた（Glazko et al., 1996）。

20. セシウム137汚染値が1～5 Ci/km^2［= 3万7,000～18万5,000 Bq/m^2］，ストロンチウム90汚染値が0.04～0.08 Ci/km^2［=1,480～2,960 Bq/m^2］のロヴノ州（ウクライナ）ムリノフ地区とサルヌィ地区の農場で，1997年から2001年まで飼育されていた種ブタ［*Sus scrofa*］において，赤血球数が有意に低く（最大15.0%），ヘモグロビンも低く（最大45.0%），三日月型の白血球の割合が1.3倍から2.8倍に増加し，［免疫たんぱく質である］アルファグロブリンとガンマグロブリンの量が最大44%減少した（Oleinik, 2005）。

21. 実験用ラットを30キロメートルゾーン内で1ヵ月間飼育したところ，白血球が有意に増加し，骨髄細胞も増加する傾向が認められた（Izmozherov et al., 1990）。

22. 30キロメートルゾーン内で1ヵ月間飼育された実験用マウスにおいて，リンパ球と白血球が有意に増加した（Pelevyna et al., 1993）。

23. 大惨事後にチェルノブイリ市とキエフ市の動物実験施設において，実験用ラットに見られたもっとも多い直接の死因は肺と腸の炎症だった（Serkiz, 1995）。1986年から1989年までの実験用ラットの死亡率に関するデータを**表10.20**に示す。

24. 1987年から1989年までチェルノブイリ市の動物実験施設で飼育された実験用ラット

表 10.20 チェルノブイリ市(高濃度の環境放射線量)とキエフ市(比較的低い環境放射線量)の動物実験施設における実験用ラットの死因(%),1986 年 10 月～1989 年 12 月(Serkiz, 1995)。

死因	キエフ市	チェルノブイリ市
肺胞性肺炎,肺出血	10.3	35.5
間質性肺炎	8.4	11.1
大腸炎	19.1	31.1
リンパ節肥大	10.3	13.2
胸腺／脾臓の肥大	2.4	4.4

において,若年期に乳房の腺線維腫や肺および腸の悪性腫瘍が発生し,それらにはリンパ性肉腫などのリンパおよび結合組織の腫瘍が含まれていた(表 10.21)。

25. 1989 年から 1992 年にかけて,チェルノブイリ市とキエフ市で集団繁殖されていた実験用ラットの 74% に腫瘍が発生した。チェルノブイリ市のラットでは,内分泌系腫瘍(表 10.22)と乳房腫瘍(表 10.23)がよく見られた。チェルノブイリ群に見られた腺がんと上皮腫瘍はキエフ群では観察されず,また大惨事前にはこの繁殖系統では自然発生腫瘍は観察されていなかった(Pinchuk, 1995)。

26. 甲状腺機能亢進症のある生後 4 ヵ月から 5 ヵ月のメスのラットを 30 キロメートルゾーン内で 30 日間飼育すると,心筋アデニル酸シクラーゼの基礎活性が有意に低下した(ACS[アシル-CoA 合成酵素]たんぱく 1 mg の毎分代謝物生成は 14.48 ± 0.78 nM[ナノモル],対照群は 20.78 ± 0.57 nM)。F 依存酵素活性テストにより,放射線を照射した動物では,心筋層への ACS 活動の促進作用が有意に低下することが明らかになった。このデータは,被曝した動物の心筋細胞中の ACS のベータアドレナリンが関与するレベルで甲状腺機能亢進の作用が変化する可能性を示している(Komar et al., 2000)。

27. ブリャンスク州(ロシア)では,放射能汚染度の高い環境ほど,ヨーロッパトガリネズミ[*Sorex araneus*]の個体群における左右非対称性のゆらぎが大きかった(表 10.24)。

表 10.21 大惨事後に汚染程度の異なる環境で飼育された実験用ラットに見られる悪性腫瘍の平均発生月齢と発生率(%)(Pinchuk, 1995)。

	チェルノブイリ市	キエフ市
悪性腫瘍発生時の平均月齢(月)	10	14
腫瘍の発生率(%)	35	17

表 10.22 チェルノブイリ市とキエフ市の動物実験施設の実験用ラットにおける 1986 年から 1992 年までの内分泌系腫瘍発生率(全腫瘍に対する割合(%))(Pinchuk, 1995)。

	チェルノブイリ市	キエフ市
胸腺腫瘍*	15.9	2.7
副腎皮質腺腫	43.2	6.8
甲状腺腫瘍	43.2	15.7
ランゲルハンス島(膵島)細胞腺腫	34.1	1

*1986～1989 年,キエフ市の施設では胸腺腫瘍は認められず,チェルノブイリ市では全実験動物の 4.8% にこの腫瘍が発生した。

表 10.23 チェルノブイリ市とキエフ市の動物実験施設で飼育されていた実験用ラットにおける 1989～1992 年の乳房腫瘍発生率とその特徴(Pinchuk, 1995)。

	チェルノブイリ市	キエフ市
悪性乳腺線維腫(%)*	14.7	9.5
複数の乳房腫瘍のある動物個体(%)**	29	27
乳房腫瘍とその他の腫瘍のある動物個体(%)	58.8	20.3

*動物の総数から算出。**乳房腫瘍のある個体群から算出。

表 10.24 放射能汚染度の異なるヨーロッパトガリネズミ 3 個体群における左右非対称性のゆらぎ(1 形質あたりの左右非対称の出現件数)のレベル,1992 年,ブリャンスク州(ロシア)(Zakharov et al., 1996b)。

汚染,照射線量		
60 μR/h	180 μR/h	220 μR/h
0.016 ± 0.03	0.24 ± 0.03	0.26 ± 0.03

28. ツバメの発生における不安定性(さまざまな形態学的形質の左右非対称性のゆらぎによる)の程度は汚染地域で有意に高かった(Møller, 1993)。

29. チェルノブイリの退避ゾーン内の鳥類に

表 10.25　放射能汚染程度の異なる環境下の雑種のヨーロッパトノサマガエル 2 個体群における免疫状態，1994 年，ブリャンスク州（ロシア）(Isaeva and Vyazov, 1996)。

指　　　標	汚染（放射線量）	
	60 μR/h	220 μR/h
白血球（100 万/liter）	15.32±0.99	21.7±1.83
リンパ球（100 万/liter）	6.16±0.41	11.08±1.0
好中球（%）	47.2±1.11	28.9±1.55
T リンパ球（%）	47.1±1.45	26.6±1.03
B リンパ球（%）	20.9±0.56	12.5±0.67
ゼロ細胞（%）	32.0±1.59	61.9±1.38
ロゼット形成好中球（%）	22.8±1.22	17.7±0.49

表 10.26　雑種のヨーロッパトノサマガエルの 3 個体群に認められた，放射能汚染程度の違いによる発生の安定度（1 形質あたりの左右非対称性出現数）の差違，1992〜1993 年，ブリャンスク州（ロシア）(Chubanishvyli et al., 1996)。

年	汚　染（放　射　線　量）		
	15 μR/h	60 μR/h	220 μR/h
1994	0.45±0.03	0.46±0.03	0.54±0.03
1993	—	0.54±0.03	0.64±0.03

は，内分泌腺系の損傷を反映して，炭水化物代謝と脂質バランスに明らかな異常をきたしたものがあった(Mykytyuk and Ermakov, 1990)。

30. 高放射線量環境下に 7 年間から 8 年間生息していた湿原のカエル（ホソグチカエル）の個体群に対し，実験的に追加照射したところ，脾臓と骨髄の死細胞の割合が，同じ追加照射を受けた対照群とは有意に異なった(Afonin and Voitovich, 1998; Afonin et al., 1999)。

31. 重度汚染地域で 1991 年以前に捕獲されたアカガエルの全個体群では，相対的に汚染度の低い地域のものより，小核赤血球の数が有意に（p<0.001）多かった（30 倍の例もあった）。放射能汚染地域に生息するアカガエルとホソグチカエルはともに，骨髄細胞および赤血球中の細胞遺伝学的損傷が増加し，末梢血中の赤血球比が変化した(Voitovich, 2000)。

32. 30 キロメートルゾーン内に生息するホソグチカエルにおいて，追加ガンマ線照射に誘発された骨髄細胞のアポトーシス［細胞自滅］が見つかった。30 キロメートルゾーン内に生息する動物は，クロマチン変化を伴う初期の細胞数が有意に多い（p<0.05）(Afonin et al., 1999)。

33. 相対的に汚染度の高い地域に生息する雑種のカエル（ヨーロッパトノサマガエル［Rana esculenta］）において，免疫機能活性に関する変化が明らかになった（表 10.25）。

34. カエル（ヨーロッパトノサマガエル）の 3 個体群における発生の安定度（1 形質あたりの左右非対称出現件数）は，汚染の少ない環境ほど低い（表 10.26）。

35. ブリャンスク州（ロシア）のヨーロッパブナ［Carassius carassius］とヒブナ［Carassius auratus］の個体群における，対称性のゆらぎの程度と表現型ずれ個体の数は，相対的に放射能汚染度の高い水中に生息するものほど多い（表 10.27）。

36. 大惨事後，スウェーデン東部（ギーシンゲ，オステルファルネボ，およびガルヴェ）とスイス南部（ティッチーノ近郊のメラーノ）のもっとも放射能汚染度の高い地域で捕獲されたカメムシ［Heteroptera］には多くの奇形例があった。1990 年に 30 キロメートルゾーンに近いポレーシエ地帯で，捕獲された全昆虫の最大 22% が奇形だった(Hesse-Honegger, 2001; Hesse-Honegger and Wallimann, 2008)。

37. チェルノブイリ原発から 2 km ないし 3 km 離れた場所の放射能に汚染されたマツの樹皮や地衣類［Hypogymnia physode］に生息するササラダニ類の種数が有意に減少した。大惨事前には 16 種が確認されていたが，事故後，1986 年は 0 種，1987 年は 2 種，1988 年は 2 種，1991 年は 4 種，1999 年は 6 種，2002 年は 8 種になった(Krivolutsky, 2004)。

38. 大惨事後 5，6 年のうちに大型の土壌無脊椎動物の種多様性は有意に低下し，13 年後から 15 年後でさえ小型の種数にも減少が見

表 10.27 放射能汚染度の異なる水に生息するヨーロッパブナとヒブナの個体群における左右対称性のゆらぎの程度と表現型ずれ個体の数(%), 1992 年, ブリャンスク州(ロシア)(Zakharov et al., 1996a)。

種	形 質	60 μR/h	80 μR/h	180 μR/h
ヨーロッパブナ	1 形質あたりの非対称性の症例	0.31±0.07	0.37±0.04	0.42±0.06
	1 種あたりの表現型ずれ	1.57±0.61	2.93±0.26	4.88±0.30
ヒブナ	1 形質あたりの非対称性の症例	0.26±0.03	0.45±0.04	—
	1 種あたりの表現型ずれ	2.0 ±0.29	4.10±0.27	—

られた(Pokarzhevsky et al., 2006)。

39. 放射能汚染度の高い環境ほど線虫と条虫類の侵入が盛んだった(**表 10.28**)。
40. 大惨事に続く 10 年間, 土壌原生動物の生物多様性は事故前のレベルの 50% を超えなかった(Pokarzhevsky et al., 2006)。

10.5. 結 論

1986 年, 汚染地域では膨大な量の多種多様な放射性核種が, 食物, 水, および空気を介して動物に吸収された。体内に取り込まれた放射性核種による汚染度は, 大惨事前の数百倍に達することもあった。大惨事から 25 年が経過したいまなお, 哺乳類, 鳥類, 両生類, および魚類に取り込まれた放射性核種の量は, ヨーロッパのかなりの地域で危険な水準を維持している。こうした最初の放射能の一撃と, それに続く慢性的な低線量汚染が相まって, 哺乳類, 鳥類, 両生類, 魚類, 無脊椎動物を問わず, 研究対象となったすべての動物に形態的, 生理的, および遺伝的な病気が現れている。汚染地域に生息する「チェルノブイリ」個体群は, 国内の「非汚染地域に生息する」動物の正常な個体群には見られない広範かつ多様な形態異常を示しており, 甲虫も例外ではない。

鳥類のなかには, 非汚染地域からチェルノブイリゾーンに移ってきたものしか生き残っていない種もあるだろう。鳥類や哺乳類の希少種が存在することから, チェルノブイリの環境は「健全」だとする報告があるが, それらの存在はもともとその地域にいた個体群が生きのびているのではなく, 移入の結果と見たほうがよい。

汚染地域に生息する動物個体群の突然変異率は

表 10.28 ヨーロッパヤチネズミにおける線虫類および条虫類の感染率, 1992〜1995 年, ブリャンスク州(ロシア)(Pel'gunov et al., 2006)。

	60 μR/h	180 μR/h	220 μR/h
線虫類*			
感染率(%)	3.5	5.0	48.1
感染指数	3.0	3.9	40.0
条虫類**			
感染率(%)	1.6	1.1	3.4
感染指数	0.53	0.71	2.1

*優勢種:*Heligmosomum mixtum, Heligmosomoides glareoli*, および *Syphacia obvelata*. **優勢種:*Catenotaenia cricetorum* および *Paranoplocephala omphalodes*.
〔表中の「感染指数」とは, 1 匹あたりに侵入した線虫類・条虫類の数。〕

有意に高い。動物個体群では, ゲノム不安定性が世代の進行とともに集積され, 細胞や全身への悪影響として表れる。後の世代の動物のゲノムは, 超低線量放射線の影響に対する感受性がいっそう高まるため, このような世代を越えた長期的影響はさらに悪化する可能性がある(Goncharova, 2005)。

大惨事以来, 重度汚染地域で野生動物と実験用動物双方の個体群に実施した長期的観察によると, 腫瘍発生率の上昇, 免疫不全, 平均寿命の短縮, 老化の早まり, 血液組成の変化, 奇形, その他の健康障害など, 集団としてのヒトの健康における変化と驚くほどの類似を示し, 罹病率と死亡率に重大な増加が見られる。

第11章

チェルノブイリ由来の放射能による微生物相への悪影響

アレクセイ・V・ヤブロコフ

チェルノブイリ原発事故によって重度に汚染された地域では，調査対象となった数種の微生物すべてが急速な変化に見舞われた。結核菌，肝炎ウイルス，ヘルペスウイルス，タバコモザイクウイルス，サイトメガロウイルス，および土壌細菌が，さまざまな場面で活発になった。チェルノブイリ微生物相の長期的かつ究極的な帰趨は，われわれがいまもっている知見より悪いかもしれない。人類をはじめとする哺乳動物に比べ世代交代が速いこれらの微生物に表れている重大な変化は，他の生物種の健康と生存にとって吉兆ではない。

土壌1g中には25億個ほどの微生物（細菌，微小菌類，原生動物）がいる。一方，成人1人の体重のうち最大3kgは細菌とウイルスと微小菌類が占めている。これら微生物やウイルスがそれほど重要で，本質的に生きている生態系の代表であるという事実にもかかわらず，チェルノブイリ大惨事が微生物の世界に及ぼしたさまざまな影響に関しては，ごくわずかなデータしかない。

ある種の感染症による罹病率［凡例を参照］上昇の一部は，チェルノブイリ事故由来の被曝が原因となって，さまざまな微生物個体群の病原性が強まったことに帰せられるだろう。

1. 大惨事後まもなくの調査で，レトロウイルスの活性化が観察された（Kavsan et al., 1992）。
2. ブリャンスク州（ロシア）ノヴォスィブコフ地区の汚染地域では，子どもたちの免疫系が抑制されたためにニューモシスチス・カリニ［*Pneumocystis carini*。宿主の免疫力が弱まると日和見感染症を発症させる真菌の一種］とサイトメガロウイルス［ほとんどの成人は保菌者で免疫があるが，妊娠中にはじめて感染すると流産のリスクが高まる］への感受性が高まっている明らかな徴候がある（Lysenko et al., 1996）。
3. ベラルーシでは放射能汚染のひどい地域ほど結核が悪性になった（Chernetsky and Osynovsky, 1993 ; Belookaya, 1993 ; Borschevsky et al., 1996）。
4. ベラルーシとロシアの重度汚染地域には，クリプトスポリジウム［脊椎動物の消化管などに寄生する原生動物。クリプトスポリジウム症の原因］が著しく蔓延した場所があった（Lavdovskaya et al., 1996）。
5. 1993年から1997年にかけて，ベラルーシの重度汚染地域で肝炎ウイルスのB型，C型，D型，およびG型が目に見えて活性化した（Zhavoronok et al., 1998a, b）。
6. 大惨事の6，7年後，ベラルーシの重度汚染地域でヘルペスウイルスが活性化した（Matveev, 1993 ; Matveev et al., 1995 ; Voropaev et al., 1996）。
7. ベラルーシのゴメリ州とモギリョフ州の重度汚染地区で，サイトメガロウイルスの活性化が認められた（Matveev, 1993）。
8. ブリャンスク州の重度汚染地域で，ニューモシスチス［*Pneumocysyis*］の発生率が目に見えて高まった（Lavdovskaya et al., 1996）。
9. ブリャンスク州の重度汚染地域で，真菌の一種である小胞子菌［*Microsporum* sp.］の感染によって発症する白癬［皮膚感染の一種。たむし，水虫など］の発生率と重症度が有意に高かった

表11.1　ブリャンスク州の汚染程度の異なる2地点における，ヨーロッパヤチネズミに寄生するニワトリコクシジウム（エイメリア・ケルナ）の一種の接合子嚢の性状（％）（Pel'gunov, 1996）。

	汚染の程度	
	20 μR/h [マイクロレントゲン]	180～220 μR/h
正常型	94.5	76.6
異常型	0	6.2
胞子不形成型	5.2	12.2

（Rudnitsky et al., 2003）。

10. ベラルーシのジョールン・ポドゾル（腐植集積灰白土）における腐生菌数は，放射能量が40 Ci/km^2 [= 148万 Bq/m^2]以上の地域より，15 Ci/km^2 [= 55万5,000 Bq/m^2]以下の地域で有意に多い（Zymenko et al., 1995）。

11. 土壌微小菌の体内では，さまざまな形で放射性核種の生物濃縮が起こる。ステムフィリウム[Stemphylium]におけるセシウム137[Cs-137]の濃縮係数は348，ウェルチキリウム[Verticllium]では28である（Zymenko et al., 1995）。

12. 大惨事以降，チェルノブイリ周辺の汚染土壌で黒色微小菌類が劇的に勢いを増している（Zhdanova et al., 1991, 1994）。

13. 土壌細菌のうち，セシウム137をもっとも活発に濃縮するのはアグロバクテリウムの一種[Agrobacterium sp.]（濃縮係数587），エンテロバクターの一種[Enterobacter sp.]（同60～288），クレブシエラの一種[Klebsiella sp.]（同256）である（Zymenko et al., 1995）。

14. チェルノブイリ原発の10キロメートルゾーン内で採取した土壌試料のすべてにおいて，土壌細菌（硝化細菌，硫酸塩還元細菌，窒素固定細菌，セルロース分解細菌，従属栄養型鉄酸化細菌）が対照地域に比べ最大2桁も減少していた（Romanovskaya et al., 1998）。

15. 汚染地域で，ナス科以外の植物に感染するタバコモザイクウイルスの新変異株が数種類出現した。その毒性は，地域の放射能汚染度と相関を有する可能性が非常に高い。タバコの葉などがタバコモザイクウイルスやナタネモザイクウイルスに感染すると，非感染組織内の相同DNA組み換えが3倍に増加する原因になることが明らかになった（Boyko et al., 2007; Kovalchuk et al., 2003）。

16. チェルノブイリの重度汚染地域で調査した微小菌類のすべての株（タバコ赤星病菌[Alternaria alternata]など，ケカビの一種[Mucor hiemalis]，紫赤きょう病菌[Paecilomyces lilacinus]）では，糸状の菌糸が凝集して生育するが，放射性核種による汚染が少ない土壌では同じ種が正常に生育する。汚染土壌と低濃度汚染土壌の両方で凝集生育するのは，生育の遅いクロカビの一種[Cladosporium cladosporioides]のみである（Ivanova et al., 2006）。

17. ビフィズス菌数の顕著な減少とエシェリキア属細菌[Escherichia]の発生増加，とりわけ大腸菌[Escherichia coli]の顕著な増加が，ウクライナに住む避難者の子どもたちの小腸内で認められる（Luk'yanova et al., 1995）。

18. ベラルーシ，ウクライナ，ロシアにおける長期調査（大惨事前の1954年から事故後の1994年まで）によると，ブリャンスク，モギリョフ，ゴメリ，チェルニゴフ，スームィ，カルーガ，オリョール，スモレンスク，クルスク各州の高濃度放射能汚染地域（74万～148万 Bq/m^{2}以上）では，大惨事以来，野生動物における狂犬病の報告が事実上皆無である（Adamovich, 1998）。これは狂犬病ウイルスの消滅か，不活性化を示唆する。

19. ベラルーシの重度汚染地域に住む齧歯類に，コクシジウム類（アピコンプレックス門の細胞内絶対寄生性原虫）の広範な寄生が認められる（Sutchenya et al., 1995）。

20. ブリャンスク州のヨーロッパヤチネズミ[Clethrionomys glareolus]において，寄生するニワトリコクシジウムの一種エイメリア・ケルナ[Eimeria cerna]の接合子嚢が通常よりも少なく，かつ異常性が高く，また胞子不形成の個

体が存在した(**表 11.1**)。

21. 大惨事の6年後，キエフ州の重汚染土壌(最大 7,300 Bq/kg のセシウム 134 [Cs-134]，セシウム 137，ストロンチウム 90 [Sr-90]，プルトニウム [Pu] による) に住むヨーロッパヤチネズミから分離されたニワトリコクシジウム個体群に，異常な接合子嚢が見られた(Soshkin and Pel'gunov, 1994)。

22. プリピャチ川河口[ウクライナ]では，1986年から 1988 年にかけて，滴虫類におけるシャノンの多様度指数が有意に減少するとともに，その個体数が増加した(Nebrat, 1992)。

すべての微生物類(ウイルス，細菌，菌類，原生動物)ならびに個々の微生物群集は，全体的に追加被曝[バックグラウンド放射線(環境放射線)による被曝を超えた付加的な被曝]を受けると急激に変化する。こうした変化の機構はよく知られており，放射能汚染という新しい条件下での個体の生存を，どんな理由であれより有利にするように変異した遺伝子が自然選択の結果として保存されることで，突然変異の頻度が高まるのである。この小進化の機構がすべての放射能汚染地域で活発になり，在来のウイルスや細菌を活性化したり，新種を出現させたりする。重度汚染地域では，チェルノブイリ事故の影響を受けた地域で調査中の微生物のうち，一部を除いてほぼすべてが急速に変化した。

ヒトの腸や肺，血液や諸器官，諸細胞内に生息する無数のウイルス，細菌，原生動物，菌類において必然的に生じる放射線被曝による遺伝的変化の影響に関し，今日のわれわれの知識はあまりにも乏しく，その主要な帰結すら理解できない。発がんと各種ウイルス(乳頭腫ウイルス，肝炎ウイルス，エプスタイン-バーウイルス，カポジ肉腫ヘルペスウイルス，ヘルペスウイルス)の強い関連性は，チェルノブイリ由来の放射能に汚染された地域で，なぜ，がんの発生率[凡例を参照]が上昇しているのかという疑問にもう1つの答えを与えてくれる(総説は Sreelekha *et al*., 2003 を参照)。

がんだけでなく，その他の多くの疾病がウイルスや細菌に関係している。ヒトの体内の微生物相における，放射能誘発による病理的変化は，感染感受性や，細菌およびウイルスを原因とする炎症性疾患(インフルエンザ，慢性腸疾患，腎盂腎炎，膀胱炎，膣炎，腸粘膜炎，喘息，皮膚炎，虚血)や，さらには妊婦にさまざまな病状を増加させる可能性がある。

微生物相の長期的な帰趨は，われわれがいま考えているより悪くなるかもしれない。

第3部 結 論

　1986年のチェルノブイリ原発事故に由来する放射性降下物は，北半球全域の動物相と植物相に甚大な影響を与えた。ヨーロッパ西部，北米，北極圏，アジア東部の動植物（微生物を含む）において放射能の体内蓄積量増加が記録され，その数値は事故前に「正常値」とされていた自然のバックグラウンド放射線［環境放射線］量の何百倍にも達することが多かった。こうした高線量放射能の大規模な放出は，それに続く持続的な低線量被曝と相まって，植物類，哺乳類，鳥類，両生類，魚類，無脊椎動物，それに細菌やウイルスも含むすべての生物に，形態的，生理的，遺伝的障害をもたらした。研究対象となったあらゆる動植物が例外なく，明らかに悪影響を受けていた。

　放射能の影響を受けた生物集団には，大惨事以前には非常にまれだったか，あるいは知られていなかった多種多様な形態異常が現れた。二十数年を経てもなお，ウクライナから遠く離れたチェルノブイリ事故による汚染地域では，狩猟鳥獣や家畜が危険な量の放射性核種を取り込んだままである。

　チェルノブイリに由来する放射能が水系，大気，土壌に及ぼす総体的影響は，放射性核種の崩壊の点から動的であるばかりでなく，生物学的，地質学的，化学的にも，さらには多様な食物連鎖への移入をはじめ，生態系全体における放射性核種の移動や濃縮などの生態学的な過程という観点からも動的である。ストロンチウム90［Sr-90］，セシウム137［Cs-137］，プルトニウム［Pu］，アメリシウム［Am］その他の同位体の活発な移動がもたらす生物濃縮により，今後何十年，いや何世紀にもわたって不測の事態が数多く出現するだろう。

　第3部で紹介した幅広いデータは，チェルノブイリ大惨事が動植物相に多種多様な悪影響を与えたこと，また今後も与え続けるだろうことを物語る。

　重度汚染地域において，工業や農業など人間活動から野生生物への圧力が軽減するやいなや，野生生物は復活を始め，繁栄の様相さえ見せた。大型哺乳類のオオカミ，ヘラジカ，イノシシ，シカ，およびワシを含む鳥類がチェルノブイリの汚染ゾーンに生息しているが，野生動物のこうした繁栄は見かけ倒しである。鳥類の研究が示唆するのは，汚染地域で見られる種の一部は，非汚染地域からの移入の結果にすぎないかもしれないことだ（Møller and Moussaeu, 2007）。植物，魚類，両生類および哺乳類の生物群集に関する形態学的，細胞学的および免疫学的研究により，詳細に調査されたすべての生物において機能低下が確認された（総説としてGrodzinsky, 2006とZakharov and Krysanov, 1996を参照）。

　チェルノブイリの汚染地域に生息する動植物および微生物の突然変異荷重［突然変異による集団の平均適応度の低下］と突然変異率は，他の場所とは比べものにならないほど高い。チェルノブイリ由来の放射線照射による慢性的な低線量被曝は，ゲノム[*6]の不安定性を世代をまたいで蓄積させる結果を招き，その影響は細胞性および全身性の異常として表れている。事故当初の数世代のあいだに被曝した動物のゲノムに比べ，遠い将来の世代のゲノムはごく微量の放射線にも感受性が高まっていくので，このような世代を超えた長期的影響は有害だ（Goncharova, 2000; Pelevyna et al., 2006）。

　一方，汚染地域では，より放射線感受性の低い

個体の生き残りに向けた積極的な自然選択（自然淘汰），すなわち放射線適応の過程も進行している。持続的な汚染状況下に置かれた生物群集の放射線適応は，多くの世代を重ねるうちに放射線感受性を低下させるだろう。これは進化論が予測するとおり，感受性の高い遺伝子型の排除と，遺伝子プールの貧相化［集団内における遺伝子数の減少］を伴う特殊な適応の結果である。チェルノブイリゾーンには，先祖返りした原始型の遺伝系への回帰を示す植物や動物が見られる（Glazko et al., 1996）。こうした事実から，環境放射線値が上昇したままの地域では農業に有害な昆虫の数と種類の増加が予測される（Mosse, 2002）。微生物の1世代が短寿命であることを考えると，この急速な小進化の過程はより原始的な型の生物を活性化させるとともに，新型のウイルス，細菌類および真菌類を出現させる可能性がある。

　第3部で提示した資料は，チェルノブイリの放射能汚染ゾーンを，動植物が成育し繁栄する自然保護区とみなすことが危険かつ近視眼的であることを裏づけている。チェルノブイリの汚染ゾーンで現在進行中の数多くの過程をより深く理解するためには，生物の研究を（ベラルーシ，ウクライナ，ロシアで起こっているように）縮小したり中止したりしてはならない。むしろ，予期せざる危険な事態の連鎖を理解し，予見し，回避するために，［そうした研究を］支援，拡大，強化すべきである。

　汚染地域の動物の研究には，もう1つのいっそう重大な面がある。われわれ人類は動物界に属し，ネズミやラットなど他の動物と同じ臓器と生物体系を有する。第3部の資料は，急激に上昇する突然変異荷重，高まる罹病率［凡例を参照］，そして，がんの発生を示している。チェルノブイリ事故による汚染条件下で飼育された実験用ラットの70％以上が2, 3年のうちにがんを発症し，さらに複数の疾病と免疫障害を患った。チェルノブイリ周辺で事故後5年から7年のあいだに生じたこれらすべての経過は，その後，被曝した人間集団に起きたことの明らかな前兆だった。

　チェルノブイリは，一方では小進化の孵化器として，遺伝子プールを盛んに変容させながら予測不能の結果をもたらし，もう一方ではブラックホールとして，大型動物を加速された遺伝的退化へと呑み込みつつある。こうした知見を無視するなら，われわれは危機に陥るだろう。

第4部

チェルノブイリ大惨事後の放射線防護

アレクセイ・V・ネステレンコ
(ベラルーシ放射線安全研究所(ベルラド研究所), ベラルーシ)

ヴァシリー・B・ネステレンコ
(同研究所, 故人)

アレクセイ・V・ヤブロコフ
(ロシア科学アカデミー)

キーワード:チェルノブイリ, 集積線量*2, 放射性核種の体外排出

チェルノブイリ大惨事以来，数百万人が放射能汚染地域に住み続けている。その大半はベラルーシ，ウクライナ，およびロシアの汚染地域の住民だが，スウェーデン，フィンランド，ノルウェー，スコットランドなど，他の国々にも汚染された地域がある（詳細は第1章を参照）。これらの地域に住む人びと全員に放射線防護が必要だ。

大惨事のあと，ベラルーシ，ウクライナ，およびロシアでは，数十万人の移住と放射能汚染による被曝の軽減に向けて多大な努力が払われた。講じられた対策には，食物の摂取制限や調理法の変更のほか，適格な科学者の指導による農林漁業の方法の転換などがある（Bar'yakhtar, 1995; Aleksakhin *et al.*, 2006）。

汚染地域における放射線防護をめぐる状況は，住民の健康を第一に考える立場の人間を窮地に立たせる。当局は復旧や災害管理に充てる財源をできる限り抑えようとする一方で，住民や食物，環境にとって危険なほどの放射能汚染に関するデータを認めたがらないからである。実際，役人はどこでもこういう姿勢をとる。

チェルノブイリ原発事故の影響について官僚側が真実を認めたがらないので，状況を危惧した市民らは，別の情報源を探し出し，苦境にある人びとの救済手段を考えようと組織的な取り組みを始めた。こうして，ベラルーシ，ウクライナ，ロシアのほか，ドイツ，オーストリア，フランス，スイス，カナダ，米国，イスラエルを含む多くの国々に，数百にのぼる地域的・全国的・国際的な市民団体が設立された。「チェルノブイリの子どもたち[Children of Chernobyl]」，「チェルノブイリの医師たち[Physicians of Chernobyl]」，「チェルノブイリの寡婦たち[Widows of Chernobyl]」，そしてリクビダートル[事故処理作業員]の組合などである。

1987年には，物理学者で人道主義者のアンドレイ・サハロフ，ベラルーシの著名作家アレーシ・アダモヴィッチ，チェスの世界王者アナトリー・カルポフの主導のもと，ベラルーシの子どもたち（チェルノブイリ原発事故による壊滅的な放射能汚染の最大の被害者）の支援に特化した独立公共機関として，ベラルーシ放射線安全研究所（BELRAD［以下，「ベルラド研究所」］）が創設された。以来25年間，このベルラド研究所は放射線防護の分野で広範なデータベースを築き上げ，科学的にも実践的にも有用な情報を提供する非政府のチェルノブイリ関連情報拠点として，独自の活動を続けてきた。

第4部は主としてベルラド研究所の資料にもとづいている。第12章では，チェルノブイリ事故による食物と人体の放射能汚染について多くの国のデータを紹介し，第13章では，腸内吸着物質の使用など，体内に取り込んだ放射性核種の量を減らすためにベラルーシで行われている有効な対策について報告する。そして第14章では，農業と林業における放射能汚染への一般的な対策を総説する。

第12章

チェルノブイリ原発事故による食物と人体の放射能汚染

アレクセイ・V・ネステレンコ，ヴァシリー・B・ネステレンコ，
アレクセイ・V・ヤブロコフ

大惨事の発生直後，ヨーロッパの多くの国々で，牛乳，乳製品，野菜，穀物，肉，および魚介類に含まれるヨウ素131[I-131]，セシウム134[Cs-134]と137[Cs-137]，ストロンチウム90[Sr-90]やその他の放射性核種の量が急激に増加した(場合によっては 1,000 倍にも及んだ)。1991 年に至るまで，米国がおもにトルコ，イタリア，オーストリア，西ドイツ，ギリシャ，ユーゴスラビア，ハンガリー，スウェーデン，デンマークから輸入した食品に，チェルノブイリ由来の放射能によるかなりの汚染が認められた。これらの食品には，ジュース，チーズ，パスタ，キノコ，ヘーゼルナッツ，セージ，イチジク，茶葉，タイム，ジュニパー[セイヨウネズ]，キャラウェイシード[ヒメウイキョウ]，アプリコットなどがある。ベラルーシのゴメリ州，モギリョフ州，ブレスト州では，近くは 2005 年から 2007 年にも，小規模農場の牛乳の 7%から 8%と，その他の食物の 13%から 16%において，セシウム 137 が許容値を超えた。2000 年にも，ウクライナのロヴノ州およびジトーミル州では，野生のベリー類とキノコ類の最大 90%がセシウム 137 の許容値を超えていた。子どもは成人より体重が軽く代謝も異なるため，子どもの放射線被曝は，同じ食事を摂った成人の 3 倍から 5 倍にもなる。1995 年以降 2007 年までに，ベラルーシの重度汚染地域に暮らす子どもの最大 90%に，体重 1 kg あたり 15～20 Bq を超えるセシウム 137 の蓄積があり，なかでもゴメリ州ナロヴリャ市では最高 7,300 Bq/kg に達する最大値を示した。ベラルーシ，ウクライナ，およびヨーロッパ側ロシアの重度汚染地域において，体内に取り込まれたセシウム 137 とストロンチウム 90 の平均値は，1991 年以降 2005 年までに減少するどころか，むしろ増加した。現存する放射性降下物の 90% 以上がセシウム 137 であり，その半減期[*3]が約 30 年であるところから，これらの汚染地域は今後およそ 3 世紀にわたって放射能の危険に曝され続けることがわかる。

放射線防護のために政府がどれほど予算を割いても(たとえば，ベラルーシでは 2006 年，農業生産における放射能汚染を低減するために 3 億ドル近い予算が割り当てられた)，汚染地域に住み，放射性核種に汚染された地元産の野菜，林産物，魚介類，狩猟鳥獣肉を食べている人びとに，放射能からの完全な防護を提供できる国などどこにもない。

だからこそ，地域レベルで放射能モニタリング(監視)の力をつけ，市民が必要な情報や手段にアクセスしたり，みずから地元産の食物をチェックして放射線防護の取り組みに積極的に参加したりできるようにすることが，何にも増して重要だ。中央主導のデータ監視収集機関は，情報を得るべき各地の人びとに確実に知らせるという意識を欠いているケースがあまりにも多い。

12.1 食物の放射能モニタリング(監視)

12.1.1. ベラルーシ

1993 年末，食物の放射能汚染を監視する目的で，BELRAD[以下，「ベルラド研究所」]はベラルーシ国家チェルノブイリ対策委員会[the State Committee for Dealing with the Consequences of the Catastrophe at Chernobyl Nuclear Power Plant(Comchernobyl)]の支援を受け，汚染地域の食材を測定できる公共の地域放射線管理センター(LCRC)を 370 ヵ所に設立した。今日，ベルラド研究所が提供する汚染された食材の総合データベースには，11 万 1,000 件あまりに及ぶ牛乳サンプルの検査結果など，34 万件を超える測定データが登録されて

表 12.1　1992 年にセシウム 137 による汚染が公式の許容値を超えた食材の割合（BELRAD database［ベルラド研究所データベース］）。

食　　材	サンプル数	1992 年に公式の許容値を超えた食材の割合（%）	公式許容値（1992），1 kg あたりの Bq 値
キノコ（キシメジ）	133	80.5	370
クランベリー	429	62.7	185
ブラックベリー	1,383	61.0	185
肉（狩猟鳥獣肉）	125	58.4	600
キノコ（乾燥）	459	57.7	3,700
キノコ（ヤマイグチ）	160	57.5	370
キノコ（ヤマドリダケ）	561	54.4	370
キノコ（茹でたもの）	87	52.9	370
キノコ（アンズタケ）	125	52.8	370
ブラックベリー（砂糖漬け）	150	42.0	185
ケフィア［発酵乳飲料］	71	25.4	111
キノコ（ナラタケ）	57	22.8	370
牛　乳	1 万 9,111	14.9	111
ラード（豚脂）	234	14.1	185
サワークリーム	242	12.8	111
ラズベリー	154	11.7	185
カッテージチーズ	344	11.6	111
コイ［淡水魚］	152	11.2	370
ワイルドストロベリー（エゾヘビイチゴ［*Fragaria vasca*］）	73	9.6	185
水	2,141	8.8	185
アカビーツ	1,628	8.2	185
生クリーム	51	7.8	111
栽培種のイチゴ［*Fragaria × ananassa*］	389	6.4	185
ニンジン	1,439	5.8	185
キャベツ	590	4.4	185
肉（牛肉）	297	3.7	600
キュウリ	433	3.2	185
トマト	141	2.8	185
洋ナシ	208	2.4	185
リンゴ	1,547	2.3	185
タマネギ	435	2.1	185
サクランボ	196	2.0	185
肉（豚肉）	969	2.0	600
バター	51	2.0	185
ジャガイモ	4,996	1.6	370

いる。

1. ベルラド研究所のデータベースによると，1992 年，ベラルーシの 3 州では，小規模農場産牛乳の最大 15% とその他の食品の最大 80% が，許容値を超えるセシウム 137 に汚染されていた（**表 12.1**）。

2. 公式の許容値を上回る放射能汚染が認められる食品の割合は，大惨事後 14 年経っても減らなかった。それどころか，ゴメリ州とブレスト州で，1997 年にはその割合が増加傾向に転じた（**表 12.2**）。

3. 1996 年にブレスト州で検査した全牛乳サンプルの最大 34.3% が許容値より高い放射能量を示した。危険値を示した牛乳サンプル数は，モギリョフ州よりもゴメリ州とブレスト州で有意に多かった。1993 年から 2006 年

表 12.2　ベラルーシのゴメリ州，モギリョフ州，ブレスト州においてセシウム 137 が許容値を超えた食品の割合(%)，1993〜2007 年(BELRAD database)。

州	年							
	1993〜1994	1995〜1996	1997〜1998	1999〜2000	2001〜2002	2003〜2004	2005〜2006	2007
ゴメリ州*	12.1	9.6	12.0	12.7	14.8	19.9	14.8	16.3
モギリョフ州	9.2	4.0	4.2	5.3	4.8	5.4	15.2	データなし
ブレスト州	15.5	16.6	14.2	17.8	18.0	19.2	13.0	12.5

*ゴメリ州における 1995 年以降のデータは過小評価の可能性あり(重度汚染地域のレリチツィ地区内にある 24 ヵ所の地域放射線管理センター(LCRC)が，ベルラド研究所の管轄下から国家チェルノブイリ対策委員会(コムチェルノブイリ)内の機関である放射線医学研究所に移管されたため)。

表 12.3　ベラルーシのゴメリ州，モギリョフ州，ブレスト州においてセシウム 137 が許容値を超えた牛乳サンプルの割合，1993〜2007 年(BELRAD database)。

州	年							
	1993〜1994	1995〜1996	1997〜1998	1999〜2000	2001〜2002	2003〜2004	2005〜2006	2007
ゴメリ州*	16.6	8.6	8.7	9.6	8.6	12.9	6.8	6.7
モギリョフ州	12.0	2.8	1.2	0.5	0.2	0.6	7.2	データなし
ブレスト州	21.7	33.5	18.5	21.4	22.8	17.8	7.9	8.0

*表 12.2 の注を参照。

にかけて，許容値を超える牛乳サンプル数に若干の減少が認められた(表 12.3)。

4. 一部の地域では，セシウム 137 が危険値を示す牛乳サンプルの割合が平均よりも有意に高かった。たとえば，ブレスト州ルニネツ地区ルーギ村では 2006 年のサンプルの 90.7% が許容値を超え，測定値は州平均の 16 倍にも達した。

5. 各地の食品の放射能汚染程度には季節ごとの変動がある(図 12.8)。通常は例年，第 3 および第 4 四半期に，高濃度に汚染された食材(キノコ類，ベリー類，狩猟鳥獣肉，セシウム 137 を多く含む冬期飼料によって汚染された牛乳)の割合が増える傾向にある。

6. 公式データでも，食材が放射能の許容値を超える事例が明らかになっている。記録によると，ミンスク州では 2008 年にベリー類(全サンプルの 4.5%)，キノコ類(同 11.3%)，狩猟鳥獣肉(同 17.6%)，薬用植物(同 5.8%)に含まれるセシウム 137 が許容値を上回った(Minsk Regional Centre of Hygiene, Epidemiology and Public Health[ミンスク州衛生学疫学公衆衛生センター]，2009)。ゴメリ州では 2008 年に，民間生産品 2,576 サンプルのうち 435 点(16.9%)から許容値を超えるセシウム 137 が検出されている。たとえば，キノコ類(生，瓶詰め)におけるセシウム 137 の比放射能[*2]は最大 3 万 5,820 Bq/kg(基準値 370 Bq/kg)，乾燥キノコは 11 万 8,600 Bq/kg(同 2,500 Bq/kg)，狩猟鳥獣肉は 8,279 Bq/kg(同 500 Bq/kg)，ベリー類(生，瓶詰め)は 659 Bq/kg(同 185 Bq/kg)だった(Gomel Regional Centre of Hygiene, Epidemiology and Public Health[ゴメリ州衛生学疫学公衆衛生センター]，2008)。

12.1.2. ウクライナ

1. 2000 年になっても，食材に含まれるセシウム 137 は許容値を超えたままだった。たとえば，許容値を超えたベリー類とキノコ類の割合はロヴノ州で 80%，ジトーミル州で

90%,森林ステップ帯のヴィンニッツァ州およびチェルカースィ州で24%,ヴォルィニ州で15%だった(Orlov, 2001)。

2. ウクライナ保健省の2000年のデータによれば,ヴォルィニ,ジトーミル,キエフ,ロヴノ,チェルニゴフ各州における民間生産の牛乳と食肉のうち,1.1%から最大70.8%が許容値を超えるセシウム137を含んでいた(Omelyanets, 2001)。

12.1.3. その他の国と地域

旧ソ連以外の国々にも,チェルノブイリ事故による食物汚染に関して相当量のデータがある。

1. フィンランド:大惨事直後に,牛乳,牛肉,豚肉のセシウム137含有量が急激に増加した(図12.1)。1995年以降は毎年,採取されたおよそ7.7 tのキノコ(ほとんどがチチタケ属[Lactarius sp.])に約16億Bqものセシウム137が含まれており,これは,国民1人あたり約300 Bqに相当する(Rantavaara and Markkula, 1999)。

2. バルト海沿岸:バルト海の魚介類に,セシウム137による汚染の有意な増加が認められ(図12.2),淡水魚ではさらに大幅な増加があった(表12.4)。狩猟鳥獣はすべて重度に汚染されており,セシウム137とセシウム134の合計値は,たとえばホオジロガモで約6,700 Bq/kg,その他の水鳥で約1万500 Bq/kgに達した(Rantavaara et al., 1987)。

3. クロアチア:大惨事後,コムギのセシウム137濃度が100倍以上に上昇した(図12.3)。

4. フランス:1997年,ヴォージュ県の野生イノシシと天然キノコにおいて,セシウム137による汚染が基準値を最大40倍も上回った(Chykin, 1997)。

5. 英国:1986年5月,チェルノブイリ由来の放射能による牛乳の汚染がピークに達し,ヨウ素131とセシウム137の濃度は,1985年に報告された平均値の最大1,000倍,ストロンチウム90は最大4倍の値を示した(Jackson et al., 1987)。英国保健省によれば,19万頭を超えるヒツジを擁する国内369ヵ所の農場で,大惨事から23年を経ても,チェルノブイリ由来のセシウム137による汚染が依然として危険値を示していた(Macalister and Carter, 2009)。

6. イタリア:1988年6月に原子力安全健康保護総局が得た放射能測定結果によると,肉,パスタ,パン,牛乳,およびチーズが,チェルノブイリ由来の放射性核種に依然として著しく汚染されていた(WISE[世界エネルギー情報サービス], 1988a)。

7. メキシコ:1988年,メキシコはチェルノブイリ原発事故による放射能汚染を理由に,

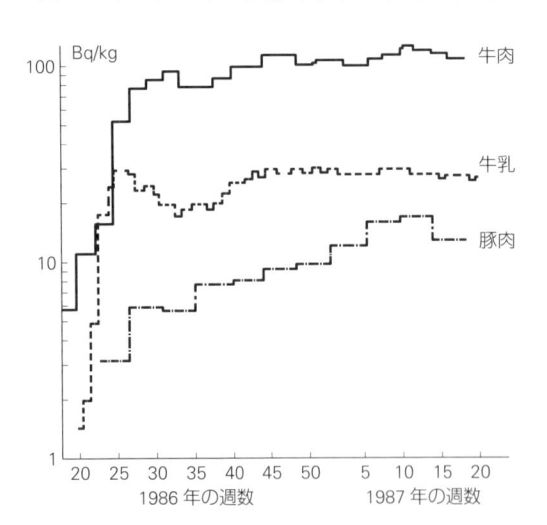

図12.1 フィンランドの食肉および牛乳におけるセシウム137濃度の全国平均(UNSCEAR[原子放射線の影響に関する国連科学委員会], 1988)。

表12.4 1986年のフィンランド産魚類におけるセシウム137の汚染状況(Saxen and Rantavaara, 1987)。

魚の種類	放射能濃度 (1 kgあたりのBq値*)
パーチ[淡水魚]	1万6,000
キタカワカマス[淡水魚]	1万
ホワイトフィッシュ[淡水魚]	7,100
ブリーム[淡水魚]	4,500
シロマス[淡水魚]	2,000

*食用天然淡水魚におけるセシウム137のEU域内摂取制限値は3,000 Bq/kg。

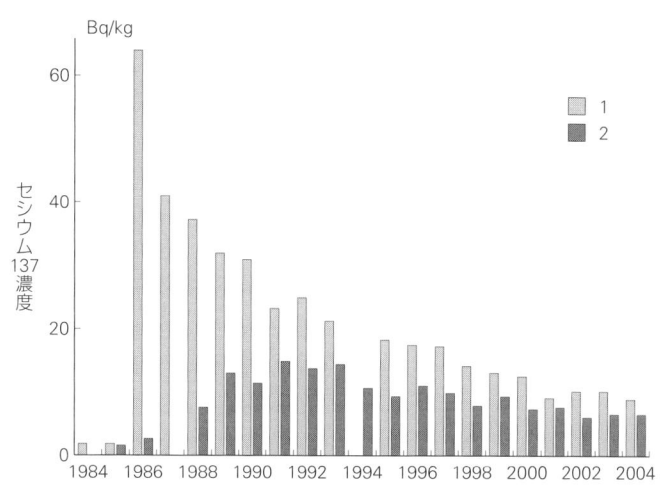

図 12.2　1984年から2004年までに，(1)ボスニア海で漁獲されたタイセイヨウニシン[Clupea harengus]と，(2)ボーンホルム島[デンマーク領]およびバルト海南部で漁獲されたカレイ(ヨーロッパヌマガレイ)[Pleuronectes])とヒラメ(ヨーロッパプレイス[Platichthys flesus]における，セシウム137濃度(年間平均1kgあたりのBq値)。チェルノブイリ事故以前(1984～1985年)の濃度は，タイセイヨウニシンでは2.5 Bq/kg，カレイとヒラメでは2.9 Bq/kgだった(HELCOM[ヘルシンキ委員会] Indicator Fact Sheets, 2006(http://www.helcom.fi/BSAP_assessment/ifs/archive/ifs2006/Cs137fish/#))。

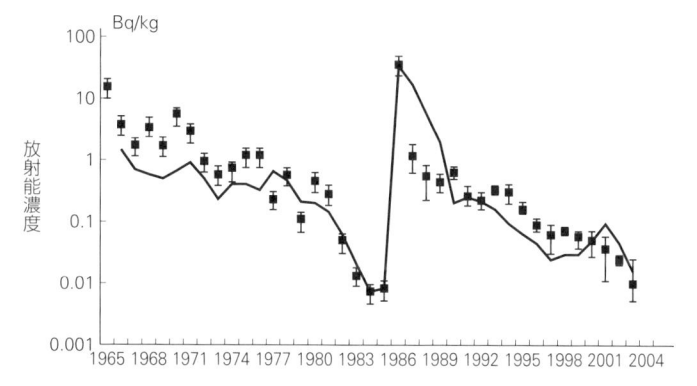

図 12.3　クロアチア産コムギに含まれたセシウム137濃度の推移，1965～2003年(Franic et al., 2006)。

粉ミルク3,000 tを北アイルランドに返送した(WISE, 1988b)。

8. ポーランド：1987年6月，ポーランドからバングラデシュに出荷された1,600 tの粉ミルクから許容値を超える高濃度の放射能が検出された(Mydans, 1987)。

9. スウェーデン：チェルノブイリ事故のあと，ヘラジカ[Alces alces]の肉に含まれるセシウム137の平均濃度が9倍から14倍も上昇した。大惨事前の平均濃度33 Bq/kgに対し，事故後はヘラジカの子で470 Bq/kg，成獣で300 Bq/kgだった(Danell et al., 1989)。

10. トルコ：1986年から1987年にかけて，およそ4万5,000 tの茶葉がチェルノブイリ由来の放射能に汚染され，1986年の収穫量の3分の1以上が使用不可能となった(WISE, 1988c)。

11. 米国：米国におけるチェルノブイリ原発

表 12.5 米国産牛乳におけるチェルノブイリ由来の放射性核種の濃度（1 liter あたりの pCi 値[Bq/liter]）, 1986 年（RADNET の複数資料による, 2008）。

放射性核種	濃度(pCi/liter)[Bq/liter]	計測地	計測日
I-131	560[20.8]	レッドランズ（カリフォルニア州）	5月5日
	167[6.2]	ウィラメットヴァレー（オレゴン州）	5月12日
	88[3.3]	バーモント州	5月
	82[3.0]	ニューヨーク州	5月28日
	52.5[1.9]	メイン州	5月16日
	40[1.5]	ニューヨーク州	5月12日
Cs-137	20.3[0.8]	メイン州	6月
	39.7[1.5]	チェスター（ニュージャージー州）	5月17日
	40.5[1.5]	ニューヨーク市	5月
	66[2.4]	シアトル（ワシントン州）	6月4日
	80[3.0]	ニューヨーク州	5月12日
	97[3.6]	ウィラメットヴァレー（オレゴン州）	5月19日
Cs-134	9.7[0.4]	メイン州	6月
Cs-134 + Cs-137	1,250*[46.3]	ワシントン州東部	5月5日

*粉乳, 1 kg あたりの pCi 値。

事故による食品汚染は, 汚染の地理的規模の大きさと汚染品目が多岐にわたる点から特に注目される。当局の隠蔽体制にもかかわらず（詳細は第 2 章を参照），チェルノブイリ事故による米国での食品汚染の全容がしだいに明らかになりつつある。輸入食品におけるチェルノブイリ由来のヨウ素 131 による汚染は 1986 年 5 月から 6 月にかけてがピークで，セシウム 134 とセシウム 137 については，大惨事のおよそ 10 ヵ月後から 16 ヵ月後にピークが見られた（RADNET[人為的放射性核種の生物圏への拡散に関する情報の収集・管理を目的とした米国の民間団体], 2008, Section 9, Part 4）。

1986 年 5 月 5 日から 1988 年 12 月 22 日までに，FDA（米国食品医薬品局）は 1,749 点の輸入食品サンプルについて，ヨウ素 131, セシウム 134, セシウム 137 による汚染を検査した。これらの検査結果は機密事項とされていたが，近年ようやく情報公開請求を通じて入手された（RADNET, 2008）。チェルノブイリ由来の放射能に汚染された食品のうち最初に米国に輸入されたのはノルウェー産の魚で，検出可能な値のセシウム 137 に汚染されていた。この放射能汚染がわかったのは 1986 年 5 月 5 日で，大惨事の 11 日後だった。1986 年 5 月から 6 月にかけて，輸入食品 15 サンプル（大半はイタリア産のキノコとチーズだったが，西ドイツ産とデンマーク産のチーズもあった）において 1,000 pCi[ピコキュリー]/kg[= 37 Bq/kg]を超えるヨウ素 131 が検出された。1987 年 2 月 1 日から同年 10 月 4 日までに，こうした食品サンプルのおよそ 44% に 100 pCi/kg[= 3.7 Bq/kg]を超えるセシウム 137 が含まれ，5% は 5,000 pCi/kg[= 185 Bq/kg]を上回っていた。1987 年 2 月 5 日から 6 月 24 日にかけては，50% を超える食品サンプルでセシウム 137 の濃度が 100 pCi/kg を超え，サンプルの約 7% には 5,000 pCi/kg 以上が残留していた。

別のデータによれば，1989 年に抜き取り検査した輸入食品の最大 24% が明らかに放射能に汚染されていた（Cunningham et al., 1994）。1990 年には 25%, 1991 年には 8%, 1992 年には 2% に汚染が認められた。「汚染された食品の件数は総じて減少したが，1991 年度および 1992 年度にも，依然として時々汚染が判明することがあった。実際,

表 12.6　各国の食物におけるチェルノブイリ大惨事由来の放射能汚染，1986～1987 年。

核　種	食　物	最大濃度	検査地(国)	参照文献
Cs-137*	トナカイ肉	4 万 4,800 Bq/kg	スウェーデン	Ahman and Ahman, 1994
	キノコ	2 万 Bq/kg 超	ドイツ	UNSCEAR, 1988
	羊　乳	1 万 8,000 Bq/liter	ギリシャ	Assikmakopoulos et al., 1987
	キノコ	1 万 6,000 Bq/kg**	日　本	Yoshida et al., 1994
	トナカイ肉	1 万 Bq/kg 超	スウェーデン	UNSCEAR, 1988
	ジャガイモ	1.100±0.650 Bq/kg	クロアチア	Franic et al., 2006
	ラム(子羊肉)	1,087 Bq/kg	スウェーデン	Rosen et al., 1995
	豚　肉	45 Bq/kg(平均値)	チェコスロバキア	Kliment and Bucina, 1990
	牛　乳	500 Bq/liter	英　国	Clark, 1986
	食　肉	395 Bq/kg	イタリア	Capra et al., 1989
	牛　乳	254 Bq/liter	イタリア	Capra et al., 1989
	パーチ(淡水魚)	3,585 Bq/kg(1986 年平均値)	スウェーデン	Hakanson et al., 1989
	パーチ	6,042 Bq/kg(1988 年平均値)***	スウェーデン	Hakanson et al., 1989
	牛　乳	400 Bq/liter	ブルガリア	Energy, 2008
	母　乳	110 Bq/liter(平均値)	チェコスロバキア	Kliment and Bucina, 1990
Cs-134	母　乳	55 Bq/liter(平均値)	チェコスロバキア	Kliment and Bucina, 1990
I-131	牛　乳	13 万 5,000 Bq/liter	イタリア	Orlando et al., 1986
	農場の牛乳	2,900 Bq/liter	スウェーデン	Reizenstein, 1987
	ヨーグルト	6,000 Bq/kg	ギリシャ	Assikmakopoulos et al., 1987
	食用の海草	1,300 Bq/kg	日　本	Hisamatsu et al., 1987
	牛　乳	500 Bq/liter	英　国	Clark, 1986
	牛　乳	21.8 Bq/liter	日　本	Nishizawa et al., 1986
	牛　乳	20.7 Bq/liter	米　国**	RADNET, 2008
合　計	トナカイ肉	1 万 5,000 Bq/kg	スウェーデン	Fox, 1988
	マトン(羊肉)	1 万 Bq/kg	ユーゴスラビア	Energy, 2008
	牛　乳	3,000 Bq/liter	ユーゴスラビア	Energy, 2008
	果　物	1,000 Bq/kg 超	イタリア	Energy, 2008

*食物を摂取するにあたっての EU におけるセシウム 137 の限界値[許容値]は以下の通り。食品が 600 Bq/kg，ミルク(牛乳など)とベビーフードが 370 Bq/liter，狩猟鳥獣肉とトナカイ肉が 3,000 Bq/kg。**1990 年。***1988 年。

1991 年度に回収されたヘラジカ肉のセシウム 137 汚染はチェルノブイリ事故発生以来の最高値」，すなわち 8 万 1,000 pCi/kg[= 2,997 Bq/kg]を示していた(Cunningham et al., 1994, p. 1426. RADNET, 2008 より重引)。米国連邦規制によって，セシウム 134 とセシウム 137 の合計値が 1 万 pCi/kg[= 370 Bq/kg]を超える輸入食品は差し押さえられ，廃棄処分の対象となる(米国食品医薬品局の 1986 年 5 月 16 日付けガイドライン，RADNET, 2008 による)。RADNET の請求を通じて入手された公文書(Section 9)によると，1986 年から 1988 年までに，差し押さえと廃棄処分になった事例は 12 件あった。

1986 年から 1988 年にかけて米国に輸入された，チェルノブイリ事故で汚染された食品の原産国は，トルコ，イタリア，オーストリア，西ドイツ，ギリシャ，ユーゴスラビア，ハンガリー，スウェーデン，デンマーク，エジプト，フランス，オランダ，スペイン，スイス(件数の多い順)だった。汚染された品目は，リンゴジュース，チーズ，パスタ，オレガノ，ベリージュース，キノコ，野生のヘーゼルナッツと栽培種のフィルバート(ハシバミ属[Corylus sp.])，セージ(サルビア属[Salvia sp.])，イチジク，月桂樹の葉，茶葉，タイム，赤レンズ豆(レンズマメ属[Lens sp.])，ジュニパー，キャラウェイシード(ヒメウイキョウ

属［*Carum* sp.］），エンダイブ（キクニガナ属［*Cichorium* sp.］），アプリコット（件数の多い順）で，スイス産のチョコレートからも汚染が検出されている。

表 12.5 は，大惨事後の全米各地の牛乳における放射能汚染の程度を示している。すべての測定値が公式の介入基準値（DIL）を下回ってはいるものの，チェルノブイリ由来の降下物によって北米全域に有害な放射性同位体が沈着したことは事実である。

ヘラジカ肉に蓄積したチェルノブイリ由来のセシウム 134 と 137 の合計濃度は，最大 3,000 Bq/kg に達した（RADNET, 2008）。コゴミ［クサソテツの芽］におけるルテニウム 106 ［Ru-106］とセシウム 137 の濃度はそれぞれ 261 pCi/kg［= 9.7 Bq/kg］と 328 pCi/kg［= 12.1 Bq/kg］，キノコにおけるセシウム 137 濃度は 3,750 pCi/kg［= 138.8 Bq/kg］だった（RADNET, 2008）。

12. その他の国々における食品の放射能汚染例を表 12.6 にまとめた。セシウム 137，ストロンチウム 90，プルトニウム［Pu］，アメリシウム［Am］は植物の根の部分に濃縮されるが，これらの核種は今後，数十年から数百年にわたって移動し，チェルノブイリ事故によって汚染された北半球のすべての国々の農産物に残留し続けるだろう。

12.2 体内に取り込まれた放射性核種のモニタリング（監視）

放射線防護を効果的に行うには，とりわけ子どもについて，食物のモニタリングだけでなく，体に取り込まれた放射性核種を直接監視する必要がある。このようなモニタリングを行うことで，汚染地域内における個別の場所ごとの，また放射性核種を多く取り込んでいる集団ごとの汚染値を特定できるため，適切な放射線防護が可能になる。

12.2.1. ベラルーシ

食物の放射能汚染と，（放射能汚染の影響を受けるリスクがもっとも高い）子どもが取り込んだ放射性核種とのあいだの相関関係を判定するため，ベルラド研究所は，年度半ばの実効線量[*2]と地域の食物の汚染程度から，もっとも汚染のひどい地域を［調査対象に］選び出した。

ベルラド研究所が収集する，ホールボディカウンター［人間の体内に取り込まれ，沈着した放射性物質の量を体外から測定する装置］による 2001 年から 2007 年までの子どもの（体内における）セシウム 137 蓄積量の測定結果は，ベルラド研究所のニュースレター No. 31『住民と食事の放射能モニタリング』に掲載されている（Nesterenko, 2008）。

1. 一連のニュースレターには 2011 年までに，3 州（ブレスト州，ゴメリ州，モギリョフ州）の 19 地区，すなわちブラーギン，ブダ・コシェリョヴォ，ヴェトカ，ドブルシ，エリスク，ジトコヴィチ，カリンコヴィチ，コルマ，クラスノポーリエ，レリチツィ，ロエフ，ルニネツ，ナロヴリャ，レチツァ，ロガチョフ，スヴェトロゴルスク，ホイニキ，チェチェルスク，ストーリン各地区の 265 集落（都市および村落）における 40 万人の子どもの測定結果が掲載されている。

2. 各集落における測定結果の分析には，共通する社会的・人口動態的データ，セシウム 137 の内部被曝検査が実施された全日程，検査した子ども全員とリスク群に分類された子どもにおけるセシウム 137 の比放射能の平均値と最高値，子ども全員とリスク群の中央値，観察期間ごとの蓄積量の分布を示すグラフなどが含まれる。この分析でリスク群に分類されているのは，比放射能がもっとも高かった都市部の学童 30 人と農村部の学童 15 人である。

3. 多くの集落における測定は数年にわたり，また定期的に実施されたため，セシウム 137

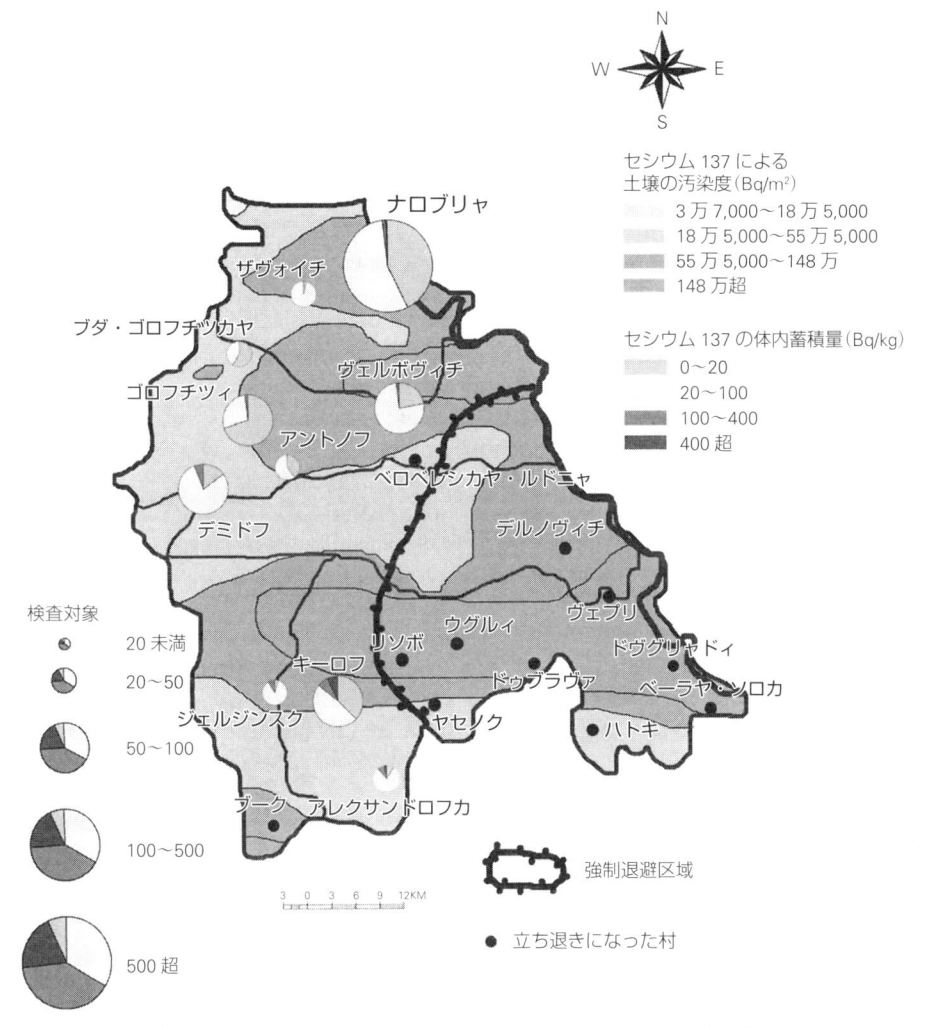

図 12.4 ゴメリ州ナロヴリャ地区の子どもにおけるセシウム 137 による内部被曝量，2010 年（BELRAD database）。

の内部被曝量の変化を追跡できており，蓄積量と季節，年齢，性別などとの関係が明らかになっている。

4. ベラルーシ国内の，チェルノブイリに由来する放射性物質に汚染された地域で，子どもの体内におけるセシウム 137 の蓄積量を左右する因子には次のようなものが挙げられる。

- セシウム 137 による環境の汚染程度。
- 個人の体質。
- 居住地が都市か農村か（都市部の住民は工場で生産された食品を食べることが多いが，農村部の住民は地元で収穫したものを食べる傾向がある）。
- 家庭の特徴（一人親家庭や低所得家庭，子だくさんの家庭の子どもは放射性物質の体内蓄積が多い傾向がある）。
- 居住地の近辺に森林地帯や，雪解け時に冠水する牧草地などがあるか。
- 家事や調理の仕方（放射性核種を減らすための調理法の習熟度）。
- 農業で使用する肥料の量（たとえば，カリウム［K］肥料が不十分だとセシウム 137 が食物に移行しやすい）。
- 林産物の収穫量（キノコ類が豊作だった

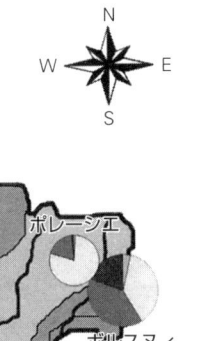

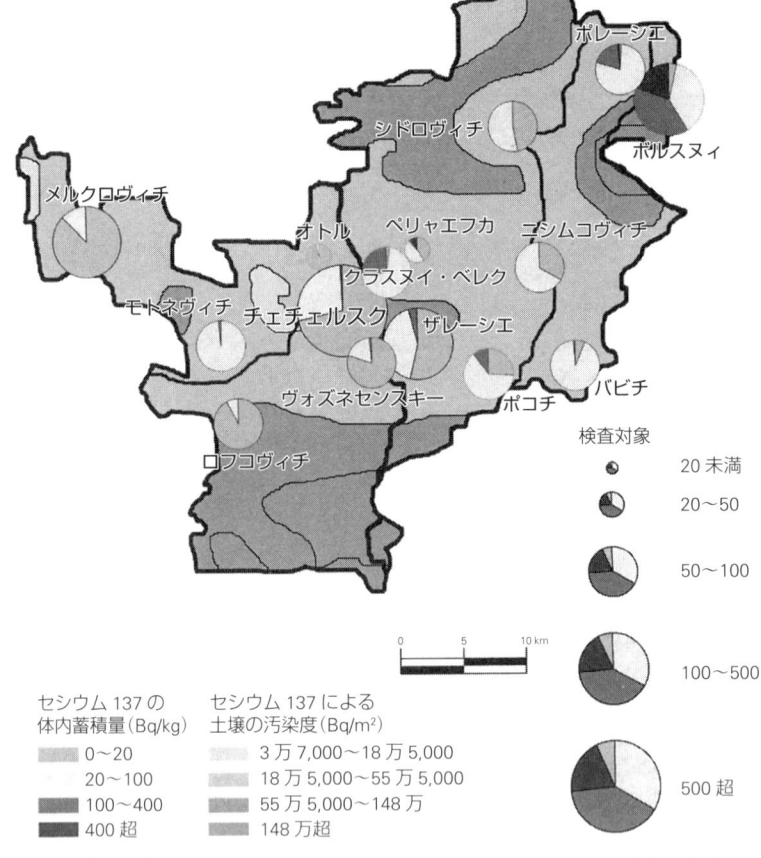

図 12.5 ゴメリ州チェチェルスク地区の子どもにおけるセシウム 137 による内部被曝量，2010 年（BELRAD database）。

2001 年，2004 年，2008 年には，セシウム 137 の蓄積量が目に見えて増加した）。
- 汚染度の高い森林でのキノコ類やベリー類の採取制限に関する行政の指導。
- 季節（蓄積量が最大になるのはキノコ類やベリー類の採れる 10 月と 11 月だが，乳牛が牧草地に放牧されるために 5 月にも蓄積量が増加することがある）。
- 家族に猟師がいる場合（狩猟鳥獣肉の汚染は許容値の数百倍にもなる）。
- 住民への的確な情報提供。
- 放射線防護剤や排出剤の使用（第 13 章と第 14 章を参照）。
- 子どもを健康に育てようとする親の意欲。

子どもの体内におけるセシウム 137 の蓄積量の変化によって，(条件的に)居住地を 3 つのグループに分けることができる。
- 調査対象とした集落の 65% で放射性核種の蓄積量が着実に減少している（たとえば，ポレーシエ村［チェチェルスク地区］の 2001 年のリスク群とそれ以外の子どもにおけるセシウム 137 蓄積量の平均値はそれぞれ

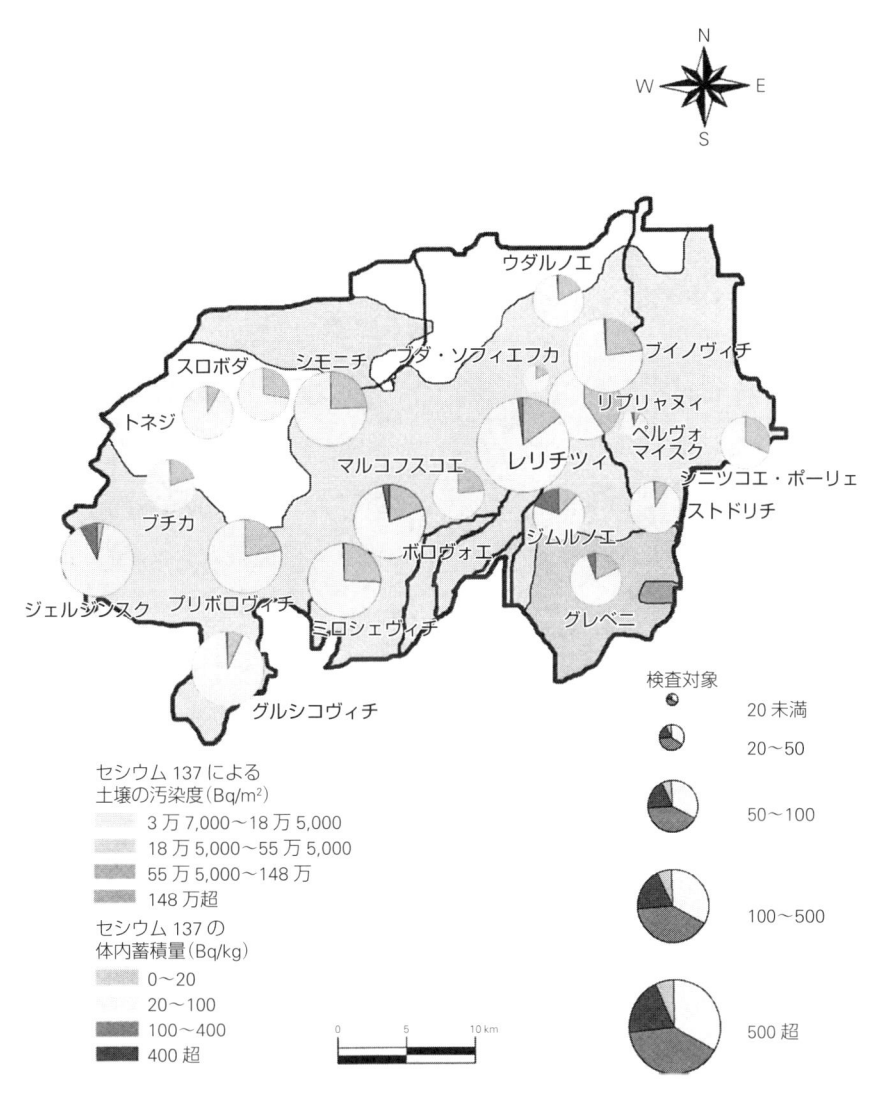

図12.6 ゴメリ州レリチツィ地区の子どもにおけるセシウム137による内部被曝量，2008年（BELRAD database）。

346 Bq/kgと103 Bq/kg，2010年は34 Bq/kgと26 Bq/kgだった）。
- 調査対象とした集落の35%では，セシウム137蓄積量に変化が見られないか，または変化の度合いが少ない（10%未満）。
- 調査対象とした集落の5%では，セシウム137蓄積量が増加している。

5. 子どもの体内のセシウム137蓄積量が過去10年間，目立って減少したおもな理由として，学校での汚染されていない無料の食事の提供と，子どもを対象に毎年実施される保養施設滞在（ベラルーシ国内と国外）が挙げられる。

6. 子どもの体内のセシウム137蓄積量が増加した事例では，汚染された食品の摂取量増加（たとえばキノコ類が大量に採れたとき）や，学校当局または保護者による放射線防護対策が不十分だったことなどが関係していた。

7. ベルラド研究所による子どもの比放射能モニタリング結果の分析によると，子どもの体

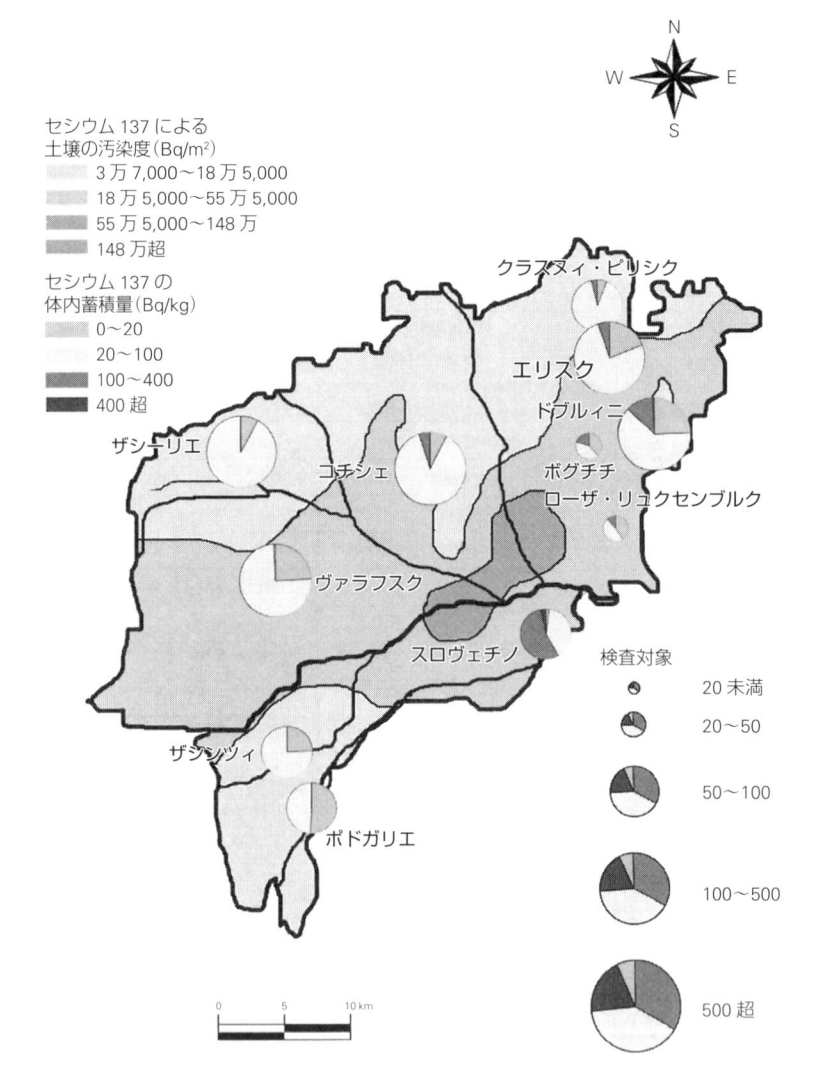

図12.7 ゴメリ州エリスク地区の子どもにおけるセシウム137による内部被曝量，2007年（BELRAD database）。

内におけるセシウム137蓄積量を左右するおもな食材は林産物（野生動物の肉［狩猟鳥獣肉］，ベリー類，キノコ類）と，これより例は少ないが牛乳が挙げられる。

8. ベルラド研究所が1995年から2010年にかけて実施した40万人の子どもの検査結果から，相対的に汚染度の高い州に住む子どもの70%から90%で，体内に取り込まれたセシウム137蓄積量が15～20 Bq/kg（年間外部被曝線量0.1 mSvに相当）を超えていることが明らかになった。多くの集落で子どものセシウム137蓄積量は200～400 Bq/kgに達しており，ゴメリ州，ブレスト州には2,000 Bq/kgを超える蓄積量の子どももいた。

9. セシウム137による最大級の内部被曝量（6,700～7,300 Bq/kg）が，ナロヴリャ地区［ゴメリ州］のかなりの割合の子どもに認められた。この地区の集落では，1年間の外部被曝線量が1 mSvを超える子どもが全体の10%から33%に達していた（**図12.4～図12.7，表12.7**）。

10. 測定が実施されたゴメリ州エリスク地区

表12.7 ナロヴリャ，ブラーギンおよびチェチェルスク各地区においてホールボディカウンターで測定したセシウム137による内部被曝線量が年間1mSv以上だった子どもの割合，1999～2003年（BELRAD database）。

居住区	住民数	測定日	測定を受けた子どもの数（全住民に対する子どもの割合）	年間被曝線量が1mSv以上だった子どもの割合（%）
ナロヴリャ地区				
グルシェフカ村	188	1999年6月	35(18.6%)	26
		2001年11月	44(23.4%)	11
		2002年4月	64(34%)	11
ヴェルボヴィチ村	303	2001年11月	60(20%)	33
		2002年1月	65(21.5%)	9
		2002年4月	64(21%)	5
		2002年11月	41(13.5%)	20
		2002年12月	35(11.6%)	13
		2003年11月	51(16.8%)	20
ゴロフチツィ村	421	2001年11月	139(33%)	8
		2002年1月	56(13.3%)	4
		2002年11月	103(24.5%)	2
		2003年10月	130(30.9%)	2
デミドフ村	283	1999年1月	109(38.5%)	10
		2001年11月	110(38.8%)	12
		2001年12月	91(32.3%)	9
		2002年4月	94(33.2%)	9
		2002年11月	75(26.5%)	12
		2003年1月	65(23%)	5
ザヴォイチ村	399	2000年1月	51(12.8%)	4
		2001年11月	52(13%)	19
		2002年1月	49(12.3%)	2
		2003年10月	50(12.5%)	6
キーロフ村	424	1999年1月	94(22.2%)	16
		1999年3月	98(23.1%)	21
		2001年11月	92(21.7%)	22
		2002年1月	84(19.8%)	13
		2002年3月	91(21.5%)	22
		2002年4月	75(17.7%)	12
		2002年5月	90(21.2%)	12
		2003年6月	43(10.1%)	7
クラスノフカ村	191	1999年6月	21(11%)	14
ナロヴリャ市		2001年11月	34	5
		2002年1月	221	14
		2002年2月	170	8
		2002年11月	56	7
		2003年11月	140	6
		2003年12月	35	6
ブラーギン地区				
ドゥブリン村	346	1999年2月	98(28.3%)	1
チェチェルスク地区				
ベリャエフカ村	412	1999年2月	98(28.3%)	11
		1999年3月	96(23.3%)	7
		2001年10月	81(19.7%)	4
ポレーシエ村	522	1999年1月	132(25.3%)	14
		1999年10月	185(35.4%)	3
		2001年10月	95(18.2%)	25
		2001年11月	95(18.2%)	25
		2002年1月	148(28.4%)	11
		2002年4月	144(27.6%)	3
		2003年1月	148(28.4%)	5
		2003年9月	141(27%)	9
		2003年11月	140(26.8%)	10
シドロヴィチ村	277	2001年12月	84(30.3%)	7
		2002年1月	105(37.9%)	4

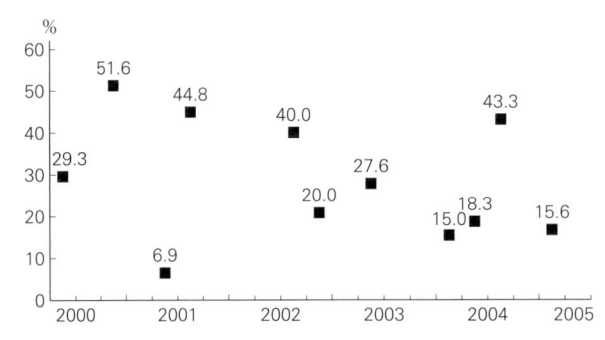

図 12.8 ゴメリ州ヴァラフスク村において 2000〜2005 年にセシウム 137 が許容値を超えた食材の割合(BELRAD database)。横軸は各年を四半期に分けた目盛りを示し，縦軸は濃度が許容値を超えた食材の割合(%)を示す。

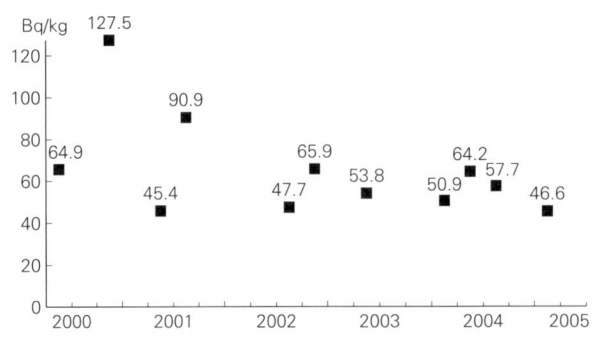

図 12.9 ゴメリ州ヴァラフスク村の子どもにおける 2000〜2005 年までのセシウム 137 の比放射能平均値(1 kg あたりの Bq 値)(BELRAD database)。

ヴァラフスク村は人口 800 人，うち子どもは 159 人である。この村はセシウム 137 の汚染値が 8.3 Ci/km²[= 30 万 7,000 Bq/m²]の区域内にある。2004 年のデータによれば，実効線量は年間 2.39 mSv で，内部被曝線量は年間 1.3 mSv だった。

11. 地域の食物汚染値(**図 12.8**)と，子どもの身体に取り込まれた放射性核種の量(**図 12.9**)とのあいだに相関が認められた。

 図 12.8 および **図 12.9** は，汚染された食物の摂取に見られる(年ごとの)季節変化を反映し，それに伴う子どもの体内におけるセシウム 137 の蓄積も表している。パターンとしては，秋と冬(第 3 四半期と第 4 四半期)にとりわけ汚染度の高い食物(キノコ類，ベリー類，野生動物の肉[狩猟鳥獣肉])の摂取が増加するため，汚染値が上がった。また牛乳の汚染からは，冬期の餌として用意されたまぐさに残留する高濃度のセシウム 137 がうかがえる。

12. 1995 年以降 2007 年までにベルラド研究所が検査を実施したベラルーシの重度汚染地域に住む子ども約 30 万人のうち，およそ 70% から 90% が 15 Bq/kg から 20 Bq/kg(内部被曝線量年間 0.1 mSv に該当)以上のセシウム蓄積量を示した。多くの村でセシウム 137 の蓄積量が 200 Bq/kg から 400 Bq/kg に及び，ゴメリ州およびブレスト州の一部の子どもでは 2,000 Bq/kg(年間最大 100 mSv)にも達した(**表 12.7**)。

13. ベラルーシとウクライナにおいて，55 万 5,000 Bq/m² のセシウム 137 に汚染された地域では，体内に取り込まれた核種の量が 50 Bq/kg という場合も珍しくなく，さまざまな疾患の罹病率[凡例を参照]と死亡率が上昇する一方，健康な子どもが減少した(Resolu-

tion[国際医学会議大会決議], 2006；第2部も参照)。
14. 放射性核種の取り込み量は臓器によって大きな違いがある(**表12.8**)。
15. ゴメリ州の住民におけるストロンチウム90の平均体内濃度が，1991年から2000年にかけて目に見えて上昇した(Borysevich and Poplyko, 2002)。
16. チェルノブイリ事故に続く4,5年間，ゴメリ州の住民におけるプルトニウムの内部被曝量は，総じて世界平均より3倍から4倍高かった(Hohryakov et al., 1994)。

12.2.2. ウクライナとロシア

1. ジトーミル州(ウクライナ)の高汚染地域に住み続けていた5歳から16歳の1万4,500人におけるチェルノブイリ大惨事の10年後から14年後のセシウム137による内部被曝量は，検査対象の69.8〜72.0%が50 Bq/kg未満で，30.2〜28.0%が50 Bq/kg以上だった(高い数値を示したのは村に住む子ども)(Sorokman, 1999)。
2. ジトーミル州北部諸地区のうち，もっとも汚染された地域に住み続けていた3,737人の子どもを対象に，セシウム137による内部被曝量を1991年から1996年にかけて測定したところ，最大値を示したのはナロジチ地区，オレフスク地区，コロステニ地区，オヴルチ地区の子どもだった(土壌や食物の汚染程度とのあいだに相関が見られた)(Dubey, 2001)。
3. 1年のうち，セシウム137による内部被曝量がもっとも高くなるのは6月である。セシウム137による内部被曝量の平均値は1992年に下降が見られたが，1993年から1994年にかけて上昇した。セシウム137の蓄積量は，絶対量も相対量(体重1 kgあたりのBq値)も加齢とともに増加する(Dubey, 2001)。

表12.8 ゴメリ州の解剖臓器(ヨウ素131による汚染のない1987年以降に生まれた10歳以下の小児52体)におけるセシウム137の濃度(1 kgあたりのBq値)．1997年(Bandazhevsky, 2003)．

臓 器	濃 度
甲状腺	2,054±288
副 腎	1,576±290
膵 臓	1,359±350
胸 腺	930±278
骨格筋	902±234
脾 臓	608±109
心 臓	478±106
肝 臓	347± 61

4. カルーガ州(ロシア)における1992年以降2001年までの集団測定データによると，体内に取り込まれたセシウム137の比放射能が基準値を超える子どもが多かった。1996年には，40.9%の子どもの比放射能が体重1 kgあたり0.4 nCi[ナノキュリー][＝14.8 Bq]未満で，59.1%が0.4 nCi以上だった(Tsyb et al., 2006b)。
5. ブリャンスク州ズルィンカ地区(ロシア)では，セシウム137による内部被曝量が住民の6%において2万5,000 Bq/kg以上だった(Komogortseva, 2006)。

12.2.3. その他の国々

1. デンマーク：ストロンチウム90とセシウム137による人間への汚染が生じ，ストロンチウムはカルシウム[Ca]とともに，セシウムはカリウムとともに同じ体内組織に濃縮された。1992年の成人の椎骨におけるストロンチウムの平均含有量は，18 Bq(kg Ca)$^{-1}$[カルシウム1 kgあたり18 Bq]だった。チェルノブイリ事故後，セシウム137の全身測定が再開された。1990年におけるセシウム137の平均測定値は，359 Bq(kg K)$^{-1}$[カリウム1 kgあたり359 Bq]だった(Aarkrog et al., 1995)。
2. フィンランド：[事故が発生した]1986年末

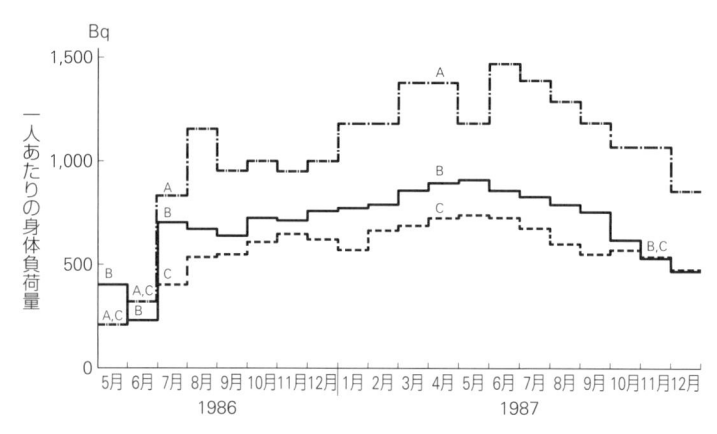

図 12.10 セシウム 137 の身体負荷量(単位は Bq)。ミュンヘン(ドイツ)の(A)男性, (B)女性と, (C)グルノーブル(フランス)の成人(UNSCEAR, 1988)。

の時点ではセシウム 134 による身体負荷量[*2]の平均値は 730 Bq で, セシウム 137 の平均値は同年 6 月から 12 月にかけて 150 Bq から 1,500 Bq まで上昇した。同年のセシウム 134 と 137 の身体負荷量のピーク値は, それぞれ 6,300 Bq と 1 万 3,000 Bq だった(Rahola et al., 1987)。

3. 日本:チェルノブイリ事故前のセシウム 137 による身体負荷量は約 30 Bq だったが, 1986 年に 50 Bq を超え, 1987 年 5 月に至っても上昇し続けた。一方, 英国では同時期の身体負荷量が 250〜450 Bq だった(Uchiyama and Kobayashi, 1988)。ヨウ素 131 の尿中ピーク濃度は成人男性で 3.3 Bq/ml まで上昇した(Kawamura et al., 1988)。

4. イタリア:1986 年 5 月 3 日から 6 月 16 日までの期間, 成人 51 人の甲状腺に取り込まれたヨウ素 131 の平均値は 6.5 Bq/g だった(Orlando et al., 1986)。セシウム 137 の尿中排泄量のピークは, 放射性降下物を含む主要な雲の 1 つが 1986 年 5 月 5 日に通過した 300 日から 425 日後に生じ, 1 日あたり 15〜20 Bq だった(Capra et al., 1989)。

5. ドイツとフランス:旧ソビエト連邦の外側で生じた, チェルノブイリ由来の放射性核種による人間への汚染についてのデータがある。図 12.10 はドイツとフランスにおけるセシウム 137 の身体負荷量を示す。

6. 英国:1986 年の大惨事後, スコットランドの成人におけるセシウム 134 およびセシウム 137 の平均身体負荷量は, セシウム 134 が 172 Bq, セシウム 137 が 363 Bq, カリウム 40[K-40]が 4,430 Bq だった。またピーク濃度は, セシウム 134 が 285 Bq, セシウム 137 が 663 Bq だった(Watson, 1986)。1987 年のイングランドにおけるセシウム 137 の身体負荷量は 250〜450 Bq だった(Uchiyama and Kobayashi, 1988)。英国において, 頸部で測定した甲状腺へのヨウ素 131 蓄積量は, 成人で最大 33 Bq, 子どもで最大 16 Bq に達した(Hill et al., 1986)。

12.3 結 論

チェルノブイリ事故で放出された放射性降下物によって重度に汚染された地域の住民はすべて, 慢性的な低線量の放射線に曝され続けている。しかし, 人間には電離放射線を探知する感覚器官がなく, 視覚, 嗅覚, 味覚, 聴覚, 触覚のいずれでも確かめられない。そのため, 環境中の汚染値を識別する特別な装置がなければ, どれほどの量の放射性核種がわれわれの食物や飲み水に含まれているか, もしくは, われわれの身体に取り込まれているかがわからない。

チェルノブイリ事故によって汚染された全地域で，放射線に対する安全を確保するもっとも簡単な方法は，食物に取り込まれた放射性核種をモニタリングすることだ。ベラルーシの多くの場所で，体内に取り込んだガンマ線［γ線］放出核種の量をホールボディカウンターによって測定した結果を分析するとともに，地元産の食物を対象に放射能モニタリングを行ったところ，セシウム137による食物の汚染と，人間が体内に取り込む放射性核種の量とのあいだに高い相関が見られること，とりわけ子どもたちにそれがいえることが明らかになっている。

　本書の第2部では，チェルノブイリ由来の放射性核種による汚染に関連した人びとの健康状態の悪化について，多数の例を挙げて詳説した。大惨事から25年を経たいまなお，多くの人びとが持続する低線量放射線の影響に苦しめられているが，その主因は放射能に汚染された食物の摂取である。考慮すべき重要なポイントは，同じ食事を摂っても，子どもの被曝量は成人の3倍から5倍多くなるという事実だ。現在，チェルノブイリ事故に由来する放射線被曝量の90％以上が半減期約30年のセシウム137によることを考えると，汚染地域は今後およそ3世紀にわたって放射能の危険に曝され続けるだろう。

　体内のセシウム137蓄積量が50 Bq/kgになると（居住地域の汚染濃度が3万7,000～55万5,000 Bq/m^{2}の地域ではまれなことではない），さまざまな病気の発生率［凡例を参照］や死亡率が高くなり，実質的に健康な子どもの数が減少する（Resolution, 2006）。

　これまでの経験から，現在の公的な放射能モニタリング態勢が不十分なのは明らかである（これは旧ソ連諸国に限らない）。通常，公的な態勢は一部の地域だけを対象とし，個人を測定せず，情報公開に際してしばしば重要な事実を隠す。どこの政府にも共通する要素は，25年以上も前に起きたチェルノブイリのメルトダウン［炉心溶融］のような，自分たちが直接責任を負わないことについては支出を最低限に抑えようとすることだ。そのため公務員は，地域，個人，または食物における放射能汚染の実際のデータを得ることについて消極的になる。よくあるこうした状況下では，独立し公共的なモニタリング態勢が必要となる。政府による義務や統制の代用品ではない，独立した機関によるそのような監視態勢が，定期的かつ自主的な食品モニタリングを各家庭に提供し，個人の体内における放射性核種量の判定を可能にするために必要不可欠である。

　われわれは自分の健康に責任を負うばかりでなく，ごくわずかな量の放射能汚染に曝されるだけで変異を生じ，有害な作用を受けるかもしれない，来るべき何世代もの人間と動植物たちの健康に責任を負っている。

第13章

チェルノブイリ事故に由来する放射性核種の体外排出

ヴァシリー・B・ネステレンコ，アレクセイ・V・ネステレンコ

毎年，何万人ものチェルノブイリの子どもたちが（そのほとんどがベラルーシから），外国で治療と健康管理とを受けるために故郷を離れる。チェルノブイリの汚染地域では多くの国々出身の医師たちが，史上最悪の技術的大惨事の影響を少しでも低減しようと無償で働いている。しかし，事故がもたらしたものは規模においてあまりに大きく，また多岐にわたるため，チェルノブイリのような大惨事の長期的な影響には，世界のどの国であれ1国だけで対処できるものではない。もっとも大きな被害を受けた国々，とりわけウクライナとベラルーシは，国連その他の国際機関からの，また民間の基金や支援団体からの援助に対し謝意を表明している。チェルノブイリ事故による放射性物質の放出から25年を経ても，ベラルーシ，ウクライナ，ヨーロッパ側ロシアの重度汚染地域では，放射能に汚染された地元産の食品の摂取を避けられないばかりに，1人あたりの年間集積線量[*2]が線量当量限度の1 mSvを超えている。BELRAD［以下，ベルラド研究所］の長年にわたる経験により，子どもを放射能から効果的に守るには，子どもの介入基準値を公式の危険限界（すなわち体重1 kgあたり15〜20 Bq）の30%に設定しなければならないことが明らかになった。ベラルーシの重度汚染地域に暮らす人びとの体内に蓄積されたセシウム137［Cs-137］をホールボディカウンター［人間の体内に取り込まれ，沈着した放射性物質の量を体外から測定する装置］で直接測定すると，［実際の］年間集積線量は，少なく見積もられた公式の地域被曝線量一覧の3倍から8倍に達するのがわかる。実践的な観点からいうと，リンゴペクチン食品添加物（粉末リンゴペクチン含有食品）を治療的に用いることで，とりわけセシウム137の効果的な排泄に役立つ可能性がある。1996年から2007年のあいだに合計16万人を超えるベラルーシの子どもたちが，18日間から25日間にわたって粉末ペクチン含有食品の投与（1回5 gを日に2回）を受けた。その結果，粉末ペクチン含有食品による1度の治療コースごとに，子どもたちの体内に取り込まれたセシウム137の量は平均30%から40%減少した。放射能に汚染された食物の摂取が避けられない状況において，人びとを被曝から守るもっとも効果的な方法の1つは，リンゴ，カラント（スグリ），ブドウ，海草などを用いてペクチン（食品添加物）をベースにしたさまざまな食品や飲み物を製造し，それを服用して放射性物質を排泄することである。

ベラルーシ，ウクライナ，ロシアの放射能汚染地域に住む人びとにとってもっとも危険なのは内部被曝である。放射性核種の94%は食物，5%は水，1%は呼吸を介して体内に入るからだ。

汚染地域に暮らす人びとの身体から放射性核種の量を低減する基本的な方法が3つある。第1に，摂取する食物に含まれる放射性核種の量を減らすこと。第2に，放射性核種の体外への排出を促進すること。第3に，身体に備わる免疫系その他の防御系を刺激することだ。

13.1. 食物に含まれる放射性核種の低減

キノコ類や野菜などの食物の場合は，水に浸したり，茹でたり，塩漬けにしたり，ピクルスにしたりすることで，また牛乳やチーズの場合は脂肪分を調整すること［13.5を参照］で，食材によっては放射性核種の量を数分の1にまで低減できる。

被曝に対する抵抗力を高める食品添加物を用いて，身体がもつ自然免疫力を刺激することも有効だ。フリーラジカル[*5]の生成を妨げる，このよう

な添加物には，抗酸化性のビタミンAとC，微量元素のヨウ素[I]，銅[Cu]，亜鉛[Zn]，セレン[Se]，コバルト[Co]などがある。これらの添加物は，被曝による有機物質の酸化（脂質過酸化反応）を防止する。免疫を刺激する補助食品は各種あり，たとえば植物（コムギなど）のもやし，海藻（スピルリナが一例），マツの針葉，菌糸体などが挙げられる。

放射性核種の排泄を促すために次の3つの方法が実行されてきた（Rudnev et al., 1995; Trakhtenberg, 1995; Leggett et al., 2003）。

- 食品中の安定的な元素量を増やすことにより，放射性核種の体内取り込みを防ぐ。たとえば，カリウム[K]やルビジウム[Rb]はセシウムが体内に取り込まれるのを防ぎ，カルシウム[Ca]はストロンチウム[Sr]の，3価鉄[Fe]はプルトニウム[Pu]の摂取を防止する。
- 放射性核種を吸着する各種の食品添加物を用いる。
- 放射性核種を「洗い流す」ために，煎じた飲料やジュースその他の液体，および食物繊維を強化した食品の摂取を増やす。

体外排出剤（除去剤）とは，大便や尿などの排泄を介して，体内に取り込んだ放射性核種の排出を促進するために調整された薬剤を指す。放射性核種による極端な汚染に対する治療には，効果の高い特定の体外排出剤がいくつか知られている（たとえば，セシウムの除去には鉄化合物，ストロンチウムにはアルギン酸塩や硫酸バリウム，プルトニウムにはイオン交換樹脂）。これらの排出剤は，短時間で急激に放射能汚染された場合に効果がある。しかし，ベラルーシ，ウクライナ，ヨーロッパ側ロシアのような重度に汚染された地域については事情が異なる。汚染地域では微量の放射性核種（そのほとんどがセシウム137）による日々の被曝を避けることは事実上不可能であり，食物を介して（最大94％），飲み水によって（最大5％），呼吸によって空気から（約1％）体内に取り込まれる。地元産の食材に高濃度のセシウム137が含まれているため，第1に子どもたちにとって，また汚染地域に住むすべての人びとにとって，放射性核種の体内への蓄積はたいへん危険だ（第12章を参照）。体内に取り込まれた放射性核種は，現在，汚染地域に住む人びとの健康を悪化させる第1の要因になっており（詳細は第2部を参照），被曝の影響を減らす可能性のある方法はすべて用いるべきである。

子どもの体内に蓄積されるセシウム137が50 Bq/kgに達すると，生命維持に必須の諸器官（循環器系，神経系，内分泌系，免疫系），ならびに腎臓，肝臓，眼，その他の臓器に病理的変化が表れることが明らかになっている（Bandazhevskaya et al., 2004）。成人の慢性心不全は，心筋へのセシウム137蓄積量が平均136±33 Bq/kgの場合に観察された。ベラルーシ，ウクライナ，ヨーロッパ側ロシアの，チェルノブイリ事故で汚染された地域では，この程度の放射性同位体の体内への蓄積は今日でも珍しくない（詳細は第12章を参照）。そのため，可能なあらゆる手段を用いて，これらの地域に住む人びとの放射性核種の体内蓄積量を減らす必要がある。子どもと成人の食事内容が同じ場合，子どもは体重が軽く，また新陳代謝が活発なので，地元産の食材から受ける集積線量は成人の5倍に達する。農村に暮らす子どもが受ける集積線量は，都市部の同年齢の子どもより5倍から6倍も多い。

13.2. ペクチン含有腸内吸着剤による体外排出の成果

ペクチンは消化器の中でセシウムのような陽イオンと化学的に結合し，排便を通してセシウムの排出量を増やすことが知られている。ウクライナ放射線医学センター（Porokhnyak-Ganovska, 1998）とベラルーシ放射線医学内分泌学臨床研究所（Gres' et al., 1997）の研究開発により，チェルノブイリ事故で汚染された地域の住民の食物にペクチン製剤を加えると，体内に蓄積した放射性核種の効果的な排泄を促すとの結論が導かれている。

1. 1981年，世界保健機関（WHO）と国連食糧

農業機関(FAO)の合同食品添加物専門家会議は，2年間の臨床試験にもとづいて，ペクチン含有腸内吸着剤の日常的な使用は効果的かつ無害であると発表した(WHO, 1981)。

2. ウクライナとベラルーシでは，体内に蓄積した放射性核種の排泄を促す物質として，ペクチンをベースとするさまざまな製剤が研究されている(Gres' et al., 1997; Ostapenko, 2002; Ukrainian Institute[ウクライナ産業医学研究所], 1997)。水生植物(アマモ属植物)から抽出したペクチンをベースとし，「ゾステリン・ウルトラ[Zosterin-Ultra®]」の商品名で知られる製剤は，ロシアの原子力産業で集団予防に用いられていた。非吸収性ペクチンであるゾステリンの血液注射は，栄養摂取や新陳代謝その他の機能には害を及ぼさない。液状経口薬「ゾステリン・ウルトラ」は腸内吸着性および血液吸着性があり，生物学的に即効性の(言いかえれば治療効果のある)食品添加物として，ウクライナ保健省(1998年)およびロシア保健省(1999年)により認可された。

3. 1996年，ベルラド研究所はセシウム137の排泄を促進するために，ペクチン含有食品(フランスの「メデトペクト[Medetopect®]」およびウクライナの「ヤブロペクト[Yablopect®]」)にもとづく腸内吸着療法を開始した。1999年，同研究所はヘルメス社(本社：ドイツ，ミュンヘン市)と共同で，「ビタペクト[Vitapect®]」の商品名で知られるリンゴペクチン含有の合成食品を開発した。ビタペクトは粉末状で，ビタミン B_1, B_2, B_6, B_{12}, C, E，およびベータカロチン，葉酸を補った濃縮ペクチン(18〜20%)と，カリウム，亜鉛，鉄，カルシウムなどの微量元素，および香料からできている。ベルラド研究所は，ベラルーシ保健省の認可を受け，2000年からこの合成食品を生産している。

4. 2001年6月から7月にかけて，ベルラド研究所は「ベラルーシの「チェルノブイリの子どもたち」」(本部：フランス)という団体と

表13.1 2001年にシルバースプリングス保養所(ベラルーシ)で計615人の子どもを対象に実施された，ビタペクト21日間服用試験によるセシウム137の濃度低下(BELRAD database[ベルラド研究所データベース])。

グループ	Cs-137 濃度(Bq/kg)		
	試験前	21日後	減少率(%)
ビタペクト群	30.1±0.7	10.4±1.0	65.4*
プラセボ群	30.0±0.9	25.8±0.8	13.9

*$p<0.01$。

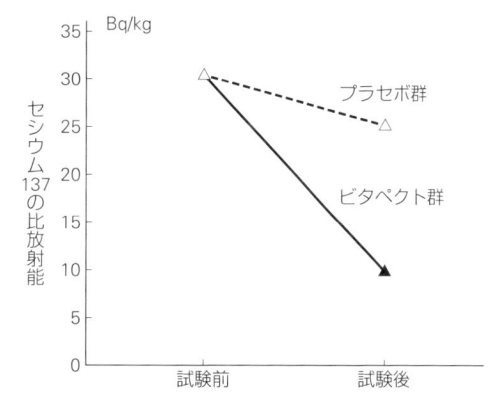

図13.1 ビタペクトの21日間服用(1回5gを日に2回)による，子どもの体内におけるセシウム137の比放射能低下(Nesterenko et al., 2004)。

共同で，シルバースプリングス保養所(ゴメリ州スヴェトロゴルスク市)において，内部被曝が確認された615人の子どもたちに対し，対照用の偽薬(プラセボ)を用いた二重盲検法による3週間のビタペクト投与試験を行った(1回5gを日に2回)。汚染されていない食物とともにビタペクトを与えられた子どもたちと，汚染されていない食事とプラセボを与えられた対照群とを比べると，セシウム137は前者のほうがずっと効果的に減少した(表13.1，図13.1)。

5. 別のグループ[投与試験]では，セシウム137の比放射能*2の[体内蓄積量]相対的減少は，ビタペクトを投与されたグループで32.4±0.6%，プラセボを用いた対照群で14.2±0.5%(p>0.001)となり，セシウム137の体内での実効半減期*3はペクチン投与群が平均

表 13. 2　セシウム 137 による汚染がある子どもで，ビタペクトの経口投与を受けた 2 群の心電図正常化成績（Bandazhevskaya et al., 2004）。

グループ	試　験　前		16　日　後	
	正常心電図の割合（%）	Cs-137 濃度（Bq/kg）	正常心電図の割合（%）	Cs-137 濃度（Bq/kg）
1 群	72	38±2.4	87	23
2 群	79	122±18.5	93	88

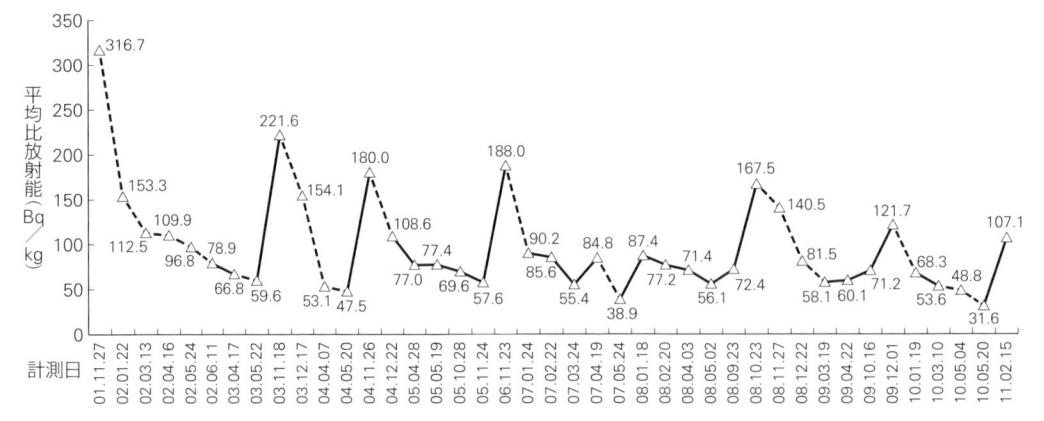

図 13. 2　ゴメリ州ナロヴリャ地区ヴェルボヴィチ村に住む子どもたちの体内におけるセシウム 137 比放射能の平均値推移（体重 1 kg あたりの Bq 値）。データの平均値を示す。破線はビタペクトの服用期間を示す（Nesterenko et al., 2004）。

27 日間だったのに対し，ペクチンを与えられなかった対照群は 69 日間だった。つまり，ペクチンを用いた場合の実効半減期の短縮率は約 2.5 倍だったことになる。この結果は，汚染されていない食物とともにペクチン含有のビタペクトを服用すると，汚染されていない食物のみを摂った場合に比べ，セシウム 137 の蓄積量を低減させる効果が 50% 高くなることを示している（Nesterenko et al., 2004）。

6. 7 歳から 17 歳までの 94 人の子どもを，ホールボディカウンターで測定したセシウム 137 の内部被曝線量[*2]によって 2 群に分け，ビタペクトを 16 日間（1 回 5 g を日に 2 回）経口投与した臨床試験の結果，セシウム 137 の体内蓄積量に有意な減少が見られ，心電図も著しく改善した（**表 13. 2**）。

7. 2001 年から 2003 年にかけて，「ベラルーシの「チェルノブイリの子どもたち」」（本部：フランス），ミッテラン基金（本部：フランス），チェルノブイリの子ども基金（本部：ベルギー），およびベルラド研究所は共同で，ゴメリ州ナロヴリャ地区に住む 1,400 人の子ども（13 村を校区とする 10 校の学童）を対象に，ペクチン製剤ビタペクト服用コースを年に 5 回繰り返す治療を実施した。その結果，ビタペクトを服用した子どもの放射能汚染は，1 年あたり 3 分の 1 から 5 分の 1 に減少することが明らかになった。ある村の結果が**図 13. 2** で確認できる。

8. ペクチン含有腸内吸着剤は，セシウム 137 だけでなく，生命維持に必要な微量元素まで除去するのではないかと懸念されていた。2003 年と 2004 年に，ドイツ連邦放射線防護庁（BfS）の支援を受けた「ベラルーシの重度被曝の子どもたち」プロジェクトの一環として，特別な試験が実施された。ベラルーシの 3 つの保養所（ティンバーランド，シルバースプリングス，ベラルーシ女子保養所）で実施したこの試験で，ビタペクトの服用は子ど

もたちの血液中のカリウム，亜鉛，銅，鉄の良好なバランスを損ねないことが証明された（Nesterenko et al., 2004）。

9. ドイツ，フランス，英国，アイルランドのNGO「チェルノブイリの子どもたち」の求めにより，ベルラド研究所は，これらの国々で実施された NGO 主導の健康プログラムに子どもたちが渡航する前と帰国後に，セシウム 137 の体内蓄積量を測定した。25 日間から 35 日間，汚染されていない食事だけを摂った子どものセシウム 137 蓄積量が 20%から 22%程度低下したのに対し，これに加えてビタペクトによる 1 回の治療コースを受けた子どものセシウム 137 蓄積量は，それ以上の低下を見せた（表 13.3，表 13.4）。

10. 図 13.3 は，ある 1 回の実験における放射能減少の度数分布を示す。ペクチンを服用したグループにおける比放射能の相対的な減少は，平均値 32.4%，中央値 33.6%だったのに対し，プラセボを与えられたグループにおける比放射能の減少はそれぞれ 14.2%（平均値）と 13.1%（中央値）にとどまった。これは，ペクチン服用群の実効半減期が平均 27 日間に短縮されたのに対し，プラセボ群は 69 日間だったことと合致する。

11. 図 13.4 は，全身での残存率を表す関数モデルを 2 種類算出したものである（成人用）。上の曲線は，$t=0$ の時点で汚染された食物から汚染されていない食物に切り替えた場合の結果を表し，下の曲線は，$t=0$ の時点で汚染されていない食物への切り替えに加え，ビタペクトの服用を始めた場合の結果を表す。汚染されていない食物だけの場合を生物学的半減期[*3] 100 とすると，汚染されていない食物と同時にビタペクトを服用した場合，半減期は 40 になり，短縮率は 2.5 倍であることが図からわかる。観察された実効半減期の平均短縮率（69 日間から 27 日間に減少）が約 2.5 倍であることとよく一致している。

12. 1996 年から 2007 年にかけて，合計 16 万人を超えるベラルーシの子どもたちが，ビタペクトの経口投与による 18 日間から 25 日間の治療コース（1 回 5 g を日に 2 回）を受けた。その結果，それぞれのコース後に，セシウム 137 の蓄積量が平均 30%から 40%低下することがわかった。

ベルラド研究所は，その長期にわたる経験から，放射能に汚染された地域に住むすべての子どもたちが，従来からの食物の制限に加えて，経口用のペクチン含有食品服用コースを年に 4 回受けるよう推奨する。ベルラド研究所は過去 11 年間にわたり，32 万 7,000 人を超える子どもの体内のセシウム 137 蓄積量を検査してきたが，この活

表 13.3 2004 年にフランスで実施された 46 人の子どもを対象にした 30 日間の治療結果（BELRAD database）。

	Cs-137 濃度（Bq/kg）		減少率（%）
	試験前	試験後	
ビタペクト群	39.0±4.4	24.6±3.4	37*
プラセボ群	29.6±2.7	24.6±2.1	17

*$p<0.05$。

表 13.4 ベラルーシの子どもたちを対象にしたビタペクトによる治療の結果（BELRAD database）。

Cs-137 濃度（Bq/kg）		減少率（%）	各群のデータ
服用前	服用後		
30.0±1.5	19.2±1.4*	36	ドイツ（試験対象 43 人）；2007 年 7 月 7 日～8 月 29 日
42.1±5.1	19.6±2.5*	34	スペイン（試験対象 30 人）；2007 年 7 月 2 日～8 月 30 日
26.4±1.5	13.2±0.8*	50	カナダ（試験対象 22 人）；2007 年 6 月 26 日～8 月 22 日
23.4±2.0	11.8±0.7*	49	カナダ（試験対象 15 人）；2007 年 6 月 24 日～8 月 22 日

*$p<0.01$。

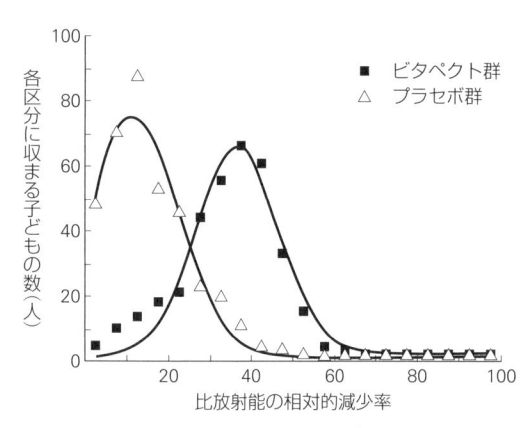

図 13.3 ベラルーシの子どもたちをビタペクトで治療した際に観察されたセシウム 137 比放射能の相対的減少率（％）の頻度分布（Hill *et al.*, 2007）。

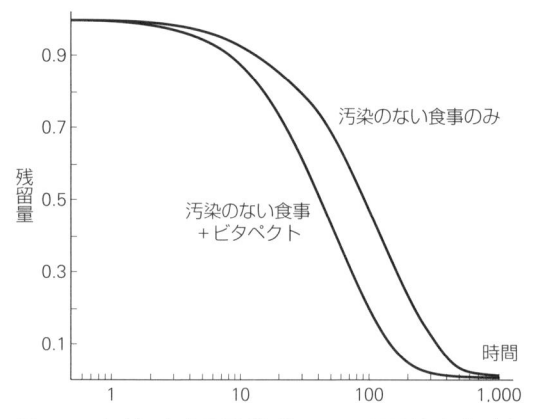

図 13.4 レゲットらのモデル（Leggett, 2003）にもとづく理論上の放射能残留関数（成人用）。上の曲線は汚染されていない食品の結果を示し，下の曲線はビタペクトの使用によって［体内の器官や組織への放射性核種の］吸着が効果的に阻害される様子を示している（Hill *et al.*, 2007）。

動によって，人びとのあいだに恐慌が引き起こされたり放射能恐怖症[*7]に陥ったりするようなことはなく，むしろ放射線防護についての知識を普及させるとともに，自分の健康に対する個々人の責任感が高められた。

13.3. 直接測定にもとづく放射線防護の新しい原則

ベルラド研究所の長年にわたる経験から，汚染地域で実効性のある放射線防護を行う際には，公式の危険限界（体重 1 kg あたり 15〜20 Bq）の 30％ を，子ども用の介入基準値として確立しなければならないことがわかった。

1. ベラルーシの重度汚染地域に住む人びとの，セシウム 137 の体内蓄積量をホールボディカウンターで直接測った結果，牛乳 10 サンプルとジャガイモ 10 サンプルのセシウム 137 濃度をもとに作成された公式の地域被曝線量一覧は，個人の年間集積線量を実際の 3 分の 1 から 8 分の 1 にまで小さく見積もっており，放射線防護を実効性のあるものにする上で拠り所にできる数値ではないことがわかった。

2. 体内に蓄積された集積線量を反映するセシウム 137 をホールボディカウンターで直接測り，そのデータにもとづいて，放射能に汚染された人びとのために本当の地域住民被曝線量一覧を作成しなければならないことは明白だ。この一覧は，ベラルーシ国内でチェルノブイリ事故により放射能汚染された全地域の住民から得た信頼に足る抽出検査を用いて作成されるべきである。

3. ホールボディカウンターによる測定で得られたセシウム 137 の体内蓄積量と，医学的な評価を組み合わせることによってはじめて，住民に見られる罹病率［凡例を参照］上昇と放射性核種の体内蓄積量との因果関係（線量依存性）を知ることができる。現時点でこのようなデータが得られるのは，ベラルーシ，ウクライナ，ヨーロッパ側ロシアの，チェルノブイリ事故により汚染された地域だけである［2011 年の東京電力福島第 1 原発事故以前において］。この情報は，放射線防護を計画したり，人びとを治療したり，ベラルーシにおける放射線被曝を最小限にするために支援が必要だと国際社会を説得したり，またチェルノブイリ大惨事の影響の大きさを理解したりする上で重要な因子となりうる。

13.4. チェルノブイリの子どもたちにとって国際的な援助が特に効果的な分野

チェルノブイリで起きたメルトダウン［炉心溶融］規模の大惨事による長期的影響には，世界のどの国であれ，1国だけで対処できるものではない。もっとも大きな被害を受けた国々，とりわけウクライナとベラルーシは，国連その他の国際機関からの，また民間の基金や支援団体からの援助に対し謝意を表明している。

毎年，何万人ものチェルノブイリの子どもたちが，健康を改善するための治療を受けに外国へ出かける。チェルノブイリの汚染地域では多くの国々出身の医師たちが，史上最悪の技術的大惨事の影響を少しでも低減しようと無償で働いている。事故がもたらしたものは規模においてあまりにも大きく，また多岐にわたるため，こうした支援の効果をいっそう大きくするにはどうすべきかが常に問われている。

食材と，汚染地域に暮らす人びとの体内とに蓄積した放射性核種の量をモニタリングするために，大規模かつ長期にわたるプログラムを実施した経験にもとづき，国際的および国内的なプログラムの効果促進に向けて以下の提言を行う。

- 放射性核種と体内蓄積量との相関に注目しつつ，さまざまな疾患の発生頻度と重症度を，とりわけ子どもたちに関して解明するための共同研究。
- 全汚染地域の住民1人ひとり，特に子どもたちに対する定期的な放射能測定評価の実施。これを実現するには，ベラルーシ内の放射能測定車を現在の8台から12台，あるいは15台にまで増やす必要があるだろう。こうした定期的な放射能モニタリングの検査結果を用いて，放射性核種の蓄積量が多い危険な人びとを特定するために，ウクライナやヨーロッパ側ロシアでも，ベラルーシと同様の方式による独立した実践的な科学センターないし臨床センターを設立すべきである。
- 放射能汚染された食物の摂取が避けられない状況下において，人びとの放射線防護（排泄による）のもっとも効果的な方法の1つであるペクチン食品添加物をベースとしたさまざまな食品や飲み物を，リンゴ，カラント（スグリ），ブドウ，海草などを用いて製造し，投与する。
- 放射能検査のためにベルラド研究所が地域センターを組織してきた経験を活かし，放射能モニタリングと地元食材の放射能検査を独立した機関で行う。これは現行の公的なシステムを代替するものではなく，その補完となりうる。
- 予防的な健康管理のために，ペクチン含有補助食品による定期服用コースの実施。

13.5. 結 論

大惨事から25年を経ても，チェルノブイリ事故の重度汚染地域では，放射能に汚染された地元産食物の摂取が避けられないために，国際的に許容されている個人の線量当量限度である年1 mSvを超えてしまう実態がある。したがって，放射性核種の蓄積量を低減する最適な方法は，汚染されていない食物だけを食べることだ。しかし，汚染のない食物の入手が不可能な状況下では，［体内に］取り込まれ，蓄積された放射性核種を可能な限り多く取り除くために，放射性核種を吸着して体外へ排出させる食品添加物を用いるべきである。

効果について程度は違え，多くの体外排出剤や吸着剤［放射性核種を吸着し排泄を促進する］がある。アルギン酸－アルギン酸塩（ほとんどは海産褐藻類から）を用いた各種製品はストロンチウムの減少を促し，また鉄やシアン化銅（たとえばプルシアンブルー）はセシウムの低減を促す。活性炭やセルロース，さまざまなペクチン類も，蓄積された放射性核種の吸着に効果がある。実践的な観点からいえば，リンゴペクチン食品添加物を含んだ食品を治療薬のように用いると，セシウム137

の排泄に卓効を期待できる。

われわれに何ができるか：

- 乳牛に吸着剤を含む混合飼料を与えることにより，また牛乳からクリームやバターを分離させる［セシウムの可溶性を利用し，生乳から水分を分離して廃棄する］ことにより，主要被曝線量源である牛乳に含まれるセシウムの濃度を低下させる。
- 子どもと妊婦には，汚染されていない食材や，放射性核種および重金属の排泄を促す添加物含有食品を与える。
- 現状で手に入る食材や地元の生活様式を考慮しながら，地元産食材の放射性核種による汚染程度について，また住民（特に子ども）の体内における放射性核種の蓄積状況について人びとに知らせる。
- チェルノブイリ事故で汚染された地域に住む人びとのための放射線防護策の1つとして，放射性核種の定期的な体外排出を生活に組み込む。

栄養補助食品，すなわち各種ビタミンと微量元素を含むペクチン製剤を摂取すると，蓄積した放射性核種の排泄にきわめて有効なことが明らかになった。

第14章

チェルノブイリの放射能汚染地域で生きるための放射線防護策

アレクセイ・V・ネステレンコ，ヴァシリー・B・ネステレンコ

ベラルーシ，ウクライナ，ロシアの放射能汚染地域に暮らす人びとの被曝量は，体内に取り込まれる放射性核種のため，1994年以来，増加し続けてきた。放射能に汚染された全地域の人びとの健康を守るには，農林業や狩猟，漁業について特別な防護策が不可欠である。食肉の生産過程における対策としては，フェロシアン化物，ゼオライト，ミネラル塩のような食品添加物を加えると，肉に含まれる放射性核種の量を減らす効果があることが判明している。農作物中に残留する放射性核種の量は，ストロンチウム90［Sr-90］の拮抗体として石灰／カルシウム［Ca］肥料，セシウム137［Cs-137］の拮抗体としてカリウム［K］肥料，また，ストロンチウム90と結合して水溶性の硬質リン酸塩をつくるリン肥料を用いると有意に減少する。無機質土壌の牧草地では有機肥料と無機肥料を施用し，円板型耕耘機（ディスクハロー）による耕耘と再耕起を行うと，セシウム137とストロンチウム90の濃度を3分の1ないし5分の1にまで減らすことができる。食物中の放射性核種の量を低減する製造技術として，穀物種子の洗浄，ジャガイモのデンプンへの加工，炭水化物を含む農産物の糖への加工，牛乳のクリームやバターへの加工がある。食材中の放射性核種を減らす簡単な調理法もいくつかある。ベラルーシでは植林事業などを活用して「生きた隔離壁」を作り，放射性核種が生態系に再拡散するのを抑えている。ヨーロッパの多くの地域で，今後何世代にもわたり，このようなあらゆる防護策が継続的にとられなければならない。

チェルノブイリ大惨事の結果，何百万ha［ヘクタール］もの農地が3万7,000 Bq/m²を超す危険な濃度のセシウム137で汚染されている。汚染された農地はベラルーシでは180万ha，ロシアでは160万ha，ウクライナで120万haにのぼる。ベラルーシ農業・食糧省によると，現在，農作物が生産されている農地のうち，セシウム137による汚染濃度が3万7,000〜148万Bq/m²に達する面積は110万haを超え，さらに38万haの農地が5,550 Bq/m²を超えるストロンチウム90によって汚染されている。ゴメリ州では全農地の56％が，モギリョフ州では26％が汚染されている。ベラルーシ，ロシア，そしてウクライナの何百万haもの森林（ベラルーシでは全森林地帯の22％を超える面積）が危険な濃度の放射能に汚染されていると推測される（National Belarussian Report［ベラルーシ公式報告書］, 2006）。500万を超える人びとが，ベラルーシ，ウクライナ，ロシアの汚染地域に暮らしている（詳細は第1章を参照）。そればかりでなく，スウェーデン，ノルウェー，スコットランド，ドイツ，スイス，オーストリア，イタリア，フランスやトルコでも，牧草地，森林，山地，湖沼で，いまだに相当な放射能汚染が見られる。

大惨事から25年にわたり，何千人もの科学者や専門家の献身的な活動のおかげで，天然資源の利用（農業，林業，狩猟など）と結びついた汚染の危険を低減する，各種の方法や実践的な対策が生み出されてきた。これらの方法や対策の全成果を包括的に再評価しようとすれば，それだけで別の研究論文が必要になるだろう。この短い章では，汚染地域における毎日の暮らしのなかで利用される天然資源について，放射線防護のためのいくつかの基本的な方法を総説するにとどめる。

14.1. 農業における放射線防護策

1. 生産物に含まれる放射性核種の量を「許容」範囲内に抑えることが不可能な地域では、農地は放棄されている。そうした土地はベラルーシでは 26 万 5,000 ha、ウクライナでは 13 万 ha、ロシアでは 1 万 7,000 ha にのぼる (Aleksakhin *et al.*, 2006)。

2. 放射能に汚染された農地では、食材中のセシウム 137 とストロンチウム 90 の汚染を許容値内に抑えるため、土壌と生産過程の両面でモニタリング[監視]が義務づけられ、これが最終生産物の管理技術の一環をなしている。ここでいう「許容値」とは、年間の実効等価線量を 1 mSv 未満に抑えるために、各食品の 1 人あたり年間平均摂取量を合計することによって求める。たとえば牛肉と羊肉におけるセシウム 137 の許容値は、ベラルーシでは重量 1 kg あたり 500 Bq を超えてはならず、ロシアとウクライナでは 160 Bq/kg を超えてはならない。また、小麦粉とグロート (殻なしのソバの実) については 90 Bq/kg を超えてはならない (Bagdevich *et al.*, 2001)。各国はそれぞれ独自の放射線防護政策をとっている。

3. 農作物に残留する放射性核種の濃度を下げるためには、ストロンチウム 90 の拮抗体として石灰／カルシウム肥料、セシウム 137 の拮抗体としてカリウム肥料、水溶性の硬質リン酸塩を形成しストロンチウム 90 を沈殿させるリン酸肥料、さらにゼオライト、水面下の腐植質堆積土壌 (gyttja) その他、天然の拮抗体や吸着体を用いることが有効である (Aleksakhin *et al.*, 1992; 他多数、**表 14.1**)。

4. ベラルーシでは、汚染された全農地の半分近くが牛乳や食肉の生産を支える牧草地 (草原や牧野) である。円板型耕耘機を使って牧草地を耕し、有機肥料や無機肥料をすき込むことで、無機質土壌の牧草の中に蓄積される

表 14.1 植物生産におけるセシウム 137 およびストロンチウム 90 の濃度低減効率 (Gudkov, 2006)。

対　　策	低減係数	
	Cs-137	Sr-90
石　灰	1.5～4	1.5～2.5
リン[酸]肥料	1.5～2	1.2～1.5
カリウム肥料	1.8	なし
有機肥料 (1 ha あたり 40 t)	1.5～3	1.5～2
石灰、無機肥料、有機肥料をあわせて施肥した場合	2～5	2～4
無機質土壌用の吸着剤 (ゼオライト、バーミキュライト、ベントナイトなど)*	1.5～2.5	1.5～2

*大惨事後 5 年以内の使用がもっとも効果的 (Kenik, 1998)。

セシウム 137 およびストロンチウム 90 の濃度を 3 分の 1 から 5 分の 1 に減らせる。こうした根本的な処置を泥炭土壌の牧草地に施すことでセシウム 137 を迅速かつ大幅に低減できるが、ストロンチウム 90 にはそれほどの効果はない。耕作された牧草地には土壌劣化が生じるため、上記のような牧草地の施肥による反復更新は 3 年から 6 年ごとに行う必要がある。

5. これまでに述べたとおり、放射線防護策は大規模な国営農場や集団農場では効果をあげている。一方、ベラルーシの農業生産の 50% 以上を支える小規模な民間農場や個人経営の農場では、これらの対策が徹底しているとはいえない。一般に、ベラルーシの民間農場には 1 頭の乳牛につき、乾草用の牧草地と耕種する改良放牧地があわせて約 1 ha ある。しかし、乳牛の維持にこれだけでは足りないので、農業者は、耕作牧草地より放射能汚染濃度の高い、草の生い茂った林間の空き地や耕作不適地から干し草を手に入れなければならない。そのため、十分な放射線防護策をとらずに農業生産を行う集落は今も多数ある。そのような集落はベラルーシとウクライナでそれぞれ 300 ヵ所を上回り、ロシアでも 150 ヵ所を超える (Kashparov *et al.*, 2005)。

表 14.2 畜産におけるセシウム 137 およびストロンチウム 90 の濃度低減効率（Gudkov, 2006）。

対　策	低減係数 Cs-137	低減係数 Sr-90
草原や放牧地*の改良	1.5～10	1.5～5
フェロシアン化物を用いた飼料添加物	2～8（最大 20）	なし
ゼオライトを用いた飼料添加物	2～4	なし
ミネラル塩を用いた飼料添加物	1.5～2	2～3
食肉処理前 1 ヵ月間の非汚染飼料の給餌	2～4	なし

*泥炭土壌では効果が低い。

表 14.3 食材に残留するセシウム 137 やストロンチウム 90 の濃度低減効率（Gudkov, 2006）。

対　策	低減係数 Cs-137	低減係数 Sr-90
穀物種子の洗浄	1.5～2	—
ジャガイモのデンプンへの加工	15～50	—
炭水化物を含む農産物の加工：糖の生産	60～70	—
炭水化物を含む農産物の加工：エチルアルコールの生産	最大 1,000	—
生乳のクリームへの加工	6～12	5～10
生乳のバターへの加工	20～30	30～50
食肉の調理	2～4	なし

表 14.4 化学的，薬理的な放射線防護（Gudkov, 2006 にもとづく）。

放射性核種の遮断物質と除染物質	
拮抗体，競合剤	安定同位体，化学的類似体
腸内吸着物質	活性炭，ゼオライト，ビタペクト，アルギソーブなど
不溶性化合物	フェロシアン化物，アルギン酸塩，ペクチン，リン酸塩
可溶性化合物	天然のもの（フラボノイドすなわちフラボン類，アントシアン，カテキン），および合成されたもの（ジンカサインなど）
放射線防護剤	
抗酸化物質	アミノチオール，二硫化物，チオ硫酸塩，ビタミン A, C, E
DNA と細胞膜の安定剤	金属イオン，キレート，フラボノイド
代謝抑制剤	シアン化物，ニトリル，アジ化物，エンドトキシン
アダプトゲン	免疫刺激剤，ビタミン，微量元素など

6. 大惨事後 20 年の時点では，ベラルーシの民間農場が生産する牛乳の約 10% から 15% で許容値を超えるセシウム 137 が検出されていた。2006 年には，［個人経営の］酪農家の牛乳から 1,000 Bq/liter という高い値のセシウム 137 が検出される事例が複数あった。2004 年，ゴメリ州で生産された約 12% の牛肉が 160 Bq/kg を上回るセシウム 137 で汚染されていた（BELRAD database［ベルラド研究所データベース］）。

7. 畜産において食肉中の放射性核種濃度を下げるのに有効な対策（**表 14.2**）や，食材中の放射性核種濃度を低減できる食品加工技術（**表 14.3**）がいくつかある。

8. **表 14.4** は，放射能汚染地域で汚染のない畜産を実現するための，おもな既知の化学的，薬理的な放射線防護対策のリストである。

9. 農業生産の過程で放射線量を下げるこれらの対策はすべて，資材と労力を余分に必要とする。したがって，汚染地域における経済効率は低くならざるをえない。こうした対策がとられ，補助金が出ても，放射能汚染地域での農業生産は依然として困難であるため，農家はしばしば，食肉生産用の牧畜，油料作物やその他の工芸作物などの生産へと事業を特化することになる。

14.2. 林業，狩猟業，漁業における放射線防護策

ベラルーシに降下したチェルノブイリ由来の放射性核種の約 70% は森林地帯に蓄積した。大惨事直後，放射性核種による森林汚染は木や葉の表面の汚染が大部分だった。セシウム 137 とスト

ロンチウム 90 は土から根を経て吸収され，木質部や他の部分に達する。セシウム 137 の比放射能*2［身体負荷量］は，野生のベリー類やキノコ類で 2 万 Bq/kg，乾燥キノコ類では 15 万 Bq/kg，そして野生鳥獣の肉［狩猟鳥獣肉］では 25 万 Bq/kg を超すこともある。内陸の貯水池で養殖されている捕食性の魚からは 30 万 Bq/kg を超すセシウム 137 が検出される場合もある（詳細は第 3 部を参照）。

1. 1986 年から 1987 年には原発から半径 30 km に設定されていた強制退避区域でも，また移住義務区域でも，個人の被曝線量が 5.0 mSv を超える危険があるため，すべての林業活動が禁止されている。移住義務区域では恒久的な家屋［定住］が禁止され，経済活動も厳しく制限されている。移住義務区域とは，強制退避区域の外側にあり，土壌の汚染濃度がセシウム 137 で 15 Ci/km^2［= 55 万 5,000 Bq/m^2］，ストロンチウム 90 で 3 Ci/km^2［= 11 万 1,000 Bq/m^2］，プルトニウム 239［Pu-239］とプルトニウム 240［Pu-240］の合計で 0.1 Ci/km^2［= 3,700 Bq/m^2］のどれかを超える場所を指す。移住義務区域には，汚染土壌から放射性核種が植物に移行するために放射能濃度が下がった地域もある。

2. ベラルーシ政府の公式データによれば，大惨事後の数年間，林産物（野生のベリー類，キノコ類，薪など）の放射線量は，国産の農業製品（牛乳，パン，シリアルなど）を上回っていた。

3. 大惨事の 10 年後には，樹木の地中部分に蓄積した放射性核種の量は倍増し，森林生態系に蓄積された総量の 15% に達した。ベラルーシでは現在でも，林業従事者は環境の放射能汚染により，農業従事者の 2 倍から 3 倍も外部被曝している。

4. 林業従事者の放射線被曝リスクを減らすために提案されているおもな対策には次のようなものがある。(a)汚染地域の滞在時間を短くする。(b)最大限に機械化し，人間の手作業を最小限に抑える。(c)ガンマ線［γ線］放出核種による被曝防護のため，農業用車両や機器などの運転台に個人用の安全装置と遮蔽板を設置する。(d)森林への立ち入りを特別許可制にする。(e)林内作業に季節ごとの規制を設ける（Maradudin *et al*., 1997）。

5. 汚染値は上昇しており，汚染された薪が燃料として，また放射能をおびたその灰が肥料として使われることでさらに悪化すると考えられる。このような木材の使用によっても人の被曝線量が増すだろう。

6. 林産物のなかでもっとも汚染されているのはキノコ類，ベリー類，ヘーゼルナッツである。すべてのキノコ類やベリー類の 50% 近くがセシウム 137 の許容値（370 Bq/kg）以上に汚染されていた。ベラルーシでは，1 人あたりの年間内部被曝線量の最大 40% がこうした林産物の消費による。土壌汚染が 3 万 7,000 Bq/m^2（1 Ci/km^2）未満の地域でも，林産物中のセシウム 137 は許容値を超えて残留し続けている。

7. ベラルーシ国立アカデミー森林研究所が明らかにしたところによれば，森林は「生きた隔離壁」として，放射性核種が生態系の中で再拡散するのを防ぐ役割を果たすことができる。ゴメリ州のヴェトカ地区とエリスク地区における森林の複数区域に設けられた試験区画では，特別な森林管理と再生方法を用いて，樹木の根，ベリー類，キノコ類の放射性核種濃度を最大 7 分の 1 にまで減らすことができた（Ipat'ev, 2008）。

8. 汚染された森林地域から近隣地域に，水や風による侵食で放射性核種が拡散するのを防ぐためには，侵食された土地の森林を再生することが必要である。気流によって汚染地域から数百 km ないし数千 km 先まで放射性核種が拡散するのを食い止めるには，森林火災を防ぎ，消火効率を改善するあらゆる努力も欠かせない。残念ながら 1992 年の森林火災では，このような努力は払われなかった。

9. 土壌のセシウム137の量が15 Ci/km^{2}を超える地域では，野生鳥獣肉の摂取は危険である。15 Ci/km^{2}にまで汚染された地域では，狩猟動物の食品加工に対する全面的な管理が義務づけられなければならない。汚染地域では，イノシシとノロジカについて，若い個体より放射性核種の蓄積量が低い2歳以上の個体を［狩猟の］対象とすることが推奨される。
10. ヘラジカの場合は条件が逆転し，体内に取り込んだ放射性核種の蓄積量は，成長したヘラジカに比べて若い個体の方が有意に低い。
11. 狩猟動物の内臓（心臓，肝臓，腎臓，肺など）における放射性核種の濃度は，筋肉組織よりも有意に高い。
12. 主要な狩猟動物種における比放射能は，高い順にオオカミ，キツネ，イノシシ，ノロジカ，ウサギ，アヒル，ヘラジカとなる。
13. 汚染地域では，同じ種類の魚でも，河川で漁獲した魚のほうが，湖沼で獲れた魚より含まれる放射性核種の濃度が有意に低い。植食性の魚は，捕食性の魚（ナマズやカワカマスなど）に比べ，放射性核種の蓄積量が3分の1から4分の1である。［水の低層に生息する］底生魚（フナやテンチなど）は，［水面近くに生息する］表層魚（雑魚やチャブ［ウグイ類］など）に比べて汚染度が数倍高い。
14. 溜池での魚の養殖において，魚の放射性核種汚染を有意に減らす効果的な方法には，池の底を最大50 cmの深さまで掘り起こして流水で洗い出す方法，カリウム肥料を使用する方法，ビタミンや抗酸化物質（放射線防護剤）を添加物として餌に混ぜて与える方法などがある（Slukvin and Goncharova, 1988）。

14.3. 日常生活における放射線防護策

放射線防護ないし自助対策の手引きとしては，Ramzaev, 1992; Nesterenko, 1997b; Beresdorf and Wright, 1999; Annenkov and Averin, 2003; Babenko, 2008; Parkhomenko *et al.*, 2008をはじめ多数の文献がある。

食品中の放射性核種を避けることはきわめて重要で，もし取り込んでしまった場合には，できるだけ早く体外へ排出するように努めることが大切だ。セシウム137の生物学的半減期*3は，乳児で14日，5歳児は21日，10歳児では49日，十代で約90日，若い成人男性では約100日である（Nesterenko, 1997b）。

1. 放射性核種の取り込みを減らすためのもっとも直接的な方法は，重度に汚染されている可能性がある食品を避け，汚染の比較的少ない食品を食べるように心がけることである。しかし，放射性核種の生物濃縮の平均値が，土壌や栽培品種，農業技術などの違いによって地域ごとに異なるため，それは容易ではない。

食品について，異なる汚染度の例をいくつか以下に紹介する。

1.1. 野菜類：ベラルーシの一部地域における野菜のセシウム137含有量は，多い順にスイートペッパー［ピーマン］，キャベツ，ジャガイモ，アカビーツ［食用ビート］，ソレル［スイバ］，レタス，ラディッシュ［ハツカダイコン］，タマネギ，ニンニク，ニンジン，キュウリ，トマトと並ぶ。同じくゴメリ州における野菜のセシウム137含有量は，多い順にソレル，マメ［インゲン］，ラディッシュ，ニンジン，アカビーツ，ジャガイモ，ニンニク，スイートペッパー，トマト，スクワッシュ［カボチャの一種］，キュウリ，キャベツ（コールラビ），カリフラワー，コールウォート［アブラナ属の葉物］と並ぶ（Radiology Institute［放射線研究所］, 2003）。

1.2. ベリー類：ベリー類のセシウム137含有量は，多い順にブルーベリー（ビルベリー［*Vaccinium myrtillus*]），カウベリー（コケモモ［*Vaccinium vitis-idaea*]），アカスグリ［レッドカラント］とクロスグリ［*Ribes* sp.]，クランベリー（ツルコケモモ［*Oxycoccus* palustris]）と並ぶ。そして通常，その下にイチゴ［Fragaria］，グズベリー［Grossularia］，シロスグリ，ラズベリー［Rubus］，およびナナカマド属［Sorbus］などが続く。

1.3. 肉類：肉類のセシウム137含有量は，多い順に鳥肉［ニワトリ，シチメンチョウ，アヒルなど］，牛肉，羊肉，豚肉と並ぶ。若い個体より，年齢の高い動物の肉ほど経年による放射性核種の蓄積が多い。若い動物の骨にはストロンチウム90が高年齢の個体より多く含まれる。動物の内臓のセシウム137含有量は，多い順に肺，腎臓，肝臓，脂肪と並ぶ。

1.4. 卵の部位別のセシウム137含有量は，多い順に卵の殻，卵白，卵黄となっている。

1.5. 魚介類：底生の捕食魚（カワカマス，スズキ，コイ，ナマズ，テンチなど）は相対的に汚染度が高く，河川の魚のほうが湖沼の魚より常に汚染度が低い。

1.6. キノコ類：通常，柄より傘に多くのセシウム137が蓄積される。ハラタケ目のキノコ類は，ヤマドリタケ属（イグチ目）より放射性核種を多く蓄積する。

2. セシウム137の生物学的特性は安定なカリウムやルビジウム［Rb］と似ており，ストロンチウム90とプルトニウム［Pu］はカルシウムと似ている。これらの特性によって放射性核種が身体のどこに集まるかが決まるため，似た特性をもつ安定元素を摂取すると，放射性核種の吸収低減に役立つ可能性がある。

カリウムが豊富に含まれる食品にはジャガイモ，トウモロコシ，マメ類，アカビーツ，レーズン［干しブドウ］，乾燥アンズ，茶葉，ナッツ類，レモン，乾燥プルーンなどがある。カルシウムに富む食品には牛乳，卵，マメ類，ホースラディッシュ［西洋ワサビ］，ネギ，カブ，パセリ，ディル，ホウレンソウなどがある。葉物野菜，リンゴ，ヒマワリの種，黒チョークベリー［アロニア］，ライ麦パンなどは鉄分に富んでいる。ルビジウムは赤ブドウに多い。

3. 食事によって放射能汚染から身を守るには，放射性核種のすばやい排泄を促すために，ペクチンと繊維質を豊富に含み，放射能汚染のない果物や野菜を取り入れるべきである。

4. 果汁など飲み物をたくさん飲むことで，尿とともに汚染物質の排泄が促進される。

5. 抗酸化物質として，ビタミンA, C, Eや，亜鉛［Zn］，コバルト［Co］，銅［Cu］，セレン［Se］といった微量元素を毎日の食事に加えることが望ましい。

6. 放射能汚染に曝される人びとは，たとえばビタペクト（第13章を参照）やリンゴ，緑藻類（スピルリナ属），モミの針葉などから作られた特別な食品添加物含有食品を摂取すべきである。

7. 放射性核種を減らす簡単な調理方法がいくつかある。すなわち，食材を数回茹で，茹で汁を捨てること，食材を徹底的に洗うこと，食材によっては水に浸け，浸けた水を捨てること，果物や野菜を皮ごと食べないこと，食材によっては塩漬けやピクルスにし，漬け汁を捨てること，煮詰めたブイヨン［動物や野菜を長時間煮込んだ出し汁］は避けること，精製バターを使うことなどである。

14.4. 結 論

チェルノブイリ大惨事発生後の世界各国の経験からわかるのは，放射性降下物の影響から身を守るための情報や方策を知らされなかった国の市民は，知らされた国の人びとより多くの難題を抱えたことである。1986年に緊急防護策が何もとられなかったブルガリアにおける「平均的」個人の実効被曝線量[*2]は0.7 mSvから0.8 mSvで，「平均的」ノルウェー人の約3倍だった。ノルウェー政府は葉物野菜の摂取や生乳の飲用を禁止し，汚染された肉を廃棄したほか，家畜を小屋につなぎ，牧野や貯水池を使用禁止にし，処理前の家畜

に汚染されていない飼料を与えるよう義務づけるなどの措置をとった。そのため，ブルガリアのほうがノルウェーより汚染の程度は相当低かったにもかかわらず，個人の被曝線量においてこのような不均衡が生じたのである(Energy, 2008)。

　自然の放射性崩壊で放射能は減っていくにもかかわらず，放射線被曝のもっとも危険な形である放射性核種の体内吸収のため，1994年以来，ベラルーシ，ウクライナ，ロシアの汚染地域に暮らす人びとの放射線被曝量は増加し続けている。

　チェルノブイリ由来の放射性核種は土壌中で植物の根圏に移動し，根から植物に吸収され，地表部分に移行して食用部分に取り込まれていく。農産物や林産物に取り込まれた放射性核種は食物連鎖に入り込み，その食材を口にする人びと全員の放射線による危険性を著しく高めている。現在，もっとも注意を要する汚染物質はセシウム137とストロンチウム90だ。しかし数年後には状況が変わり，アメリシウム241[Am-241]がきわめて深刻な問題になるだろう(1.5を参照)。

　今後，少なくとも6世代から7世代にわたり，ベラルーシ，ロシア，ウクライナの広大な地域において，農業，林業，狩猟業，漁業の各分野で放射線被曝を抑えるために特別な対策を講じていかなければならない。この点は，スウェーデン，ノルウェー，スイス，オーストリア，フランス，ドイツなど高濃度の放射能汚染地域を抱える他の多くの国々も同様である。換言すれば，[自然をベースとした]全生産物の放射性核種含有量を最小限に抑えるためには，外部から地域経済への資金援助や寄付が必要になるだろう。というのも，現実問題として多くの地域には，モニタリングや啓発，実施義務づけの資金がないからだ。これまで述べたように，放射能汚染問題は[放射性崩壊や核種の変化に見られるとおり]動的変遷を伴い，持続的なモニタリングと管理を必要とする。たとえば，セシウム137とストロンチウム90については少なくとも今後150年から300年が要監視期間となる。さらに幅広い放射性同位体による汚染もまた動的に変化していくため，不断のモニタリングと管理が半永久的に必要だろう。

第 4 部　結　論

　1986年の晩春から初夏にかけて，チェルノブイリ原子力発電所から放射能が放出され，何億人もの頭上に降り注いだ。そうして積もった放射性核種の量は，広島の原爆の何百倍にも及んだ。

　何千万もの人びとの日常が破壊された。現在も，危険な水準に汚染された土地，すなわち，今後何十年も何世紀にもわたって汚染が続くことになる土地に，600万人以上が暮らしている。そこで日々，「どう暮らせばいいのか，どこで暮らせばいいのか」が問われる。

　チェルノブイリの放射性降下物に汚染された地域では，農業を安全に営むことは不可能であり，林業，漁業，生業としての狩猟業に安全に従事することも不可能であり，地元産の食材を使うこと，牛乳を飲むこと，場合によっては水を飲むことさえ危険である。こうした地域の住民は，生まれ来る息子や娘を，被曝による奇形という悲劇から守るにはどうすればいいかと問いかける。この核心的な問いは，大惨事後まもなくリクビダートル［事故処理作業員］の家庭でもち上がったもので，そこではすでに手遅れのケースが多かった。

　この間に，個人レベルの放射線防護への取り組みや，放射能ゼロの農業生産支援，より安全な林業の営み方など，汚染地域に暮らす人びとの農業・林業のリスク最小化に向けた複合的な対策が案出された。

　汚染地域の住民に対する支援努力を主導しているのは，ほとんどの場合，国が運営するプログラムだ。こうしたプログラムの問題点は，「チェルノブイリ由来の放射性降下物こそが災いのもとだ」とする非難を最小限に抑えたいと願いつつ，支援を提供するという二重性にある。

　被曝の影響に苦しむ人びとの生きづらさを軽減するためには，体内に取り込まれた放射性核種のモニタリング［監視］と全食材（例外なくすべて）のモニタリング，客観的手法による1人ひとりの蓄積量の特定，医療相談や遺伝相談（特に子どもについて）の提供に向けて，大がかりな啓発活動と組織的取り組みを進めなければならない。

　大惨事から25年以上を経た現在，放射性核種の環境中の移動に伴って，こうした地域の危険度は減るどころか増しており，今後も長年にわたって増え続けることだろう。だからこそ支援プログラムを拡大し，いまなお苦難の生活を送る汚染地域の人びとに手を差し伸べる必要がある。そのためには国際的なもの，国によるもの，州レベルのもの，そして慈善によるものを含めた援助が欠かせない。

第15章

チェルノブイリ大惨事の25年後における住民の健康と環境への影響

アレクセイ・V・ヤブロコフ, ヴァシリー・B・ネステレンコ,
アレクセイ・V・ネステレンコ

チェルノブイリ原発事故に由来する放射性核種の50%以上はベラルーシ, ウクライナ, ヨーロッパ側ロシア以遠に拡散し, 遠くは北米にまで放射性物質の降下をもたらした。1986年には, 4,000 Bq/m² 以上の放射能汚染地域に4億人近くが暮らし, いまもなお500万人近くが危険な汚染に曝されている。調査が行われた全汚染地域において, 罹病率[凡例を参照], 老化の早まり, 突然変異の増加が見られる。事故に続く17年間に, ヨーロッパ側ロシアで3.75%, ウクライナで4.2%, 総死亡率が上昇した。セシウム137[Cs-137], ストロンチウム90[Sr-90], プルトニウム[Pu], アメリシウム[Am]は植物に吸収されて再循環するため, 内部被曝量は増え続けている。セシウム137の内部被曝線量*2がいわゆる「安全」とみなされる年間1 mSv*12 を上回っている場所では, この先, 数年以内に, 子どもは体重1 kg あたり50 Bq/kg, 成人は75 Bq/kg に被曝量を下げなければならない。これを達成するには, 農地への無機肥料の施肥, 森林地へのカリウム[K]および有機溶解性リグニンの施肥, そして天然ペクチン性腸内吸着剤の定期摂取などが役立つ。今後25年から30年にわたって放射性核種が土壌の根圏層から植物を汚染し続けるであろうベラルーシでは特に, 子どもの放射線防護に向けた広範な国際支援が必要だ。被曝した動植物個体群にはさまざまな形態異常が発生しており, 1986年以前はめったになかった突然変異も有意に増えている。チェルノブイリの汚染ゾーン内は「ブラックホール」となっており, 一部の生物種は非汚染地域から移動してきた場合にのみここで存続する可能性がある。

1986年4月26日に発生したウクライナのチェルノブイリ原子力発電所4号炉における爆発は, 人間の技術が引き起こした史上最悪の事故だった。本書の第1章から第14章で提示した知見は, 数千点に及ぶ引用学術論文やその他の文献の要約である。本章では, チェルノブイリ大惨事の影響に関するこのメタ分析から, おもな研究結果を要約していく。

本書のメタ分析では, 集団間の比較を通じ, チェルノブイリ事故による放射能汚染の影響を明らかにするという方法論的アプローチを主軸に置いている。かつての, または現在の汚染程度が異なる地域や集団のうち, 民族的, 生物学的, 社会的, 経済的な諸特徴が互いに似通っているもの同士を比較する手法である。このアプローチは, 罹病率および死亡率のデータを用いて厳密に数値化した「健康被害」と, 事後の定量化が不可能な「各集団の被曝線量」とのあいだに「統計上有意」な相関関係を見出そうとするアプローチより, 明らかに有効性が高い。

15.1. 地球規模で見たチェルノブイリ大惨事

1. 大惨事の結果, ヨーロッパの40%が危険水準の放射能に汚染された。アジアと北米も相当量の放射性降下物に曝された。汚染された国々には, オーストリア, フィンランド, スウェーデン, ノルウェー, スイス, ルーマニア, 英国, ドイツ, イタリア, フランス, ギリシャ, アイスランド, スロベニア[などヨーロッパの国々]のほかに, トルコ, グルジ

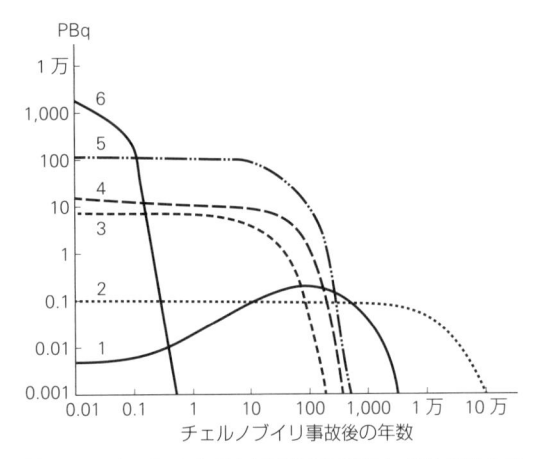

図 15.1 チェルノブイリ大惨事後に増えた地球環境中の放射能の総量(単位は PBq[1 PBq＝1,000兆 Bq]):(1)Am-241, (2)Pu-239＋Pu-240, (3)Pu-241, (4)Sr-90, (5)Cs-137, (6)I-131(Mulev, 2006)。

ア, アルメニア, アラブ首長国連邦, 中国などアジアの広範な地域と, アフリカ北部も含まれる。1986年の4月から7月までの期間, 4,000 Bq/m² を超える(0.1 Ci/km² 以上の)地域には4億人近くが暮らしていた。

2. ベラルーシはとりわけ重度の汚染を被った。大惨事から25年を経て, 現在も危険水準の放射能汚染が続くベラルーシ, ウクライナ, ヨーロッパ側ロシアの広範な地域には, 約100万人の子どもを含む500万人近くが暮らしている(第1章を参照)。

3. 国際原子力機関(IAEA)と原子放射線の影響に関する国連科学委員会(UNSCEAR), その他いくつかの団体は, チェルノブイリ由来の放射性降下物が自然のバックグラウンド放射線[環境放射線]に「わずか2％」上乗せされたにすぎないというが, この主張は以下の事実から目をそらしている。

- 第1に, 危険なほど高線量の放射線が多くの地域に存在し続けていること。
- 第2に, 大惨事に続く数週間に, 高線量の放射線が遠く広く拡散したこと。
- 第3に, 大惨事のあと何十年にもわたり, 恒常的な低線量の汚染が続いていくこと(図 15.1)。
- 第4に, 核放射線の増加は, その程度を問わず, あらゆる生物の体細胞および生殖細胞に影響を及ぼすこと。

4. チェルノブイリに由来する放射性核種の約57％はベラルーシ, ウクライナ, ヨーロッパ側ロシア以外の地域に沈着しているにもかかわらず, IAEA および世界保健機関(WHO)の専門家らは, そうした地域における放射能汚染の悪影響を示す膨大なデータを完全に無視し, 議論に取り上げようともしないが(Chernobyl Forum[チェルノブイリ・フォーラム], 2005), これは科学的に正当化できない。

15.2. チェルノブイリ原発事故の影響分析を阻む壁

1. チェルノブイリ大惨事による健康被害の包括的評価は, 以下のような理由で複雑化している。

- 大惨事後3年半にわたる, ソビエト連邦による診療録の組織的隠蔽と是正不能な改ざん。
- ウクライナ, ベラルーシ, ロシアにおける, 詳細で確実に信頼に足る医療統計の不足。
- 個々人の実際の被曝線量を推定するにあたっての以下5点の難しさ:(a)大惨事に続く数日間, 数週間, ないし数ヵ月間における被曝線量の再現, (b)個々の「ホットパーティクル[放射性微粒子]」の影響に関する不確定要素, (c)不規則かつ不均一に分布する汚染をいかに算定するかという課題, (d)数ある放射性核種それぞれについて単独の影響および複合的な影響が確定できないこと。
- 以下の事柄に関する現代知識の不備:(a)数ある放射性核種のそれぞれに固有の作用, (b)放射性核種同士の, また放射性核種とその他の環境因子との相乗作用, (c)集団および個人における放射線感受性のばらつ

き，(d)超低線量および超低線量率の影響，(e)体内に取り込まれた放射能の，さまざまな器官や生体システム［免疫系など］への影響。

2. IAEAおよびWHOの専門家らは，病気をチェルノブイリの放射線に関連づける唯一の確定的証拠として，不正確にしか算定できない個人の被曝線量（および，それにもとづいた集団の被曝線量）と，厳密に診断される病気とのあいだに「有意な相関関係」を要求する。われわれの観点からすると，これは科学的に妥当ではない。

3. ベラルーシ，ウクライナ，ロシアで放射性降下物の影響を被った何百万もの人びとの苦しみを直接見てきた学者，医師，その他の専門家ら何千人もが集めたデータを，「科学のプロトコル［手順］から外れている」として退けるのは，科学的に正しくないとわれわれは考える。こうしたデータから価値ある情報を抽出する方法を見出すことにこそ，科学としての妥当性がある。

4. チェルノブイリ大惨事の健康被害に関わる客観的情報は，以下に挙げるようないくつかの方法で得ることができる。

- 地理的，社会的，経済的背景が等しく，かつて，および現在，受けている放射能汚染の程度とスペクトル*4だけが異なる地域の罹病率および死亡率を比較する。
- 大惨事後，一定の期間における同じ集団の健康状態を比較し，その情報収集を複数の期間にわたって積み重ねる。
- 放射線と結びつく障害や疾患のうち，年齢や性別との関連性がないもの（安定型染色体異常など）について，同一の個人の健康状態を比較する。
- 体内に取り込まれたセシウム137，ストロンチウム90，プルトニウム，アメリシウムの測定を通じて，放射能汚染地域に暮らす人びとの健康状態を比較する。この方法は，大惨事後に生まれた子どもたちの健康評価に特に有効である。
- 体内に取り込まれた放射性核種の量を器官ごとに測定し，ある特定の器官における病変との相関を見る。

大惨事の影響を客観的に記録するには，約80万人のリクビダートル［事故処理作業員］，何十万人もの避難者，そしてベラルーシ，ウクライナ，ロシアの放射能汚染地域を自主的に離れ，現在は国外も含む汚染地域の外で暮らす人びと（および，その子どもたち）の健康状態を分析する必要がある。

5. アジア（外カフカス地方，イラン，中国，トルコ，アラブ首長国連邦など），アフリカ北部，北米で，1986年4月から7月にかけてチェルノブイリ由来の放射性降下物に曝された地域を特定し，それらの地域および周辺地域の詳細な医療統計を分析する必要がある。

15.3. チェルノブイリ事故の健康影響

1. これまで調査対象となったチェルノブイリ原発事故による全汚染地域で，総罹病率が有意に上昇しているのは明らかだ。

2. チェルノブイリ原発事故による被曝と関連がある特定の健康障害のうち，以下の疾患群の発生率［凡例を参照］と罹病率が上昇している。

- 循環器系疾患（おもに，血管の内表面を覆う内皮細胞が放射線に破壊されることによるもの）。
- 内分泌系疾患（特に甲状腺のがんではない病変）。
- 免疫系疾患。
- 呼吸器系疾患。
- 泌尿生殖器系疾患。
- 筋骨格系疾患（骨減少症，骨粗しょう症など骨の構造および成分の病変など）。
- 中枢神経系疾患（知的機能の低下および行動障害や精神障害を引き起こす，脳の前頭葉，側頭葉，後頭頭頂葉の変性）。

- 眼の疾患(白内障，硝子体の損傷，屈折異常，結膜障害)。
- 消化器系疾患。
- 先天性奇形，先天性異常(事故以前にはまれだった四肢，頭部の多重障害を含む)。
- 甲状腺がん(甲状腺がんについての予測はすべて誤っていた。チェルノブイリ事故に関連する甲状腺がんは被曝後短期間で発症し，進行が速く，子どもも成人も発症する。術後の患者は一生，代用ホルモン剤に頼ることになる)。
- 白血病(血液のがん)。子どもやリクビダートルだけでなく，汚染地域の一般成人にも見られる。
- その他の悪性新生物[*8][悪性腫瘍，がん]。

3. 大惨事を原因とするその他の健康影響を以下に挙げる。
   - 身体の生物学的バランスにおける変化。腸管中毒症，細菌感染症，敗血症による重症疾患の増加を招く。
   - 感染性や寄生虫症(ウイルス性肝炎，ウイルス性呼吸器疾患など)の劇症化。
   - 被曝した親(リクビダートルおよび汚染地域から転出した人びととの双方)のもとに生まれた子ども，とりわけ子宮内で被曝した子どもに見られる健康障害の発生率上昇。障害は事実上全身の器官や生体システムに及んでおり，これには遺伝的変化[*6]も含まれる。
   - リクビダートル(特に1986年と1987年に事故処理作業に従事した人)の悲惨な健康状態。
   - 成人と子どもの双方に見られる老化の早まり。
   - 体細胞および生殖細胞における多重突然変異の出現率上昇。

4. 放射能汚染に関連した慢性疾患が，リクビダートルおよび汚染地域の住民に蔓延している。この人びとのあいだでは多重疾患が一般的である。すなわち多くの場合，1人の人が1度に複数の病気にかかっている。

5. チェルノブイリ事故によって「がん発症の若年化」や以下の3つの新型症候群など，新たな用語が世界の医療現場をにぎわせている。
   - 「自律神経循環器系失調症[vegetovascular dystonia][*7]」。心血管およびその他の器官が関与する神経系の調節不全で(自律神経失調症とも呼ばれ)，ストレスを背景に表れる臨床徴候を伴う。
   - 「長寿命核種の体内への取り込みによる各種臓器障害症候群[incorporated long-life radionuclides]」。放射性核種の取り込みによる心血管系，神経系，内分泌系，生殖器系，その他の生体システムの機能的および器質的障害。
   - 「上気道の急性吸気障害[acute inhalation lesions of the upper respiratory tract]」。「ホットパーティクル」など放射性核種を吸い込んだために起きる，鼻炎，喉のイガイガ感，乾性の咳，呼吸困難，息切れの複合症状。

6. チェルノブイリ事故後，発生率の高い病気と絡む新たな症候群がいくつか現れた。そのなかには以下のようなものがある。
   - 「慢性疲労症候群[chronic fatigue syndrome]」。いつまでも続く重度かつ原因不明の疲労，周期的な鬱状態，記憶力低下，全身に広がる筋肉・関節の痛み，悪寒と発熱，激しい気分の浮き沈み，頸部リンパ節の過敏，体重の減少。免疫系機能不全および中枢神経系障害に関係していることも多い。
   - 「難治性放射線病症候群[lingering radiating illness syndrome]」。重度の疲労状態，めまい，震え，腰痛の複合症状。
   - 「早期老化症候群[early aging syndrome]」。高齢者に特有の病気を若くして発症するなど，身体年齢と実年齢の不一致。

7. 「子宮内[胎内]被曝」，「チェルノブイリ・エイズ[5.4を参照]」，「チェルノブイリ・ハート[5.1.2を参照]」，「チェルノブイリ脚[下肢

の異常]」などチェルノブイリ特有の症候群については，より詳細かつ確定的な医学的解明が待たれる。
8. 大量のデータがあるにもかかわらず，汚染地域における健康悪化の全容はいまだ完全把握に遠く及ばない。チェルノブイリの影響の全容を知るには，医学的，生物学的，放射線学的な調査研究の拡大と支援が必須である。しかし逆に，ロシア，ウクライナ，ベラルーシではこうした調査研究が切り詰められてきている。
9. 大惨事から25年後のチェルノブイリの汚染地域において，そこに暮らす人びと(特に子ども)に見られる健康状態の悪化は，心理的ストレスや「放射線恐怖症*7」によるものでもなければ移住のせいでもなく，ほとんどが主としてチェルノブイリ由来の放射線被曝に帰される。1986年の強烈な第1波に加え，低線量被曝と低線量率の被曝が慢性的に続いている。
10. 心理的因子(「放射線恐怖症」)が決定要素になることなど所詮ありえない。というのも，大惨事後数年のあいだ，放射線への懸念が薄れる一方で，罹病率は上がり続けたからだ。それに，同じような健康障害が表れ，突然変異率も上がったノネズミ，ツバメ，カエル，マツの木に「放射線恐怖症」の影響があるだろうか。もちろん，社会的および経済的因子が放射線による健康悪化に苦しむ人びとを圧迫していることに疑いの余地はない。病気，子どもの奇形や障害，家族や友人の死，住居や大切な財産の喪失，失業，転居は，経済的・精神的に深刻なストレスとなっている。

15.4. 犠牲者の総数

1. IAEAとWHOによる初期の公式予測は，がんの発症例がわずかに増えると見通していた。2005年にチェルノブイリ・フォーラムは，大惨事の合計死者数は約9,000人，病人の数が約20万人にのぼるだろうと発表した。この数字では，膨大な基礎人口を背景とした自然死亡率や自然罹病率と，放射線関連の死や病気とは見分けがつかない。
2. ソ連では，大惨事後まもなく平均余命が目に見えて短縮し，乳幼児と高齢者の罹病率および死亡率が上昇した。
3. 重度汚染地域と相対的に汚染度の低かった地域の統計を詳細に比較検討したところ，汚染地域における死亡率は，大惨事に続く15年から17年のあいだにヨーロッパ側ロシアで最大3.75%，ウクライナで最大4.2%，それぞれ上昇を示した。
4. ベラルーシ，ウクライナ，ヨーロッパ側ロシアの汚染地域における公式の人口動態統計の詳細な分析結果にもとづいて評価すると，チェルノブイリ事故に由来する死者数は大惨事後の15年間で23万7,000人近くに達した。1987年から2004年にかけてのチェルノブイリ事故による死者数は，前出の3国以外のヨーロッパ諸国とアジア，アフリカで計46万2,000人近く，北米では33万1,000人近くにのぼったと仮定してまず間違いなく，全世界ではほぼ100万人に達していたことになる。
5. チェルノブイリの犠牲者は今後，数世代にわたって増え続けるだろう。

15.5. チェルノブイリの放出物と環境影響

1. 半減期*3の長いチェルノブイリ由来の放射性核種が水，風，季節の渡りをする動物によって移動することで，ウクライナのチェルノブイリ原子力発電所から何百km，何千kmも離れた場所に二次的放射能汚染が起きている(さらに今後も起き続ける)。
2. チェルノブイリ由来の放射性核種が急速に消滅ないし崩壊*3し，生態系から取り除かれるとした当初の予測はすべて誤っていた。放

射性核種は再循環するため，［消滅や崩壊には］予測よりずっと長い時間がかかっている。水，大気，土壌における汚染の全容は振れ幅の大きな変動を見せ，ストロンチウム90，セシウム137，プルトニウム，アメリシウムの汚染の動態にはいまだに想定外が待ち受けている。

3. 土壌の根圏層にセシウム137，ストロンチウム90，プルトニウム，アメリシウムが蓄積した結果，放射性核種はここ数年のあいだも引き続き植物の内部に取り込まれている。放射性核種（すでに地表から姿を消していたもの）は水とともに植物の地上部分へ移動し，食用部位に濃縮する。そのため，放射性核種の総量は自然崩壊によって徐々に減りつつあるにもかかわらず，人びとの内部被曝線量と線量率は増すことになる。

4. 動植物やキノコ類に含まれる放射性核種の濃度は，生物濃縮によって水や土壌中の濃度[*1]の1,000倍にも跳ね上がる場合がある。蓄積係数ないし移行係数は，同一種でも季節によってかなり変動する。このため，安全に食べられるように見える動植物に危険な量の放射性核種が含まれていても，その判別が難しい。実際の汚染度を確かめるには直接測定するしかない。

5. 1986年には，ヨーロッパ西部，北米，北極圏，アジア東部における動植物の被曝線量が許容値の数百倍ないし数千倍に達することさえあった。当初の高線量の放射線照射に，放射線量の低い緩照射が続いた結果，調査対象となった汚染地域の全生物——植物，哺乳類，鳥類，両生類，魚類，無脊椎動物，細菌，ウイルス——に形態学的，生理学的，遺伝的障害をもたらしている。

6. 大惨事から25年経ったベラルーシ，ウクライナ，ヨーロッパ側ロシアの汚染地域では，狩猟対象鳥獣のすべてにチェルノブイリの放射性核種が高濃度に蓄積している。オーストリア，スウェーデン，フィンランド，ドイツ，スイス，ノルウェー，その他数ヵ国でも，危険なほど汚染されたヘラジカやイノシシ，ノロジカがいまだに見つかる。

7. 綿密な調査の対象となった被災動植物の個体群すべてに，大惨事以前にはまれだったり，聞いたこともなかったりしたさまざまな形態異常が現れている。

8. 調査対象となった汚染地域の植物，魚類，両生類，鳥類，哺乳類のすべてにおいて，個体発生の安定性（発生上の不安定性を検出する特殊な方法で，左右対称性のゆらぎの度合いによって割り出される）が低下していた。

9. チェルノブイリの放射能汚染土壌に含まれる遺伝的異常ないし未熟な花粉粒や胞子の数は，植物地理学的な撹乱が生じたことを示している。

10. チェルノブイリの汚染地域で調査対象となった動植物と微生物のすべてに，比較的汚染の少なかった地域より有意に高頻度で突然変異が生じている。チェルノブイリ地域での恒常的な低線量被曝はゲノム不安定性の継代的蓄積を招いており，これが細胞や個体レベルの作用として表れている。過去二十数年のあいだに生息地域の放射能汚染度が下がっているにもかかわらず，一部の生物において突然変異率は上昇している。

11. チェルノブイリの重度汚染ゾーン内の野生生物はときとして繁栄しているかのように見えるが，これは見かけ倒しである。形態形成学的，細胞遺伝学的，免疫学的検査によれば，調査対象となった重度汚染ゾーン内の植物，魚類，両生類，哺乳類の個体群はいずれも生息数がわずかである。このゾーンは「ブラックホール」になぞらえられ，一部の生物種は非汚染地域から移入してきた場合にのみここで生きのびていると見てよい。チェルノブイリの重度汚染ゾーンはミクロ進化の「るつぼ」と化しており，そこでは生き物ごとの遺伝子プールが激しく変化しながら予期せぬ結果を生み出している。

12. チェルノブイリの重度汚染ゾーン内のノネズミとカエルに，突然変異率の上昇，罹病率および死亡率の上昇，平均余命の短縮，生殖能力の低下，雌雄の性別比率の変化が見られた。今後生まれてくるヒトにも幾世代にわたり同じことが起こりうる。
13. チェルノブイリの汚染地域における野生生物の変異過程について理解を深めるために，放射線生物学的調査やその他の学術調査は中止すべきでない。ベラルーシ，ウクライナ，ロシア全土ではこうした調査が止められてきているが，想定内および想定外の影響を理解し，軽減するためには，むしろさらに調査を拡大・強化していかなければならない。

15.6. 大惨事の影響を最小化するための，社会面，環境面での取り組み

1. 何十万人もの人びとにとって（まず筆頭はベラルーシ，さらにはウクライナやロシアの広範な地域，そして他の国々の一部地域に暮らす人びとにとって），チェルノブイリ事故による追加被曝量は，いわゆる「安全」とみなされる年間 1 mSv をいまなお超えている。
2. 現在，ベラルーシ，ウクライナ，ロシアの汚染地域に暮らす人びとにとって，被曝線量の 90% は汚染された地元産食品の摂取によるものである。そのため，体内に取り込んだ放射性核種を排出する対策を取れるよう手立てが提供されなければならない（第 12〜14 章を参照）。
3. 汚染されていない食物を生産するために，またベラルーシ，ウクライナ，ヨーロッパ側ロシアの人びとの療養のために，多角的な対策が講じられている。たとえば，特定肥料の増量施肥，農場生産物や食肉の放射性核種含有量を下げるための特別プログラム，学校や幼稚園用の放射性核種を含まない給食の手配，子どもたちを定期的に非汚染地域に滞在させる特別な保養プログラムなどが行われている。しかし，食を自家菜園や地域の森林，水源に頼る人びとにとっては，残念ながらこうした対策だけでは十分ではない。
4. 汚染地域の住民の体内に蓄積したセシウム 137 を減らす対策の案出がどうしても必要だ。体内に取り込まれた放射性核種の人体への影響について現在入手可能なデータによれば，セシウム 137 の濃度は子どもで 30〜50 Bq/kg，成人で 70〜75 Bq/kg となっている。2006 年にベラルーシの一部の集落では，2,500 Bq/kg に達する子どももいたのである！
5. ベラルーシのベルラド研究所の経験によると，体内のセシウム 137 濃度が 25〜28 Bq/kg 以上になったら，積極的な体外排出対策を導入すべきである。これは年間被曝量 0.1 mSv に相当し，汚染地域に暮らす場合に避けようのない外部被曝量として UNSCEAR が定めているのと同程度だ。
6. 個人や家庭で消費する食物の量が異なり，地域ごとに入手できる食物にばらつきがあることから，子どもを最優先した 1 人ひとりの放射性核種の測定と合わせて，地元産食品の恒久的な放射能モニタリングが必要である。地元産の食物における放射性核種の許容量は，全般的にもっと厳しくしなりればならない。
7. ベラルーシ，ウクライナ，ロシアの汚染地域に暮らす人の被曝線量を，安全とみなされるレベル（年間 1 mSv）まで下げるためには，以下を実践するとよい。
   - 菜園，牧場，干草用の草場など，すべての農地に無機肥料を年 3 回以上施肥する。
   - 地元産食材として重要なキノコ類，ナッツ類，ベリー類に含まれるセシウム 137 を効果的に減らすため，集落から半径 10 km 範囲内の森林にカリウム［K］と溶解性リグニンを施用する。
   - 放射性核種の排泄を促進するため，少なくとも年 4 回，天然ペクチン性腸内吸着剤

（リンゴ，スグリなどに由来）を支給し，1ヵ月のあいだ各自で規則的に摂取してもらう。幼稚園や学校に通う子どもにはペクチン入りジュースを毎日飲ませるようにする。
- 牛乳，肉類，魚介類，野菜，その他の地元産食品における放射性核種含有量を減らす防護対策をとる。
- 食肉用家畜の肥育に腸内吸着剤（フェロシアン化物など）を利用する。

8. 疾病水準を下げ，保養を促進するためには，汚染地域において以下を提供するとよい。
- 年に1度，ホールボディカウンター［人間の体内に取り込まれ，沈着した放射性物質の量を体外から測定する装置］を用いて1人ひとりの体内放射性核種の蓄積量を実測すること（子どもは3ヵ月ごとの実施が必要）。
- EPR線量測定［電子スピン共鳴（EPR）線量測定］や染色体異常数の測定などにより，大惨事当初からの各自の外部被曝線量を再現すること。これは，リクビダートル，避難者，自主移住者，およびその子どもたちなど，汚染地域を離れた人を含む全被災者を対象に行うべきである。
- 子どもの重度先天性奇形のリスクに関する遺伝相談を汚染地域内で義務化すること（出産年齢にある全国民も希望により受けられるようにする）。重度の先天性奇形をもった子どもが生まれるリスクは，親となる人の血液や骨髄に見られる突然変異の特徴やスペクトルから推定することが可能で，これによって家族的な悲劇を避けることができる。
- ベラルーシ，ウクライナ，ロシアの汚染地域に暮らす家族を対象に，重度の先天性奇形に関する出生前診断と，医療中絶プログラムを支援すること。
- 汚染地域の住民向けに，腫瘍の定期検診と予防的・予見的医療対策を実施すること。

9. チェルノブイリ大惨事は，国家の資力だけでは人びとを放射性降下物から守りきれないことをはっきりと示している。事故後の20年間におけるベラルーシ，ウクライナ，ロシアの直接的経済損失は5,000億ドルを超えている。ベラルーシでは年間国家予算のおよそ20%，ウクライナでは最大6%，ロシアでは最大1%を事故の影響の緩和に充てている。放射性核種が土壌の根圏層に残るベラルーシでは特に，今後少なくとも25年から30年間にわたって，子どもを守るための広範な国際支援が必要となるだろう。

10. 1986年4月に汚染地域の人びとに安定ヨウ素剤を支給しそこなったことが，犠牲者の大幅な増加を招いてしまった。甲状腺疾患は原子力発電所の故障時に最初に発生する健康被害の1つであるため，放射性降下物の経路にあたるすべての人に，この単純な化合物を行き渡らせる確実なシステムが必要不可欠である。今後，万一の原発大惨事にそなえ，原子力発電所を保有するすべての国は，各国がヨウ化カリウムを備蓄するのを当然のごとく支援していかなければならない。

11. チェルノブイリの悲劇によって明らかなのは，あらゆる社会（とりわけ日本，フランス，インド，中国，米国，ドイツ）で，危険を軽減し余分の被害を避けるために，食品と人の被曝量を独立の立場からモニタリング［監視］することの重要性に目を向けるべきだという点である。

12. すべての原子力発電所の周辺地域で体内に取り込んだ放射性核種のモニタリングが必要であり，とりわけ子どもたちには欠かせない。このモニタリングは原子力産業から独立したものでなければならず，一般市民が測定結果にアクセスできなければならない。

15.7. 原子力産業の関連組織は一般市民よりも業界を守ることを優先する

1. チェルノブイリの経験によって得られた重

要な教訓は，原子力産業と結びついた専門家や組織が，大惨事の影響を軽んじ，無視してきたことである。
2. 大惨事からわずか8年か9年のうちに，広範囲にわたる白内障の増加を医療当局が認めた。甲状腺がん，白血病，中枢神経系の器質性障害についても同じことが起きた。被曝予防や被害軽減に遅れが生じたのは，何も知らず，何の非もないのに苦境に立たされた何百万もの人びとを救い出すより，現状維持に関心を寄せる原子力推進派が，明らかに問題が起きているのにそれをなかなか認めようとしなかったためだ。原子力産業にとって都合の悪い情報を一般市民から隠蔽できる，WHOとIAEAのあいだの協定(WHO, 1959)*11は変更が必要である。

15.8. チェルノブイリを忘れることなどできない

1. チェルノブイリ大惨事が人びとの健康と環境に及ぼした悪影響に関するデータは現在も増え続けており，楽観を許すような状況ではない。国内および国際的に展開される大規模な特別プログラムがなければ，汚染地域の罹病率および死亡率は上昇していくだろう。原子力産業に関わりをもつ専門家たちの唱える「そろそろチェルノブイリを忘れよう」という主張は，倫理的に筋が通らない。
2. チェルノブイリ事故による影響の緩和と最小化に向けた，健全で有効な国際的ならびに国内的政策は，「この恐ろしい大惨事の影響を理解し，被害を最小限に抑えることが必要」という原則にもとづいたものでなければならない。

15.9. 結　論

1963年7月，ジョン・F・ケネディ米国大統領は大気圏内核実験廃止の必要性を説く演説でこう述べた。

「……骨ががんに侵され，血液が白血病を病み，肺に毒物を取り込むことになる子どもたちや孫たちの数は，普通の健康被害に比べて統計的に少ないように思う人もいるでしょう。しかしこれは普通の健康被害でも，統計上の問題でもないのです。失われるのがたった1人の命であっても，私たちが死んだずっと後に生まれてくるかもしれないのが，たった1人の奇形をもった赤ん坊であっても，それは私たち全員にとって懸念すべきことです。私たちの子どもたちや孫たちは，単なる統計上の数字などではありませんから，無関心でいるわけにはいかないのです」。

原子力産業界は，原子力発電所によって人類の健康と地球環境を平気で危険に曝す。チェルノブイリ大惨事は，そうした姿勢が，理論上だけでなく実際上も，核兵器に匹敵する被害をもたらすことを実証している。

日本語版あとがき
チェルノブイリからフクシマへ

　本書のロシア語版第3版の印刷中に，日本の東京電力福島第1原子力発電所で大事故が起きた。地震と津波が発生して4つの原子炉と使用済み燃料プールを損傷し，大量の放射性核種が大気中と海に放出されたのだ。数万人の住民が避難を余儀なくされ，命がけで復旧作業にあたった日本人リクビダートル［事故処理作業員］に最初の犠牲者が出た。チェルノブイリ大惨事から今日までにベラルーシ，ウクライナ，ロシアが経験した多くの試練が，今後の日本を待ち受けているであろうことが，しだいに明らかになってきている。

　本書の著者一同，日本国民に心からお見舞いを申し上げると同時に，その苦しみを少しでも回避し，軽減し，放射能汚染の被害を可能な限り抑え込むために，日本が一刻も早く，確実に，チェルノブイリの教訓から学ぶことが重要だと確信している。チェルノブイリの悲劇から25年のあいだに，ベラルーシ，ウクライナ，ロシアには放射能汚染地域の被災者に対する支援や生活・経済の再建について，非常に多くの経験が（良いものも悪いものも含めて）蓄積されてきた。この経験が日本で役立つかもしれない。

　チェルノブイリの経験は，高濃度の放射能に汚染された地域で，近い将来に元の暮らしに戻ることは不可能だと教えている。その地で安全な生活を送るためには，日常生活や農業・漁業・狩猟において特別な安全対策を講じなければならない。必要不可欠な安全策には以下のようなものがある。

- 土壌中で，植物の根圏層から長寿命の放射性核種の除去を促す方策を案出すること。
- 安全な（放射性核種を含まない）食品の生産技術や，工芸作物など食用以外の農作物の生産技術を開発すること。
- 福島第1原発事故由来の放射性核種による影響を避けるため，体内に放射性核種を入れないため，そして取り込んだ放射性核種を排出するために，人びとが積極的に行動すること（放射能の防護や吸着の手立てを広めること）。
- 政府と地方自治体は，大規模な医療支援や社会的施策など，汚染地域における生活再建計画を策定すること。

　被災した地域における放射線防護の徹底や，社会的・経済的な復興支援には，十分な資金と決定権をもつ国の全権機関を特別に創設することが必要だろう。

　チェルノブイリのもう1つの教訓は，日本のような発展した大国でさえ国際的な支援が不可欠であることだ。チェルノブイリで実施された被災者支援のための（国の役割を補完する）大規模な人道的協力の経験や，放射能のモニタリング［監視］と放射線防護を行う非政府の民間組織（NGO）による経験が生かされるだろう。

　そして，このような悲劇を二度と繰り返さないためにも，勤勉で才知あふれる日本国民が，危険きわ

まりない原子力エネルギーの使用をやめ，自然がみなさまのすばらしい国に与えた枯渇することのない地熱や海洋のエネルギーを発電のために利用することを願っている。

アレクセイ・V・ヤブロコフ(ロシア)
アレクセイ・V・ネステレンコ(ベラルーシ)
ナタリヤ・E・プレオブラジェンスカヤ(ウクライナ)
2011年9月

主要用語解説

(1) 放射性核種の汚染密度／汚染濃度

放射性物質が物質の表面に沈着した状態を表面汚染といい，その度合い（単位面積あたりの汚染の程度）を**表面汚染密度**という。表面汚染密度（汚染密度）は汚染表面の拭き取り法あるいは表面汚染計などで測定する。周囲に比べて際立って汚染密度が高い箇所を**ホットスポット**と呼ぶ。

これに対して，大気や土壌などの総量に対する放射性物質の割合を**汚染濃度**という。表面汚染密度に表面積を掛け，その対象物の重量で割ると，放射性核種の濃度を算出することができる。なお，土壌の汚染濃度の測定法について，原子力安全委員会（2012年9月に「原子力規制委員会」に移行）は一般土壌の採土の深さを5 cmとしてBq/kg（乾土）× 65 = Bq/m^2，農林水産省は水田土壌の採土の深さを15 cmとしてBq/kg × 196 = Bq/m^{2}としている。

(2) 線量と身体負荷量

線量（放射線量）とは放射性物質が放出する放射線の照射の度合い（量）のこと。これを照射される対象から見ると**被曝線量**になる。

被曝線量とは生物が曝された放射線の線量で，こうした放射線照射（被曝）による全身の健康障害を評価する尺度の1つに**実効線量**がある。実効線量とは，臓器や組織ごとに異なる放射線照射（被曝）の影響を考慮した算出方法で，単位はシーベルト（Sv）。ただし，値が臓器ごとに平均化され，矮小化するために，実状に沿わないとの批判がある。実効線量を1年間（年度）ごと，あるいは，もっと長い期間（たとえば人の一生）で合計した値を**累積実効線量**または**積算実効線量**という。また，被曝線量を集団として評価する場合は集団被曝線量や集団積算線量を用いる。単位は人・シーベルト。

上記は，ICRP（国際放射線防護委員会）による線量評価の概念で，国際的に広く認知されている。しかし，この評価法はガンマ線（γ線）による外部被曝を主対象とするため，アルファ線（α線），ベータ線（β線）による内部被曝が軽視されている点を注記しておく。

シーベルトによる線量評価に対し，人または動物の体内に存在する放射性核種の量を**身体負荷量**といい，単位はベクレル（Bq）。単位時間あたりの**内部被曝線量**とは異なり，重量あたりで表される場合が多い。この重量あたりの身体負荷量を**比放射能**ともいう。身体負荷量のうち単位あたりの特記がない場合は1人（1身体）あたりの数値となる。

(3) 放射性核種の崩壊

崩壊とは，放射性物質（**放射線**を出す能力のある原子を含む物質）の原子核が放射線を出して別の物質の原子核になること。原子核が1個崩壊するときに放射線が1回放出される。崩壊の仕方は放射性物質の種類によって異なり，放射線の種類は崩壊の仕方によって異なる。この放射線を出す能力を**放射能**という。

たとえば，ヨウ素131（I-131）はベータ（β）崩壊（ベータ線を放出する崩壊）して安定キセノン131（Xe-131）になるが，余ったエネルギーによりガンマ線（γ線）を放出する。放射性セシウム137（Cs-137）はベータ崩壊して準安定のバリウム137（Ba-137）になり，すぐにガンマ線を放出して安定バリウム137になる。このようにしてセシウム137の放射能は約30年で半減する。この，全体の量の半分が別の物質に変化し，放出する放射線量が半減するのに要する時間を物理（学）的半減

期(半減期)と呼ぶ。

一方，ウラン238(U-238)の場合は，アルファ(α)崩壊してトリウム234(Th-234)に，それがベータ崩壊してプロトアクチニウム234(Pa-234)に，それがベータ崩壊してウラン234(U-234)に，それがアルファ崩壊してトリウム230(Th-230)になり……と14回も崩壊を繰り返し，次々に形成される**放射性核種**がそれぞれ放射線を出しながら，最終的には安定な鉛206(Pb-206)になる。このように崩壊が連続して起こり，核種が変化する一連の過程を**崩壊系列**という。

この崩壊の過程で元になる核種が**親核種**，崩壊によって生まれた核種が**娘核種**である。たとえば，親核種であるバリウム140(Ba-140)が放射性崩壊すると娘核種のランタン140(La-140)に変化する(放射**壊変**)。これはどちらも放射性核種で，同様の核種の関係にはテルル132(Te-132)(親核種)とヨウ素132(I-132)(娘核種)などがある。娘核種が崩壊してできた核種を**孫核種**と呼ぶ。

核種の放射能は半減期の約10倍の時間がたつと約1,000分の1(2の10乗分の1)になる。この「放射能が事実上ゼロに近くなるのに要する時間」を本書では便宜的に「**全減期**」と呼んでいる。

これとは別に，体内に蓄積した放射性核種の放射能量が半分になる時間を**生物学的半減期**という。生物学的半減期は排泄があるために物理学的半減期より短く，その長さは放射性物質あるいは各個体の諸条件によって異なる。たとえば，セシウム137の生物学的半減期は，乳児で14日間，5歳児で21日間，十代で約90日間である。放射性核種の物理的半減期と生物学的半減期の両方から導きだされる生物体内の放射能半減期を**実効半減期**という。

(4) スペクトル

スペクトルとは光を分光器によって波長順に分解したときに得られる，波長の順に並んだ帯状の光の像のこと。それを7つの色に単純化すると虹の7色になる。しかし，実際には虹は7色ではなく，各色のあいだには段階的に無数の色があ
る。それと同様に，現象と現象のあいだにはっきりとした線を引くことのできない様をスペクトルと言い表す。

放射性核種は不安定な原子核をもつために，放射線を放出して安定に向かおうとする(放射性崩壊)。したがって，安定した物質に変わるまでは動的である。また，崩壊のしかたは核種それぞれに異なるため，複数の核種が存在する空間あるいは体内ではいくつもの異なる作用が同時に進行する。同様に，核種が沈着した対象(自然環境や臓器など)によっても作用の表れ方は異なる。本書では，このような核種それぞれの動きや，被曝を原因とする疾患の様相など，白黒はっきりつけられない現象の幅に対してスペクトルという語を用いる。

(5) フリーラジカル

反応性の高い化学物質で，DNAや脂質などの細胞分子，および細胞の他の部分を損傷する可能性の高い物質である。フリーラジカルの及ぼす悪影響は酸化ストレスともいわれる。老化や糖尿病，発がんの原因の1つとして注目を集める。

(6) 遺 伝

心臓や脳，筋肉など身体のすべての臓器は，遺伝情報のプログラムに従って作られる。遺伝情報は**遺伝子**に記録されており，それぞれの遺伝子は二重らせん構造をもつDNA上の決まった場所にある。この遺伝情報の最小単位をゲノムといい，DNAの塩基配列によって決まる。2003年にヒトのすべてのゲノム構造が解明された。ただし今日では，DNAの塩基配列の変化によらない遺伝子発現の多様性を生み出す機構(エピジェネティックス)が生命体のさまざまな形質発現に大きく関与していることもわかりつつある。

染色体はDNAが折りたたまれたもので23対計46本あり，母親由来の染色体と父親由来の染色体で1対をなす。子どもはこのようにして両親から遺伝情報を受け継ぐため，顔や体つきなどが親に似る。放射線などの影響により，このらせ

ん構造やそこにある遺伝子に変化が生ずると**遺伝的変化**が起こる。その結果，身体を正しく作れなくなり，**発生異常**やがんなどの病気が生ずる。

遺伝性疾患はまれなものと考えられがちだが，実はすべての人が病的遺伝子を6〜7個有するといわれている。しかし，父親(または母親)から受け取った染色体に病的遺伝子があったとしても，母親(または父親)の正常遺伝子がカバーすることにより発病しない場合も多い。また，最近の研究で高血圧などの生活習慣病も遺伝要因が深く関与していることがわかってきた。このように遺伝性疾患とは，すべての人が罹患しうる病気である。

要は，親から子へ，ならびに個体の形態形成の過程における遺伝現象としての形質発現は，生物個体の外的および内的環境条件の影響を受けながら，細胞全体，組織全体，器官全体，個体全体として表れる総合的な結果である。

(7) 自律神経循環器系失調症
（vegetovascular dystonia）

スラブ語圏独特の病名。決まった和訳がないため，本書ではその症状から「自律神経循環器系失調症」の訳をあてた。「植物神経(＝自律神経)緊張症」とも呼ばれる。心臓神経症，不整脈，起立失調症候群など，自律神経失調状態が循環器系に表れる症状で，リクビダートル(チェルノブイリの事故処理作業員)や被曝者の循環器系に見られる多重の疾患や症状を，放射線との関係はないものとして診断する場合に濫用された。

これと同様に，被曝者に発症した疾患が放射線の影響によるものではないと定義する際に多用された用語に**放射線恐怖症**がある。言葉どおり，放射線や放射性物質に対する病的な恐怖を指し，心理学的および生理学的な諸症状(慢性疲労，睡眠障害，情緒不安定，記憶障害，注意障害など)として表れる，ときに社会的な恐怖に由来する過剰な反応を指した。放射線恐怖症と定義することで，疾患や症状の原因が被曝によるかもしれない可能性を見えにくくする。

IAEA(国際原子力機関)やWHO(世界保健機関)は，チェルノブイリ原発事故以降に被災地で発生したほとんどの健康被害の原因は心理的ストレス(放射線恐怖症)にある，との立場をとっている。しかし放射線恐怖症は，被災地の動植物や微生物にもヒトと同様の被曝障害が多発している現状の説明にはならない(本書第3部を参照)。

(8) 腫瘍性疾患(新生物，がん)

細胞が周辺組織とは無関係に過剰に増殖する疾患のことで，体内に非分化型の**新生物**が発生したとも思える状態である。生命に及ぼす影響の程度から良性と悪性に分けられる。固形腫瘍のように腫瘤を形成するタイプと白血病のように腫瘤を形成しないタイプがある。

(9) ウラルの核惨事(放射能事故)

ロシアのウラル地方にあるマヤーク核施設で1957年9月29日に発生した核爆発事故。マヤーク核施設は旧ソ連初のプルトニウム生産工場で，使用済みの核燃料からプルトニウムを分離し，1949年ソ連初のセミパラチンスク核実験場(現カザフスタン)での原爆実験成功に導いた。

1950年代のソ連では放射能の危険性が認知されていなかった(あるいは低く見積もられていた)ために，放射性物質の川や湖などへの投棄や事故が続発し，地域の住民に被害が出た。改善策として，放射性廃棄物は濃縮してタンクに収容されるようになったが，タンクの冷却装置が故障したことにより大爆発が発生した。

(10) 相対リスクと絶対リスク

ある生物がある特定の病気になる危険度を表した数字をリスク係数といい，これを用いて**相対リスク**と**絶対リスク**を算出することができる。

相対リスクとは，ある健康影響について対照群と比較してリスクが何倍であるかを表し，絶対リスクとは，ある集団全体に及ぼす影響の強さを示す。相対リスクおよび絶対リスクは総患者数または率で表す。

たとえば，白血病は元々患者数が少ない病気で

あるために相対リスクが高くても総患者数は少ない(絶対リスクは低い)。これに対し，固形がんは元々患者数が多いので相対リスクが低くても総患者数は多い(絶対リスクは高い)。

(11) WHOとIAEAのあいだの協定

原子力の非軍事利用推進を目的として1957年に発足した国際原子力機関(IAEA)と，「すべての人々が可能な最高の健康水準に到達すること」(WHO憲章第1条)を目的とする世界保健機関(WHO)のあいだに，1959年5月28日に締結された「WHA12-40」と呼ばれる協定を指す。第1条第3項に「一方の機関が，もう一方の機関が関心を有しているか，有している可能性のある分野で(調査・報告等の)プログラムに着手する場合は，相互合意にもとづき調整を図るために，常に，前者は後者の意見を求めるものとする」とある。

そのためWHOはIAEAの許可なしには調査結果を発表できず，これが，放射能が人間の健康に及ぼす危険性についての調査や警告というWHOの本来の役割を阻み，WHOは事実上原子力分野での独立性を失う結果となった。市民放射能測定所(CRMS)の依頼により日本消費者連盟の真下俊樹氏が翻訳した全文が以下のアドレスでダウンロードできる。

http://www.crms-jpn.com/art/112.html

(12) 年間1 mSv

2001年5月17日にベラルーシで採択された「「チェルノブイリ原発事故被災者に対する社会的保護」の改正および追加」法には，「年に1 mSvから年に0.1 mSvの範囲内に年間実効被曝線量の平均値が低下しても防護対策は中止しない。また防護対策の性質は閣議規定する」と明記されている。

周知のとおり，人体が受ける線量は外部被曝と内部被曝で構成される。外部被曝線量は測定した(空間)線量率にもとづいて決まり，内部被曝線量はホールボディカウンター(WBC)で測定する体内のセシウム137蓄積量と年齢別の線量係数で決まる。したがって，母集団である住民全体の総被曝線量を算出することは不可能で，同等の数値をほかの手段，すなわちWBCで測定した体内のセシウム137蓄積量を体重あたりのベクレル値(Bq/kg)で表す必要がある。このようにして換算すると，年に1 mSvは外部被曝の基準であるが，体内のセシウム蓄積量250〜280 Bq/kgがこの1 mSvに相当する。

ベラルーシでは，セシウムの体内蓄積量が70〜75 Bq/kg(年間0.3 mSvの被曝線量に相当)を超えた場合，対策が義務づけられている。実効被曝線量を年に1 mSvから年に0.1 mSvに低減するまで防護対策を続ける，とするベラルーシの法律の見解は，25〜28 Bq/kgのセシウム137蓄積量(年に0.1 mSvの被曝線量に相当)において，防護措置を行うことを意味する。

後記・謝辞

　2011年3月11日の東日本大震災に続いて，東京電力福島第1原子力発電所1~4号機の複合事故が起こり，大惨事の影響を見通したいという思いが募っていた同年4月中旬，妻がインターネットで見た1冊の報告書を訳してくれと言い出した．私もその直前，英訳者のインタビュー動画で知ったばかりの本邦訳の原書 Chernobyl: Consequences of the Catastrophe for People and the Environment（ニューヨーク科学アカデミー版）だ．直感的に，これからの日本に必須と確信し，英訳者経由でアレクセイ・V・ヤブロコフ博士に邦訳出版を打診すると，即決快諾をいただいた．

　しかし，ちょうど自分で設立したばかりのNGO・市民活動支援基金の運営を優先しなければならず，内容も畑違いで独りでは厳しいなと思っていたところへ，ヤブロコフ博士から別経路で邦訳出版を問い合わせてきた女性がいると知らされた．それがなんと，旧知の翻訳家・三木直子さん．

　2001年の9・11直後，音楽家の坂本龍一さんたちと米国のアフガニスタン攻撃を牽制するため3週間で仕上げた『非戦』（坂本龍一監修，2001年，幻冬舎）や，2003年のイラク戦争直前，同じく英米による不法なイラク侵攻に歯止めをかけようと，インターネット上で立ち上げた海外記事翻訳配信サービス TUP（Translators United for Peace＝平和をめざす翻訳者たち）を念頭に，ネット上でボランティアの翻訳チームをつくって取り組むことに決めた．共同翻訳作業の経験豊富なTUPの藤澤みどりさんが個人として参加してくれることになり（結局，TUPからは他にも4人が参加），三木さんがたちまち翻訳チームのブログサイトを開設して，ボランティア協力者探しから始めた．

　後述する合計23人の翻訳者，10人の専門家アドバイザー，その他の担当5人＋1学生団体というチームでの訳出作業は，当初の予想よりはるかに長い時間がかかってしまい，その間，必要な人たちに早く届けたいと焦りが募るばかりだった．

　刊行が2年がかりとなった理由は，途中，岩波書店内部の人事異動で半年ほど引き継ぎのブランクができてしまったこともあるが，圧倒的に大きかったのは，ロシア語のテキストが英訳された際のバグを徹底的に潰しながらの査読的な作業となったことと，ロシア語テキスト自体に2011年刊行のキエフ版で随所に加筆が行われ，それを邦訳に取り込んだことだ．校閲，共同翻訳のシステムづくり，およびその運営，訳注作成など幅広い役割をこなした藤澤さんと，彼女のもとで綿密に準備稿を練り上げた翻訳メンバー，そして全体をみごとにコーディネートした三木さんの尽力は超人的だった．おかげで，ヤブロコフ博士からは「日本語版が世界一」というお墨付きをいただいた．翻訳プロセスに寄り添い続け，何百という質問に快く迅速に答えてくださった博士には，いくら感謝してもしきれない．

　なお，翻訳チームの中でも，本来の翻訳作業に加え，専門用語のリサーチや参照資料との摺り合わせに最後の最後まで手を尽くしてくれた西岡まゆみさん，荒井雅子さん，キーツマン智香さん，猪股理恵さん，前田ひろみさん，専門家の目から原稿をつぶさに点検してくださった吉田均，生井兵治の両先生には特に謝意を表したい．

　また，共同翻訳作業のプラットフォームとして，情報通信研究機構と東京大学の影浦研究室が開発・

運営する「みんなの翻訳」(http://trans-aid.jp/)を活用させていただいたことを特記する。

　最後に，専門家アドバイザーの方々を始め，ご協力いただいたすべてのみなさん，翻訳の完成と刊行を首を長くして待っていてくださったみなさんに，心よりお礼申し上げます。本書も参考に，東電福島第1原発事故由来の放射能被害，とりわけ長期にわたる低線量被曝にどう対処していくか，私たち日本人の真価が問われる重い課題です。

星川　淳
2013 年 3 月 11 日

チェルノブイリ被害実態レポート翻訳チーム

校閲ほか：藤澤みどり(TUP)
総合コーディネーション：三木直子(翻訳家)
監訳：星川 淳(作家・翻訳家, 一般社団法人アクト・ビヨンド・トラスト理事長)

翻訳協力(以下, 名前は敬称略, 50音順)：
荒井恵子／荒井雅子(TUP)／伊藤健一郎／猪股理恵／大矢美穂子／折口 学／加藤愛子／木下英文／金 亨徹／キム・クンミ(TUP)／キーツマン智香／志藤あずさ／宅 早苗／寺尾光身(TUP)／西岡まゆみ／長谷川晃久／藤谷英男(TUP)／前田ひろみ(ロシア語)／松代尚子／三木直子／本橋哲也

編集協力(リサーチなど)：
梅澤香代子／小椋優子／金子なおか／近藤淑子／花田朋子(ロシア語)／京都大学同学会翻訳部会

専門家アドバイザー：
今中哲二：京都大学原子炉実験所(原子力工学)
岸 和史：和歌山県立医科大学准教授／付属病院腫瘍センター放射線治療部門長(放射線医療)
久保田護：茨城大学名誉教授／工学博士(精密工作)
崎山比早子：元放射線医学総合研究所主任研究官／医学博士(放射線問題)
田澤賢次：富山医科薬科大学名誉教授
生井兵治：元筑波大学教授／農学博士(遺伝・育種学)
振津かつみ：兵庫医科大学非常勤講師(遺伝学)／「チェルノブイリヒバクシャ救援関西」事務局メンバー(内科／放射線基礎医学)
前田ひろみ：福井県立大学非常勤講師(ロシア語学)
松田葉月：獨協医科大学助教(形態病理学)
吉田 均：小児科医(開業医)／「原発の危険から子どもを守る北陸医師の会」世話人

調査報告 チェルノブイリ被害の全貌
アレクセイ・V・ヤブロコフ, ヴァシリー・B・ネステレンコ
アレクセイ・V・ネステレンコ, ナタリヤ・E・プレオブラジェンスカヤ

2013年4月26日　第1刷発行
2013年8月19日　第3刷発行

監訳者　星川　淳（ほしかわ じゅん）

訳　者　チェルノブイリ被害実態レポート翻訳チーム

発行者　岡本　厚

発行所　株式会社　岩波書店
〒101-8002　東京都千代田区一ツ橋2-5-5
電話案内　03-5210-4000
http://www.iwanami.co.jp/

印刷・三秀舎　製本・松岳社

ISBN978-4-00-023878-6　　Printed in Japan

原発と震災——この国に建てる場所はあるのか	「科学」編集部 編	B5判 142頁 定価 2310円
インフォグラフィクス 原発——放射性廃棄物と隠れた原子爆弾	E. ゴンスターラ 今泉みね子 訳	A4変 120頁 定価 2310円
熊取六人組 反原発を貫く研究者たち	細見 周	四六判 238頁 定価 2100円

【叢書 震災と社会】

低線量放射線被曝——チェルノブイリから福島へ	今中哲二	B6判 236頁 定価 1890円
脱原子力国家への道	吉岡 斉	B6判 238頁 定価 1890円

【岩波新書】

原発を終わらせる	石橋克彦 編	B40判 262頁 定価 840円
原発はなぜ危険か——元設計技師の証言	田中三彦	B40判 200頁 定価 735円
原発訴訟	海渡雄一	B40判 278頁 定価 861円

【岩波ジュニア新書】

ハンドブック 原発事故と放射能	山口幸夫	B40判 174頁 定価 861円

【岩波ブックレット】

内部被曝	矢ヶ崎克馬 守田敏也	A5判 72頁 定価 588円

【岩波現代文庫】

チェルノブイリ——アメリカ人医師の体験	R. P. ゲイル T. ハウザー 吉本晋一郎 訳	A6判 376頁 定価 1428円

———— 岩波書店刊 ————

定価は消費税5%込です
2013年7月現在